"101 计划"核心教材
基础医学领域

"基础医学核心实践与创新研究"课程群

基础医学核心实践与创新研究

U0197456

主　编　郭晓奎　李昌龙

副主编　李冬民　倪菊华　顾鸣敏

编　委（按姓名汉语拼音排序）

陈苏红（上海交通大学）	仇晓春（上海交通大学）
冯　颖（四川大学）	孙岳平（上海交通大学）
顾鸣敏（上海交通大学）	谭焕然（北京大学）
郭敬宾（南方医科大学）	田国宝（中山大学）
郭晓华（南方医科大学）	王　祎（四川大学）
郭晓奎（上海交通大学）	王玉芳（四川大学）
贺慧颖（北京大学）	夏伟梁（上海交通大学）
胡优敏（上海交通大学）	许伟榕（上海交通大学）
黄洁雯（上海交通大学）	杨旭东（西安交通大学）
霍福权（西安交通大学）	杨　扬（上海交通大学）
焦联营（西安交通大学）	易　霞（北京大学）
李昌龙（四川大学）	袁东智（四川大学）
李冬民（西安交通大学）	张培培（北京大学）
李　凌（南方医科大学）	张义磊（西安交通大学）
李擎天（上海交通大学）	赵　卫（南方医科大学）
刘　燕（上海交通大学）	赵　蔚（上海交通大学）
马利伟（北京大学）	钟　怡（上海交通大学）
毛一卿（北京大学）	周　莲（上海交通大学）
倪菊华（北京大学）	朱泳璋（上海交通大学）

编写秘书　许伟榕

北京大学医学出版社

JICHU YIXUE HEXIN SHIJIAN YU CHUANGXIN YANJIU

图书在版编目（CIP）数据

基础医学核心实践与创新研究 / 郭晓奎，李昌龙主编 . —北京：北京大学医学出版社，2024. 7

ISBN 978-7-5659-3153-6

Ⅰ . ①基… Ⅱ . ①郭…②李… Ⅲ . ①基础医学－医学院校－教材 Ⅳ . ① R3

中国国家版本馆 CIP 数据核字（2024）第 095547 号

基础医学核心实践与创新研究

主 编：郭晓奎 李昌龙

出版发行：北京大学医学出版社

地 址：（100191）北京市海淀区学院路 38 号 北京大学医学部院内

电 话：发行部 010-82802230；图书邮购 010-82802495

网 址：http://www.pumpress.com.cn

E-mail：booksale@bjmu.edu.cn

印 刷：北京信彩瑞禾印刷厂

经 销：新华书店

责任编辑：赵 欣 责任校对：靳新强 责任印制：李 啸

开 本：889 mm×1194 mm 1/16 印张：25 字数：720 千字

版 次：2024 年 7 月第 1 版 2024 年 7 月第 1 次印刷

书 号：ISBN 978-7-5659-3153-6

定 价：99.00 元

内容提要

本教材是在教育部基础学科系列"101计划"统一规划下，由来自上海交通大学、四川大学、北京大学和西安交通大学等院校的30余名专家教授通力合作，充分体现了我国基础医学实验教学体系3.0的改革理念。以基础医学理论与科学实践相结合为出发点，配合器官系统课程体系，重点培养学生规范的科学研究素养，强化系统思维和创新思维训练，提升学生发现问题、分析问题和解决问题的综合素养。本教材包括基础医学科学研究基本素养、基于生命科学和医学核心理论的综合实验、基于器官系统理论的核心实验、基于前沿成果设计的模拟科学思维实验和创新研究实践五部分。主要面向医学院校基础医学专业、生物医学科学专业学生，同时可作为临床医学和预防医学等专业学生的参考书。

序

　　基础医学是一门研究人体生命现象和疾病规律的科学，是连接生命科学与临床医学、预防医学的桥梁。回望历史，现代医学的产生和发展都基于基础医学的重大发现，基础医学可谓现代医学的基石。

　　进入 20 世纪以来，生命科学取得了突飞猛进的发展。随着 DNA 双螺旋结构的发现、分子生物学的诞生以及人类基因组计划的完成，基础医学需要采用生命科学在分子层面的研究成果来探索疾病的发生机制并应用到诊断、治疗和预防中来，可以说基础医学的内涵和研究手段发生了重大变革。然而，基础医学人才的培养却未能同步跟上，面临诸多挑战，例如生命科学基础薄弱、与临床需求脱节、缺乏跨学科意识、原创性不足等。

　　我们期望培养的基础医学人才是科研的领跑者而非跟随者；他们应能实现从无到有的突破，而不仅仅是从有到多的积累；他们不仅能站稳在学科的高原，还应具备攀登学科高峰的潜力；他们不仅需要具备科学精神和创新能力，还要富有人文情怀。

　　教育部推出的基础学科拔尖学生培养计划 2.0 和基础学科系列"101 计划"正是为培养此类拔尖创新人才设计的中国方案。基础医学"101 计划"围绕"拔尖、创新、卓越"，致力于加强基础医学与临床医学、预防医学、医学人文及理学、工学和信息技术等学科的交叉融合，提出"基础医学 + X"跨学科融合课程体系。

　　基础医学"101 计划"的核心教材是基于上述课程体系编撰的配套教材。这套教材的编写力求契合高标准人才培养目标，强调加强生命科学基础与临床的紧密结合，突出学科交叉。教材把原基础医学十三门以学科为基础的教材整合为医学分子细胞遗传基础、医学病原与免疫基础、人体形态与功能三个跨学科的教材群，并首次将理学、工学、信息技术纳入基础医学专业学生的培养方案中，引发学生对重大医学问题及前沿科技的兴趣和创新志向。此外，这套教材还力争跳出传统医学教材的窠臼，努力把"教材"转变为学生自主学习的"学材"。

　　我期盼这套教材能受到大家的欢迎和喜爱，并在实践中不断修改完善，最后成为经典，为我国基础医学拔尖人才培养做出应有的贡献。

2024 年 7 月

出版说明

　　基础医学作为连接基础研究与临床应用的桥梁，被视为医学发展的创新基石、医学变革的动力之源。基础医学史上的每一次重大发现都推动了医学发展的变革和突破。而从医学发展趋势和国家对人才培养的战略需求出发去探索，又要打破基础医学的边界，把它作为推动新趋势、新理论、新技术、新方法的形成和发展的强劲动力，打牢系统医学、转化医学、精准医学发展的根基。基础医学在医学创新中处于重要的枢纽地位，它向上承接临床、护理和预防的基本需求，并通过整合多学科理论、技术、方法来实现医学进一步的创新和发展。与此同时，医学模式一直伴随社会和科技的发展，不断演变和革新，从神道医学到"医学 +X"、交叉医学模式的演变过程中，医生的职能也在发生着改变，从以治病为主逐渐变为全面的健康管理。此外，现代医学也正面临一系列挑战。受人口老龄化和人口迁移的影响，疾病谱正在发生显著变化。同时，互联网时代的信息爆炸和快速的知识更新，加上 ChatGPT 等人工智能技术的出现，正在改变学生获取知识和学习的方式。随着诊断和治疗技术的不断进步，人的寿命得以延长。在这一背景下，如何提升生存质量成为重要任务。与此同时，人们对医疗的期望值也不断提高，越来越多的人希望能够在生命的各个阶段获得全面的健康保障。

　　综上所述，当今社会发展和民众需求都对医学提出了更高的要求。医学的任务不再仅限于疾病诊疗，而是要综合疾病发生前的"预防"及疾病发生后的"治疗"和"康养"，为人们提供"生命全周期，健康全过程"的医疗服务。时代发展对医学专业人才培养提出了更高的要求。未来的基础医学人才不能再满足于记忆知识、理解知识，而是要更好地利用知识，甚至创造知识，主动探索前沿，推动学科交叉和学术创新。在沿袭上百年的医学课程体系中，由"学科"引领课程，诸如人体解剖学、生理学、组织胚胎学、病理生理学、病理解剖学和药理学等，学科割裂现象显著，课程之间界限分明。学生需要学习的课程门数多，学时长，并且由于不同课程受到不同学科、学系的管理，学生形成"科目"指导下的碎片化思维模式，比如解剖学以结构讲解为主，不甚关注功能，而生理学以功能阐述为主，不甚关注结构。学生通过一门课程的学习大概能窥探某一器官系统的某一方面，有如盲人摸象般单点看问题。具体到"某器官系统"的学习，学生需要从多门课程分别学习该器官系统相关的结构、功能、疾病或药物相关内容（图1），自己从思维上逐步"整合"，形成一体化认识。这种以学科为中心的课程体系显然已不能适应当今创新型医学人才培养的需求。

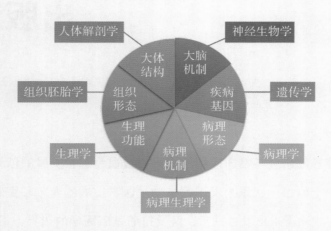

图1   以学科为中心的课程模式

基于上述背景，基础医学拔尖人才培养课程体系打破了传统的学科为主的模式，并依据各学科的特点进行整合与融合，构建了跨学科的融合课程体系。首次将理学、工学和信息学纳入其中，形成了五个融合课程群。"人体形态与功能"课程群将原先按照传统模式授课的生理学、神经生物学、人体解剖学、组织学与胚胎学、药理学、病理学和病理生理学7门课程，按照从结构到功能、从正常到异常的理念进行组织，形成总论、运动系统、神经系统、循环系统、呼吸系统、消化系统、内分泌系统、生殖系统和泌尿系统共9门核心融合课程；同样，从基因、分子和细胞水平将生物化学、细胞生物和医学遗传学整合为"医学分子细胞遗传基础"课程群；病原生物学与免疫学整合为"医学病原与免疫基础"课程群；并设立了与之相匹配的"基础医学核心实践与创新研究"课程群（图2）。

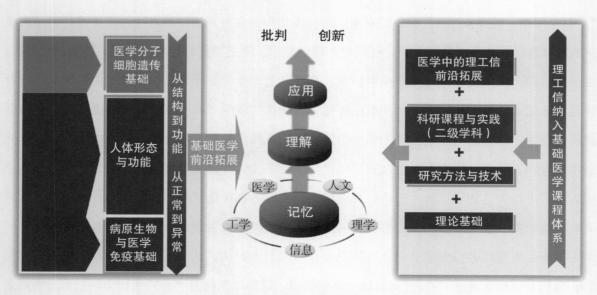

图2   人体形态与功能、医学分子细胞遗传基础、医学病原与免疫基础、基础医学核心实践与创新研究及医学中的理工信五大课程群内容框架

"人体形态与功能""医学分子细胞遗传基础""医学病原与免疫基础"及"基础医学核心实践与创新研究"四大课程群构建了以学生为中心，以能力培养为导向，包括理论教学、实验教学、标本实习和基于问题学习（PBL）的小班讨论的多元课程模块，从知识、技能和素养多个层面提升学生的自主学习和终身学习能力（图3）。

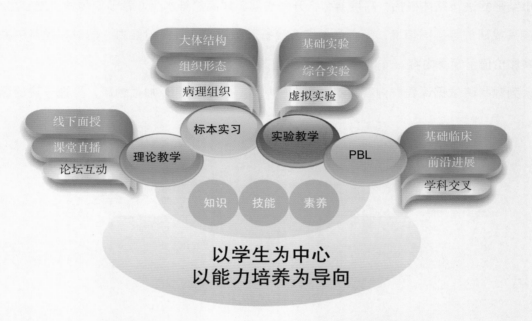

图3 以学生为中心、以能力培养为导向的多元课程模块

"医学中的理工信"课程群整合生物技术、生物统计、生物物理、生物信息和仪器分析等课程，包括基于理工信的人体系统仿真与功能检测及基于理工信的医学数据采集与分析等内容，将基础医学与理学、工学和信息学，从理论到应用，从实践到创新进行交叉融合。

由北京大学牵头，成立了以韩启德院士为编审委员会名誉主任委员，以乔杰院士为主任委员，北京大学、复旦大学、上海交通大学、华中科技大学、中山大学、四川大学、浙江大学、中南大学、南方医科大学、西安交通大学和南京医科大学11所获批教育部基础医学拔尖学生培养计划2.0基地的高校专家依据建设目标组建的编写团队，按照上述五个课程群编写出版了14部教材。

教材编写立足国际前沿，以培养未来能够引领我国医药卫生事业和高等医学教育事业发展的拔尖人才为目标，充分体现交叉融合。各章节从导学目标分为基本目标和发展目标，体现本科阶段人才培养目标，以及与下一培养阶段衔接所需达到的要求，兼具知识、技能、思维培养和价值引领。正文前以案例引入，自然融入基础知识点，探索医学问题背后的基础科学原理，既体现了基础医学和疾病的关联，又能启发学生自主思考，提升学习兴趣，同时培养其转化医学思维和解决医学难题的能力。正文围绕基本概念、核心知识点和基础理论等展开，结构主线清晰，其中穿插"知识框"并以数字资源方式，融入前沿进展与学科发展趋势、先进技术和重大科研成果等，体现教材内容的先进性和价值情感塑造。此外，在相关知识点处设置"小测试"模块，考查学生对知识点的理解和应用，启发思考，同时促进学生的自我评价。正文最后以简短的小结形式进行整体概括，高度凝练，升华理解，拔高思维水平。章节末尾的"整合思考题"结合疾病或研究等不同情境，考查学生综合分析和应用实践等高阶能力，同时在题目中融入前沿进展和价值引领等内容。

系列教材将依据课程群内容，着力于立德树人，突出融合，加强创新，打造一流的课程和教材。

主编简介

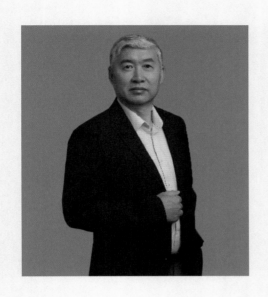

郭晓奎，上海交通大学特聘教授，国家级教学名师，全国教育科研先进工作者，全国优秀教师。现任 *Global Medical Education* 杂志主编，致远学院医学方向主任，中国微生物学会医学微生物学免疫学专业委员会主任委员，教育部基础医学核心实践与创新研究虚拟教研室与生物医学科学专业虚拟教研室负责人，教育部基础医学类教指委专业建设工作组特聘专家、拔尖人才培养与实践教学工作组特聘专家。荣获全国教育科研成果特等奖 1 项，国家级教学成果一等奖 2 项、二等奖 1 项，国家优秀教材一等奖 1 项，省市级教学成果奖 9 项、科技奖 8 项。

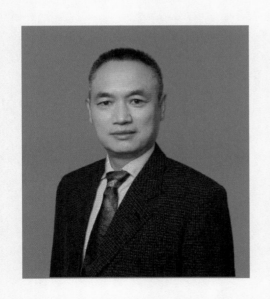

李昌龙，教授，博士研究生导师。先后任四川大学教务处副处长、华西基础医学与法医学院党委书记和院长。四川省教书育人名师，教育部高等学校基础医学类教学指导委员会委员，基础学科拔尖计划 2.0 专家委员会委员，主编《生物化学》（科学出版社，第 3 版），获得多项省级和国家级教学成果奖。主要从事肿瘤相关基因的表达调控与治疗等研究，先后承担国家自然科学基金等课题多项，于 *Molecular Therapy*、*STTT* 等国内外期刊发表论文 50 余篇。

前　言

　　从强调知识传承到注重能力培养，尤其是创新思维能力的培养，是新时代高等教育发展的必然趋势。实践教育在以能力培养为目标的教学体系中具有举足轻重的作用，《基础医学核心实践与创新研究》以"夯实基础、引领创新"为原则，推进知识体系与价值体系的统一，传承经典和探索新知相结合，实践过程贯穿创新思维培养，直面生命科学与卫生健康挑战，培养基础医学研究拔尖创新人才。

　　科学发展是建立在实践和创新研究基础上的。据此，本教材内容强化创新性，过程体现互动性，范式实现个性化。由于核心实践对内容有一定难度要求，我们按照基础实验→综合实验→设计实验→探究实验的进阶脉络构建课程体系。在知识探究与能力培养中，实现价值引领与人格养成。本教材分为科学研究素养、核心理论与技术、基于系统的核心实验、科研思维模拟与创新研究共五篇。科学研究素养涉及医学文献检索、学术规范与科研伦理、科学研究项目设计与科学研究记录、科学研究报告写作。核心理论与技术主要介绍贯穿生命科学与基础医学的基本理论如中心法则、科赫法则等。基于系统的核心实验包括人体运动系统、呼吸系统、消化系统、循环系统、内分泌系统、神经系统、泌尿系统和生殖系统的实验项目。科研思维模拟和创新研究则关注如何利用新理论、新工具和新技术，解决基础和临床医学的挑战。

　　本书的编写借鉴了国际"轴翻转"理念，结合我国医学教育实际，落实教育部拔尖学生培养计划的部署，也是全国高等医学院校交流和合作的结晶，希望能推动我国医学教育改革，促进医学实验教学水平的提升。

　　尽管编委们尽了最大努力，但由于时间仓促、水平有限，书中难免存在疏漏或不足，恳请广大师生批评指正。

郭晓奎　李昌龙

2024 年 1 月 6 日

目　录

第三篇　基于系统的核心实验

Note

第四篇　科研思维模拟

第五篇 创新研究

绪　论

实践是指研究者调查、分析和阐明自然世界客观规律的基本活动和方法。实践包括提出科学问题、设计并实施研究方案、分析和解释数据、评估、验证及提出科学理论等环节。通过实践活动进行学习是最有效的学习方式，也是提升能力和核心素养最有效的方式。

第一节　实践学习

实践学习是根据学习目标，通过有组织、有目的、有层次的活动，深化理论学习，强化应用能力的活动。这类活动具有开放性、现场性、全程性的特点。实践学习的组成要素与理论学习一致，教师和学生是主体，学习条件是实践学习的关键要素，包括实践基地、实验室、实验设施等。实践学习的主要形式包括现场实践、实验室实践、临床实践、项目实践、角色扮演和模拟等。

一、现场实践

现场实践涉及参观和实地调查真实的地点或场景。学生通过参观社区、博物馆、实验室、企业或其他机构，亲身体验和观察实际工作环境，并将所学的理论知识应用到处理实际问题中。具体包括医学院学生的社区实践、农学院学生的农场实践、工学院学生的工厂实习等。

现场实践是连接理论与实践之间的重要桥梁，它能够使学生深入了解学习内容并将其应用于实际情境中，激发学生的好奇心和探索精神，亲身体验并观察真实世界中的现象和问题，提升批判性思维、问题解决能力和实践技能。

二、实验室实践

实验室实践是在实验室环境中进行各种实验和科学活动的学习方法。学生可以通过自己的实践体验来观察和研究科学原理，并进行数据收集、分析和结果解释，包括实验课程学习、项目科学研究、毕业设计等类型。

进行实验室实践之前，必须学习并遵守实验室的安全规范和要求。这包括穿戴适当的个人防护装备，如实验室外套、护目镜和手套等。此外，还需要了解如何正确处理实验室化学品、垃圾和废弃物，并熟悉紧急情况的处理程序。

在进行实验之前，学生需要详细了解实验的步骤和操作要点，包括测量和混合液体、控制反应温度和时间，以及正确记录实验数据等。在实验过程中，学生需要准确记录实验数据和观察结果。实验结果的分析与讨论是实验室实践的关键环节，需要根据实验目的和预期结果，从观察到的现象和数据中得出结论，并解释数据背后的科学原理。实验过程中的变量和误差会影响实验结果的准确性。应思考可能的变量和误差来源，并讨论它们对实验结果的影响，培养自身批判性思维和科学推理能力，提高实验设计和结果分析的水平。

▍三、临床实践

医学类及相关专业的临床实践是重要的学习方法。学生可以应用所学的理论知识，逐步提升临床技能和专业素养。通过与患者的直接接触，了解真实的医疗场景和工作流程，帮助学生培养扎实的临床技能、专业素养和人际沟通能力。在临床实习中，学生的主要目标是将所学知识应用于实际医疗工作中，从而提高诊断、治疗和护理的能力；观察和参与真实的医疗团队工作，了解患者病情、制订治疗计划和评估疗效的过程；培养职业道德和道德责任感，提高医学专业素养。

临床实习通常在医院或诊所等临床实践场所进行。在临床实习过程中，学生会受到经验丰富的临床导师或指导教师的指导和监督。临床实习会带来工作压力、复杂的病例和时间管理等挑战。学生通过应对这些挑战，寻找适合自己的应对策略，同时保持专业素养和医学伦理的高标准，确保患者安全和照顾质量。

▍四、项目实践

项目实践是学生参与和完成实际项目或任务。这可以是个人项目、团队项目或社区服务项目，学生需要应用所学的知识和技能，解决问题并产生实际成果。

项目实践是学习和实践的重要环节，它不仅为学生提供了应用所学知识和技能的机会，还激发了创造力和创新思维。项目实践旨在培养学生的实际操作能力、解决问题的能力和团队合作精神，使其能够将理论知识转化为实际成果，实现自己的创意和目标。

项目实践包括项目规划和设计、项目实施和执行、项目评估和总结。项目实践为学生提供了宝贵的实践经验和机会。项目实践的挑战如资源限制、时间压力和团队协调过程将锻炼学生相应的工作和协同能力。

▍五、角色扮演和模拟

通过角色扮演和模拟可以学习特定的情境和技能，包括模拟商业谈判、领导角色、演绎历史事件或解决实际问题的情景。通过扮演不同的角色，学生可以锻炼批判性思维、合作能力和解决问题的技能。

角色扮演和模拟是一种富有意义和互动性的学习方法，它不仅使学生能够身临其境地体验不同角色和情境，还可以激发学生的人际沟通能力、创造力和批判性思维能力。

第二节　基础医学实践学习

一、基础医学概述

基础医学（basic medical science or preclinical medicine）是研究人体健康和疾病现象的本质及其规律的自然科学，主要研究人体的结构、功能、遗传、发育、免疫以及病理过程并探究疾病的发生原因、机制以及药物作用，为疾病的预防、诊断和治疗提供理论依据。基础医学及其研究是临床医学研究的基础，也是连接生物学科与临床学科的桥梁。基础医学是推动医学科技创新和维护人类健康的支柱，基础医学理论和技术方法的革新影响并带动整个医学的发展进步。可以这样说，正是由于基础医学的存在，医学才能成为科学，而不是巫术。因此，基础医学实践教学对于基础医学专业、生物医学科学专业乃至临床医学专业的医学生而言，均是不可或缺的。

二、基础医学发展历程

基础医学的发展是人类不断认识世界也认识自己的过程。公元 1543 年，比利时医学家安德烈·维萨里根据解剖尸体的实践经验出版了《人体的结构》，奠定了人类解剖学的基石。1616 年，英国医学家威廉·哈维提出了血液循环的理论，同随后的《心血运动论》一起，构成了生理学的基础。1858 年，德国病理学家鲁道夫·菲尔绍出版了《细胞病理学》，开创了病理学学科。同时期的 1838—1839 年间，德国科学家施莱登和施万共同发展了细胞学说。20 世纪以后，现代基础医学飞速发展。1928 年，弗莱明发现青霉素，1953 年沃森和克里克发现了 DNA 分子双螺旋结构模型，随后克里克等进一步提出和发展了遗传学的中心法则，1974 年波兰遗传学家斯吉巴尔斯基就重组 DNA 技术提出了合成生物学的概念。经过几代人的共同努力，基础医学的学科体系逐步形成，同时建构了基础医学的课程体系，其中包括人体解剖学、组织胚胎学、生理学、生物化学与分子生物学、病原生物学、病理解剖学、病理生理学、医学遗传学、免疫学、药理学等核心课程（表绪 -1）。2003 年，中、法、德、美、英、日六国科学家完成了人类基因组计划的测序工作。随后围绕基因组、转录组、蛋白质组、代谢组等概念和方法，基础医学的发展进入了日新月异的时代。

表绪 -1　文艺复兴时期以来基础医学重点学科的创立者及主要贡献

时代	创立者	主要贡献	后人评价
文艺复兴时期（15—16世纪）	巴拉塞尔萨斯（1493—1541）	将硫黄、硫酸铜和砷等作为药物	现代药理学之父
	巴累（1510—1590）	发现用蛋黄、玫瑰油和松节油等可加快伤口愈合	近代外科学之父
	维萨里（1514—1564）	1543 年出版《人体的结构》	人体解剖学奠基人
实验医学时代（16—19世纪）	哈维（1578—1657）	1616 年出版《心血运动论》	开创了生理学
	莫尔干尼（1682—1771）	1761 年出版《论疾病的位置和原因的解剖学研究》	病理解剖学创始人
	詹纳（1749—1823）	发明了用接种牛痘来预防天花的有效方法	开创了人工免疫学

续表

时代	创立者	主要贡献	后人评价
	贝尔（1792—1876）	发表胚胎学著作《动物的发育》	胚胎学创立者
	施莱登（1804—1881） 施万（1810—1882）	1838—1839 年发表细胞学说	细胞理论的创立者； 19 世纪三大发现之一
	菲尔绍（1821—1902）	1858 年出版《细胞病理学》	细胞病理学之父
	孟德尔（1822—1884）	1865 年提出遗传定律	现代遗传学创立者
	巴斯德（1822—1895）	建立疾病细菌学理论；创立巴氏消毒法	被誉为"微生物之父"
	霍佩 - 塞勒（1825—1895）	率先获得纯卵磷脂和晶体状态的血红蛋白	首创生物化学学科
	穆勒（1801—1858）	1834 年出版《人体生理学》	生理学的奠基人
	科赫（1843—1910）	发现结核分枝杆菌，创立细菌学三定律（科赫法则）	被誉为"细菌学之父"
现代医学时代（20 世纪以来）	弗莱明（1881—1955）	1928 年发现青霉素	抗生素的创立者
	沃森（1928—） 克里克（1916—2004）	1953 年共同建立 DNA 双螺旋结构；克里克等提出中心法则	开启分子生物学时代
	斯吉巴尔斯基（1921—2020）	1974 年率先提出合成生物学的概念	合成生物学的创立者

随着生物信息学、结构生物学和基因治疗的快速发展，基础医学研究变得更为微观、量化、系统，形成了多学科交叉、微观与宏观相结合的协同创新研究体系。基础医学的未来需要应对人类寿命的延长、生活方式和环境的改变、疾病谱的改变、个性化医疗的需求等全新命题，这就更需要基础医学以临床问题、临床需求为导向，继续为临床学科提供理论支撑。为此，必须加强对基础医学诸多学科如生理学、生物化学、病理生理学、病原生物学、神经生物学等的深入研究和整合创新，加强基础医学与生命科学、数学、物理学、化学、信息科学、环境科学、心理学、工程科学等的紧密协作。

三、基础医学核心实践学习

基础医学学科特点决定其实践形式主要是以实验和研究为主，学习方式包括实验课程学习、研究项目学习、毕业设计（创新研究）学习。实验课程学习与理论课程体系相呼应，在我国有三种课程体系：①传统学科课程体系，即从属于理论课程的实验课，如病理学实验课、生理学实验课、病原生物学实验课等；②基础学科整合课程体系，如形态学实验课、机能学实验课、细胞与分子生物学实验课等；③器官系统整合课程体系，如消化系统实验课、神经系统实验课、运动系统实验课等（本教材选用这一课程体系）。落实的实验课学习理念主要包括：①学中做，作为理论学习的补充，重点是验证理论，增强动手操作能力；②做中学，并行于理论课程独立设置课程，重点是把实践作为学习的方式和手段；③做中思，实验过程中重点强化科学思维的养成；④做中创，实践过程中不但是学习手段，更是创新的过程。

第三节　创新性实践

创新是驱动科技进步和社会发展的第一动力。创新研究包括新理论、新技术、新材料、新产品等的提出和论证。创新具有独特性、连续性、完整性、及时性的特点。

创新研究是一种结合艺术和科学的方法来发现新知识、提出新见解的探索过程。通过创新研究，人们探索未知领域、解决现实问题，推动社会发展和人类进步。创新实践的基本过程包括确定目标、背景综述、制订计划、数据收集、结果分析以及推广应用等。

一、明确研究目标和问题

开展创新研究的第一步是明确研究目标和问题。通过深入了解领域全貌和关注现实需求，确定一个明确而有挑战性的研究问题。这个问题应该能够引发思考和激发创意，并对学术界或实践领域有一定的意义和影响力，如上海交通大学联合《科学》（*Science*）期刊向全球发布 125 个科学问题，其中包括医学与健康的 11 个科学问题。

上海交通大学联合《科学》发布全球 125 个科学问题

二、开展文献综述和背景研究

在设计研究方法和方案之前，进行充分的文献综述和背景研究非常重要。通过阅读相关的学术文献和实践案例，了解已有研究和实践的进展和成果，找到研究的空白和需要进一步探索的方向。

三、制订研究方法和计划

根据研究目标和问题，制订合适的研究方法和计划。选择合适的数据收集方法、分析方法和实验设计，确保研究结果的可靠性和有效性。同时，制订详细的研究计划和时间表，合理安排研究工作和利用资源。

四、进行数据收集和实证研究

在实际开展研究时，根据研究方法和计划，进行数据收集和实证研究。这可能涉及采集和分析定量数据、进行实地观察和访谈，或者设计和实施实验等。确保数据的准确性和可靠性，并及时记录和整理研究过程和结果。

五、分析和解释研究结果

在数据收集之后，进行研究结果的分析和解释。使用适当的统计方法和理论框架，对数据进行整理、分类和解读。根据研究问题，提出结论和发现，并对研究结果的可行性、实用性和意义进行讨论。

六、推广和应用研究成果

　　创新研究的最终目标是产生有影响力和实践意义的成果，并对社会产生积极影响。因此，将研究成果进行推广和应用非常重要。通过学术论文发表、会议报告、专业网络和实践合作等途径，将研究成果传播给学术界和实践领域，促进知识交流和创新实践。

　　总之，创新研究是一项富有挑战和价值的工作。通过严谨的研究设计和方法，可以推动知识进步和社会发展。因此，在开展创新研究时，应始终保持批判性思维、开放的心态和创造性的精神，不断探索和创新。

（郭晓奎　李昌龙）

第一篇　科学研究素养

第一章 医学文献检索

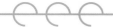

导学目标

通过本章内容的学习，学生应能够：

※ **基本目标**

1. 熟练使用 PubMed、Embase 等常用医学文摘型检索工具，并按检索结果快速获取全文文献。
2. 阐述 Endnote 等文献管理工具在论文撰写与文献管理方面的功能。

※ **发展目标**

熟练运用生物医学文献信息的特点与检索方法，结合临床课程的学习与实践，提升自己的信息素养，并为临床诊疗决策、循证医学研究及人工智能大语言模型在医疗领域的应用提供信息学基础。

第一节 概 述

信息素养（information literacy）是人们判断确定何时需要信息，并能够对信息进行检索、评价和有效利用的能力，包括以敏锐的感受力、持久的注意力和高超的判断力为标志的信息意识，以充分认识信息需求和熟悉信息环境为基础的、快速而准确获取所需信息的检索技能，以正确辨析与评价为前提的、对相关信息的充分挖掘与创造性应用的综合能力，以及蕴含在上述信息获取与利用活动中的伦理规范与行为准则。信息素养包括信息意识、信息技能和信息伦理三个方面。

（1）信息意识（information consciousness）：是指信息与信息事业在人们头脑中的综合反映，主要是指人们对信息重要性的认识程度和需求信息的迫切程度，以及捕捉信息、分析信息、判断信息和吸收信息的自觉程度。信息意识强的人，能对信息做出敏捷的反应，善于联想、引申、判断和运用。反之，信息意识差的人，对信息则往往视而不见、听而不闻、反应迟钝、无所作为。因此，信息意识是人们感受信息和捕捉信息不可缺少的一种精神动力。

（2）信息技能（information skill）：是指有效地获取、加工和利用信息的能力，包括操纵信息工具的能力、检索获取信息的能力、加工提炼信息的能力、整合创建信息的能力、交流传播信息的能力等。信息普遍存在于人类社会各个领域、各个行业和大量书刊资料之中，会不会捕捉和利用信息，已成为人们在事业上成功与失败的分界线之一。

（3）信息伦理（information ethics）：是指个人在信息活动中的道德情操，能够合法、合情、合理地利用信息解决个人和社会所关心的问题，使信息产生合理的价值。信息伦理是与信息利用和信息科技相关的价值观，是人类产生、传播、整理、保存、检索及利用信息时的行为准则。1992 年，由美国国家科学院、国家工程院和国家医学研究院的 22 位科学家组成的小组将在申请课题、实施研究报告结果的过程中出现的捏造、篡改或抄袭行为定义为学术不端行为。2022 年 8 月，我国科技部等二十二部门印发《科研失信行为调查处理规则》通知，明确抄袭剽窃、伪造、篡改、重复发表等行为为学术不端行为。

医学文献是人类在长期探索生命奥秘、诊治疾病实践过程中积累的重要知识。随着医学科学在深度与广度上的迅猛发展，医学文献的数量和类型与日俱增。对于任何一位现代医生来说，都无法也无必要通读所有的医学文献，重要的是能做到从浩瀚的文献海洋中获取所需的信息资料。医学文献检索是以科学的方法，利用专门的工具，从大量的医学科技文献中迅速、准确并较完整地查找到所需文献的操作过程。只有掌握了文献检索的知识和技能，才能在最短的时间内，以最少的精力，取得最好的查阅文献效果，并充分、有效、及时地加以利用。医学文献检索在临床实践、循证医学与医学科研等过程中具有非常重要的作用。

一、文献检索的步骤

文献检索一般要经过五个步骤。

（一）分析研究课题，明确检索要求

在着手检索前，应先明确课题的背景、要求、主题等，摸清课题所需文献资料的范围、类型、年限等，了解各种检索工具或工具书的收录范围，以便选择适当的检索工具、检索方法及检索途径。

（二）根据课题要求，确定检索工具

若需了解有关课题的基础知识，可查阅教科书、百科全书等；若想弄清与课题有关的人物、机构、地方、术语、符号及数据资料等，可查阅词典、手册、指南等；若要查找医学文献，国外的检索工具主要有美国的 PubMed、欧洲的 Embase 等，国内的则主要有 SinoMed 等。

（三）选择检索方法

检索方法有以下几种。

1. 常用法　是文献检索中经常使用的一种方法，即利用各种检索工具查找文献的方法。

2. 追溯法　即利用已有文献（最好是综述文献）后面所附的参考文献进行追溯查找。适用于在没有检索工具或检索工具不全的情况下查找相关文献。

3. 分段法　即交替使用常用法与追溯法，利用该方法可以查到更多的相关资料。

4. 浏览法　即利用最新期刊（最好是本学科的核心期刊）目录进行浏览。浏览核心期刊可在较短的时间内掌握较多的信息，克服检索工具与原始论文的发表时差，了解最新动态等。

不论使用何种检索方法，都要从具体情况出发，根据检索要求和实际情况灵活应用，并尽可能首先利用各累积索引，比较省时省力。

（四）确定检索途径和检索标识

在检索工具中，根据文献的外表特征和内容特征确立各种文献标识，编制成各种类型的索引和目录，从而提供了检索途径。在文献检索时，根据检索工具所提供的索引和目录，确定自己的检索途径和检索标识，按有关索引和目录的使用方法，即可查到所需文献的线索。

1．文献外表特征的检索途径 包括文献名称途径、著者途径等。

（1）文献名称途径：这种途径是以书刊名称或文章篇名为检索标识，利用书名目录、刊名目录或篇名索引查找文献。

（2）著者途径：这种途径是以著者姓名、学术团体和机构名称为检索标识，利用著者索引查找文献。查找时应注意，欧美国家的著者姓名习惯一般是名在前、姓在后，与我国习惯相反；但在著者索引中，一律按姓在前、名在后次序排列，姓名之间加逗号。如：William，Henry George也可缩写成 William，H. G. 或 William，HG。至于学术团体和机构名称，均按原名著录。

2．文献内容特征的检索途径 包括分类途径、主题途径等。

（1）分类途径：是根据文献主题内容所属学科分类体系编排和检索的途径，检索标识是分类号。使用分类途径检索文献的先决条件是确定课题所属学科类别，熟悉分类法。

（2）主题途径：是通过文献内容的主题进行检索的途径，检索标识是主题词、关键词等，按字顺排列。主题词是为表达文献主题概念的、经过规范化的名词或词组。一般同一概念只有一种表达方式。而关键词是从文献篇名或内容中抽选出来的，是由著者选定的，同一概念会有多种表达方式，这样会使同一内容的文献分散在各个不同的关键词下，检索时就需查遍不同词形的同义词、近义词等，否则就会漏检。

在文献检索过程中，采用何种检索途径，还要根据文献特征、课题要求以及检索工具的具体情况来决定。

（五）通过文献线索，获取原始文献

通过检索，获取文献线索。阅读题录或文摘后，若需原始文献，则可利用馆藏目录、联合目录等，查找收藏单位，借阅或复制原文。

在各种检索工具中，为了节省篇幅，文献出处常采用缩写。通过查找检索工具中附有的"来源索引""收录出版物一览表"等，可查找到出版物全称。

二、检索提问式

检索提问式是信息检索中用来表达用户检索提问的逻辑表达式，由检索词和各种布尔逻辑算符、位置算符、截词符以及系统规定的其他组配连接符号组成。检索提问式构建得是否合理，将直接影响查全率和查准率。构建检索提问式时，应正确运用以下逻辑组配运算符。

1．使用逻辑"与""and"算符可以缩小命中范围，起到缩检的作用，得到的检索结果专指性强，查准率也就高。

2．使用逻辑"或""or"算符可以扩大命中范围，得到更多的检索结果，起到扩检的作用，查全率也就高。

3．使用"非""not"算符可以缩小命中范围，得到更切题的检索效果，也可以提高查准率，但是使用时要慎重，以免漏掉一些相关信息。

另外，在构建检索提问式时，还要注意位置算符、截词符等的使用方法，以及各个检索项的限定要求及输入次序等。

三、检索效果的评价

查全率及查准率是衡量检索效果最重要且最常用的指标。查全率是指系统在进行某一检索

时，检索出的相关文献与系统文献库中的相关文献总量之比。查准率是指系统在进行某一检索时，检索出的相关文献量与检索出的文献总量之比。

查全率与查准率之间存在着矛盾的互逆关系。在同一个检索系统中，查全率提高，查准率就会降低；而查准率提高，查全率必然减低。一般来说，查全率控制在 60% ~ 70%、检准率控制在 40% ~ 50% 是较好的检索结果。

查全率和查准率作为评价信息检索系统对用户检索请求的响应能力指标，是通过检索系统的查询表达式和信息指标方式在系统内进行匹配得到的结果中来体现的，一定程度上是检索策略与检索质量的综合体现。

统一医学语言系统

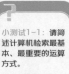
小测试1-1：请简述计算机检索最基本、最重要的运算方式。

第二节　文摘型检索数据库

文摘型检索数据库是对一定范围、时间或类型的大量而分散的一次文献经过加工、整理、简化、组织，成为便于管理和查找一次文献的工具，帮助读者在较少的时间内获取较全、较准的文献信息。因其是对原始文献进行二次加工的结果，故又称为"二次文献"。这类检索数据库具有简明性、系统性和综合性的特点，能提供原始文献的线索，但不改变原始文献的内容。PubMed、Embase、Bisos Previews 等数据库是生物医学领域常用的外文文摘型检索工具，能及时检索到生物医学领域最新的科研成果，同时也是开展系统评价或指南制订时必须全面检索的工具。CAS SciFinder 和 Scopus 也是检索生物医学相关学科外文文献的重要检索工具。这些检索工具因所收录文献学科的差异，其检索途径、检索语言等也有所不同。

一、Pubmed

PubMed 是由美国国家医学图书馆（National Library of Medicine，NLM）所属的国家生物技术信息中心（National Center for Biotechnology Information，NCBI）开发的生物医学文献检索系统，收录内容包括生物医学、行为科学、化学、生物工程等多种学科，涉及期刊论文、综述、系统评价、案例报告等多种文献类型。该库自 1996 年起向全球公众开放，是目前国际公认的使用频率最高的生命科学和健康科学领域文摘数据库（图 1-1）。

（一）检索方法

PubMed 的检索方法主要包括基本检索、高级检索、MeSH 数据库主题词检索和其他专项检索等。

1. 基本检索　PubMed 主页呈现的检索框即为默认的基本检索入口，在其中输入有实际意义的检索词，点击"Search"即可完成检索。检索词可以是单词、词组、主题词 / 副主题词组配，也可以输入由"and""or""not"组成的布尔表达式。基本检索默认在所有字段（All Fields）中进行检索，可实现自动词语匹配功能。基本检索操作简单易用且功能强大，是能够满足一般检索需求的最便捷途径。

2. 高级检索　高级检索功能适用于分步骤完成相对复杂课题的查找。点击基本检索框下方的"Advanced"链接即可进入 PubMed 高级检索页面。该界面主要由检索构建框（Add terms）、查询框（Query box）及检索历史（History and Search Details）三部分组成。可以实现检索式构建（Advanced Search Builder）和对检索历史（History）进行操作。检索历史列表显示用户已完成的

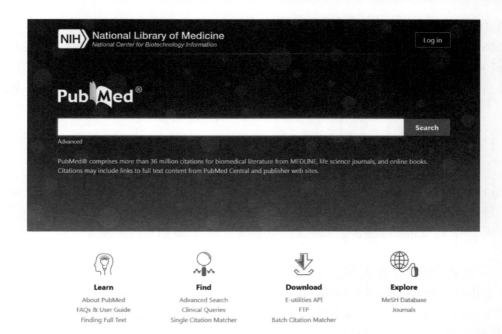

图 1-1　PubMed 检索主页面

检索提问式、检索时间和每个检索式检出的文献数量，用户可直接用"History"中某一个检索式的顺序号组配检索式，如 #1 AND #4。

3. **MeSH 数据库主题词检索**　在 PubMed 主页点击"MeSH Database"即进入主题词检索界面，或在高级检索页面选择"MeSH"字段也可实现主题词检索功能。MeSH 词表汇集 29 000 多个医学主题词，以及 76 个副主题词，主题词和副主题词是规范化词汇，主题词与副主题词的强调组配（主题词 / 副主题词）能够使检索目的更清晰，检索结果更准确。当用户在"MeSH Database"界面输入检索词后，系统将该词的定义、树状结构、可组配的副主题词很快显示出来。如果用户所输入的词是一个款目词，或意思上和某一主题词较接近，系统会自动将其转换成正式主题词。如果用户所输入的词不能被直接转换成主题词，系统将一系列内容相关或接近的词以相关程度递减的顺序放在一个框里提供给用户选择。如：检索有关"主要论述肺癌放射治疗"方面的文献，输入检索词"Lung Cancer"，然后在推荐的主题词列表中选择"Lung Neoplasms"这个肺癌的主题词，在副主题词（Subheadings）列表中选择"Radiotherapy"，在"Restrict to MeSH Major Topic"中点击"Add to Search Builder"按钮生成检索式"Lung Neoplasms / Radiotherapy [Majr]"，最后点击"Search PubMed"按钮即可获得检索结果。

（二）检索结果显示与保存

PubMed 检索结果默认每页显示 10 条记录，并按照最佳匹配原则（best match）排序，显示格式（format）主要包括以下 4 类选项：① Summary，检索结果页面默认的显示格式，包含了文献篇名、著者、刊名缩写、出版年卷期页码、DOI 号、PMID 号等信息，若该篇文献可免费获取，其下方会标识"Free PMC article"或"Free article"的提示；② Abstract，显示信息最为详细的格式，除了涵盖 Summary 格式的所有信息外，还附加了作者单位、摘要、利益冲突声明等详细信息；③ PubMed，含有字段标识符的 Medline 数据库著录格式，该格式多用于导入 EndNote 等文献管理软件；④ PMID，仅显示每条记录的 8 位 PMID 号。

检索结果页面左列的"MY NCBI FILTER"提供了一系列过滤器，用于对检索结果按需要进行筛选，筛选项包括：文献类型（Article type）、出版日期（Publication dates），以及研究对象的物种类别（Species）、语种（Languages）、性别（Sex）、年龄（Age）等。

PubMed 提供了多种保存及输出检索结果的方式，Save 用于以 TXT 或 CSV 格式保存检索结果；Email 可将选定的检索结果以题录或摘要等格式发送到指定邮箱。Send to 中的"Clipboard"（剪贴板）是指将检索结果暂存于数据库的剪贴板中，保存时长为 8 小时，最多保存 500 条记录。

二、Embase

Embase 是全球生物医药领域最重要的文摘数据库之一，最早源于 1947 年荷兰 Elsevier（爱思唯尔）公司出版的印刷型检索工具 Excerpta Medica（EM，《医学文摘》），20 世纪 70 年代发展为 EM 文摘数据库。Embase 整合了 EM 文摘数据库与 Medline 数据库的全部内容，并去除了重复记录。

Embase 收录了全世界范围内逾 95 个国家的 8300 多种生物医学和药学方面的同行评议期刊，数据每个工作日更新，每年新增文献记录 150 多万条，截至 2023 年 9 月，总文献记录超过 4 100 万条，其中包括 Medline 数据库未收录的 Embase 独有的 2 900 多份索引期刊，文献可回溯至 20 世纪 40 年代早期。Embase 还收录了 2009 年以来举办的 7 000 多场会议的 400 多万条会议摘要，以及全文索引的药物、疾病和医疗器械数据。Embase 还包括独特的非英语内容和最重要的证据类型，如随机对照试验、对照临床试验、Cochrane 综述和 meta 分析（图 1-2）。

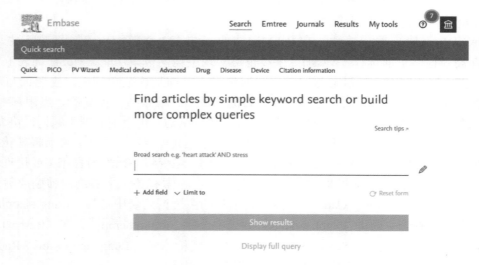

图 1-2　Embase 检索主页面

（一）检索方法

Embase 提供快速检索、高级检索、药物检索、疾病检索、设备检索、医疗器械检索、文章检索、主题词检索、期刊浏览和 PICO 检索等多种检索途径。

1. 快速检索（quick search）　系统的检索主页默认为快速检索页面，在检索框中直接输入单词、短语词组（用引号括起），系统默认的检索策略是"broad search"（广泛检索），即将输入的信息与 Emtree 主题词表匹配，同时将其作为自由文本在所有字段中进行检索，通过点击检索框旁边的铅笔图标或下方的"Add field"（添加字段）选项可以进一步选择检索字段的范围（如标题、摘要或关键词等）。点击"Limit to"可以输入出版年份和入库年份。如果检索的是循证医学相关文献，还可以进一步选择"Cochrane Review"（Cochrane 来源综述）、"Systematic

Review"（系统综述）、"Meta Analysis"（荟萃分析）、"Controlled Clinical Trial"（对照临床试验）、"Randomized Controlled Trial"（随机对照试验）。

2. 高级检索（advanced search） 高级检索的检索规则及检索方法与快速检索相同，但高级检索提供了多种限定选项，检索功能更加强大，可以实现精准检索以及对复杂课题的检索。

3. 药物检索（drug search） 可输入药物的通用名、商品名、实验室代码或化学名，系统自动将检索词转换为相匹配的 Emtree 药物主题词进行检索。药物检索的限定选项与高级检索基本相同，并增设了药物副主题词（Drug Subheadings）、药物字段（Drug fields）和给药途径（Routes）三类限定，以增强检索深度，提高查准率。

4. 主题词检索（Emtree） Emtree 是 Embase 对生物医学和药学文献进行主题分析、标引和检索时使用的主题词表，包括一系列关于药物、疾病、医疗器械和基本生命科学概念的术语。Emtree 涵盖了在世界卫生组织（WHO）注册的药物的所有新的国际非专利名称（international non-proprietary name，INN），以及美国食品和药物管理局（FDA）和欧洲药品管理局（EMA）列出的所有美国采用的名称和 NDA（新药批准）。Emtree 还涵盖了药物、疾病和生物功能、医疗器械和医疗程序的术语，包括中国传统做法、研究类型等。截至 2023 年 9 月，Emtree 主题词超过 9 万个（其中药物和化学物质名词超过 3.3 万个），同义词超过 43 万个。Emtree 还收录了 5 000 多个医疗器械（设备）专有名词、数千个相关的医疗操作（medical procedures）术语（如 endoscopy，内镜检查术）、66 个药物相关的副主题词（其中 47 个为给药途径）、4 个医疗设备副主题词、14 个疾病副主题词、50 个研究类型标记词（38 check tags）。Emtree 还与 2.5 万个 CAS 化学物质登记号建立了链接，每年更新 3 次，以保证及时纳入在 WHO 登记的最新国际非专利药物（INN）以及美国 FDA 和欧洲药品管理局批准的所有新药物。在主题词检索时，从药物、疾病、医学设备及生物医学名词术语的任一相关同义词入手，都能自动匹配为相对应的主题词，大大提高了检索效率，保证了较好的查全率和查准率。

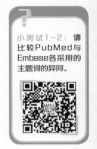

小测试1-2：请比较PubMed与Embase各采用的主题词的异同。

5. PICO 检索（PICO） PICO 是经典的基于循证医学的问题构建框架，可通过 P（population/patient/problem）、I（intervention）、C（comparsion）、O（outcome）、S（study design）这 5 个要素及其组合来检索循证文献。

6. 药物警戒追踪检索（PV wizard） 用于监控药物上市后的不良反应，检索药物的毒性、副作用、药物相互作用等信息。

（二）检索结果显示与保存

Embase 检索结果显示区以引文格式显示命中文献，包括篇名、作者、出处、被引用次数及数据来源。点击"Abstract"显示该文献的摘要；点击"Index Terms"显示该文献标引的主题词；点击"View Full Text"链接到电子期刊出版商，订购了该电子期刊的机构用户可直接浏览下载全文；点击"Similar Records"链接到和该文献主题相关的其他文献。检索结果的左侧为检索结果过滤器（"Results Filters"），可对检索结果做进一步的精炼或筛选。过滤选项有来源、药物、疾病、副主题词等 17 种。

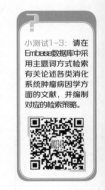

小测试1-3：请在Embase数据库中采用主题词方式检索有关论述各类消化系统肿瘤病因学方面的文献，并编制对应的检索策略。

Embase 提供浏览、打印、输出至参考文献管理软件、发送邮件、添加至剪贴板等多种输出检索结果的方式。浏览选中的文献，点击"Add to Clipboard"，可暂存在剪贴板中。点击主页右上方"My Tools"中的"Clipboard"，可以将剪贴板中暂存的文献批量输出。

三、CINAHL 数据库

护理及相关健康文献累积索引（cumulative index to nursing and allied health literature，CINAHL）

是面向护理及相关专业人员的西文数据库。其出版来源完整覆盖了美国全国护理联盟（National League for Nursing）和美国护士协会（American Nurses' Association）的期刊和相关出版物，内容涵盖了护理、生物医学、医学图书情报、替代医学、消费者健康以及其他 17 个相关学科。CINAHL 收录了 3 000 余种期刊的 260 余万条索引记录，每年新增超过 20 万条，其中超过 100 万条可回溯至 1981 年。数据库的全文资源则包括了 70 余种期刊以及司法案例、临床创新、重要（临床）路径、药物记录、研究工具和临床试验。此外，数据库还提供护理学相关的图书（章节、单行本）、学位论文、会议论文、操作标准、教育软件和音像资料，有 1 200 余种收录期刊提供参考文献（图 1-3）。

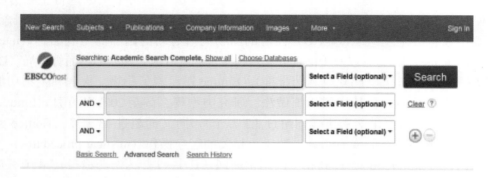

图 1-3　CINAHL 检索主页面

（一）检索方法

1. 基本检索　可直接在检索框内输入检索的单词、词组或检索表达式，点击"搜索"进行检索，若需要删除搜索框内容，则点击"清除"。布尔表达式、限定字段缩写、通配符（?）、截词符（*）以及检索精确短语的双引号（"）均可组配使用。

2. 高级检索　在多个检索框中选择对应字段进行字段检索，CINAHL 共有 49 个检索字段，若不选定具体字段，系统则默认在标题、文摘和主题词中进行检索，各检索词之间可选择"and""or""not"等布尔运算符进行组配检索。

3. 主题词检索　CINAHL 共有 14 000 余个主题词（CINAHL subject headings），主要从 PubMed 的医学主题词（MeSH）中抽取疾病、药物、解剖、生理等方面的叙词，并补充大量护理及相关学科的专业词汇。和 PubMed 检索类型一样，CINAHL 也支持主题词与副主题词的组配以达到精确检索的目的。

（二）检索结果显示与保存

CINAHL 的检索结果可按有无全文、来源类型、主题、出版物、年龄、性别等方式进行筛选，检索结果可采用添加至文件夹、打印、电子邮件、保存、引用、导出、添加注释、永久链接、书签等方式进行保存。

四、BIOSIS Previews

BIOSIS Previews（BP）由美国生物科学信息服务社（Biosciences Information Service，BIOSIS）出版，是世界上最大的关于生命科学的文摘索引数据库。该库收录了源自 100 多个国家和地区出版的 5 500 多种期刊和其他非期刊来源的文献信息，如报告、评论、会议论文集、图书、专利等，学科范围包括生物学、生物化学、生物技术、生物工程、植物学、动物学、微生物学、临床医学、实验医学、药理学、农业科学、兽医学等生命科学相关领域。BP 数据库每周更新并一直回溯到 1926 年，每年新增数据量超过 83 万条，是一个兼具深度和广度的生命科学及生物医学数据库。Web of Science 与 OVID 平台都提供该数据库的检索（图 1-4）。

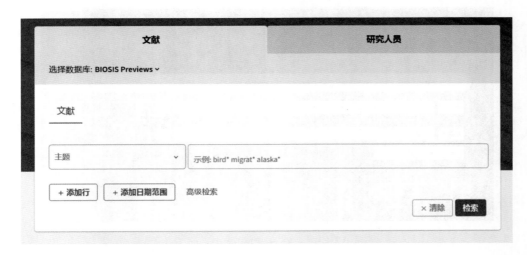

图 1-4　Web of Science 平台 BIOSIS Previews 检索界面

（一）检索方法

1. 基本检索　在 Web of Science 平台上，选择数据库中的"BIOSIS Previews"，默认为基本检索，可选采用主题、标题、作者、出版物标题、出版年、地址、化学和生化名称、文献类型、会议信息、PubMed ID 等进行检索，也可以通过点击"添加行"，增加检索词进行"and""or""not"组配检索。

2. 高级检索　采用"and""or""not"布尔运算符及字段限定的方式编制完整的检索式，实现一站式检索，高级检索也支持对此前的各组检索结果进行"and""or""not"组配检索。

（二）检索结果显示与保存

BP 的检索结果可选择按照高被引论文、热点论文、开放获取、出版年、文献类型、主要概念、作者、出版物标题、专利权人、开放获取、团体作者、编者、国家 / 地区、概念代码、Super Taxa、文献类型、语种、研究方向等字段或属性对检索结果进行精炼或排除。

检索结果也可选择 EndNote Online、EndNote Desktop、纯文本文件、RefWorks、RIS、Excel、制表符分隔文件、电子邮件等方式保存与输出。

五、CAS SciFinder

CAS SciFinder 是由美国化学会（American Chemical Society，ACS）旗下的美国化学文摘社（Chemical Abstracts Service，CAS）出品的科学研究工具，是世界上权威、全面、可靠的化学及相关学科的学术信息数据库，提供化学及相关学科的文献、物质、反应和产品供应商等检索内容。CAS SciFinder 是美国《化学文摘》（*Chemical Abstracts*，CA）的网络版，整合了 CA 自 1907 年至今的所有内容、Medline 医学数据库以及欧洲和美国等 64 家专利授权机构的专利信息。内容包括化学、生物、医药、材料、食品、应用化学、化学工程、农学、高分子、物理等多学科、跨

Note

学科的科技信息，文献类型包括期刊论文、专利、会议论文、学位论文、图书、技术报告、评论、预印本等，共5 900 余万条记录（图 1-5）。

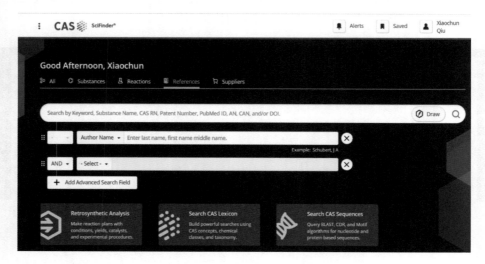

图 1-5　CAS SciFinder 主页面

（一）检索方法

1. 基本检索　在检索页面上方选择 All（全类型检索）、Substances（物质检索）、Reactions（反应检索）、References（文献检索）、Suppliers（供应商检索）进行检索，检索词可以是关键词、物质名称、CAS 登记号、专利号、PubMed ID、Caplus 收录号、DOI 等。

2. 高级检索　在检索框的下拉菜单中选择相应的字段，如作者名、期刊名、机构名、题名、摘要 / 关键词、概念词、物质标识符、专利号、出版商等，在多个检索词之间可选择布尔运算符"and""or""not"进行组配检索。

3. 主题词检索　通过 CAS Lexicon 可以浏览 CAS 树状结构主题词表，主题词表中包含 CAS 科学家标引的概念词（Concepts）和物质（Substances）。可从词表中选择所需主题词，进行精准文献检索。

此外，CAS SciFinder 也支持化学结构式检索，点击检索框右侧的"Draw"按钮，打开结构绘制面板，根据自己的习惯选择化学结构编辑器绘制化学结构，或者从本地计算机导入化学结构文件进行检索。

（二）检索结果显示与保存

CAS SciFinder 支持对检索结果进行多维度的聚类筛选，可选择以下字段或属性对检索结果进行精炼或排除：文献类型（Document Type）、文献中报道的物质在文献中的研究角色（Substance Role）、语种（Language）、出版年（Publication Year）、作者（Author）、机构（Organization）、出版物名称（Publication Name）、概念词（Concept）、CA 标引的学科研究方向（CA Section）、CAS 解决方案（CAS Solutions）、生物活性数据（Bioactivity Data）、制剂配方用途（Formulation Purpose）、数据库（Database）等。检索结果可以 Citation（.ris）、Excel（.xlsx）、PDF、Quoted（.txt）、Rich Text（.rtf）、Tagged（.txt）等格式下载到本地计算机。

六、中国生物医学文献服务系统（SinoMed）

中国生物医学文献服务系统（SinoMed）是由中国医学科学院医学信息研究所/图书馆研制的综合性生物医学文献数据库。SinoMed 自 2008 年起上线服务，该服务系统内整合了多种资源，包括中国生物医学文献数据库（CBM）、中国生物医学引文数据库（CBMCI）、西文生物医学文献数据库（WBM）、北京协和医学院博硕学位论文库（PUMCD）和中国医学科普文献数据库（CPM）。SinoMed 涵盖资源丰富、学科范围广泛，具有检索、统计分析、免费获取、全文传递服务等多种功能（图 1-6）。

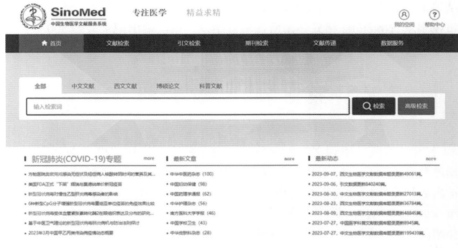

图 1-6 SinoMed 主页面

（一）检索方法

按检索资源不同，SinoMed 提供了跨库检索和单库检索。跨库检索是指对 SinoMed 整合的多个资源库同时进行检索。单库检索是指仅在某一资源（中文文献、西文文献、博硕论文或科普文献）的子库中进行单独检索。跨库检索的文献资源更为丰富，但功能相对单库检索而言较为简单，检索字段较少。而单库检索的检索字段较多，限定内容更加全面。跨库检索和单库检索均支持 4 种检索方式，包括快速检索、高级检索、主题词检索和分类检索。

1. 快速检索 可在检索框中输入一个或多个检索词，对检索词默认在数据库的全部字段执行检索。多个检索词可使用布尔运算符"and""or""not"进行运算。若多个检索词之间以空格分隔，则默认为"and"运算。快速检索也支持单字通配符（?）和任意通配符（%）检索。

2. 高级检索 高级检索适用于分步骤完成相对复杂课题的检索。每次可允许输入多个检索词构建检索表达式，还可执行各种条件的限定检索。

3. 主题词检索 主题词检索是指采取规范化的主题词，基于主题概念进行检索。相较于自由词检索，主题词检索更能提高检索效率，扩大检索范围。SinoMed 对收录的文献进行主题标引和主题词检索的依据为美国国家医学图书馆编制的《医学主题词表（MeSH）》中译本和中国中医科学院中医药信息研究所编制的《中国中医药学主题词表》。

4. 分类检索 分类检索是指从文献所属的学科角度，通过分类号或分类名进行检索。分类法具有很好的层次性和系统性，具有族性检索功能。SinoMed 对收录的文献进行分类标引的依据是《中国图书馆分类法·医学专业分类表》。SinoMed 的分类检索途径包括类名和分类导航，可通过选择是否扩展、是否复分，使检索结果更符合需求。

（二）检索结果显示与保存

在 SinoMed 数据库的文献检索结果概览页，支持检出文献以多维度分类显示，可以按照"全部""核心期刊""中华医学会期刊"或"循证文献"查看检索结果。其中，"核心期刊"选项表示被《中文核心期刊要目总览》或《中国科技期刊引证报告》收录的期刊中的文献；"中华医学会期刊"选项表示由中华医学会编辑出版的医学期刊中的文献；"循证文献"则指系统对检索结果进行循证医学方面的限定后，所得出的命中文献。对检索结果也可按照"来源""主题""学科""时间""期刊""作者""机构""基金""地区""文献类型""期刊类型"等维度进行聚类筛选。

在检索结果概览页面，可根据需要，勾选合适的命中文献，可分别以 SinoMed、NoteExpress、EndNote、RefWorks、NoteFirst 格式输出所选检索结果，单次输出记录最多 500 条。

第三节　全文获取

1998 年以来出版的医学期刊文献大部分都有电子版全文，这些电子期刊内容既可能包含在出版商或数据库整合商所建立的期刊全文数据库中，也可能存在于独立的期刊网站。部分电子期刊甚至已经被出版社全文回溯建库至创刊年，成为名副其实的电子期刊。同时，随着学术期刊开放存取（open access，OA）出版模式的发展，越来越多的生命科学期刊以免费的形式在网络上存在。上一节介绍的各类文摘型检索工具均提供检索结果的出处或全文链接，在授权的情况下可以下载这些全文。

开放存取期刊（open access journal，OAJ）的运行模式是作者（或机构）付费出版，读者免费使用。开放存取期刊以网络电子期刊为主，包括新创办的和由已有传统印刷期刊转变而来的电子版期刊。目前，OA 出版形式大致可以分为两类：①开放存取期刊，是基于 OA 出版模式而创办的期刊；②开放存档（open repositories and archives），即研究机构或作者本人将未曾发表或已经在传统期刊发表过的论文作为开放式的电子档案储存。目前国际上已建有多个专门的 OA 期刊网站，生物医学领域常用的开放存储期刊库主要有 DOAJ（开放存取期刊网络平台）、PubMed Central 等。

一、DOAJ

DOAJ（图 1-7）是由瑞典隆德大学（Lund University）图书馆于 2003 年 5 月创建的开放存取期刊资源整合平台，目的是收录覆盖所有学科和语种的高质量的开放存取期刊，具有免费、全文、高质量的特点，同时，还建有自己的全文数据库。主要目标是增加科学期刊开放存取的显示度，方便使用开放存取期刊，增加开放存取期刊的使用率，扩大学术成果的影响力。DOAJ 收录的期刊必须实行同行评议或编辑质量控制，包括很多 SCI 收录的期刊，均允许用户阅读、下载、复制、传播、打印、检索或链接全文，同时，平台还特别推荐最近 7 天和 30 天收录的开放期刊。

DOAJ 依托互联网，运用最新电子技术对开放存取期刊进行组织，一方面提高期刊透明度，增加其利用率；另一方面方便利用，为用户提供一站式服务，从而推动 OA 运动更快发展，促进全球范围内的学术交流和研究。截至 2023 年 9 月，DOAJ 已经收录了来自 135 个国家的近

13 500 种开放存取期刊，这些期刊涉及 80 个语种，共收录论文近 1 000 余万篇，涵盖社会科学（social sciences）、健康科学（health sciences）、技术与工程（technology and engineering）、地球与环境科学（earth and environmental sciences）、语言与文学（languages and literatures）、商业与经济学（business and economics）、农业与食品科学（agriculture and food science）、生物与生命科学（biology and life sciences）、法律与政治学（law and political science）、宗教与哲学（philosophy and religion）、数学与统计学（mathematics and statistics）、历史与考古学（history and archaeology）、艺术与建筑学（arts and architecture）、一般工程（general works）、化学（chemistry）、综合科学（science general）、物理与天文学（physics and astronomy）共 17 类学科主题领域，其中生物医学类期刊占总数的约三分之一。

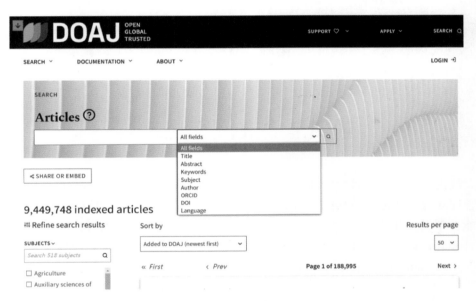

图 1-7　DOAJ 主界面

二、PubMed Central

PubMed Central（PMC）是美国国立卫生研究院（NIH）提供的一项服务，存档生物医学、生命科学科研文献。PMC 获得美国国家医学图书馆（National Library of Medicine，NLM）的授权，收录存档生物医学文献，以电子副本的形式储存。PMC 于 2000 年 2 月启动，由美国国家生物信息中心（NLM's National Center for Biotechnology Information，NCBI）负责开发与维护，自从 2007 年 12 月底美国国家卫生研究院强制性公开获取政策通过以来，递交到国家医学图书馆 PMC 知识库中的文章数量有了显著增长，截至 2023 年 9 月已收录 940 余万篇免费全文文献。

PMC 的所有全文在 PubMed 中都有相应的条目，在利用 PubMed 检索时，检索结果中可以提供 PMC 免费获取全文的链接（图 1-8）。需要指出的是，部分期刊全文存在 6 个月至 1 年的时滞（图 1-8）。

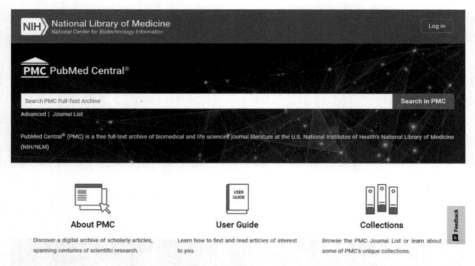

图 1-8 PMC 主界面

第四节 文献管理工具

随着大数据和人工智能时代的到来，面对浩瀚的文献资料，如何进行存储、管理和使用，催生了文献管理软件。文献管理软件是用于收集、组织、分类、整理、调阅和自动引用文献的计算机软件，能够帮助使用者高效管理、组织和使用文献资料。随着学术研究的日益复杂化和深入化，文献管理软件已经成为学术研究的重要工具。本节将对常用文献管理软件及其使用进行介绍，并重点介绍 EndNote 文献管理软件。

一、文献管理软件的功能

目前国内外有多款文献管理软件，每款软件各有其特点和优劣势，但各款软件的主要功能基本都包括以下几个方面。

1. 创建个人文献数据库，收集文献资料 可以利用文献管理软件创建个人文献数据库，通过多渠道将文献资料（包括文献、数据、图片、表格等）导入个人文献数据库；或者通过文献管理软件内嵌的数据库在线快速检索并添加文献，以便管理大量文献，且实现快速定位查找所需文献。

2. 管理、组织个人文献资料 文献管理软件可以通过多种分组方式，对所有文献资料分门别类，管理不同来源的中英文文献。还可以根据需要创建智能分组、去重、排序、分析、添加附件、阅读笔记、随时更新文献数据库信息等，以便高效利用及阅读文献资料。

3. 协助论文写作编辑 文献管理软件提供论文稿件模板，可以利用这些模板直接撰写符合期刊要求的文章；在论文撰写的时候，可以在文献管理软件里快速找到相关的文献、图片、表格，将其自动插入论文相应的引用位置，一键实现参考文献插入、参考文献序号智能调整；并可以自动编辑参考文献的格式，参考文献格式一键更换，提高论文写作效率。

4. 共享和协作 使用者可以通过共享和协作功能与其他使用者进行交流和合作，通过文献管理软件可以将自己的文献数据分享给团队使用者，或与其他使用者共同编辑同一个文献数据

Note

库，提高团队工作效率和研究质量。

二、常用的文献管理软件

目前国内外常用的文献管理软件有 EndNote、Zotero、Mendeley、NoteExpress、知网研学等。

（一）EndNote

EndNote 是 SCI（Clarivate 公司）的官方软件，与 Web of Science 无缝衔接。EndNote 具有强大的文献导入、整理和引文插入功能。支持国际期刊的参考文献格式有 7000 多种，且可以自动编辑输出样式；写作模板几百种，涵盖各个领域的期刊，可以方便地在 Word 中插入引文并按照格式进行编排。此外，EndNote 还支持与其他使用者进行文献分享和协作，最新版本的 EndNote 21 可以实现 1000 人的团队共享。全新的 EndNote Web 可以随时随地访问使用者的研究成果，在 EndNote 桌面版、iOS 和独有的新版 EndNote Web 应用之间无缝切换。选择投稿期刊时，使用 Manuscript Matcher 可以将投稿论文与相关期刊进行匹配，有助于选择合适的投稿期刊。然而，EndNote 的搜索和筛选功能相对较弱，且价格较高。

（二）Zotero

Zotero 是一款免费的开源的文献管理软件，具有强大的文献导入和整理功能。其最大的特点是能够与 Microsoft Word 和 WPS 无缝衔接，方便在写作时插入引文。Zotero 可以实现无限级的目录分类，一个目录下可以分为多个子目录。然而，Zotero 的引文格式相对较少，支持的输出格式也相对有限，且不支持与其他使用者进行文献分享和协作。

（三）Mendeley

Mendeley 是一款免费的文献管理软件，文献导入、整理和标记功能比较强大；支持在 PDF 文档中添加各种标记、注释和书签等。此外，Mendeley 还支持在不同设备间进行文献分享和协作，方便团队研究。Mendeley 的主要特点是具有强大的社区功能，新兴的文献评价标准 Altmetric 参考因素之一就包括 Mendeley 的社区功能。然而，Mendeley 的引文格式相对较少，且不支持在客户端和浏览器插件间同步使用。

（四）NoteExpress

NoteExpress 是北京爱琴海软件公司开发的一款专业级别的文献检索与管理系统，其核心功能涵盖"知识采集、管理、应用、挖掘"的知识管理所有环节。其主要优势是对中文文献和中文数据库的支持优于国外文献管理软件。NoteExpress 还提供 COM 接口，支持使用者自定义开发，方便个性化使用。但该软件需要订购且在 IP 地址范围内下载、安装和使用。

（五）知网研学

知网研学是中国知网开发的一款强大的数字化学习与研究平台，可以实现从文献管理、文献阅读、笔记整理、开题分析、论文创作到投稿分析的学习研究全过程。具有客户端和网页版两种形式。知网研学支持多类型文件的分类管理，包括 PDF、CAJ、KDH、NH、TEB 等格式文献文件的管理和阅读；支持批量获取 CNKI 文献。知网研学支持文献矩阵和专题矩阵，可梳理研究主题的演进脉络。内嵌工具书，可随时查询学科名称的释义和规范译名。内嵌学术领域最权威的翻译工具，边阅读边翻译。支持 OCR 识别，快速提取图片的文本内容。然而，知网研学需要购买会员后使用。

综上所述，各种文献管理软件各有特点和优势，使用者可以根据自己的需求选择适合自己的软件。使用者应不断学习和掌握文献管理软件的使用技巧和方法，以提高工作效率和研究质量。文献管理软件都在不断更新和升级，新版本通常会带来更多的功能和优化，在使用文献管理软件时，需要注意及时更新软件版本。使用过程中还需要注意保护个人信息和数据安全，遵守学术道德和规范。

三、EndNote 文献管理软件

（一）EndNote 简介

EndNote 是由 Clarivate Analytics（科睿唯安）公司开发的一款文献管理软件，广泛应用于学术研究和学术写作领域，帮助科研人员更高效地管理和引用文献，提升学术写作的质量和效率。EndNote 一直在更新升级，目前发布的最新版本是 EndNote 21 版。EndNote 有在线版（EndNote Online）和桌面版（EndNote desktop）两种形式，最新的 EndNote 21 版本又开发出全新 EndNote 21 用户专属的 EndNote Web 版，离开单机版亦可轻松访问。EndNote 桌面版兼容 Windows 和 Mac 系统。

EndNote 21 的主要功能除了涵盖文献管理软件的通用功能以外，还有以下新功能。

1. **基于标签进行高效文献管理**　EndNote 21 版推出标签（tag）功能，标签是可定制的标记，使用者可以为文献（references）添加自定义名称的标签，并通过不同颜色分类管理文献。"My Tags"标签和"My Groups"群组的作用均是分类归档，当参考文献过多时，可以灵活使用这两种分类。左侧可同时呈现"My Groups"和"My Tags"。使用者可以为文献添加多个标签，而且共享图书馆的任何 EndNote 21 使用者均可查看标签信息，从而快速直观地整理参考文献，提高写作效率。

2. **恢复丢失或损坏的文献数据库（references library）**　EndNote 21 可以从云端恢复意外丢失或损坏的个人文献数据库，即使用新的数据恢复功能恢复参考文献文库和文库结构，确保研究成果不会丢失。

通过恢复单篇参考文献，使用者还可以比较和恢复单篇参考文献的以前版本。在单篇文献的"Edit"模式最上方，除了"Save"按钮以外，EndNote 21 新增了"Compare versions"（版本比较）按钮。若不小心将某篇参考文献信息进行了错误的修改，又误按了保存按钮，可利用此功能，比较不同时间点保存的参考文献信息并复原。

3. **全新升级的 EndNote Web**　EndNote 21 版启用新的 EndNote Web 界面，EndNote Web 目前的功能类似于 EndNote Online 版，但新界面更符合单机版，EndNote 21 版离开单机版亦可轻松访问 EndNote Web。

4. **EndNote Click 一键点击，获取研究论文**　借助于免费的 EndNote Click 插件，可以节省将全文 PDF 文件导入 EndNote 的时间。当使用者访问学术网页的文献页面时，点击 EndNote Click 按钮，可以一键搜索 PDF 全文，即使使用不同的学术搜索引擎，如 Web of Science、PubMed 和 Google Scholar，EndNote Click 也能一键获取 PDF 全文。

（二）EndNote 21 的使用

1. **EndNote 21 的下载和安装**　EndNote 需要购买使用，可以在 EndNote 官网购买许可证并下载安装程序，根据软件安装向导安装 EndNote 桌面版；如果本机构已购买，可以在机构 IP 地址范围内通过统一身份认证后下载官方的 EndNote 软件。单个 EndNote 许可证可供一人使用，最多可安装在 3 台终端上。安装升级过程需关闭所有 Microsoft Office 软件。安装完成后通过桌面快捷方式启动 EndNote，并创建个人文献库，创建后的 EndNote 21 桌面版文献库的工作界面见图 1-9。

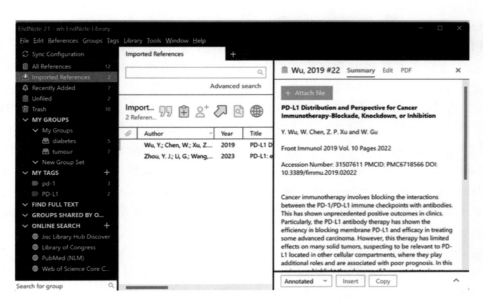

图 1-9　EndNote 21 桌面版工作界面

EndNote Web 版（https：//web.endnote.com/）需要安装 EndNote 21 版本，并在 EndNote 21 中点击 File > Prefereces > Sync > enable sync，并在其中输入账号和密码授权后使用。EndNote Web 工作界面见图 1-10。

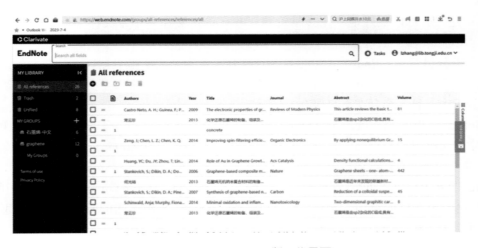

图 1-10　EndNote Web 版工作界面

2．文献的导入　　EndNote 提供了多种文献导入方式，方便使用者从不同渠道导入参考文献，以下是几种常见的文献导入方式。

（1）数据库检索的文献批量导入：目前，多数的外文数据库支持将检索结果的文献题录信息直接导入 EndNote。如 Web of Science 数据库检索到的文献，勾选所要保存的文献题录，在输出（Export）记录中选择"EndNote desktop"，继续选择需要的记录内容（Record Content），继续

Export 后，将题录信息保存到本地，直接打开导出的题录信息文件，所有题录信息即自动保存到 EndNote 中。

EndNote 提供了丰富的数据库格式过滤器接口，有些数据库需要将题录信息文件通过过滤转换导入 EndNote。如中国知网（CNKI）中检索到的文献，选择"EndNote"文献导出格式后，以 txt 文本文件保存到电脑本地。再打开建立的 EndNote 个人文献库，菜单栏点击 Import > File，在弹出的 Import File 对话框中选择过滤器"Endnote Import"，数据即可导入 EndNote 个人文献库。

（2）PDF 文件导入：该导入方式适合计算机本地保存的单篇 PDF 全文文件或者 PDF 文件夹。保存在本地的含大量 PDF 全文的文件夹，后期在文件有更新时，EndNote 默认开启全文导入信息智能识别功能，支持将更新的文件自动导入 EndNote。若导入单篇 PDF 全文文件，点击菜单栏"File"选项下"Import"的下级菜单"File…"，若导入 PDF 文件夹，则选择"Folder…"。EndNote 21 版新增的 EndNote Click 插件也可以一键下载 PDF 文件并导入 EndNote。如果导入的部分字段缺失，EndNote 中的"Find Reference Updates"功能支持自动查找并补充已有文献。

（3）EndNote 在线检索并导入：可以利用 EndNote 内置数据库检索链接进行在线检索。EndNote 21 内置了 3983 个 Information Provider 以供联机检索。在 EndNote 左侧工具栏"Online Search"中选择所需检索的数据库，中间的检索界面中通过检索策略即可在线检索文献并直接保存到 EndNote 个人文献数据库中。

（4）手动导入：手动导入适合少量没有电子版或者无法从数据库下载或导出符合过滤器条件的文献。这时候可以通过新建 Reference 的方式，手动录入文献信息。选择快速菜单栏的"Add a new reference to the selected group"按钮，先选定一种文献类型，然后按照软件设置好的字段输入相应信息，可以统一管理基金、标准、报告、专利、政府文件、手稿、图片、方程式、地图、账单、博客、讨论论坛、电视剧集、社交媒体和多媒体应用程序等。需要注意的是，有多个作者时以每个作者作为一行进行输入。

（5）其他软件导入：已经在其他管理软件整理好的文献资料，可以转换导入 EndNote。这时候通常需要以 RIS 格式文件导入。

3．文献管理　文献管理能够提高学术研究的效率和质量。通过合理的收集、整理、分类和检索，研究人员可以更好地利用文献资源，并在论文写作和学术交流中准确引用和引证相关文献。

（1）文献分组管理：EndNote 支持多种分组方式管理个人文献数据库。选择 Groups > Create Group 后，可以创建组并中英文命名组，之后可选中所需文献并拖拽至分组中。同一篇文献可保存在不同分组中，且不会存在重复保存的情况。

EndNote 还可以实现智能分组（Smart Group）。Smart Group 指基于设定好的检索策略，可以对数据库中的文献自动整合归组，方法是选择 Groups > Create Smart Group，按照设置条件自动挑选符合条件的记录，当有新记录收入时，自动将符合条件的记录放入 Smart Group 中。

EndNote 20/21 还可以进行组合分组。选择 Groups > Create From Groups 挖掘已建组间的关系，EndNote 将已经设置好的组用"and""or"和"not"进行组与组之间的匹配。如寻找组与组之间的交集或并集等，在有新记录收入时自动将符合条件的记录放入组中。

EndNote 20/21 能够自动创建撤稿（Retractions）分组，自动识别"已撤稿文章"。当使用者打开个人文献数据库、新增文献记录或者编辑文献记录时，EndNote 都会自动寻找"已撤稿文章"，一旦有文章被撤稿就会自动创建撤稿（Retractions）分组，同时能够获取包括撤稿原因等撤稿详情。

（2）文献去重管理：由于文献导入的方式不同以及来源于不同数据库的文献等原因，可能会导致在 EndNote 系统中的同一个 Library 中有重复的文献。在去重之前，可以先设置文献重复的标准，然后在 EndNote 菜单中选择 Edit > Preferences > Duplicates，勾选 DOI 或 PMCID 或 Title 等重复指标，通过对比重复文献，确定对重复文献的操作。

（3）文献排序管理：EndNote 可以按照题录信息中的某一字段（年份、作者、标题、期刊名等）进行排序，双击字段即可对文献按照升序或降序排列，有利于提高浏览和阅读文献的效率。

（4）文献库内文献和笔记查找：EndNote 的快速查找功能可以查找个人文献库里面的文献或者标注的笔记。检索对话框中，在相应字段后面输入检索词，点击"Search"即可检索，方便快速地找出所需资料。

（5）查找、下载、阅读 PDF 全文：EndNote 提供的 Find Full Text 功能，可以对已订阅数据库和免费资源进行 PDF 全文搜索，并自动完成下载。EndNote 基于几种链接路径获取全文，如DOI 链接、PubMed LinkOut、开放链接（OpenURL）等。可以选择 Edit ＞ Preferences 中的 Find Full Text 选项来查看获取 PDF 全文的链接路径；也可以将自己的 OpenURL 服务系统路径输入OpenURL Path 文本框。偏好设定完成后，选取所有要查询全文的文献，点选右键 ＞ Find Full Text，即可对 PDF 全文进行搜索并下载到个人文献库中。EndNote 支持对保存的 PDF 文档进行阅读及标注。

（6）文献统计分析：EndNote 可以进行一些简单的题录信息分析，以帮助科研人员了解文献的总体情况。选择菜单栏 Tool ＞ Subject Biolography，进入主题字段选择界面，可以将所选的文献按照一定字段信息（如作者、年份、题名等）进行分类统计分析。

EndNote 20/21 与 Web of Science 无缝衔接，可一键生成文献的引文报告，分析参考文献的影响力；也可一键式访问 Web of Science 文献全记录页面及相关记录，了解参考文献的更多详细信息。

（7）同步个人文献库：EndNote 支持多个电脑间的文献同步与共享，可以将个人文献数据库中的文献题录信息、附件及标注信息与 EndNote Desktop 版、Web 版和 iPad 进行同步。菜单栏Edit ＞ Preferences，注册登录，在"Sync"功能中输入 EndNote Account Credentials。用 Web of Science 账户登录，实现账户中的文献同步。

（8）合作团队管理：EndNote 可以实现和团队成员共享一个文献数据库。EndNote 21 支持最多 1000 人的共享，利用 EndNote 内置活动日志即时查看共享参考文献库在整个团队共享中的变更记录。选择 File ＞ share，登录注册账户，可以通过设置"只读"与"读写"权限分享文献。注意创建的 smart groups 不能分组共享。

4. EndNote 助力论文撰写 撰写论文时，EndNote 与 Microsoft Word 相关联，可帮助迅速找到相关的文献、图片、表格，将其按照期刊要求格式插入论文相应位置，并形成目标期刊的参考文献格式；另外，在改投其他期刊时，EndNote 可以一键转换期刊格式，从而大大提高论文撰写效率。

（1）自动插入参考文献：撰写论文时，在嵌入 Word 中的 EndNote 栏目下可进行参考文献的插入、编辑及调整等。在 Word 中，将光标移动至需插入参考文献处，选择 Insert Citation，EndNote 可从已管理好的个人文献库中选择特定文献插入论文中，同时文后参考文献将一并生成。EndNote 会根据插入的正文顺序而自动编排参考文献的顺序。另外，可通过 Edit & Manage Citations 来编辑调整论文中的参考文献，如删减文献、调整文献顺序、修改文献信息等。

EndNote 通过 Style 功能为使用者提供超过 7000 种期刊的参考文献格式。在下拉菜单栏中选择 Select Another Style 查看更多格式，同时可从 endnote.com 获取更多参考文献格式，下载安装到 EndNote 中。

（2）匹配投稿期刊：EndNote 20/21 和 Word 插件均提供 Manuscript Matcher 匹配模块，有助于高效锁定合适的投稿期刊。在某个分组上方点击右键，选择"Manuscript Matcher"，通过输入文章标题、摘要，导入本组参考文献，即可链接到 EndNote 投稿期刊匹配页面，匹配适合投稿的期刊。也可以在 EndNote Online 页面的匹配选项下，通过输入文章标题、摘要，导入本组参考文

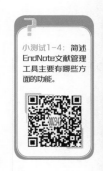

小测试1-4：简述EndNote文献管理工具主要有哪些方面的功能。

献，即可匹配适合投稿的期刊。

小　结

医学文献检索是医学工作者有效利用文献信息资源，提高个人知识技能水平、科学研究能力和个人信息素养的重要方式。本章阐述了医学文献检索的相关知识，着重介绍 PubMed、Embase 等生物医学及相关学科领域常用的文摘型检索工具的使用方法，并以 EndNote 为例介绍利用文献管理工具有效管理科研文献及论文写作。通过学习本章内容，提高在生物医学文献信息的获取、分析、管理和利用效率方面的能力。

整合思考题

如何理解在实际检索过程中查全率和查准率是一对矛盾？影响查全率和查准率的主要因素有哪些？在具体检索过程中该如何平衡？

（仇晓春）

整合思考题答案

第二章　学术规范与科研伦理

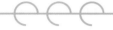

导学目标

通过本章内容的学习，学生应能够：

※ **基本目标**

1. 描述基本概念：学术、科学研究、学术规范、科研诚信、学术不端、伦理学、医学伦理学、科研伦理等。
2. 描述学术不端和科研诚信问题的主要表现和危害性。
3. 列举科研伦理基本原则并举例说明。
4. 运用学术规范与科研伦理原理开展相关案例剖析。

※ **发展目标**

1. 初步具备甄别科研不端行为的能力。
2. 在学术活动中自觉做到恪守学术规范和科研伦理。

案例 2-1

2004 年 2 月，曾被称为韩国"克隆之父"的黄禹锡在《科学》（*Science*）发表论文，称其团队在世界上率先用卵子成功培育出人类胚胎干细胞；2005 年 5 月又在《科学》报道其团队将病患的体细胞克隆成胚胎干细胞，引爆学术界。2005 年 6 月，他获得韩国"最高科学家"的荣誉。后来此事发生反转。2005 年 11 月 21 日，韩国首尔米兹梅迪（Mizmedi）医院的生殖学专家揭发黄禹锡团队所培育成的 11 个胚胎干细胞系中有 9 个与病患所提供的体细胞中的基因不吻合。经首尔大学学术委员会调查，造假属实。2009 年黄禹锡被判刑，并取消一切荣誉称号，追回所有科研经费。

案例 2-1 解析

问题：

1. 黄禹锡的造假行为属于哪类学术不端？
2. 导致黄禹锡学术造假的主要原因是什么？能否减少或避免？

自 2023 年 7 月 6 日起，教育部与国家自然科学基金委进行战略合作，共同设立国家自然科学基金青年学生基础研究项目，探索拔尖创新人才培养的路径和方式。国家自然科学基金资助的关口前移，给高校优秀本科生带来了早期开展科学研究的机遇，也面临着如何恪守学术规范和科研诚信的考验。作为新时代大学生，无论是在各学业环节（包括作业、实验、论文和答辩等），还是在开展科学研究（包括青年学生基础研究项目和大学生创新创业训练计划）和参加各类竞赛过程中，都应熟知学业诚信和科研诚信的基本原则，并使之成为必备的行为规范和道德准则。

第一节　学术规范和科研伦理概述

一、学术规范的定义

学术（academic）是进行高等教育和研究的科学；科学（science）是关于自然、社会和思维理论化的知识体系，研究（research）是从现象到本质及规律的探究过程。学术规范（academic criterion）是从事学术活动的行为规范，也是研究人员必须遵循的准则；学术诚信（academic honesty）也称科研诚信，是指研究人员在科学研究和学术活动中弘扬以实事求是、崇尚创新、追求真理、开放协作为核心的科学态度和科学精神，要求研究人员遵守相关法律法规，恪守科学道德规范，遵循科学共同体（指一群志同道合的学者，遵守共同的道德规范，相互尊重、相互联系、相互影响，共同推动学术发展的群体）公认的行为规范。学术不端（academic misconduct）是指在科学研究和学术活动中发生的各种抄袭、剽窃、伪造、篡改、不当署名、一稿多投、重复发表、拆分发表及违背伦理规范的行为。

二、科研伦理的定义

伦理学（ethics）是关于道德和行为准则的科学，而医学伦理学（medical ethics）是评价人类的医疗行为和医学研究是否符合道德的学科，常用的评判标准就是伦理原则（ethical principle）。伦理原则包括尊重（respect），即尊重个人的自主权（autonomy）、知情同意权（informed consensus）以及隐私权（privacy）和保密权（confidentiality）等；还包括有利或行善原则（beneficence）、无害或不伤害原则（non-maleficence）和公正或公平对待原则（justice）。科研伦理（research ethics）是指在科研活动中需要遵循的价值理念和行为规范。科研伦理贯穿于科研立项、研究实施、成果发表等科研活动的全过程，如意识淡薄、执行不严，就很容易出现科研伦理失范，最终产生无法弥补的后果。

小测试2-1：医学伦理原则包括哪些内容?

三、恪守学术规范和科研伦理的重要性

众所周知，医学领域的科研活动总是直接或间接地为人类的生命和健康服务，也就是说，整个医学科研活动始终在人类的道德天平上接受道德检验。因此医学生要认识到科学研究是一把双刃剑，它既可以造福人类，也可以毁灭人类。在研究之前，医学生必须回答该项研究该不该做（伦理层面）的问题，然后才是能不能做（技术层面）的问题。只有深刻理解医学研究的内在伦理规范，才能防范科研伦理失范及学术不端行为的发生，更好地完成"健康所系，性命相托"的历史使命。

第二节　学术规范和科研伦理的发展简史

一、诚信的由来

诚信二字在我国古已有之。从语义上理解，"诚"和"信"有所不同。"诚"侧重内心层面，指内心情感的真实无伪、自然流露。《荀子》中说："君子养心莫善于诚。"意思是君子陶冶思想性情，提高道德修养，没有什么比"诚"更重要的了。而"信"则侧重于人际交往层面，指言而有信、遵守信用。《论语·为政》有云："子曰：'人而无信，不知其可也'。"意思是说，一个人如果不讲信义，不知他该如何立足处世。最早将"诚"与"信"二字连用的是春秋时期的管仲，《管子·枢言》中说："先王贵诚信。诚信者，天下之结也。"管仲突出了诚信的重要性，明确将其看作天下伦理秩序的基础。总而言之，诚信乃道德之根基、人格之底蕴、立世之根本。

框 2-1　诚信的重要性

> 对个人而言，诚信是立身之本，是做人做事必须坚守的道德底线；
> 对社会而言，诚信是公序良俗，是社会和谐和睦的基本前提；
> 对国家而言，诚信是软实力，是国家发展、国际交往不可或缺的重要基石。

二、学术诚信或学术规范的历史

学术诚信或学术规范的历史较短。国际上广泛认可的学术规范教育是由美国国立卫生研究院于 1980 年提出的"负责任研究行为"（responsible conduct of research，RCR）的科研管理制度，它要求所有承担政府资助项目的研究人员（包括研究生）必须接受基本的科研伦理道德规范教育。针对科研活动中出现的学术不端事件，美国于 1992 年成立了科研诚信办公室，还在 2000 年发布了《关于科研不端行为的联邦政策》。为了加强全球层面有关科研诚信的信息交流与对话，2007 年由欧洲科学基金会（ESF）和美国科研诚信办公室（Office of Research Integrity，ORI）共同发起并召开了首届世界科研诚信大会。随后每 3 年召开一次，每次确定一个主题。第七届世界科研诚信大会于 2022 年 5 月在南非开普敦举行，主题是"在不平等的世界中促进科研诚信"，还发表了《开普敦声明》。

我国的科研诚信制度建设始于 2000 年以后。根据科研诚信实践中存在的问题，国家相继出台了《关于加强学术道德建设的若干意见》《关于加强我国科研诚信建设的意见》《关于进一步弘扬科学家精神　加强作风和学风建设的意见》等政策文件，从而使学术规范得到强化。2006 年科技部发布《国家科技计划实施中科研不端行为处理办法（试行）》，并成立了科研诚信办公室，以便调查和处理严重不端行为案例。

三、科研伦理的历史

相较于学术诚信，科研伦理的基础研究开始于第二次世界大战期间。当时，德国和日本借用科学实验之名组织医生开展了一系列惨无人道的人体试验研究，引发人道灾难。二战结束后的1946年，纽伦堡国际军事法庭在对医学战犯进行审判的同时制定了具有里程碑意义的国际法文件——《纽伦堡法典》，首次提出"不伤害"和受试者"自愿同意"原则，奠定了人体试验研究的伦理基础。1964年6月，世界医学会首次颁布涉及人体医学研究的伦理原则，简称《赫尔辛基宣言》，对人体研究伦理审查和知情同意做出更为详细的规定。经过多次修订，《赫尔辛基宣言》已成为医学科研伦理的基本原则。美国在医学伦理方面的历史并不光彩。如该国公共卫生部（PHS）自1932年起以400名非洲裔黑种人男性为试验品秘密研究梅毒对人体的危害，后被称为"塔斯基吉（Tuskegee）梅毒试验"。该事件直到1972年才东窗事发，此时已使大批受害人付出了生命的代价。美国政府后来针对上述严重违反伦理的人体试验事件出台了《受试者保护的伦理原则与指南》，或称《贝尔蒙（Belmont）报告》，该报告首次确立了"尊重人、有益、公正"3个医学试验的基本伦理原则。1993年国际医学科学组织理事会（ICSU）与世界卫生组织（WHO）联合制订了《涉及人的健康相关研究的国际伦理准则》，该指南倡导各国建立生命伦理审查委员会，对如何开展伦理审查起到重要的指导作用。另外，国际学术组织也主动应对伦理失范的挑战，不断完善科研伦理规范。如"基因编辑婴儿"事件发生后，WHO于2021年发布了《人类基因组编辑管治框架》和《人类基因组编辑建议》。

《世界医学协会赫尔辛基宣言》（2013年修订版）

实验动物研究中也涉及科研伦理问题。为此，英国于1822年颁布了第一部反对人类任意虐待动物的《禁止虐待动物法令》，1911年又制定了《动物保护法》。1959年，英国学者在《人道试验技术的原则》中首次提出了对实验动物保护的3R原则，即替代（replacement）、减少（reduce）、优化（refinement），该原则至今仍是全球动物实验基本伦理标准。

我国的科研伦理起步较晚，直到1979年才由邱仁宗教授引入中国。经过几十年的努力，我国政府部门自2003年起相继颁布了《人类胚胎干细胞研究伦理原则》《人类辅助生殖技术和人类精子库管理伦理原则》《人体器官移植条例》《涉及人的生物医学研究伦理审查办法》等。此外，我国于2019年发布了《生物医学新技术临床应用管理条例（征求意见稿）》，还公布了第717号国务院令《中华人民共和国人类遗传资源管理条例》。2020年在《中华人民共和国刑法修正案》中将"基因编辑、克隆的人类胚胎植入人体或者动物体内，或者将基因编辑、克隆的动物胚胎植入人体内"认定为"非法植入基因编辑、克隆胚胎罪"。

第三节　学术不端的界定和案例分析

一、学术不端的界定

学术不端也称科研不端行为，形式众多，其中有些不端行为较易界定，有些较难判断。常见形式有下列几种。

（一）剽窃和抄袭

剽窃（plagiarism）是指行为人通过删节、补充等隐蔽手段将他人作品改头换面，而没有改变原有作品的实质性内容；或窃取他人的创作（学术）思想或未发表成果作为自己的作品发表。具体而言，剽窃包括剽窃观点、数据、图像、研究/实验方法、文字表述、未发表成果。抄袭（copy）则指行为人将他人作品的全部或部分内容原封不动或稍作改动后作为自己的作品发表，实际上是一种整体/大量剽窃。因此，"抄袭"与"剽窃"没有本质上的区别，在法律上被并列规定为同一性质的侵权行为，但二者在侵权方式和程度上有所差别：抄袭是公开的照搬照抄，而剽窃却是偷偷的、暗地里的。另外，也要区分适当引用与抄袭之间的差别。

框 2-2　适当引用的四个条件

1. 引用的目的仅限于说明某个问题；
2. 所引用部分不能构成引用人作品的主要部分或者实质部分；
3. 不得损害被引用作品著作权人的利益；
4. 应当指明被引用作品的作者姓名、作品名称和出版单位。

（二）伪造和篡改

伪造（fabrication）是指为了达到个人目的而造假。如伪造试验数据、试验结果、专利、履历、论文等。

篡改（falsification）是指为了达到个人目的，主观取舍或修改数据、图表、试验结果，使其不能真实地反映实际情况。

（三）一稿多投和重复发表

凡属原始研究的报告，不论是同语种还是不同语种，分别投寄不同期刊，或主要数据和图表相同、只是文字表达有些不同的两篇（或多篇）文稿投寄不同期刊，均属一稿两（多）投（duplicate submission）；一经两个（或多个）刊物刊用，则为重复发表（repetitive publication）。

（四）其他学术不端行为

还有一些学术不端行为值得关注。如购买、代写、代投论文，虚构同行评议专家及评议意见；违反论文署名规范，擅自标注或虚假标注获得科技计划（专项、基金等）等资助；弄虚作假，骗取科技计划（专项、基金等）项目、科研经费以及奖励、荣誉等；有其他违背科研诚信要求的行为。

（五）有问题的研究行为

相较于容易界定的不端行为外，还有一些研究行为较难界定，但其不仅危害科研过程，而且还可能产生破坏性后果。如在研究计划方面，有偏差的设计、选择的方法和对照有利于得出结果、未能揭示利益冲突、未能向审查委员会提供诚实的信息；在研究实施方面，记录数据的程序不当、未能很好地监督、未能遵守研究方案，特别是不能遵守保护人类受试者的规定；在研究结果解释方面，统计方法不当、数据和对照选择不当、结论得不到支持；在论文发表方面，荣誉和虚假署名、误导的或不确切的注释和摘要、扣压关键信息；在研究评审方面，未能保密、匆匆审阅、对特定的同行或领域有偏见；等等。

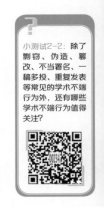

小测试2-2：除了剽窃、伪造、篡改、不当署名、一稿多投、重复发表等常见的学术不端行为外，还有哪些学术不端行为值得关注？

二、学术不端典型案例及其影响

（一）黄禹锡学术不端事件

黄禹锡是韩国首尔大学兽医系教授，他曾创造了多项世界第一：① 1999 年完成成体细胞克隆牛；② 2002 年完成克隆猪；③ 2003 年完成抗疯牛病牛；④ 2005 年完成克隆狗"斯纳皮"。他被誉为韩国"克隆之父"。2005 年 5 月又在《科学》（Science）杂志报道其团队将病患的体细胞克隆成胚胎干细胞，引爆学术界。然而，同年 11 月，黄禹锡被举报论文造假（见案例 2-1）。经调查获悉，其团队成员交代，按照黄禹锡的指示，将 2 张干细胞照片复制成 11 张，这就是 11 个胚胎干细胞系中有 9 个与病患基因不吻合的原因。2005 年 12 月 23 日，黄禹锡就造假事件向韩国国民道歉。2006 年 1 月 10 日，首尔大学成立专门委员会公布了"黄禹锡造假事件"的最终调查结果，证实黄禹锡及其科研小组除成功培育出全球首条克隆狗外，其余科研成果均系造假。2007 年韩国教育部制定了《科研伦理保障准则》，内容类似美国的《科研不端行为防范法》，还修订了《生命伦理安全法》，增加了对卵细胞捐赠的监督和管理的相关内容。

（二）小保方晴子学术不端事件

小保方晴子毕业于日本早稻田大学，是日本发育与再生医学综合研究中心学术带头人。2014 年 1 月 30 日，小保方晴子等在《自然》（Nature）杂志上发表论文，论述了制作多能干细胞的一种惊人简单的方法，即只要改变酸碱度就能使体细胞变为万能干细胞（STAP）的方法。论文发表后受到国际同行的质疑。2014 年 4 月，日本理化学研究所认定小保方晴子在 STAP 细胞论文中有篡改、捏造等造假问题，属于学术不端行为。同年 7 月正式撤回了 STAP 细胞论文，8 月，STAP 细胞的中期验证实验报告宣告失败，10 月，小保方晴子的博士学位被早稻田大学取消，12 月，日本理化学研究所公布 STAP 细胞事件结论，小保方晴子未能重复出这种细胞，实验宣告结束。小保方晴子最后只能辞职。针对这一学术不端事件，日本从政府和第三方机构两大主体入手进行科研机制改革，通过建立全国性主管机构和健全期刊评审系统来完善治理体系。

（三）巴尔的摩 - 卡莉事件

巴尔的摩（D. Baltimore）是美国著名的生物学家，因在 1975 年发现"关于肿瘤病毒与细胞遗传物质之间的相互作用"而获诺贝尔生理学或医学奖。他曾任麻省理工学院怀特海德研究所所长，后任洛克菲勒大学校长。巴尔的摩的合作者卡莉（Kari）曾是麻省理工学院癌症中心助理教授。1986 年 4 月，他们团队联合在《细胞》（Cell）杂志发表了关于转基因小鼠内源免疫球蛋白基因表达模式改变的论文。当时在卡莉实验室从事博士后研究的欧图尔（O'Toole）未能重复出论文中的实验结果，还发现实验记录与发表在杂志上的结果不符，故举报该论文有捏造数据的嫌疑。1989 年，美国组织专家对实验记录本进行鉴定，认为结果有假。因需要进一步调查，促成美国于 1992 年成立了科研诚信办公室（ORI）。1994 年 11 月，ORI 发表长达 231 页的调查报告，指控卡莉犯有 19 项不端行为，建议在 10 年内禁止她申请联邦政府的科研基金。然而，美国国立卫生研究院（NIH）组织的一个独立调查小组于 1996 年推翻了对卡莉的全部 19 项指控。调查显示，巴尔的摩与此事无关，故未受到处分。但由于他在整个事件中采取了极力袒护卡莉的立场，声誉受到很大影响，最终辞去了洛克菲勒大学校长职务。

（四）凯迪学术不端事件

2013 年前，凯迪（Kaidi）是英国剑桥大学癌症研究领域的博士后，导师为杰克逊（Jackson）

研究员。2019年4月11日，《科学》和《自然》杂志同时分别撤回一篇有关DNA修复过程的论文。《科学》杂志在声明中称，作者在2010年发表的论文中伪造了研究数据。《自然》杂志则表示，作者在2013年发表的论文中"在基础数据方面存在问题，且无法确定受影响数据所导致的结果"。在此之前，剑桥大学已完成了对该事件的调查，发现凯迪在上述两篇论文中均歪曲和伪造了数据。剑桥大学在声明中称，凯迪对这些行为负全部和唯一责任，并未发现其导师及合作者存在问题。自2013年起，凯迪在英国布里斯托尔大学任职。该校在收到相关指控后进行了全面调查。该校表示，"凯迪承认伪造了研究数据，原因是为了让另一家机构的合作者相信，某些实验结果确实发生过，而事实上并没有。因此他对自己的行为负全责"。令人不安的是，凯迪发表在《科学》杂志的论文已被引用267次，《自然》杂志的论文也已被引用131次。凯迪不仅骗过了顶级期刊编辑和审稿人，还因为自己的学术不端祸及DNA修复研究领域。2018年，他辞去了布里斯托尔大学的职务。

（五）其他学术不端事件

据美国科研诚信办公室（ORI）提供的信息，在获得联邦经费资助的研究项目中，被确认为不端行为的发生率为0.01%～1.0%。这意味着在美国每年发生的不端行为有150～1 500例。欧洲和日本的发生率类似。然而，美国每年真正得到报告的案例仅20例，欧洲每年仅10例。这就意味着大多数科研不端行为没有被发现、报告和调查。

下面再举几个触目惊心的案例。比如美国哈佛医学院教授、再生医学研究中心主任恩万萨（Anversa）博士曾被誉为心脏干细胞"第一人"。然而，至今仍无一学者能获得论文中所描述的心脏干细胞。经哈佛医学院调查认定，恩万萨课题组发表的31篇论文涉嫌伪造和篡改实验数据。2018年10月14日，哈佛医学院要求将上述论文撤回。调查组的结论是：心脏中没有干细胞。

再如，德国国防部前部长古滕贝格在2011年2月被举报其获得的博士学位论文有多处与他人已经发表过的论文雷同且没有注明出处，涉嫌抄袭。后又有媒体公布了抄袭段落，证明确为抄袭。最终其获得的博士学位被取消，同年3月不得不辞去国防部部长职务。

三、存在科研伦理争议的案例

生命医学科学研究工作中会遇到一系列的伦理问题，如基因立法中涉及的专利权、隐私权、歧视和滥用等问题，基因治疗（gene therapy）中涉及的生殖系基因治疗和非医学目的的基因增强问题，辅助生殖技术（assisted reproductive technology，ART）中涉及的胚胎植入前遗传学筛查（preimplantation genetic screening，PGS）和卵母细胞胞浆置换术（oocyte cytoplasmic replacement surgery，GVT），还有混合胚胎实验能否进行等。

（一）"基因编辑婴儿"事件引发的伦理问题

"基因编辑婴儿"事件所涉及的技术问题及伦理问题在学界和社会都引起了巨大争议。技术问题主要是基因编辑技术上存在脱靶等尚无法克服的问题，由此会引发多种无法回避的风险。伦理问题是所开展的是人体实验，涉及的是生殖细胞，既违反了生命伦理的基本原则，也会对"基因编辑婴儿"造成无法预测的后果。2019年2月，国家卫生健康委员会发布了《生物医学新技术临床应用管理条例（征求意见稿）》，要求生物医学新技术的临床研究按照高中低风险进行等级管理，将基因编辑技术及辅助生殖技术等列为由国务院卫生主管部门审批的高风险生物医学新技术。为了加强对包括基因编辑在内的生命科学研究、医疗活动的规范和监管，2019年5月28日，国务院公布了《中华人民共和国人类遗传资源管理条例》，并加快了生物技术研究开发安全管理和生物医学新技术临床应用管理方面的立法工作。2021年成立了国家科技伦理委员会，2022年颁布并实施了《关于加强科技伦理治理的意见》，标志着中国科技伦理治理进入了一个全新阶段。

（二）辅助生殖引发的伦理问题

近年来，育龄夫妇中不孕不育的比例呈现上升趋势。据报道，我国育龄人群中不孕不育率攀升到12.5%～15.0%，接近发达国家15%～20%的比例。生殖健康问题不仅严重威胁育龄人群，还影响社会和谐和稳定发展。为了解决不孕不育问题，不少育龄夫妇选择了辅助生殖，由此也带来了一系列伦理问题。

首先是采用试管婴儿技术引发的伦理问题。按试管婴儿技术指南，如果精子是从精子库获得的，试管婴儿及其家庭无权得知孩子的生父是谁，同样，捐精者也无从知晓。然而，随着医学的发展和社会的进步，一些长大成人的试管婴儿困惑于"谁才是我的生父"，开始想方设法探究真相，且已不乏成功案例。更麻烦的是，一些城市精子来源有限，造成该城市内有众多同父异母、彼此又浑然不知对方存在的兄弟姐妹，这些人一旦彼此婚恋生育，后果不堪设想。比如加拿大渥太华的巴尔文（Barwin）医师曾经是一名德高望重的生殖学家和试管婴儿技术方面的权威。然而，如今这位医师声誉扫地，原因是已有两名受害者指控他隐瞒事实，在不孕不育夫妇不知情的情况下用他自己的精子进行人工授精并使不孕妇女受孕。其中，受害人狄克森夫妇于1989年在巴尔文的诊所接受治疗并生下女儿丽贝卡（Rebecca），后来发现丽贝卡眼睛的颜色与他们不同，更检测出她有60%的犹太血统，而狄克森夫妇家族都与犹太人无关。在搜集证据过程中，丽贝卡找到一名同样由巴尔文博士做人工授精出生的女孩，征得后者同意，她们进行了DNA比对，结果证实两人是同父异母的姐妹，而她们共同的生父是巴尔文医师。巴尔文医师2012年被停职，2014年被吊销医师执照。据悉，巴尔文在20世纪70年代至21世纪初执业期间，采用"偷梁换柱"的手段将捐精者的精液换成他自己的精液进行人工授精，导致50余对夫妇受害，其中11人经鉴定是其子女。

巴尔文案例并非孤案。比如美国印第安纳州一位专治不孕不育的男性医生克莱恩（Cline）用自己的精子让女患者受孕。据悉，克莱恩医师在1979—1986年间通过"人工受孕"先后诞下94个新生儿，而精子均来自该医师。目前已知的克莱恩孩子数已高达48个，而且可能更多。然而，从法律角度而言，这既不是对女性的侵犯，也没有禁止医生用自己的精子开展人工受孕，所以法律上没有明确的罪名。只是因他提供虚假证词，犯下妨碍司法调查罪，在2017年被吊销了医疗执照，罚款500美元，并被判处缓刑1年。美国印第安纳州直到2018年才明确生育欺诈也属于犯罪，但因克莱恩已受过判决，所以不能再继续指控他。

其次，采用卵母细胞胞浆置换术（GVT），又称为"线粒体置换技术"或者"第四代试管婴儿技术"产生"三亲婴儿"也存在伦理问题。所谓三亲婴儿，或者"三人体外受精"（three-person *in vitro* fertilization）是指婴儿遗传了"三亲"的DNA，其中包括父亲精子的细胞核DNA、母亲卵子的细胞核DNA以及第三方捐卵志愿者卵子中独立于细胞核的mtDNA（图2-1）。于是，孩子有两个妈妈，一个爸爸。这一操作运用辅助生殖技术让第三方捐卵志愿者的正常mtDNA取代母亲携带的疾病相关突变mtDNA，其目的是排除母亲携带的致病mtDNA突变。2016年4月，全球首例"三亲婴儿"诞生。其母亲1/4的线粒体携带Leigh综合征突变，即亚急性坏死性脑脊髓病突变。虽然"三亲婴儿"的母亲健康，但这一mtDNA突变曾经导致其4次流产和生下的2个孩子夭折。纽约新希望生殖医学中心的华人医学博士John Zhang采用线粒体替代疗法、PGS和二代测序技术，成功帮其诞下健康后代。然而，这一技术引发了伦理风险，即对"三亲婴儿"生长和发育方面造成不可预测的影响。因此，我国迄今仍禁止采用该项技术。

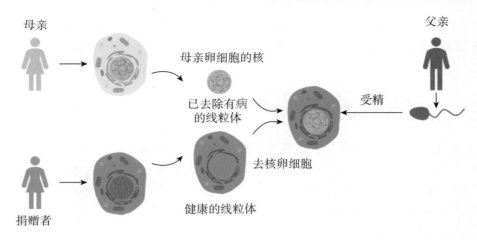

图 2-1　"三亲婴儿"示意图

（三）异种混合胚胎研究引发的伦理之争

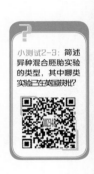

异种混合胚胎实验分为三类（或三个等级）：一是将某种动物的精子与另一种动物的卵子结合为受精卵；二是将一种动物的胚胎干细胞注入另一种正在发育的动物胚胎中，令其发育为混杂的胚胎；三是运用体细胞核转移技术，将一种动物的细胞核注入去核的动物卵母细胞。其中，第三类实验以人兽混合胚胎研究为主，已有一些实验室开展此类研究。

那么，何谓人兽混合胚胎研究？它是指将人类遗传物质植入动物卵子中，进而克隆出人类胚胎。这种胚胎 99% 以上的遗传物质属于人类，可用于提取研究用胚胎干细胞。由于培育出的胚胎具有一定的"人兽混合性"，加之通过杀死人类胚胎提取干细胞的做法存在伦理争议，不少国家明令禁止开展这种人类胚胎干细胞实验。然而，英国人工受精与胚胎学管理局（HFEA）于 2007 年 9 月 5 日宣布，原则上同意科学家通过一定途径培育人兽混合胚胎，以研发治疗帕金森病、阿尔茨海默病等顽症的新途径。2008 年 4 月 1 日，英国纽卡斯尔大学研究人员称，他们把从人类皮肤细胞中提取的 DNA 注入已基本去除了遗传物质的母牛卵子中，经过 3 天的细胞培养，他们最终成功培育出了所谓的人兽混合胚胎。研究人员希望它能继续生长到第 6 天，再从中取出干细胞供研究。然而，干细胞研究也伴随着伦理的质疑，尤其担心"克隆人"或"怪物"的出现。因此，对于干细胞研究中风险的规避，需要严格的法律法规出台和严格的监管环境。

值得一提的是，在异种混合胚胎研究方面，上海第二医科大学（现上海交通大学医学院）发育生物学研究中心盛慧珍研究员的实验室曾处在领先地位。2003 年 8 月，该中心从外科废弃的皮肤组织中提取细胞，并将这些细胞融合到新西兰兔的去核卵母细胞中，成功获得数百个融合胚胎，并从中提取得到了胚胎干细胞。相关论文曾投《自然》（*Nature*）杂志，后因伦理方面存在疑问而未被接收。该论文于 2003 年 8 月 13 日在国际性学术刊物《细胞研究》（*Cell Research*）网络版上刊出。随后，《自然》《华尔街日报》《华盛顿邮报》等均在文章发表的同一天或第二天做出了评论，因为这是国际上第一例人兽胚胎（"chimeras"）融合成功的案例。

第四节　学术诚信和科研伦理的指导性文件

为了加强学术诚信和科研伦理建设，我国教育部、科技部、卫生健康委员会等主管部门先后发布了一系列指导性文件，如《高等学校预防与处理学术不端行为办法》《关于进一步加强科研诚信建设的若干意见》《科研诚信案件调查处理规则（试行）》《医学科研诚信和相关行为规范》《涉及人的生命科学和医学研究伦理审查办法》等。下面对上述文件进行简要解读。

一、高等学校预防与处理学术不端行为办法

高等学校预防与处理
学术不端行为办法

　　2016 年 6 月，教育部颁布了《高等学校预防与处理学术不端行为办法》，明确了七类学术不端情形，包括剽窃、抄袭、侵占他人学术成果，篡改他人研究成果，伪造数据或捏造事实，不当署名，提供虚假学术信息，买卖或代写论文，其他根据高等学校或者有关学术组织、相关科研管理机构制定的规则而属于学术不端的行为。要求高等学校根据学术委员会的认定结论和处理建议，结合行为性质和情节轻重，对学术不端行为责任人做出严肃处理，包括通报批评；终止或者撤销相关的科研项目，并在一定期限内取消申请资格；撤销学术奖励或者荣誉称号；辞退或解聘等。值得一提的是，如果学生有学术不端行为，还应当按照学生管理的相关规定，给予相应的学籍处分。学术不端行为与获得学位有直接关联的，由学位授予单位作暂缓授予学位、不授予学位或者依法撤销学位等处理。

二、关于进一步加强科研诚信建设的若干意见

　　2018 年 5 月 30 日，中共中央办公厅、国务院办公厅印发了《关于进一步加强科研诚信建设的若干意见》，要求各地区各部门结合实际认真贯彻落实。该文件指出："科研诚信是科技创新的基石"。该意见强调："坚持无禁区、全覆盖、零容忍，严肃查处违背科研诚信要求的行为，着力打造共建共享共治的科研诚信建设新格局，营造诚实守信、追求真理、崇尚创新、鼓励探索、勇攀高峰的良好氛围，为建设世界科技强国奠定坚实的社会文化基础"。该意见要求："科研人员要恪守科学道德准则，遵守科研活动规范，践行科研诚信要求，不得抄袭、剽窃他人科研成果或者伪造、篡改研究数据、研究结论；不得购买、代写、代投论文，虚构同行评议专家及评议意见；不得违反论文署名规范，擅自标注或虚假标注获得科技计划（专项、基金等）等资助；不得弄虚作假，骗取科技计划（专项、基金等）项目、科研经费以及奖励、荣誉等；不得有其他违背科研诚信要求的行为"。该文件是医学生开展科研诚信建设的基本准则，必须恪守。

三、科研诚信案件调查处理规则（试行）

　　2019 年 9 月 25 日，科技部等 20 个部委联合印发了《科研诚信案件调查处理规则（试行）》。该规则明确，科研诚信案件是指根据举报或其他相关线索，对涉嫌违背科研诚信要求的行为开展调查并做出处理的案件。违背科研诚信要求的行为，是指在科学研究及相关活动中发生的违反科学研究行为准则与规范的行为，包括：抄袭、剽窃、侵占他人研究成果或项目申请书；编造研究过程，伪造、篡改研究数据、图表、结论、检测报告或用户使用报告；买卖、代写论文或项目申请书，虚构同行评议专家及评议意见；以故意提供虚假信息等弄虚作假的方式或采取贿赂、利益交换等不正当手段获得科研活动审批，获取科技计划项目、科研经费、奖励、荣誉、职务职称等；违反科研伦理规范；违反奖励、专利等研究成果署名及论文发表规范；其他科研失信行为。该规则指出，被调查人科研失信行为的事实、性质、情节等最终认定后，处理措施包括：科研诚信诫勉谈话；一定范围内或公开通报批评；暂停财政资助科研项目和科研活动，限期整改；终止

或撤销财政资助的相关科研项目，按原渠道收回已拨付的资助经费、结余经费，撤销利用科研失信行为获得的相关学术奖励、荣誉称号、职务职称等，并收回奖金；一定期限直至永久取消申请或申报科技计划项目、科技奖励、科技人才称号和专业技术职务晋升等资格；还包括一定期限减招、暂停招收研究生直至取消研究生导师资格；暂缓授予学位、不授予学位或撤销学位等。其中，涉嫌违法犯罪的，应移送有关国家机关依法处理。该规则强调，任何单位和个人不得阻挠、干扰科研诚信案件的调查处理，不得推诿包庇。

四、医学科研诚信和相关行为规范

2021年1月27日，国家卫生健康委员会会同科技部、国家中医药管理局共同修订了《医学科研诚信和相关行为规范》（以下简称《规范》）。该《规范》的适用范围是：所有从事医学科研活动的人员和所有开展医学科研工作的机构，不限于医疗卫生机构和各级卫生行政部门直属的医学科研机构及其科研人员。明确了医学科研行为涵盖科研项目的申请、预实验研究、实施研究、结果报告、项目检查、执行过程管理、成果总结及发表、评估审议、验收等科研活动全流程。强调了医学研究要牢固树立生物安全意识，在从事致病病原研究过程中做到依法合规。确定了医学科研活动有关记录和数据由所在单位集中保存的原则。还明确提出科普宣传中不得向公众传播未经科学验证的现象和观点，在疫情防控期间应当严格遵守疫情防控管理要求等准则。该《规范》还指出，同意署名的导师、项目负责人对发生的科研不端行为在承担管理、指导责任的同时还要承担同等责任，医学机构对科研不端行为的处理意见应当予以公布等规范要求和医学科研机构集中妥善管理医学科研相关原始数据、生物信息、图片、记录等以备核查等管理要求。

五、涉及人的生命科学和医学研究伦理审查办法

2023年2月18日，国家卫生健康委员会、教育部、科技部和国家中医药管理局联合发布《涉及人的生命科学和医学研究伦理审查办法》。该办法所称涉及人的生命科学和医学研究是指以人为受试者或使用人（统称研究参与者）的生物样本、信息数据（包括健康记录、行为等）开展的以下研究活动：①采用物理学、化学、生物学、中医药学等方法对人的生殖、生长、发育、衰老等进行研究的活动；②采用物理学、化学、生物学、中医药学、心理学等方法对人的生理、心理行为、病理现象、疾病病因和发病机制，以及疾病的预防、诊断、治疗和康复等进行研究的活动；③采用新技术或者新产品在人体上进行试验研究的活动；④采用流行病学、社会学、心理学等方法收集、记录、使用、报告或者储存有关人的涉及生命科学和医学问题的生物样本、信息数据（包括健康记录、行为等）等科学研究资料的活动。该文件指出涉及人的生命科学和医学研究应当具有科学价值和社会价值，不得违反国家相关法律法规，遵循国际公认的伦理准则，不得损害公共利益，并符合以下基本要求：①控制风险；②知情同意；③公平公正；④免费和补偿、赔偿；⑤保护隐私权及个人信息；⑥特殊保护，包括对涉及儿童、孕产妇、老年人、智力障碍者、精神障碍者等特定群体的研究参与者，应当予以特别保护，对涉及受精卵、胚胎、胎儿或者可能受辅助生殖技术影响的，应当予以特别关注。

涉及人的生命科学和医学研究伦理审查办法

第五节　恪守学术诚信和科研伦理的原则

一、大学生学业诚信守则

国内所有大学均制定了大学生学业诚信守则或规章制度，需要所有学生严格执行。下面以上海交通大学为例，说明《学生学业诚信守则（2021版）》的要点：①诚信是中华民族的优良传统之一，是践行社会主义核心价值观的基本要求，也是每个人都应具备的行为规范和道德修养，其核心内容包括诚实、守信和责任。②上海交通大学秉承"欲成学问，当为第一等学问；欲成事业，当为第一等事业；欲成人才，当为第一等人才。而欲成第一等学问、事业、人才，必先砥砺第一等品行"的传统，要求学生遵从学业规范、恪守学业道德，自觉做到学业诚信，培养诚实勤奋、学术作风严谨的学业习惯。③所谓学业诚信是指学生在所有学业环节中均应遵循诚信原则。学业环节包括作业、实验、论文、考试、竞赛和测评等。

作为学业诚信的组成部分之一，科研诚信同样重要。

二、科研诚信宣言

为了恪守科研诚信原则，避免学术不端行为的发生，大学生必须认真贯彻执行国家相关部委发布的文件精神，同时要严格遵循所在医学院校发布的科研诚信宣言。

框2-3　上海交通大学医学院科研诚信宣言

1. 科研态度热忱求真，摒弃功利浮躁思想；
2. 科研设计积极自主，莫要奉行"拿来主义"；
3. 科研实践贵在坚持，一分耕耘一分收获；
4. 科研经费合理使用，杜绝虚报不实支出；
5. 科研资料客观分析，恪守学术道德伦理；
6. 科研撰文各负其责，遣词造句规范严谨；
7. 科研履历真切可信，实事求是方为正途；
8. 科研成果正确看待，沽名钓誉必不长久。

小　结

本章通过引入学术不端的真实案例，首先叙述了学术规范和科研伦理的定义，强调了恪守学术规范和科研伦理的重要性。接着回顾了学术规范和科研伦理的发展历史，并对学术不端行为进行界定，还对典型案例进行了剖析。要求学生认真贯彻执行教育部、科技部、国家卫生健康委员会发布的相关指导性文件精神，认真履行所在大学发布的大学生学业诚信守则和科研诚信宣言的要求。

整合思考题

1．一位大学生在他的学位论文中，实验与结果分析、讨论、结论部分都是自己完成的，而且很有新意。论文通过答辩，并被推荐为优秀学位论文。但在优秀学位论文评选中发现该论文的文献综述部分超过50%引用了已毕业研究生的文献综述。你认为该论文能否被评为优秀论文？为什么？

2．某大学生的撰写的一篇研究论文已在期刊 A 上发表，因内容新颖，期刊 B 编辑部要求其再次发表。该大学生同意了，但要求期刊 B 在发表时注明转载自期刊 A，期刊 B 也做到了。请问上述情况是否存在学术失范现象？

3．张某某是 2023 年毕业离校的大学生。毕业后他被举报在校期间存在篡改科研数据和图表的行为。经过大学学术委员会调查举报问题属实。请问将如何处理该生？

整合思考题答案

（顾鸣敏）

第三章　科学研究项目设计

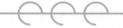 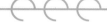

导学目标

通过本章内容的学习，学生应能够：

※ **基本目标**

1. 描述科学研究项目的分类和项目申请书的基本构成。

2. 说明项目设计的基本要素和科学研究项目设计的一般过程，包括提出研究问题、开展文献调研、凝练科学问题、确定研究方法等。

3. 根据项目要求设计包含项目基本要素的框架并撰写项目申请书。

4. 培养提出科学问题、凝练科学问题的能力，在科研项目设计中学习项目规划，提高专业性申请书的撰写能力。

5. 加强创新思维，提升科学素养，跟踪学术前沿和新技术，全面提高解决复杂问题的能力。

※ **发展目标**

1. 在老师的指导下根据所选择研究的科学问题进行调研、分析并凝练，明确研究目标和研究内容，提出科研项目申请书的框架，并基于该框架撰写出逻辑清晰、结构完整的申请书。

2. 理解科学研究项目设计是为了更好地开展科学研究，通过科研项目的设计，全面分析现有问题并在思考、讨论中提出创新性的思路，结合科学研究方法、技术，设计实验，尝试回答科学问题，在此过程中提升科学素养和研究水平。

党的二十大确立的教育、科技和人才三位一体的基本政策，强调基础研究的重要性和对拔尖创新人才的培养。培养研究型人才，尤其是培养拔尖创新人才，科学研究是极其关键的环节。在这样的背景下，如何指导学生更好地进行科学研究项目的设计有着重要的意义。学生在本科阶段参与到科研项目中，学习科研项目的设计，经历乃至完成一个或多个项目，让学生亲身体验探索式学习，培养创新精神，提升学生相关的科学素养，在本科阶段就引导学生走上规范和科学的项目设计之路，有着迫切的必要性。

教育部在"十二五"期间就开始实施了国家级的大学生创新创业训练计划项目，这个计划覆盖的范围更广，既涉及学术创新，也包含应用和创业。在各高校，校级层面资助的本科生科学研究项目有更长的历史，从资助力度、时间、类型等方面都具有不同特色。近年来，国家自然科学基金委员会面向本科学生推出了青年学生基础研究项目，2023 年有八所试点高校百余名学生经历选题、申报、评审、答辩，成为首批项目负责人，开创了国家层面资助本科生基础科学研究项目的先河，在资助力度上有了很大的提升。国内各个高校推行本科生研究项目，例如上海交通大学致远学院自 2016 年开始设立"致远未来学者项目",采取学生自主组队申请、两轮评审立项、中期和结题汇报等环节,在形式上与基金委的青年学生基础研究项目相近。国际上,研究型大学也有本科生研究项目,例如哈佛大学本科生院(Harvard College)下辖的本科生研究与资助办公室(Office of Undergraduate Research and Fellowships),负责本科生的各类研究型学习(基于课程的研究、助研、研究项目、毕业设计);麻省理工学院实施本科生研究机会项目(MIT undergraduate research opportunities program,UROP),对于项目运行和管理有着较为详细的要求。

科学研究项目的酝酿、准备、申报、答辩以及立项之后的执行、管理、评估,甚至基于该项目的成果再次申报新的项目,构成了科研项目生命周期的基本要素。关于如何开展科研项目(包括其设计),国内外有若干参考书籍。例如 *The Essential Guide to Doing Your Research Project*(第4 版)中对于科研项目的各个阶段和要素进行了详细的介绍,包括从思想和认知上的准备,孕育或发展研究问题,开展可信和符合伦理的研究,撰写研究计划书,文献调研或回顾,设计研究方案,掌握定性、定量及混合类型的研究方法,确定样本、信息及数据获取(原始数据、二手数据、网上数据库数据等),数据分析,报告撰写和传播(交流)等各方面。*Designing a Research Project*(第 2 版)一书则把研究项目设计归类为概念和技术相关的两组独立的活动:一是确定希望通过研究项目实现的所有内容(目标),而这与研究内容的建模有关,可以称为研究项目的概念设计;二是如何在项目实施阶段达成所有的目标,被称为技术研究设计。概念设计包括研究目标、研究框架、研究问题和概念定义几部分;而技术研究设计包括研究策略、研究材料、研究计划等。

本章主要从科学研究的项目设计角度进行介绍,偏重于项目生命周期的前期阶段。

一、科学研究项目概述

科学研究是运用观察、实验、比较、分析、归纳等方法,把感性材料加以研究,提高到理论水平的工作。科学研究是一个继承与创新的过程,是从自然现象的发现到技术发明的过程,是从原理到产品的过程,是从基础理论研究到应用研究、开发研究的过程。科学研究包括两个部分:一是整理知识,是继承、借鉴,是对已产生的知识进行分析、鉴别和整理,是使知识系统化;二是创造知识,是发展、创新,是发现、发明,是解决未知的问题。

科研项目,即开展科学技术研究的一系列独特的、复杂的并相互关联的活动,这些活动有着一个明确的目标或目的,必须在特定的时间、预算、资源限定内,依据规范完成。与项目相关的参数包括项目目标、范围、成本、时间、资源等。科研项目包括各级政府成立基金支撑的纵向科研项目(课题)、来自于企事业单位的横向科研合作开发项目(课题)等。在高校,根据经费来源,可分为校内科研项目和校外科研项目(包括纵向、横向科研项目)两大类。例如,上海市的纵向科研项目指科技部、国家自然科学基金委员会、教育部、上海市科学技术委员会等政府科研主管部门批准立项的各类科学研究项目。横向科研项目是指由其他政府部门(含国家部委、省市部门)、企事业单位、公司、团体或个人委托学校教学科研单位或教师进行研究或协作研究的各类课题,包括国际间企业合作项目。

简而言之,科研项目可以理解为研究人员对某一个研究问题进行探索活动的总和。其包括通过前期准备向资助机构申请并获得立项所开展的研究(主要是纵向项目或课题),或者是受委托开展的研究项目(横向项目或课题),还应该包括在相关资金的支持下,例如新进科研人员的启动经费、预研经费,以及基金会、企业、高校资助有潜力的科研人员(选人不选题)等支持的情况下所开展的自由探索的项目。科研项目可以是正式申请立项的项目,也可以是在研究组内通过讨论后确立的一些探索性的非正式项目。从项目的规模和时间上看,不同项目存在较大的区别。

优秀科研项目的设立和推进，对于推动科技进步和发展起到了关键的作用，而成功的项目设计则是基础。在研究生阶段甚至在本科生阶段，学生进入课题组并被安排到一个科研项目中，从事项目部分甚至是全部的研究工作，对于培养和提升科学研究的能力发挥了重要的作用。

二、科研项目的构成

科研项目的构成主要包括如下几个方面。

第一是研究问题和研究目标，包括问题的提出以及明确该科研项目要回答或解决什么问题、研究项目要达到的指标等。第二是项目时间，这个项目在哪个时间节点完成申请、立项、研究、完成及验收等。第三是项目的研究内容，即对回答或解决项目研究问题更为具体的任务分解，涉及在规定时间范围内需要完成的研究工作。第四是项目的人员组成，以及参与单位的组成，包括项目负责人或牵头单位、项目参与人或参与单位。第五是关于该项目的资金需求或者预算，对项目各类支出部分进行资金的预分配，主要分为直接经费和间接经费。目前随着基金项目管理趋于灵活，在大类总比例控制的前提下，直接经费的各个分项比例调整十分灵活，根据项目开展的实际情况和需求进行开支。第六是关于科研项目的管理单位。以高校为例，一般是科研处或科学发展研究院。科研管理部门具体负责项目的管理和监督，包括经费、伦理、科研诚信等规范性的管理，还包括科研项目产生成果的管理如专利申请、成果转化等方面。规范的管理也有利于项目验收和评估。

一个好的科研项目，其灵魂就是好的研究问题，决定了相关问题的创新性和研究价值。这是科研项目最为重要的部分，也是贯穿于科研项目设计的主旨。

三、研究问题的提出

在科研项目中如何提出一个好的研究问题呢？这是最为关键的一步，"好的问题的提出就是成功的一半"。爱因斯坦说过，"提出一个问题往往比解决一个问题更重要，因为解决一个问题也许仅仅是一个数学上的或实验上的技能而已。而提出新的问题，新的可能性，从新的角度去看旧的问题，却需要有创造性的想象力，而且标志着科学的真正进步"。科学研究的核心就是科学问题，而科学研究的过程就是对科学问题做出解答的过程。科学研究的选题要遵循需要性（价值性、目的性）、创造性（先进性）、科学性（真实性、客观性）和可行性（现实性、效能性）原则。

国际学术届对重要的科学问题尤为重视。比较知名的科学问题的汇集是 2005 年《科学》杂志庆祝建刊 125 周年之际推出了 1.0 版的 125 个科学问题。2021 年，上海交通大学结合 125 周年校庆，联合《科学》杂志又推出了 2.0 版的 125 个科学问题（详情请扫描绪论第三节二维码）。这 125 个科学问题涉及数学、物理、天文、生命科学、人工智能等方方面面。这些问题是对当下科学领域中探求未解科学之谜所进行的高度的凝练，也集中了全世界科研人员共同的智慧，是挑战人类发展的重大问题，也是解构未知世界的关键问题，它们为指明未来研究方向提供了重要的参考。近年来，中国科协等科研社会团体也推出年度重大科学问题、工程技术难题和产业技术问题，人工智能、新能源、高性能材料、生命科学等领域重大问题受到关注。

教育部为了鼓励基础学科拔尖学生敢于提问，善于提问，提出好的科学问题，推出了拔尖计划 2.0 "提问与猜想"活动。对科学探索有强烈兴趣的学生，对于相关的数、理、化、生等基础学科各方向的问题进行思考，通过提出好的问题和猜想的活动，打开思路，激发创造，启迪智慧。然后再以小组团队或在导师指导下，开展对这些问题进一步的探索和研究。

由此可见，国家层面非常重视青年学生的提问意识的培养，强调好的问题和猜想的产生。在这样的背景下，要更加注重学生好奇心的呵护和激发，鼓励学生对问题的多角度的思考，敢于挑战现有知识甚至学术权威。

好的科学问题来源于在生活中，来源于学习研究过程中对于某些问题的深入的思考。科学问题主要来自于五个方面：①从实践与实践之间的矛盾中产生科学问题；②从实践与理论之间的矛盾中产生科学问题；③从理论与理论之间的矛盾中产生科学问题；④从理论自身的逻辑矛盾中产生科学问题；⑤从社会实践需要与现有技术手段不能满足这种需要的矛盾中产生科学问题。

科学问题有大有小。在项目执行过程的有限时间内，首先需要做好项目定位，对科学问题涉及的尺度及规模、问题的难度和深度等一些要素进行综合判断，做好选择。可以是一个比较小的问题，但这个问题是基础和前奏，不断挖掘和深入，并协同其他的研究进展，经过一段时间累积，最终有可能解决一个重大的问题；也可以选择一个重大的问题，对某一个领域有持续的兴趣，不断地探究，再通过若干年较长时间的努力，有可能逼近甚至最终解决问题，例如数学家对于黎曼猜想的求索。

因此，需要根据项目属性和特点，以及时间等具体的因素来确定研究问题。另外，还需要对研究问题做一些判断，是纯基础研究问题还是应用的基础研究问题，是科学问题还是工程问题，是技术问题还是方法问题。实际上，科学问题及工程问题也是交织的。科学问题的解决需要工程技术实验手段的突破，在工程问题的解决中，又发现新的规律、新的理论，又可以提出新的科学问题。这就突破了原有的知识范围，将认知水平提升到一个新的层面。这些演进的过程都是相辅相成的。

框 3-1　如何培养提出好问题的能力？

能够提出好的科学问题，要建立在一个比较宽厚的知识背景基础上，有广博的知识结构、活跃的思维能力、创新的思维方式，另外，也要处在一个活跃和自由讨论的学术氛围中。剑桥大学卡文迪许实验室有一个定期的"咖啡时间"，来鼓励研究人员进行学术讨论和自由交流，产生思想的碰撞，孕育新的想法，这些都是好问题的来源。很多研究机构都设立了类似比较放松的时段。此外，还有一些具体建议。

1. 广泛阅读　经常性地阅读综合性科学学术期刊如 Nature、Science、Cell 上的论文，泛读和精读结合。思考论文题目、摘要和主要的创新点（关键科学问题的回答）。

2. 训练思维能力　《像天才一样思考》一书中指出科学天才的工具箱里有：①提出正确的问题；②观察；③类比；④归纳演绎；⑤改变观点；⑥拓宽视角；⑦剖析问题；⑧反向思维；⑨重新排列组合；⑩群体的力量；⑪认知框架转换。

3. 科学与艺术结合　在学习和科学研究之余，参观美术馆、博物馆，观赏音乐、歌舞，有可能会给科学问题以灵感。李政道先生提倡科学与艺术融合，李政道图书馆定期组织科学问题的艺术创作。

4. 学术讨论和交流　参加学术会议和研讨能够在较短的时间内让研究人员接触广泛的研究课题，激发灵感。上海交通大学致远学院每年举办大型师生交流会，百余名不同研究方向的学术卓越的教授与几百名本科生面对面交流，"教授摆摊，学生流动"，非常热闹。在半天时间内，同学们可以接触大量不同的科学问题，启迪思考，促进学科交叉。

5. 丰富研究经历　美国大学采取实验室轮转的方式，让学生找到自己的研究兴趣和方向，选定导师。轮转也让学生有了不同实验室的经历，对不同科学领域有了基本涉猎。此外，还可以间接的方式获取研究经验。

四、文献调研和信息素养

为了充分了解掌握人类对某个科学问题已经取得的研究成果、未解决的问题或提出的疑问，在科学问题的选题基本确立之后，必须要做文献调研。文献调研过程尽量做到全面和高效。从科学发展的角度看，对于同样的一个问题，在历史上可能已经有了一些思考和探究，那么这些以往的研究为现在所要开展的科研项目提供了重要的依据。新的研究项目既要基于以往的研究，但也不能被其束缚。因为以往研究所观察到的或得出的结论，受限于当时的实验条件和认知水平，很有可能不完全是真理，甚至可能是错误的结论。因此，在文献调研的过程中，要带着批判的眼光，要回归到问题的本质和内涵，着重考察过往研究的逻辑性和严密性，把相关内容整合到所要研究问题的整体逻辑框架中，即哪些是支持性的证据，哪些是反对性的证据，逐一讨论，反复推敲。这是文献调研中思想上的准备工作。

从文献调研工具方面看，不同的研究人员有不同的搜索喜好，喜欢利用不同的搜索引擎。各个高校图书馆基本上订阅了常见的中英文文献检索数据库，例如 Web of Science（WOS）、SCOPUS、万方等（图 3-1）。生物医学研究方向，还有美国国立卫生研究院（NIH）设立的PubMed。当然，谷歌学术、百度学术等平台也都可以用来检索文献。除了论文外，文献调研还应该包括会议摘要和专利等；同时也要关注一些行业产业的年报、研发公司的新闻进展等，这也会提供相当多的信息。一方面，要熟悉并关注常见的数据库和搜索平台，尤其是可信度高的专门搜索工具，能够帮助人们更为高效地达成目的，缩短检索时间。在这个过程中要坚持检索信息的质量控制，对于搜索工具的选用要有一定的"品味"，即搜索到的信息准确、可信、公平、全面。另一方面，还要切忌被文献所累，不能"尽信书"，要根据科学研究问题的本质，对已有文献进行归类，找出哪些是支持性的文献、哪些是反驳性的文献，再进行梳理，理清脉络，明晰逻辑（文献检索部分详见第一章）。当下，基于大语言模型的人工智能技术已经深刻地改变了各行各业，包括学术研究。例如 ChatGPT、GPT-4、文心一言等人工智能工具已经可以帮助研究人员检索文献，搜寻答案，高版本的人工智能工具已经用于辅助研究，甚至数学猜想的证明等，这些例子都证明人工智能的巨大潜力。因此，既要拥抱人工智能技术，利用其更好地开展研究，但又不能完全脱离对一些关键信息的检索和思考。科研人员应该具备的一个基本素质就是较高的文献调研和阅读理解文献的能力。

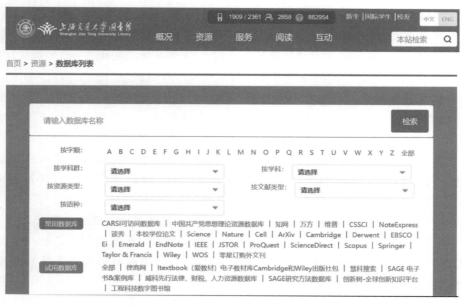

图 3-1 上海交通大学图书馆数据库列表

本科生或研究生进入课题组前，需要提高文献检索和阅读文献的能力。这有一个积累成长的过程。除了新生培训、院系联动的培训外，还可开展常规的滚动培训，例如：①信息素养检索：图书馆资源查询与借阅、中外全文电子期刊查询与获取、图书馆特藏资源检索与利用、会议论文检索与利用、电子图书检索与利用、专利文献基础知识和专利文献检索、如何利用"学术资源地图"定位学科资源、中外硕博士学位论文查询与获取；②科研素养：学术道德与学术规范、如何进行开题与课题申请前的文献调研、学术论文写作与核心期刊投稿指南；③工具应用：EndNote 使用方法与技巧、NoteExpress 使用方法和技巧、思维导图设计与应用、Microsoft Excel 和 Word 使用方法和技巧；④数据素养：统计分析软件 SPSS 应用方法、研究数据的检索和利用、MATLAB 软件的使用、提高学术效率、拓展研究思路的基本策略。这些讲座可以比较全面地提升学生的信息素养，使文献检索能力"脱胎换骨"。类似的资源在各个高校图书馆、线上视频平台等都可以搜索到，建议学生花一些时间学习并开始使用一些软件和工具。除此之外，图书馆还会提供查新服务。在申请某些科研项目时，需要提供一个权威性的证明，例如论文的引用和次数、他引的情况，以及相关研究新颖程度的调研等。这些文献检索查新服务，与科研项目取得成果申请专利进行查新也是关联的。

五、问题凝练和课题确立

完成选题和文献调研后，手头已经有了相当多的信息资料，那么要借助思维导图等工具进行整理，梳理清晰脉络，对需要研究的问题进行进一步深入的思考和反复推敲，最终要明确科研项目中所要研究的问题具体是什么、其属性是什么。一个好的科学问题的沉淀和凝练，是一个逻辑上逐渐清晰、思路上逐渐明朗、层次上逐渐加强、立意上逐渐深入的过程，也是最终明确概念、形成学术思想的过程。这个过程需要反复推敲，反复琢磨，甚至往复几轮。

国家自然科学基金委员会曾试点对科学问题的属性作分类：①鼓励探索、突出原创。这类项目以自由探索为主要特征，突出研究工作的原始创新性，关注提出或拟解决的重要基础科学问题。②聚焦前沿、独辟蹊径。这类项目关注拟研究科学问题的重要性和前沿性，注重研究思想的独特性与研究成果的潜在引领性，旨在拓展该领域的科学前沿。③需求牵引、突破瓶颈。这类项目以研究的应用性为主要特征，重点关注选题是否面向国家需求，致力于解决技术瓶颈背后的基础问题，促进基础研究走向应用。④共性导向、交叉融通。这类项目以多学科的交叉研究为主要特征，鼓励对重要科学问题开展跨学科研究，形成新的研究范式或孕育、发展新的学科方向。后又简化为两大类：自由探索类和目标导向类基础研究。前者是指选题源于科研人员的好奇心或创新性学术灵感，且不以满足现阶段应用需求为目的的原创性、前沿性基础研究；后者是指以经济社会发展需要或国家需求为牵引的基础研究。这样的分类有助于研究人员对科学问题内涵进行思考，也有利于课题或项目的框架设立和研究内容的设计。

国家自然科学基金面上项目申请书提纲

参考国家自然科学基金的申请书提纲，问题凝练和课题确立对应的是第一大部分——立项依据和研究内容。项目的立项依据中需要明确研究意义，对国内外研究现状及发展动态进行分析，并结合科学研究发展趋势来论述科学意义，或结合国民经济和社会发展中迫切需要解决的关键科技问题来论述其应用前景，最终所要研究的问题也就呼之欲出。

国家自然科学基金青年学生基础研究项目申请书提纲

立项依据这部分反映了申请人凝练科学问题的过程，涉及本章前述几个部分的方方面面。从评审的角度看，一份优秀的科研项目申请书，必然在科学问题凝练上、在立项依据的论证上是全面准确、逻辑清晰、层层递进、一气呵成的。

六、研究内容和研究方案

接下来的工作是要明确研究内容，撰写研究方案。一般来说，可以把科学问题的回答或解决过程分为 3 个或者 4 个部分。当然，具体分为几个部分也是需要具体问题具体分析的。但是这几个部分对于所需回答的科学问题能够提供足够的支撑，简而言之，明确了研究内容，基本上能够判断它们是否支持这个科学问题；而且，研究内容的几个部分在逻辑上有一定的递进，能够显示研究的深度。例如，研究"A 基因通过 B 信号（以 C 机制）调控 D 疾病的进展"这样一个问题，可以设置 3 个部分，例如确立 A 基因与 D 疾病进展的关联（新问题的提出）、B 信号和（或）C 机制所发挥的作用（充分必要性，研究深度和亮点）、拓展应用以治疗 D 疾病（干预和治疗潜力评估）。

而研究方案是更加具体的实验内容：需要设计哪些实验？需要使用哪些仪器设备？需要运用哪些模型？如果是生物医学研究，需要用细胞模型还是动物模型？是否涉及人体样本和数据的分析？实验的重复组有多少？关键的研究实验是什么？是否需要建立新的细胞或动物的模型？围绕研究内容进行实验方案的设计和布局，也会对整个项目的进度有所判断。通常，研究方案还需要包括技术路线图（围绕研究内容的实验安排）、时间和任务分配表，以及关于实验任务布置和人员的安排等，考虑是否需要有合作的研究团队提供支撑。在设计研究方案时，根据项目要求涉及伦理批件的申请，需要向相关管理机构提出，获得实验动物或涉人的伦理批件后，才可以开展研究。

另外，在项目设计阶段需要考虑到后续实际研究可能出现的一些变数。因此，需要在设计阶段思考不同于预期或猜想的实验结果（alternative）。例如，美国国立卫生院的 RO1 项目要求申请人提供相关部分的描述，即如果研究出现不同的结果应该如何解读。换言之，假如这个关键实验不支持这个结论，那么是不是有其他的解读？是否会有新的猜想和支持新的问题？一个比较好的科研项目研究方案，应该包括这些方面的深入思考。所以，在项目执行过程中，还应该要有拥抱变化、允许变化的宽容度。

在项目申请书中，还会要求对项目的创新点进行描述。这也需要在提出和凝练科学问题阶段就进行思考。在充分的文献调研基础上，结合立项依据分析，思考该科研项目最大的亮点或者最主要的创新点。对创新点也要进行挖掘，善于从不同角度、不同维度进行比较分析，提出真正有意义的创新点。

七、可行性分析、前期基础和预实验

科研项目是否可行，也是评审人考虑是否支持该项目的关键性判断指标。可行性包括申请人和团队、研究平台的水平、现有学术研究能力（反映在以往发表的论文、获得的项目、专利，取得的科研成果等上）以及科学问题关键实验的结果等。

前期基础或者说预实验的数据准备度，是帮助评审人判断该科研项目是否可行的一个依据。一般而言，研究人员提出科学问题，并要解决这个问题，除了文献调研、以往发表论文的基础外，还要有一些关键性的数据，可以为科学问题或假设提供重要支撑。明确研究内容和研究方案后，需要设计并完成一个或数个关键实验，收集实验数据，然后利用这些数据并结合其他人的研究来支撑这个科学问题或假说。在评审过程中，评审人通过分析申请人以往的研究基础，判断对相关问题是否有深入的思考、预实验数据是否足够扎实，来判断申请人能否有比较大的把握成功实施该项目。

一般而言，没有相关研究基础的，或者说没有相关研究方向背景的，跳出原有领域去申请的，不太容易申请到。一些原创性比较高、没有太多基础的科研项目，也不太容易获得资助。当然，这也不等于没有希望。如果是有非常创新的想法，国家自然科学基金委员会近年来也提供专门的通道，鼓励原创性项目的申请。也有一些项目只要提供两页文字，更为注重创新问题的提出和研究思路。近年来，一些"选人不选题"的项目，更看重研究人员的学术水平和创新能力。对于这些研究人员，不用担心申请经费，就可以心无旁骛、更为自由地探索他们感兴趣的科学问题。

八、申请书的撰写及后续项目管理

通过认真完成前述几个步骤，一份高质量的申请书的框架基本上已经成型，具备了主要内容。很重要的也容易被忽视的是，后续要完成文字上的优化和完善，切忌有错别字，格式上要美观，重要的语句通过一定的格式强调，以及利用插图或者重要的原理图进行说明，让整个申请书在视觉效果上就非常吸引人，方便评审人阅读并易于抓住重点。有条件的可以通过邀请有经验的专家老师进行评阅，提出修改意见。

此外，还可以参考一些优秀的科研项目申请书，甚至包括评审意见。如果能够找到，仔细阅读，去琢磨该项目的立意和各个部分的逻辑思路，提升写作能力。

本科生的基金项目申请书相对简单，主要包括研究初衷、前期工作和研究内容，但这些实际上也包括了前述内容最为关键的部分。麻省理工学院 UROP 的申请书提纲包括项目概览、个人责任和工作计划、目标、个人陈述（解释对项目感兴趣的原因以及从项目中收获的期望）。

项目立项后，还涉及后续的项目管理，包括项目执行过程中的年度报告、中期检查、结题报告或汇报，以及对项目成效的评价。这些环节构成了完整的科研项目。

小　结

本章主要介绍了科学研究项目的概念和组成，通过提升创新思维和信息素养水平，加强提出并凝练科学研究问题的能力，在确立研究课题后形成研究内容和研究方案，结合相关研究的前期实验基础，完成可行性评估，这样就为撰写一份高质量的科研项目申请书做好了较为充分的准备。

整合思考题

1. 2021 年第 2 版的《科学》杂志推出了 125 个科学问题，请根据你的研究兴趣，选择一个问题进行思考。

（1）将这个问题进行分解，你觉得可以分为哪几个部分？这几个部分的逻辑关系或层次、类别等信息是什么？

（2）从问题发布到现在已经过去了若干年，你觉得近几年在这个问题上取得了哪些进展（文献调研）？哪些进展是关键性的（文献分析）？

2. "我们能够治愈所有肿瘤吗？"这是其中一个科学问题。选取这个问题进行分解，选择其中一个小问题后，尝试设计一个科研项目（根据本章内容进行项目设计，列出框架性的关键信息即可），然后以小组为单位进行相互介绍和评估。建议指导教师参与讨论。

整合思考题参考思路

（夏伟梁）

Note

第四章 科学研究记录

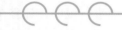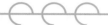

导学目标

通过本章内容的学习，学生应能够：

※ **基本目标**

1．描述科学研究记录的定义和原则。

2．阐释科学研究记录的内容和要点。

3．分析科学研究记录相关人员的不同责任和要点。

※ **发展目标**

举例说明良好的科学记录保存的重要步骤和具体应用。

第一节 科学研究记录及其发展

▌一、科学研究记录的定义和目的

科学研究记录〔scientific records，常指实验报告（experimental report）或实验记录（lab report）〕是以文字、数据、图表、音像等多元化的形式，详尽且准确地记录科学研究的进程、实验数据的获取、分析的结果，包括科研人员在整个研究过程中的洞察力、观察力以及创新性的想法。

科学研究记录的首要目的，是对科研过程和结果的准确记录和保存，以此作为未来科学研究的参考依据，并为其他科研人员提供复制和验证的基础资料。通过保存原始资料，科学研究记录也有助于研究者维持清晰的实验思路，把握关键实验现象，并获取新颖的研究成果，从而提高研究工作的效率。科学研究记录是科学研究成果得以发表和认可的重要依据，这点对于科研人员来说至关重要。

▌二、科学研究记录的管理制度和原则

2020 年，我国发布了《科学技术研究档案管理规定》，以强化科学技术研究档案的管理，有效保护和利用科研档案。该规定完善了科研档案的定义，进一步明确了科研档案管理的责任，丰富了科研文件材料的归档内容，增加了对科研电子档案的管理要求。同时，该规定还对跨学科、跨单位、跨地区的科研档案管理进行了规范，并加强了科研档案的利用和服务，加大了对违反规

定的处罚力度。

在进行科研记录时，应遵循一些基本原则。例如，选用一般的专业词汇和表述方式，避免造成歧义或含义不明的语言；可量化的数据必须以数值表示，能够用图像展示的结果应采用图像。科研记录应具备可追溯性，任何人在任何时候均可浏览和理解，均可重复显示记录的全部研究过程。科学研究的记录对于科学研究的可重复性和可信度至关重要，也是科学家进一步研究和验证的基础。

近几十年来，科研记录在法律和监管方面的应用日益凸显。完善的实验记录不仅是实验结果和结论的可靠保证，也是学术诚信的基本要求。事实上，多个国家的政府和监管机构都制定了良好科研记录的标准——尤其是在人类健康和安全研究领域，但在实际操作中，大部分科研人员并不直接受到相关指南的约束。美国的调查发现，学术研究人员更倾向于采用非正式指南，而非正式的记录保存标准。

三、科学研究记录的发展

19 世纪至 20 世纪之初，在物理学和生物科学领域，记录研究成果的传统得以确立。此传统的核心工具为研究笔记，这些笔记被用于规划研究项目、指导实验操作、记录数据、解析结果，以及为日后的研究提供重要的参考依据。在当时的研究环境下，由于研究团队规模普遍较小，负责人可以亲自培训年轻的研究人员，并定期审查原始研究笔记，这一过程确保了记录传统的代代相传。

今天，科学研究记录领域正面临众多新的挑战和显著的发展趋势。这些趋势主要包括：①大型研究团队的数量与日俱增；②新兴研究工具和方法的引入，这些工具和方法可自主地将数据记录在纸张打印件或图片上（例如 X 线胶片、幻灯片和照片）；③实验室计算机化的普及，信息技术和电子记录正在逐步取代传统的纸质记录。

当前，研究团队的规模呈现出日益庞大的趋势，这无疑对研究员向新研究人员传授如何保存科学研究记录的方法提出了巨大的挑战。大多数情况下，研究人员更加关注项目成果，往往忽略了具体的实验记录。这就导致了实际操作中的记录保存方式往往取决于研究人员个人的态度以及同行的实践。

计算机在实验室的兴起是另一项重大技术进步。计算机赋予了大量数据收集和处理的可能性，这对于众多领域（如 X 射线晶体学、基因组学和蛋白质组学）的发展具有至关重要的意义。科学界在引进电子化的研究仪器和摄影技术方面取得了重大突破，但同时也削弱了传统装订研究笔记本的实用性，并引发了研究记录的零散化。研究记录的碎片化问题使得监督变得更为复杂。在进行研究工作时，研究人员通常会使用各种计算机应用程序，并产生各种研究记录（如文字处理文件、电子表格、仪器数据输出文件等）。在单一的研究项目中，相关的计算机文件可能分散在研究小组的多台计算机中，这使得长期电子检索研究记录变得困难重重。此外，影像和电子数据的记录通常规模庞大，难以纳入传统的装订成册的实验室笔记本中。这种客观情况导致了研究记录的物理割裂。

计算机技术的发展推动了解决这些现代记录保存挑战的技术创新。实验室信息管理系统（laboratory information management system，LIMS）和电子笔记本就是两个已经开发出来的主要工具。LIMS 系统对于管理产生大量数据并使用标准化程序的实验室具有重要帮助。然而，在学术研究中，研究规程和方法经常发生变化，所收集的数据量也相对有限。电子笔记本虽然号称模仿了装订成册的纸质笔记本，但由于其灵活性问题，这类工具在学术实验室中尚未得到广泛应用。

无论传统的研究记录还是电子时代的研究记录，都应符合科学实验记录的一般原则，例如全

实验室信息管理系统

小测试4-1：科学研究记录的基本原则有哪些？

Note

面、准确、可追溯等。因此，任何类型的实验记录都应努力朝着良好实践的方向发展。

第二节　科学研究记录的内容和存储

一、科学研究记录的内容

1. **研究目的与研究意义**　研究目的是对研究的总体目标或宗旨的描述，主要阐明了研究的意图或期望达到的目标。这一目标表明了研究者尝试解决的问题或期望达成的结果。换言之，研究的目的指的是课题所必须解决的研究目标或者问题是什么。研究的意义则是通过对某个问题的解答或对某个目标的实现所产生的影响。因此，研究目的与研究意义通常是紧密关联的。

2. **研究方法和程序**　这一部分主要包含研究所使用的材料、协议、设备和软件程序等。这些内容包括进行实验室实验或研究的协议，对人类或动物进行实验室实验或研究的规程，各类调查问卷、知情同意文件，以及搜集、标记、注解、储存、编辑、清理等规则或程序，科学仪器的校准、数据的搜集、测试、动物的护理、患者照护等方面的标准操作程序，数据的处理、排除和分析的规则或程序，用于数据处理、统计分析和数字图像处理的计算机软件等。

3. **研究数据**　主要包括原始数据、辅助数据和元数据。数据是对人类或机器所进行观察的有形记录。原始数据是指从实验、调查或观察中直接获取未经处理和分析的数据，通常以数值、文本、图像、音频或视频等形式存在，构成科学研究的基础。原始数据通常是由研究人员自己或其团队成员直接收集和记录的。为了保证数据的质量和可靠性，研究人员需要遵循一定的数据采集和记录规范，如使用标准化的问卷或观察表、避免主观偏见等。同时，研究人员还需要对数据进行备份和储存，以避免数据丢失或损坏。辅助数据是指在科学研究过程中，为了支持主要研究目的而收集的额外数据。这些数据并非直接从实验、调查或观察中获取，而是通过其他方式获得的。元数据则是在原始数据基础上衍生的数据，指向研究结果，有助于同行进行重复验证。

4. **研究报告**　包括手稿草稿和最终出版物，包括与期刊的通信、与研究监督委员会和资助机构的通信。研究报告应具备科学性、系统性、逻辑性和可读性等特点，能够清晰地表达研究的思路和方法，准确地呈现研究的结果和结论，为读者提供有价值的信息和启示。同时，科学研究报告也应遵守学术规范和道德准则，保证研究的可靠性和可信度。

二、科学研究记录的存储

研究数据的存储方式多种多样，可以存储在各种形式的介质中，包括电子便签、电子表格、文字处理文档、数字成像软件、生成数据的设备（如磁共振成像仪、DNA 测序仪、流式细胞仪）上的应用软件、统计分析软件、数学或统计建模软件、照片、录音和录像、临时的纸质笔记、医疗记录等。

科学研究记录的存储可以借助电子笔记本、电子表格等。电子笔记本是一种用于生成、储存、检索以及分享电子记录的工具。草图、文本、方程式、图像、图表以及其他相关数据可以通过电子方式进行记录，而不再使用传统的纸质方式。电子笔记本可以接收键盘或其他程序的输出，也可以接收成像设备、麦克风以及直接从科学仪器输入的数据。电子笔记本的功能和复杂程度各异，从最基本的计算机上的普通软件，如文字处理、电子表格或图形处理，来记录和跟踪数据文件，到更高级的笔记本电脑系统或用于认证的特定商业软件。电子笔记本的主要优势在于数据输入的便利性，提供了统一的数据记录格式，使合作者能够共享数据并增加记录内容。然而，如果涉及个人身份信息和（或）敏感数据，必须符合适当的隐私法规要求，以确保信息的安全。对于电子记录的安全性，包括特定电子笔记本的访问权限，以及对其中条目的验证，都是必须解决的关键问题。每本电子笔记本都应具备一份授权用户的名单，其中首席研究员以及其他经授权的主管应位于其中。此外，还可以建立集体笔记本，以便为项目合作提供便利。值得注意的是，数据输入后不被更改的机制至关重要。电子表格虽具备便利性与易操作性，但其往往欠缺数据更正验证机制。例如，假设一位使用者在输入数据几天后回访电子表格，却发现了错误，那么他可能会困惑于如何验证和确认对电子表格的更改。对于研究人员而言，使用电子表格时应考虑采取措施以确保数据完整性，电子表格的文件名应明确标注版本日期和作者；电子表格应存储在仅团队成员可访问的服务器上；可使用追踪更改功能以显示更改；定期锁定电子表格以保存数据。

科学研究记录过程中还需要注意以下几点。

1. 科学记录要保持完整性 每项记录应注明签名并标明日期。应定期安排见证人签名并注明日期。见证人需对记录人的工作有一定的了解或熟悉，并且能够在未来数年内易于联系或找到。应采用连续页面记录。在获取图片、图纸、图表和相关文件时，应明确标注、签名或指定专人，注明日期，并尽快转换为电子格式（如尚未转换）。在某些情况下，研究人员可能会遇到无法使用电子设备有效记录某些数据的情况。在此情况下，应尽快将非数字数据转换成数字数据作为正式记录。手写数据必须进行转录和（或）数码扫描或拍照并上传。

2. 科学记录应能复现 科学记录的首要原则在于，应确保他人或研究小组能根据记录的描述进行研究的重复或再现。因此，研究记录应以明确、完整、连贯、恰如其分的注释、有条不紊、索引明晰、注明日期、有签名，以及安全备份的方式保存。

3. 科学记录应严格记录研究材料 研究材料是指用于生成数据的物理实体、物体和物质（不包括设备或仪器）。维护材料记录的重要性不亚于维护数据记录。例如，在动物药物安全实验中，需要记录所用动物的品种、品系和性别、房舍、饲料类型、使用药物的有效日期和批号等数据。研究材料可能包括组织、载玻片上的组织切片、液体活组织切片、细胞和细胞系、血液、唾液、毛发、DNA、RNA、蛋白质、微生物、凝胶、化学试剂、染料、染色剂、药品、实验动物、动物和植物藏品等，这些都应准确无误地反映在研究记录中。

4. 观察和数据是科学研究的核心 精准的记录和保存对于研究的成功至关重要。研究过程中，应遵循边做边记、立即手写记录于笔记本的原则，以避免依赖于记忆或使用零散的纸张进行记录，这是确保数据完整性的关键一环。培养良好的书写习惯，注重数字的准确性，是每个科研人员应坚守的学术原则。

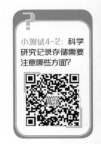

小测试4-2：科学研究记录存储需要注意哪些方面？

5. 应用方面 适用于所有科学领域的良好记录保存原则在临床研究环境中同样适用。临床研究中的保密、隐私和信息技术安全要求相较于其他类型的研究更为严格，这是由于临床研究涉及收集受试者的私人敏感信息。仅限于被授权者方可查阅研究记录；电子记录需受强密码保护；凡违反保密协议者，均应按照相关规定向伦理委员会报告。

第三节　如何做科学研究记录

良好的科学研究记录不仅包括研究数据，还包括但不限于计划和方案说明、数据处理和分析程序、个人和小组对结果的解释以及合作者之间的重要交流和小组决策。科学研究记录对于管理和规划研究、复制成果、记录合作、出版和同行评议以及遵守政府和机构的规章制度都非常重要。

Note

一、为什么需要做好科学研究记录

做好科学研究是极端重要的，至少有以下一些原因。

首先，完备的科学研究记录保存对于数据的分析、出版、合作、同行评议以及其他研究活动皆是不可或缺的必要条件。研究记录可以协助研究者与其研究团队成员及合作者共同探讨，制订或修订研究计划。研究记录应随时能够提供支撑结论及分析的数据。编辑和审稿人可能会要求提供超出所提交数据范围的其他数据。发表后，可能需要将数据导入数据储存库，并与希望重复实验或深入研究的同事分享。

其次，做好记录保存对于结果的复现至关重要，同时也有利于保障免受不实研究不当行为的指控。一般情况下，不当行为指控常常发生在其他研究者无法重复已发表研究成果之时。通常，导致此类失败的根本原因在于原始研究在出版物中的描述不够详尽。完备的研究记录可以帮助研究者回应此类指控。

最后，完备的科学研究记录同样是合规性的必要要求。例如涉及危险放射性材料或生物材料、重组 DNA、监管产品的研究，以及实验动物和人类受试者的研究。研究人员需要了解并遵守记录保存要求，包括对个人隐私信息的保护。同样，在知识产权保护方面，完备的科学研究记录可为研究者的研究申请专利提供依据，并在专利受到质疑时为研究者的专利辩护。

二、研究者的责任

研究者个人，包括研究生、博士后等团队成员，在每日的科学研究记录中，应纳入以下内容。

1. 描述所进行的科研任务，包括实施时间、动机与方法。
2. 明晰创意来源、实施者与记录者身份。
3. 明确项目归属，详述特殊材料与工具的获取方法。
4. 表述数据的统计分析结果，对结果进行深入解读。
5. 规划下一步的科研计划。

研究记录的书写要求十分严格，书写者需清晰、可靠地记录材料和工具，使其呈现条理清晰、准确、完整的状态。特别强调的是，科学研究记录需全面记载所有原始数据和重要的研究细节（元数据），同时必须记录所有研究过程中的成功与失败经历，包括所有更改和变动的情况及其日期。

科学研究记录应具备可重复性，可供他人在短期、长期范围内访问［以物理和（或）电子形式］。同时，还需要进行短期和长期的妥善保存和备份（存档），以便在必要时进行见证，以保护知识产权，符合部门、机构和国家监管的要求。良好的科学研究记录不仅有助于研究者本人对科研工作的掌控与反思，也有助于研究团队成员之间的交流与合作，并为后期的科学研究工作提供宝贵的参考依据。

三、研究团队负责人的责任

作为团队负责人，在研究项目的管理和操作中，必须强调记录工作的重要性，这不仅关乎科研人员的学术研究，也关乎科学的传承和发展。以下是在管理和操作科研项目的过程中必须注意的一些关键步骤。

1．为团队中的每位成员制订详尽的科学研究记录保存标准，为他们提供如何维持优秀记录和保持良好记录保存方法的案例参考。

2．对于团队中研究活动的所有记录（手写笔记、电子数据、数据和其他文件）、实验样本、有形产品等，要进行标签和编目。

3．明确数据和研究记录的所有权和使用权，促进团队内部研究信息的交流，制订一套完善的计划，确保重要的研究信息能够完整地传递给下一任研究者。

4．提供必要的工具（如纸质笔记本或电子硬件／软件），建立临时存储区域，并建立适当的备份设施／方法。

5．将团队记录的监督和培训职责分派给团队的资深成员，定期检查这些职责的履行情况，并根据需要进行职责的修改或重新分配。

6．要求团队成员严格遵守团队记录保存标准，并遵守机构、部门和法律规定，确保研究完成后一段时间内（归档）记录的长期可访问性，并根据需要更新记录标准。

7．提供／确保团队成员接受科学记录保存方面的培训，强调记录的重要性，提供激励机制，定期审查团队成员的记录。

8．与合作研究者进行充分的沟通和交流。

四、首席研究员的责任

实验室或研究小组的每位成员皆应肩负保存研究记录的责任，而数据的完整性，更是首席研究员（principle investigator，PI）不可推卸的职责。当然，首席研究员亦可将部分责任委托给实验室或研究小组中的资深成员。

1．建立实验室或研究小组保存研究记录的最佳实践，涵盖了与数据收集、标注、注释、存储、编辑、清理、审核等步骤相关的操作规程。

2．确保实验室或研究小组的每位成员在记录保存实践方面接受适当的指导。

3．定期举行会议，对数据进行审查，并讨论记录保存的策略，以应对可能出现的问题和疑惑。

4．保存记录，确保所有与研究小组中的个人和项目有关的可检索数据源都有对应的索引记录。另外，需对数据进行处理、排除、分析，并进行数据共享。

5．制订数据共享和发布的策略，并对索取数据和资料的请求做出回应。

五、部门和机构的责任

在部门的层面上，对于研究者（特别是新晋研究者），应当提供关于研究小组／实验室的管理技巧及实践的专业培训和指导。这包括关于科学记录保存的最佳实践的详细介绍。鼓励研究者制订全面的研究记录保存策略／计划（最好是成文的规划）。此策略应当根据研究小组的特殊需求和情况，以"个人最佳实践"为基础，并提供积极的指导和监督给受训者及工作人员。如果有可能，提供保存记录的相关工具和资源（如研究期刊、实验笔记、专业软件、条形码设备、用于存储电子记录的专用服务器等）。

在机构的层面上，应该为研究记录的所有权、使用、保留、转移和销毁提供明确的政策指导。应明确定义何为研究记录，并涵盖纸质、电子以及实物形式的研究信息。提供机构设施用于保存和归档研究记录（包括所有媒介形式），许多机构已经在大学图书馆提供了这一服务。为协助维护大学对研究记录的所有权，提供研究记录保存材料给各个部门/单位进行分发。提供相关资源以帮助各个部门/单位提供研究记录保存方面的培训（如培训材料、良好记录和实践范例、记录保存实践的网络教程等）。提供相关资源以确保电子记录的长期可访问性（例如，帮助防止硬件/软件的过时，解决旧数据和记录的可用性问题）。

六、良好的科学记录保存做法

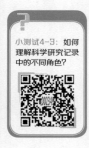

小测试4-3：如何理解科学研究记录中的不同角色？

"如果没有写下来，就说明没有发生"。这一重要的思考理念同样也适用于科学研究的实践过程。妥善保存和管理研究记录对于科学研究的严谨性、可靠性、可再现性以及数据的完整性均起着至关重要的作用。研究记录全面且细致地记录了研究的全过程，涵盖了从提出研究问题或假设、向相关机构申请研究经费、设计实验与研究方案、制订研究计划以及数据的生成、分析和解释等各个方面。

传统的研究记录方式通常是采用装订成册的笔记本形式。目前，电子版的记录已逐渐占据了举足轻重的地位。美国国立卫生研究院（NIH）2023 年颁布的《NIH 研究项目指导方针和政策》第八版规定自 2024 年 6 月起所有的 NIH 研究记录必须全部采用电子/数字格式，这也体现了电子化记录的普及趋势。

撰写实验记录本的要求如下。

1. 记录本应该装订成册，并且每页应该编上页码。在使用记录本之前，按顺序对所有页面进行编号。在前几页编写目录，以便于实验记录完成后的整理。

2. 在每页的顶部应记录日期和实验名称。在每个笔记本条目旁边，记录一天中的时间。每页至少应该有一条时间记录。

3. 如果有实验搭档，务必记录其姓名。

4. 所有数据应使用墨水笔填写。如果出现错误，可以使用单线划过。如果需要，可以使用铅笔进行计算或绘制图表。在实验室进行的所有计算均应记录在笔记本上。

5. 如果在实验室写下任何信息，应记入实验笔记本，而不是记在散乱的纸上。

6. 将实验过程中获得的所有计算机输出结果、程序清单、示波器照片或其他类似信息直接粘贴到笔记本上，并附上适当的说明。

7. 应描述实际使用的实验程序。请勿抄袭实验手册上的说明。应使用自己的语言描述正在进行的工作。描述可以简短，但必须完整。

8. 必须绘制每次设置的示意图，包括所有测量仪器的名称和型号。实验室中的其他人应能借助研究者的笔记本，设置完全相同的仪器并重复研究者的实验。

9. 记录的每个数据读数都应注明测量的不确定度估计值。图表应直接在笔记本上绘制，最好与数据放在同一页上。

10. 记录所有原始数据。所有计算，无论多么简单，都应显示出来。必须记录仪器的刻度。在所有计算结果中都应包含单位。

11. 切勿在笔记本上写下任何不是研究者亲自观察到的结果。

12. 在进行实验时得出的结论应予以描述并注明。

13. 完成实验后，在提交笔记本之前，务必填写笔记本前面的目录。

小　结

本章主要使医学生初步了解科学研究记录的主要定义和基本原则，理解科学研究记录的重要内容和关键要点，熟悉科学研究记录的相关人员如负责人、研究者和管理单位各自的责任和要求。并以如何撰写实验记录本为例，深入理解做好科学研究记录的具体要求和要点，进一步应用于未来的科学研究中。

整 合 思 考 题

1. 为何要做好科学研究记录？
2. 如何撰写实验记录本？

整合思考题答案

（朱泳璋）

第五章　科学研究报告写作

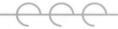

导学目标

通过本章内容的学习，学生应能够：

※ **基本目标**

1. 说出科学研究报告的基本结构，根据具体内容和体裁选择不同的写作形式。
2. 列举科学研究报告规范，尤其是图表类型等，可以实现结构完整、层次分明、逻辑缜密、条理清楚的写作要求。
3. 认识到数据综合分析能力对科学研究报告撰写的重要性，收集、验证、分析多种数据，养成在科学研究工作中积极获取、分析信息的习惯。
4. 培养开放思维能力，养成对科学研究结果的开放性思维习惯，能在分析实验数据的过程中发现创新性线索。
5. 提升科学素养，尤其是学习能力，认识到科研需要掌握各种新技能和丰富的背景知识，提升获取各种信息的能力。

※ **发展目标**

1. 在老师的指导下根据系列实验结果，撰写出正确反映科学研究目标、方法、结果及讨论充分的科学研究报告。
2. 理解科学研究报告的目的是如实反映某一特定领域的研究结果，同时分析相关领域的现状和问题，并提出针对性的解决方案和对下一步研究工作的建议，以推动该领域的进步和发展。

基础医学的科学研究报告（scientific research report）写作是针对某种科学现象开展调查和实验研究，获取结果并进行分析总结，在实验性、理论性或观测性方面具有创新性的观点和知识的科学记录，或是某种已知原理或机制应用于实践中取得新进展的科学总结，需要作者运用语言文字或声像技术准确、规范、生动地表述基础医学领域中的新信息和知识。

第一节　科学研究报告的常见类型

科学研究报告写作有一般性的共同要求，但根据报告的内容可以采用不同风格和特色的形式，常见的形式包括综述（review）、论著（original article）、述评（comment）、简报（letter）、病例报告（case report）等。但不同类型的报告由于其结构不同，需要根据信息交流的特点与规律，选择相应的最适形式。研究者撰写报告时，首先必须把握各类报告的特征。

一、综述

综述是反映某一领域或某一专题研究进展或动态的文稿，在综合前人研究成果的基础上加以叙述，可以有自己的倾向性。综述要求尽可能全面地收集到最新的文献资料，所介绍的内容要尽量适合已开展的工作或将要开展工作的需要。综述稿内必须将引用的参考文献逐一列出，在文中按顺序根据拟投稿杂志要求的格式插入，通常以角码标示。

二、论著

科学研究报告最基本、最具代表性的形式是论著或称为原著。基础医学论著一般为针对病因、解剖、病理、生理、生化、药理、微生物、寄生虫、免疫和现场调查统计分析等的研究，阐述原始创新成果并公开发表的书面报告，构成了各种基础医学学术性期刊的核心内容。掌握了论著的基本特征和撰写规范，其他类型的科学研究报告就可以举一反三、触类旁通。

基础医学期刊的质量和水平，主要取决于所刊载论著的质量和水平。高质量和高水平的论著应当符合以下要求。

（一）思想性

要遵循辩证唯物主义的基本原则。论文的内容必须客观、真实，遵守科学道德，实事求是，定性和定量准确，不允许弄虚作假。除了政策性研究论文外，不与现有卫生政策和法规相抵触，同时防止影响国家安全和泄密情况的发生。

（二）创新性

创新性是科学研究报告的灵魂，要求其内容较已发表的文献有新发现、新发明和新观点。基础研究要求选题新，方法先进，结论有新观点，或对前人观点提出新证据；或者要求收集的病例数更多，分析更深入，诊断和治疗方法有创新，效果更佳，提出新见解等。以往许多文稿投至期刊后未被采纳，主要是因为作者仅重复了既往研究的内容，不属于新成果、新理论、新设想、新方法、新工艺的范畴。创新性强的研究有可能开创一个新的学科领域，对人类的认识产生深远的影响，常常可以获得国内外学术同行的高引用率。

小测试5-1：请说明科学研究的创新性体现在哪些方面。

（三）科学性

科学性是科学研究报告的首要原则，选题要有足够的科学依据；采用的材料和选择的方法要有充分的可比性和必要的随机性；结果有良好的重复性，即相同的方法和条件能获得相同的结果，要经得起他人的重复和实践检验。撰写要如实反映科学研究过程，准确、充分地提供实验数据，全面分析研究资料，推理论证具有逻辑性，结论强调严谨性。

框 5-1　**SCI**

SCI 即《科学引文索引》（science citation index），是由美国科学信息研究所（Institute for Scientific Information，ISI）于 1961 年创建、出版的一部期刊文献检索工具。SCI 数据

源包括了世界上 90% 以上的重要的科技文献，收入数、理、化、农、林、医、生命科学、天文、地理、环境、材料、工程技术等自然科学各学科的核心期刊 3700 多种。

SCI 数据库收录了文献的作者、题目、源期刊、摘要、关键词、出版信息以及每篇论文引用文献的信息，并建立了引文索引，成为电子化、集成化、网络化的大型多学科、综合性检索系统。目前，SCI 不仅作为一部文献检索工具使用，而且广泛应用于科研评价。科研机构被 SCI 收录的论文总量用于评价整个机构的科研，尤其是基础研究的水平；个人的论文被 SCI 收录的数量及被引用次数用于评价其研究能力与学术水平。

（四）实用性

除了少量纯理论研究性论文外，大多数基础医学论著应结合临床、预防工作实际。论著的实用价值越大，指导作用越强，越受读者欢迎。

（五）可读性

论著要结构合理，层次清楚，逻辑性强，文字表达要语法准确、通顺、简练。在符合期刊规定格式的基础上，要使用规范化的学术语体，概念准确，语言表达清晰，使读者用最少的时间获取最多的知识和信息。

三、述评

常见述评类栏目包括述评、专家述评、专家专论、专家论坛、焦点论坛等，是由基础医学领域的权威、专家针对某一科研方向或专题进行较为广泛而深入的论述和评价，也可对某一方面的新进展进行深入的专业论述，要求观点鲜明、针对性强。一般由期刊编委会邀请撰写，不接受普通作者自行投稿。

四、简报

简报在期刊中的常见栏目包括论著摘要和简报等。此类文稿是将论著中重要性相对一般或同类内容已经报道，但仍有一定学术价值可供借鉴的文稿以简报或论著摘要形式刊出。全文字数受限，要求语言简练，内容高度概括，应提供主要研究方法、重要结果数据、新的见解与结论。

五、病例报告

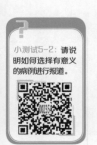

小测试5-2：请说明如何选择有意义的病例进行报道。

病例报告在期刊中的常见栏目包括病例报告、个案分析、临床病理（例）讨论，一般是介绍少量而典型的病例诊治经验。这类文稿实用价值高，特别是针对某一疾病的首例报道，在国内外具有重要的影响力。要求内容确切，病例资料完整，诊断有科学依据，讨论有针对性。

Note

框 5-2 核心期刊

核心期刊为某学科的主要期刊。一般指发表论文专业情报信息量大、质量高、能够代表所在专业学科发展水平的专业期刊。国内重要核心期刊（或来源期刊）遴选体系包括：①北京大学图书馆"中文核心期刊"；②南京大学"中文社会科学引文索引（CSSCI）来源期刊"；③中国科学技术信息研究所"中国科技论文统计源期刊"（CSTPCD，又称"中国科技核心期刊"）；④中国科学院文献情报中心"中国科学引文数据库来源期刊"（CSCD）；⑤中国社会科学院文献信息中心《中国人文社会科学核心期刊要览》，建有《中国人文社会科学引文数据库》（CHSSCD）；⑥清华大学图书馆和中国学术期刊（光盘版）电子杂志社《中国学术期刊综合引证报告》，建有《中国引文数据库》（CCD）。

某一期刊可以同时被多种核心期刊遴选体系认定为核心，多核心期刊的学术水准可能更得到广泛认可。

第二节 科学研究报告的基本结构

科学研究报告要能够客观、概括地反映某一领域科学研究全过程，写作形式不尽相同，但可以归结为包括前言、正文、结论的三段式基本格局，一般由标题、署名、摘要、引言、方法、结果、讨论、结论与展望、参考文献和附录等几部分组成。

一、标题

论文标题应精练、具体、确切，能概括论文的主要内容和特色，重点突出，有助于选定关键词，尽可能将表达核心内容的主题词放在题名开头，符合编制题录、索引和检索的有关原则。

标题一般要求不超过 15 ~ 20 个汉字，英文标题要求不超过 12 个词或 100 个书写符号，如有超出，则尽可能删去多余词语，题名不易简化时，可使用副标题。单行标题要居中，双行标题上行要长于下行标题；慎重使用缩写词或者简化词；尽量不用标点符号；避免将同义词和近义词连用，如常见"……的研究和探讨""……的分析研究"，可删去其中的一个词；避免使用化学式、上/下角标、特殊符号（数字符号、希腊字母等）、公式、不常用的专业术语和非英语词汇（包括拉丁语）等。

二、署名

论文作者是对研究工作做出主要贡献并能对论文内容负责的人，拥有著作权。作者署名置于标题下方，也可标注于论文首页地脚位置或正文末尾，作者姓名下一行是工作单位及所在国家和地区。作者名次按其贡献大小排列，第一作者和通讯作者是论文的主要完成者，对论文负有最重要的责任；如果第一作者不是通讯作者，应按期刊的相关规定描述，多以星号（*）、脚注或致谢的形式标注通讯作者或联系人；仅参加部分工作者，可列入中间的作者中，或列在致谢中，表明其贡献。

有些期刊要求提供作者简介，包括姓名、出生年月、性别、民族、籍贯、现在工作单位、职务或职称等，甚至包括主要作者的简单履历和工作业绩等，字数一般要求 50～100 字。

三、摘要

论文摘要（abstract）又称文摘、提要，是对题目的扩充和全文的高度概括，对论文的内容不加注释和评论地简短陈述，是一篇具有独立性和完整性的短文，可以引用、推广。一个好的摘要可以使读者快速而准确地了解论文的基本内容，判断是否符合自己的兴趣，然后再决定是否进一步阅读全文。

一般要求用第三人称的方式写作摘要。摘要由目的、方法、结果和结论四部分组成，重点是结论。目的部分应简要说明提出科学问题的原因，表明研究的范围及重要性；方法部分应说明研究课题的基本设计、使用了什么材料和方法、如何分组对照、研究范围以及精确程度、数据如何取得以及经过何种统计学方法处理；结果部分要列出研究的主要数据，有什么新发现，说明其价值及局限性，叙述要具体、准确，并需给出结果的可信值和统计学显著性检验的确切值；结论部分应简要说明、论证取得的正确观点及其理论价值或应用价值，是否值得推荐或推广等。

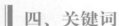

摘要一般不分段，不列图、表，尽量避免使用化学结构式、数学表达式、角标和希腊文等特殊符号，也不引用参考文献。摘要的长短一般为正文字数的 2%～3%，建议中文 200～300 字，外文 250 个实词，最多不超过 500 个词。被检索系统收录的是摘要，应引起足够重视，要字字推敲，力求做到"多一字有余，少一字则不足"。摘要虽然居于论文前面，但在写作上一般却是在正文完稿后写的。

四、关键词

关键词（key word）也称主题词，是为了文献标引工作，特别是适应计算机自动检索的要求，从文章中选取出来用以表示全文主题信息的单词或术语，便于对全文的检索，其标引质量直接影响到二次文献的收录与利用。关键词主要来源于论文的标题、层次标题、摘要和结论，通常以与正文不同的字体字号置于摘要的下方。一般要求一篇论文有 3～8 个全文使用频率比较高的关键词，多个关键词之间用分号分隔，按词条的外延（概念范围）层次从大到小排列。

五、引言

引言（introduction）又称前言、概论、序言、绪论、绪言、导言、导论等，是论文的开端，说明本研究的缘起、背景、目的、意义等，重点交代研究成果的来龙去脉，即为什么要开展本研究，一般要总结国内外已完成的同领域工作和达到的水平，肯定他人的贡献，指出存在的不足，以引出作者研究成果的创新论点、预期的成果及其作用和意义，使读者对论文要阐明的问题有一个总体的了解。

引言的篇幅没有限制，一般稍多于摘要的字数。引言的写作要开门见山，不落俗套；言简意赅，条理清晰；尊重科学，实事求是；重点突出，不要与摘要雷同，也不要成为摘要的注释。引言中一般不用图表和公式来论述问题，但至少应该有观点的罗列，同时一定要把作者的创新点明确地表达出来。

六、正文

正文是论文的核心部分，占据最大篇幅，主要包括论点的提出、论据的陈述、论证的过程、结果和讨论等。首先要求选题新颖、论点明确、论据充分、观点正确；其次论述要层次分明、条理清晰，有较好的逻辑性、可读性和规范性。表达要以读者在最短的时间里得到最多的信息量为原则；量、单位、名词术语的使用要统一、规范。正文是否有创新性，是决定一篇论文采用与否的首要标准，也是刊物决定录用与否的主要依据。

（一）常见正文的组成

1. 方法 介绍研究方法的目的是使读者了解研究结果是在什么条件下、通过什么方法、根据什么事实得来的，从而判定实验研究的科学性及结果的真实性和可靠性，并可依此进行重复验证。科学研究往往要采用多种方法，如实验法、调查法、统计法和分析法等，方法要合理，阐述要完整，对常规方法的描述稍加说明就可以了，不必过于繁琐，创新性的方法则需要详细说明细节，有利于同行开展重复实验。实验样品或病例的数量要满足统计学的要求。

2. 结果 结果最重要的是要展示研究得出的数据。按逻辑顺序描述或总结重要的研究结果，对实验或观察结果的表达要高度概括和精炼。数据表达可采用文字与图表相结合的形式，但要避免使用文字、图、表重复同一数据。根据需要尽可能列出原始数据，而不能只报道统计处理后的数据，数据要做可靠性分析，离散度合理。对需要保密的结果应做技术处理。

实验数据最常见的表现形式是图、表。学术论文表格最常使用的是三线表，表格备注是用来注解表格相关内容的文字或数字。插图是指插在文字中间用以说明文字内容的图片，主要用图示的方法形象、直观地展示正文的内容，图中标注应与正文一致。机制图更适合表述复杂的科学问题，减少文字叙述；图有助于论文图文并茂、美化版面。照片图必须具备高清晰度，显微照片的放大倍数应使用图示法（标尺刻度）表示，切忌图片清晰度低，曲线不平滑，有锯齿，标注模糊，难以辨识。图表均应一目了然，应具有"自明性"，即只看图表、图题、表头和图例，不阅读正文，就可理解图表的意思。图表的编排均应紧随其叙述文字之后，按出现的先后顺序用阿拉伯数字编序号，并标注图表名。

3. 讨论 虽然许多论文不属于"首次提出"或"首次发现"，但作为一篇论文应该对某一个问题的研究有新意或在技术指标上有提高，或对某种技术有改进。因此讨论需要交代与论文有关的国内外研究概况，说明开展该研究的来龙去脉；对同行工作进行恰当的评价，说明其优缺点；充分体现出本研究的原创性、先进性和学术价值。要求论点突出、尊重事实、表达准确，能紧紧围绕主题层层展开、环环相扣、富有逻辑性，使论证严密、浑然一体、无懈可击。

（二）正文的结构层次

常见的正文结构层次有并列式、递进式、总分式和分总式等。正文结构层次一般可分成若干自然段，即所谓逻辑段，可用若干小标题来论述。一个逻辑段可包含几个小逻辑段，一个小逻辑段可包含一个或几个自然段，使正文形成若干层次。每层的小标题均用阿拉伯数字连续编码。一个编码的两个数字之间用圆点（.）分开，末位数字后面不加圆点。每一层次不宜过多，一般不超过5级，如"1"（一级标题）、"1.2"（二级标题）、"1.2.3"（三级标题），最后一级如果还要分层次，可用"1)"和"2)"或"①"和"②"等形式表述。正文的结构层次不论是采用自然段还是小标题的形式，都要注意各层次之间紧密衔接；层次与层次之间还应协调一致，各部分的先后次序、篇幅的长短，都应根据逻辑顺序和表现主题的需要当详则详，当略则略。

正文结构层次上的常见问题包括：小标题不简明、不得体，用词不确切，含混不清；小标

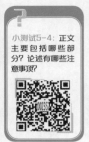

小测试5-4：正文主要包括哪些部分？论述有哪些注意事项？

题及内容之间缺乏逻辑关联；缺乏层次递进，衔接不上，层次混乱，不符合事物或现象的发展规律；同一篇文稿中使用多种结构方式。

七、结论

结论又称结语、结束语等，是以研究成果为前提，经过严密的逻辑推理和论证得出的规律性的成果或观点，解决了理论或实际中存在的问题，对前人的看法中哪些与本研究结果一致、哪些不一致，作者做了哪些修改、补充、发展或否定，对其应用前景和社会经济价值等加以预测和评价，并指出今后进一步在本研究方向进行研究工作的展望与设想。结论是一篇论文的收尾部分，凡归结为一个认识、肯定一种观点、否定一种意见，都要有事实根据，不能想当然，不能含糊其辞，尽量不用"大概""可能""或许"等词语。

撰写结论时，不仅对研究的全过程、实验的结果、数据等进一步认真地加以综合分析，准确反映客观事物的本质及规律，而且对论证的材料、选用的实例、语言表达的概括性、科学性和逻辑性以及本研究的不足之处或遗留问题等方面，也都要一一进行总判断、总推理、总评价。

论文结论的字数要求在600～800字，应简明扼要，精练完整，逻辑严谨，措施得当，表达准确，有条理性。一般说来，读者选读某篇论文时，先看标题、摘要、前言，再看结论，才能决定是否全面阅读。因此结论不是对前面论述结果的简单复述，而要与引言相呼应，与正文其他部分相联系。

如果论文得不出结论，也不要强求。凡不写结论的论文，可对实验结果进行深入讨论和评价。

八、致谢

科学研究通常不是只靠一两个人的力量就能完成的，需要多方面人力、财力、物力的支持、协助或指导。特别是大型课题，更需要联合攻关，参与的人众多。因此在论文结论之后或结束时应对整个研究过程中曾给予帮助的单位和个人表示谢意，是对别人研究成果和劳动的一种尊重。尤其是参加部分研究工作，未有署名的人，要肯定其贡献，予以致谢。如果提供帮助的人过多，就不必一一提名，除直接参与工作、帮助很大的人员列名致谢，一般人可笼统表示谢意。

九、附录

附录是将不便列入正文的有关资料或图纸编入其中，包括部分实验的详细数据、图谱、图表等。附录里所列材料，可按论文表述顺序编排。

十、参考文献

如果在论文中需要引用他人的报告、论文等文献中的观点、数据、材料和成果等，都应在正文引用处注明，并按先后顺序列出相应的参考文献（references），包括作者、文献题名、书名或刊名、卷期、页码、出版机构及出版时间等内容。列出参考文献的目的，一是对前人劳动的肯定和尊重；二是便于读者查阅原始资料，帮助同行全面了解该研究领域的动态，采用追溯法查找与此研究方向相关的文献；三是有助于科技情报人员进行文献情报研究。

（一）参考文献录入原则

只录入最重要、最新的文献，近5年国内外新文献最好超过50%；只录入公开发表的文献；参考文献的数量不宜太少，一般不少于15条；不能列入有明显错误、未曾阅读或与论文无关的文献。

（二）参考文献类型

文献录入格式一定要符合刊物要求，采用规范化的参考文献录入格式，标点符号一般用英文输入下的半角格式。

1. 常用类型　期刊文章 [J]、专著 [M]、论文集 [C]、报纸文章 [N]、学位论文 [D]、报告 [R]、标准 [S]、专利 [P]、论文集中的析出文献 [A]。

示例：

[序号] 主要作者. 文献题名 [文献类型标识]. 出版地：出版者，出版年：起止页码.

[序号] 主要作者. 文献题名 [J]. 刊名，年，卷（期）：起止页码.

[序号] 主要责任者. 文献题名 [N]. 报纸名，出版日期（版次）.

2. 电子文献类型　数据库 [DB]，计算机 [CP]，电子公告 [EB]。电子文献的载体类型：互联网 [OL]，光盘 [CD]，磁带 [MT]，磁盘 [DK]。

示例：

[文献类型 / 载体类型标识] [J/OL] 网上期刊.

[EB/OL] 网上电子公告 [M/CD] 光盘图书.

[DB/OL] 网上数据库 [DB/MT] 磁带数据库.

[序号] 主要作者. 电子文献题名 [电子文献及载体类型标识]. 电子文献的出版或获得地址，发表更新日期 [引用日期].

十一、注释

注释就是对文章内容的解释和说明，目的是让读者更容易看懂，对文章的语汇、内容、背景、引文做介绍、评议。一般置于"参考文献"的后面。

十二、基金项目

基金项目一般在作者简介之后，通常用"注"或者"※"号提示，包括要素：基金来源、项目名称、项目编号和项目负责人姓名等。

框 5-3　影响因子

影响因子（impact factor，IF）是国际上通行的期刊评价指标，即某期刊前两年发表的论文在统计当年的被引用总次数除以该期刊在前两年内发表的论文总数。该指标为相对统计值，可克服不同期刊由于载文量差异所带来的偏差。一般来说，影响因子数值越大，代表其在相关领域的学术影响力也越大。

L5-1e
论文的投稿和发表

查询外文期刊影响因子，可使用外文数据库 Web of Science 中的 JCR（journal citation reports），其中，JCR Science Edition 用于查询自然科学类期刊，JCR Social Sciences Edition 用于查询人文社会科学类期刊。

小 结

要撰写一篇优秀的科学研究报告，首先要有好的构思（good idea），需要阅读大量文献，多听学术报告，多与同行探讨，从中获得启示。其次，要认真分析某一个具体的研究方向，发现其弱点和需要改进之处，想办法创新性地解决问题，形成自己的学术思想。再次，针对尚未阐明的科学问题，反复比较研究方法和结论，从中发现切入点。最后，要细致地拟定方案，论证可行性。

在写作科学研究报告时，引言主要回答作者要做什么、前人做了什么、为什么做；材料与方法主要回答研究是怎样做的；结果主要回答发现了什么；讨论主要是对所获结果进行解释；结论主要回答由结果得出的论断和总结是什么、对后来的研究者有何建议；致谢主要描述研究过程获得了谁的帮助。总体上，报告中不必重复教科书上已有的知识，不必过多介绍一般常识性的内容，不必做一般性的历史回顾。要突出重点和新的见解，只叙述最必要且最新的内容，尤其是自己的独特成果。

整合思考题

L5-2a
整合思考题参考答案

1. 什么是科学研究报告？有哪些常见的类型？
2. 基础医学论著的撰写应当符合哪些要求？
3. 请详细说明科学研究报告的基本结构。
4. 选择自己熟悉的基础医学领域的研究方向，说明如何保证该研究的创新性。

（赵 卫）

核心理论与技术

第二篇

第六章　基于中心法则的核心实验

导学目标

通过本章内容的学习，学生应能够：

※ **基本目标**

1. 描述中心法则的概念和主要内容（知识目标）。
2. 解释遗传信息传递的基本过程（知识目标）。
3. 阐述 DNA 重组技术（基因克隆）的概念、原理和主要应用（知识目标）。
4. 熟练查找、比对与分析基因序列，阅读、绘制载体图谱，设计构建重组载体的引物（能力目标）。
5. 熟练提取、鉴定、定量 RNA，并将其反转录制备 cDNA（能力目标）。
6. 熟练构建并鉴定 DNA 重组表达载体，系统掌握 DNA 重组技术的基本操作流程及相关技术，并可以熟练运用（能力目标）。
7. 熟练表达、纯化和鉴定目的蛋白质（能力目标）。
8. 熟练结晶、分析目的蛋白质的结构，并检测其活性（能力目标）。

※ **发展目标**

1. 设计感兴趣的目的蛋白质的重组表达载体（能力目标）。
2. 根据研究需要，设计和构建不同种类载体的重组载体（能力目标）。
3. 讨论某个基因突变与疾病之间的关系（素质目标）。

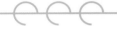 **案例 6-1**

　　患者，女，77 岁，因"粪便带血 1 月余"入院，体格检查直肠指诊（胸 - 膝位）示：距肛门口 8 cm 在 9 ~ 15 点钟方向可触及一溃疡性肿物，环形隆起，表面高低不平，触之易出血。肠镜提示：直肠癌。病理活检示：直肠中分化腺癌。盆腔磁共振成像示：直肠中下段肠壁增厚，考虑直肠肿瘤，分期 cT3N1M0。有新辅助治疗指征，遂按照指南标准行包含 5-FU 在内的 mFOLFOX6 联合替雷利珠单抗新辅助治疗方案。治疗 2 个周期后进行疗效评估，复查盆腔磁共振成像，提示病灶范围基本同前，周围淋巴结较前无减少、缩小，分期仍为 cT3N1M0。以上结果提示，患者对化疗耐药，化疗方案对患者无治疗效果。

　　问题：

　　1. 化疗药物 5-FU 的分子机制如何？
　　2. 常见的自杀基因治疗系统有哪些？
　　3. 怎样提高 5-FU 的化疗效率？

案例 6-1 背景

案例 6-1 解析

Note

中心法则是所有生物所遵循的基本准则，解释了生物系统内遗传信息传递的方向；其提出、发展与丰富不但对理解生命过程，明晰人体生理、病理机制以及干预疾病等具有重要的意义，而且推动着分子生物学的发展与革新。基因工程（也称分子克隆、基因克隆、DNA 重组技术）等实验技术就是对中心法则的具体运用；随着 RNA 干扰、表观遗传、基因编辑等生物现象的发现，更进一步验证了中心法则的正确性。

尿嘧啶磷酸核糖转移酶（UPRT）是一种嘧啶核苷酸补救合成的酶，具有催化 5- 氟尿嘧啶（5-FU）转化为 5-FUMP 的生物活性，是显著提高 5-FU 治疗效果的关键候选分子。在患者体内，UPRT 的活性有限，为了提高 5-FU 治疗肿瘤的疗效，目前一种主要的策略是通过注射外源性 UPRT 来提高患者体内 UPRT 的活性，达到提高疗效的效果。此外，评估肿瘤患者血液来源样本中 UPRT 的酶活性，可为 5-FU 治疗策略提供依据。熟悉并掌握 UPRT 的酶活性测定，是 UPRT 活性优化和相关基因治疗的关键。

因此，本章基于中心法则设计了 4 个综合实验。设计的"总 RNA 的提取、鉴定及逆转录综合性实验"是通过总 RNA 的提取、鉴定与逆转录实验，获得感兴趣的目的基因（如人源 *UPRT* 基因）的 cDNA。设计的"UPRT 原核表达载体的构建及鉴定综合性实验"是以获得的 cDNA 为模板，构建并鉴定人源 UPRT 的原核表达载体。设计的"UPRT 重组蛋白的表达、纯化及活性测定综合性实验"是将含有 UPRT 的原核表达载体转化到大肠埃希菌 BL21（DE3）菌株中，进行表达、纯化与定量分析；最后对两种 UPRT 酶以及临床血液样本进行 UPRT 活性检测，为人源 UPRT 改造与基因治疗提供基础。设计的"UPRT 在真核细胞 A549 中的过表达及验证综合性实验，是将 UPRT 真核表达载体转染 A549 细胞进行表达，并采用 RT-qPCR 和免疫组化检测 UPRT 在真核细胞中的表达水平。最终，让学生通过实验操作深化对中心法则的认识、理解和实践应用。

第一节 中心法则的提出、发展及应用

中心法则（central dogma）是所有有细胞结构的生物所遵循的准则，解释了生物系统内遗传信息传递的方向。中心法则的主要内容包括：遗传物质的转录和翻译（即遗传信息从 DNA 传递给 RNA，再从 RNA 传递给蛋白质的过程），以及 DNA 的复制（即遗传信息从 DNA 传递给 DNA 的过程）；遗传物质的最终展现形式——蛋白质，反过来协助完成转录、翻译和复制过程（图 6-1）。此外，中心法则同样适用于解释 DNA 病毒遗传物质的传递。对 RNA 病毒来说，某些 RNA 病毒含有逆转录酶，侵染宿主细胞后以 RNA 为模板逆转录成 DNA，依托宿主细胞合成蛋白和复制遗传物质，实现病毒扩增；某些 RNA 病毒，如烟草花叶病毒等，基因组编码有 RNA 依赖性 RNA 聚合酶（RNA dependent RNA polymerase，RdRp），介导 RNA 的自我复制，参与并调控病毒扩增。RNA 到 DNA 的逆转录过程和 RNA 的自我复制均是对中心法则的补充。值得注意的是，逆转录酶在基因工程中是一种很重要的酶，它能以已知的 mRNA 为模板合成目的基因，是获得目的基因的重要手段。因此，中心法则是分子生物学发展的关键和基本原理，是现代生物学的理论基石。

一、中心法则的提出

DNA 是生物遗传的主要物质基础。遗传信息以特定的脱氧核苷酸序列贮存在 DNA 分子中。那么，遗传信息是如何从 DNA 流向蛋白质的？1953 年，Francis Harry Crick 和 James Dewey Watson 共同提出了 DNA 的双螺旋结构模型。随后，Crick 于 1958 年提出在 DNA 与蛋白质之间，RNA 可能是中间体，这便是中心法则的初步概念。同时他推测，模板 RNA 和蛋白质肽链合成之间也可能存在着一个中间体，从而提出序列假说设想，即核酸序列与蛋白质的氨基酸序列相对应，并作为蛋白质合成过程中氨基酸插入的模板。Crick 所设想的中间体很快被证明是 tRNA。直到 1961 年，François Jacob 和 Jacques Monod 的研究证明，在 DNA 同蛋白质之间的中间体是 mRNA。随着遗传密码的破译，DNA 序列编码蛋白质生物合成的过程得到了证实。细胞中，遗传信息从 DNA 传递给 RNA，再从 RNA 传递给蛋白质，即完成遗传信息的转录和翻译的过程；也可以从 DNA 传递给 DNA，即完成 DNA 的复制过程。Crick 把这种遗传信息的流动称为分子遗传的中心法则（图 6-1）。

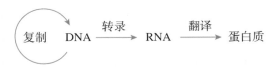

图 6-1　Crick 最初提出的中心法则

二、中心法则的发展

（一）逆转录的发现与中心法则的补充

1958 年，Howard Martin Temin 开始对 Rous 肉瘤病毒（Rous sarcoma virus，RSV）进行研究。RSV 属于 RNA 病毒。Temin 研究发现，RSV 与 DNA 病毒及一般的 RNA 病毒均不同，感染了 RSV 的雏鸡细胞不凋亡，且可转化成能继续分裂并且产生新病毒颗粒的癌细胞；感染 RSV 的大鼠细胞转化成了能分裂的癌细胞，但不产生新的病毒颗粒；当把转化了的大鼠细胞与正常的雏鸡细胞融合时，可以诱发 RSV 颗粒的形成。1963 年，Temin 通过放线菌素 D 抑制 DNA 合成 RNA，提出了 DNA 作为中间物参与 RNA 肿瘤病毒复制的可能性。1970 年，Temin 和 Satoshi Mizutani 通过实验验证了 RNA 病毒中能把单链 RNA 转录为 DNA 的酶的存在；它们在宿主细胞中的复制过程首先是以病毒的 RNA 分子为模板合成一个 DNA 分子，再以 DNA 分子为模板合成新的病毒 RNA。与此同时，David Baltimore 以 Rauscher 小鼠白血病病毒和 Rous 肉瘤病毒为材料，得出了相同的结果。他们的文章一同发表在 1970 年 6 月 27 日的《自然》杂志上，使逆转录现象得到了公认。以 RNA 分子为模板合成一个 DNA 分子的反向转录，是中心法则提出后的新发现。

（二）病毒的 RNA 复制与中心法则的补充

烟草花叶病叶上出现花叶症状，生长陷于不良状态，叶常呈畸形。1897 年，荷兰植物学家 Martinus Beijerinck 通过一系列经典的实验证实过滤液中的传染病原是可以复制的，猜想这是一种比细菌更小更简单的可复制颗粒。1935 年，Wendell Meredith Stanley 证实了 Beijerinck 的猜测，他首先从病叶榨汁中分离到含有蛋白质和核酸的针状结晶，并肯定病原就是这种病毒，称为烟草花叶病毒（tobacco mosaic virus，TMV）。TMV 属于 Tobamovirus 群，是一种正义单链 RNA 病毒，没有细胞结构，主要由一个圆筒状蛋白质外壳（衣壳）和单链 RNA 分子组成。TMV 遗传信息传递过程主要包括：正链 RNA 进入宿主细胞后，一部分 RNA 直接作为 mRNA 链翻译为蛋白质，合成 RdRp 和衣壳蛋白；另一部分 RNA 在 RdRp 作用下生成负链 RNA，形成双链形式的复制中间体，该双链可以解链，再以负链为模板，在 RdRp 作用下生成大量正链 RNA，达到复制的目的；生成的正链 RNA 既可以作为病毒基因组，也可作为 mRNA 指导蛋白质合成；衣壳蛋白包裹正链 RNA，组装成为子代病毒。该过程中，以正链 RNA 为模板的负链 RNA 合成，是中心法则的另一个补充。

　　Crick 最初提出的中心法则，并没有排除遗传信息由 RNA 向 DNA 的逆向传递。以 RNA 分子为模板合成一个 DNA 分子的逆转录，是中心法则提出后的新发现。因此，Crick 在 1970 年提出了更为完整的图解形式（图 6-2），补充了 RNA 的自我复制和 RNA 到 DNA 的逆转录过程。反向转录最初在 RNA 致癌病毒中发现，后来在人的白细胞和胎盘滋养层中也测出了与反向转录有关的逆转录酶的活性（图 6-2）。当时提出的"遗传信息由 DNA 向蛋白质传递"的这种可能性，除了在一种含有新霉素的特殊无细胞系统中存在，没有其他证据表明存在这种情况。

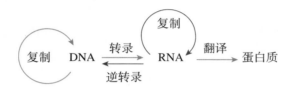

图 6-2　中心法则的修正

Crick 将遗传信息的传递分为两类：第一类用绿色箭头表示，包括遗传信息从 DNA 传递给 DNA、从 DNA 传递给 RNA，再从 RNA 传递给蛋白质；第二类用蓝线箭头表示，是特殊情况下的遗传信息转移，包括 RNA 的复制和 RNA 反向转录为 DNA。

（三）朊病毒的发现对中心法则的严重挑战

　　1982 年，美国生化学家 Stanley B. Prusiner 在 Science 发表论文，以羊瘙痒病为切入点，发现并命名了朊病毒（prion）。朊病毒是蛋白质，不含有任何 DNA 和 RNA，但是却能自我复制和传播病毒，这一发现曾对中心法则提出了严重的挑战（图 6-3）。1991 年，发现朊病毒后的第 9 年，Prusiner 成功阐明了朊病毒的致病机制。朊病毒实质是一类具有感染性的特殊蛋白，朊病毒（SC型 PrP 型蛋白）接触到了生物体内正常的 C 型 PrP 蛋白，导致 C 型变成了 SC 型，通过蛋白变构来批量复制自己。所以，朊病毒依然是由基因编码的，通过改变正常 PrP 蛋白的构象来实现自我复制和传播疾病。

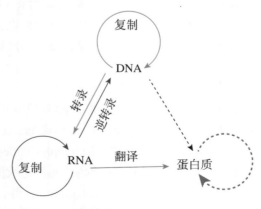

图 6-3　朊病毒的发现对中心法则提出的挑战

三、中心法则内涵的不断丰富

随着技术的发展，越来越多地了解了中心法则，使其逐步具象化（图6-4）。表观遗传修饰、转录后加工、翻译后修饰等理论不断丰富着中心法则；RNA特异性腺苷脱氨酶（adenosine deaminase acting on RNA，ADAR）参与RNA编辑；翻译局部化等理论进一步细化了中心法则。聚合酶在中心法则中起到了重要的作用，保证了遗传信息从DNA到DNA或DNA到RNA方向的准确传递，从而被有效地解读为蛋白质。通常，聚合酶的作用是单方向的，防止RNA信息被重写回DNA序列。

2021年，Richard T. Pomerantz团队的一项成果表明：一种不寻常的聚合酶，即聚合酶θ（Pol θ），能够将RNA信息转化为DNA，有效媲美HIV逆转录酶的活性。研究表明，聚合酶θ使用RNA模板编写新DNA序列的过程，比DNA复制过程更高效，错配率更低；健康细胞中，Pol θ可被用于RNA介导的DNA修复。这种RNA信息被重编写到DNA序列的过程对中心法则提出了挑战，也进一步补充和完善了遗传信息的流动过程。

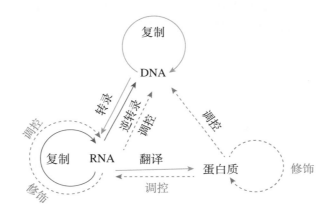

图6-4 内涵不断丰富的中心法则

四、中心法则的实践应用

中心法则在分子生物学层面具有重要的应用价值。首先，RNA到DNA的反向转录是多种核酸检测的基础。病毒的核酸检测技术即是充分利用了RNA上遗传信息的反向流动，将病毒RNA逆转录为DNA后，采用定量PCR技术检测DNA的存在，指示病毒的感染状态，为病毒的检测提供了金标准。其次，近年研究表明，长链非编码RNA（long non-coding RNA，lncRNA）参与了X染色体沉默、基因组印记以及染色质修饰、转录激活、转录干扰、核内运输等多种重要的调控过程。另外，1987年，日本科学家在大肠埃希菌基因组发现有特别规律的序列，某一小段DNA会一直重复，重复片段之间又有等长的间隔，此序列称为成簇的规律间隔的短回文重复序列（clustered，regularly interspaced，short palindromic repeats，CRISPR）。CRISPR存在于受到病毒攻击的细菌基因组中，具有编码病毒基因片段的能力。细菌通过这些基因片段来侦测和抵抗相同病毒的攻击，并摧毁其DNA。生物学家利用原核生物中RNA引导基因组防御系统的原理建立了CRISPR/Cas9基因编辑技术，利用该技术，人类可以准确且有效地编辑生命体内的部分基因。

以上发现与应用将中心法则重新定义为一幅更加生动的图景，新发现的相互作用的级联反应和令人意外的充满复杂性的组学组合推动着分子生物学的发展与革新，将为明确人体生理机制与病理机制、干预疾病提供理论依据，从而促进医疗事业发展。

（李冬民）

第二节　　总 RNA 的提取、鉴定及逆转录综合实验

实验一　总 RNA 的提取及定量

▎一、实验简介

转录是基因表达的重要环节，因此检测基因表达的变化就必须要提取 RNA。本实验介绍了通过经典的 TRIzol 法提取 RNA 的基本原理和操作过程。

▎二、实验目的

从组织或培养的细胞中提取总 RNA 并定量，用琼脂糖凝胶电泳法鉴定 RNA 质量，逆转录获取 cDNA。

▎三、实验原理

（一）总 RNA 提取

总 RNA 抽提是利用 RNA 与 DNA 及其他细胞组分之间理化性质的差异实现细胞中全部 RNA 组分分离纯化的实验操作，目前常用的抽提方法是 TRIzol 法。

TRIzol 裂解液是一种总 RNA 抽提试剂，主要由苯酚和异硫氰酸胍等成分组成，其中苯酚的主要作用是裂解细胞，使细胞中的蛋白质和核酸等物质得到释放，同时使蛋白质变性；异硫氰酸胍是一类强力的蛋白质变性剂，可溶解蛋白质，并使蛋白质二级结构消失，核蛋白迅速与核酸分离。

在 TRIzol 裂解液中加入氯仿的作用是利用氯仿的变性作用进一步去除蛋白质，同时作为萃取试剂去除微溶于水相中的苯酚；离心后溶液应分为三层，分别是透明的水相、白色中间相和橙色有机相，由于溶液中存在苯酚，使溶液呈弱酸性，使得此时 RNA 位于上层透明水相中，DNA 位于中间相中，而蛋白质主要位于有机相中。之后利用 RNA 不溶于异丙醇的性质，使其沉淀出来，适量的糖原可以与 RNA 结合以提高沉淀效率。当乙醇浓度为 75% 时，RNA 不溶解，但无机盐和杂质可溶，因此可以用于洗涤 RNA 沉淀。

（二）RNA 质量鉴定

在提取 RNA 的过程中可能出现 DNA、蛋白质和无机盐等杂质污染的情况，因此需要对

RNA 进行质量鉴定。通常，核酸的最大吸收峰应该位于 260 nm 处，蛋白质的最大吸收峰应该位于 280 nm 处，而无机盐和其他小分子的吸收峰应该位于 230 nm 处，因此高纯度的 RNA 应只在 260 nm 处有吸收峰且 OD_{260}/OD_{280} 值大于 2。除了用 OD_{260}/OD_{280} 值判断 RNA 的质量外，还可以通过琼脂糖凝胶电泳检测 RNA 的完整性。

四、实验准备

（一）实验样本

组织样本或培养的细胞。

（二）实验试剂

1．RNA 提取试剂（如 TRIzol 试剂）
2．氯仿
3．异丙醇
4．75% 乙醇
5．无 RNA 酶水

（三）实验仪器

1．无 RNA 酶的离心管、1.5 ml EP 管等
2．镊子、剪刀、刀片
3．移液器及其枪头
4．低温组织研磨仪或匀浆器
5．超微量分光光度计
6．PCR 仪

五、实验步骤

（一）总 RNA 的提取

1．对于贴壁培养的细胞，移除培养基，之后向培养皿中加入 TRIzol 裂解液（每 $10^5 \sim 10^7$ 个细胞中加入 1 ml 裂解液），用移液器吹打使细胞充分重悬并裂解。

对于组织样品，用剪刀将样品剪成约 1 mm³ 的小块后加入 TRIzol 裂解液（每 $50 \sim 100$ mg 组织中加入 1 ml 裂解液），用低温组织研磨仪或匀浆器研磨均匀。

2．向 1 ml TRIzol 裂解液中加入 200 μl 氯仿，用振荡器涡旋振荡约 15 s，使溶液充分混匀，静置 3 min 使液体分层。

3．在 4 ℃下，12 000 rpm，离心 15 min，离心后样品应分为明显的两相，即上层透明水相和下层橙色有机相（中间相可能不明显）。

4．用移液器将上层水相转移至新 EP 管中，注意不要混入任何有机相溶液。

5．向收集的水相溶液中加入等体积异丙醇（约 500 μl），-20 ℃静置 4 ~ 8 h 或过夜。

6．在 4 ℃下，12 000 rpm，离心 10min，离心后管底应有白色 RNA 沉淀，移除上清液。

Note

7．向沉淀中加入 1 ml 75% 乙醇（用无 RNA 酶水配制），之后在 4 ℃下，12000 rpm，离心 10 min，移除上清，重复一次。

8．开盖静置 5 ～ 10 min 使乙醇充分挥发。

9．向沉淀中加入 30 ～ 50 μl 无 RNA 酶水使其充分溶解。

10．将溶解后的 RNA 样品分装于 PCR 管中。

（二）总 RNA 的定量及质量鉴定

利用超微量分光光度计测量总 RNA 的 OD_{260} 及浓度，并根据 OD_{260}/OD_{280} 值判断提取的总 RNA 的质量。

六、实验结果与分析

七、注意事项

1．操作时应全程佩戴手套和口罩。

2．用 RNA 酶清除剂清洁实验台和双手。

3．使用的枪头及 EP 管、PCR 管等器材均应为 RNase-free 级别。

实验二　RNA 的非变性琼脂糖凝胶电泳

一、实验简介

琼脂糖凝胶电泳是分析、检测核酸分子的常用技术。也是 DNA 印迹法（Southern blotting）、RNA 印迹法（Northern blotting）、DNA 重组技术等实验方法建立的基础之一。本实验介绍了 RNA 非变性琼脂糖凝胶电泳的原理和方法。

二、实验目的

掌握总 RNA 非变性琼脂糖凝胶电泳的原理和方法。

三、实验原理

RNA 电泳可以在变性及非变性两种条件下进行。非变性电泳使用 1.0% ～ 1.4% 的琼脂糖凝胶，不同的 RNA 条带也能分开，但无法判断其分子量。只有在完全变性的条件下，RNA 的泳动率才与分子量的对数呈线性关系。因此要测定 RNA 分子量时，一定要用变性凝胶。

在需快速检测所提总 RNA 样品完整性时，配制普通的 1% 琼脂糖凝胶即可。RNA 电泳图像结果：28S 最亮，其亮度大约是 18S 的 2 倍，5S 最暗。若 RNA 降解，则 28S、18S 的亮度减弱，5S 的亮度增强。

四、实验准备

（一）实验样本

提取的组织或培养细胞的总 RNA 溶液。

（二）实验试剂

1. 琼脂糖
2. 1×TAE 电泳缓冲液
3. 0.5 μg/ml 溴化乙锭（EB）
4. 5× 上样缓冲液

（三）实验仪器

1. 无 RNA 酶的离心管、1.5 ml EP 管、移液器枪头等
2. 电泳仪，电泳槽
3. 电子天平
4. 移液器
5. 微波炉
6. 紫外透射检测仪等

五、实验步骤

1. 将制胶用具洗干净，晾干备用。
2. 配制 1% 琼脂糖凝胶

（1）称取 0.5 g 琼脂糖，置于干净的 100 ml 锥形瓶中，加入 1×TAE 电泳缓冲液 50 ml，微波炉内加热使琼脂糖彻底溶化均匀。

（2）待胶凉至 60 ～ 70 ℃，向其中加入 0.5 μl 溴化乙锭，混合均匀。灌制琼脂糖凝胶。

（3）待凝胶凝固后，将凝胶取出并放在电泳槽内（注意上样孔靠近负极一侧），电泳槽内加入 1×TAE 电泳缓冲液至液面覆盖凝胶。

3. 样品准备　用移液器吸取总 RNA 样品 4 μl 于封口膜上，与 1 μl 的 5× 上样缓冲液混匀。
4. 上样　小心地将混匀的 RNA 样品加入点样孔。
5. 电泳　打开电源开关，调节电压至 100 V，使 RNA 由负极向正极电泳，约 30 min 后停止电泳。
6. 小心取出凝胶，在紫外透射检测仪上观察 RNA 电泳结果。

六、实验结果与分析（图 6-5）

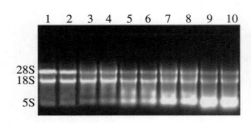

图 6-5　RNA 的非变性琼脂糖凝胶电泳结果

泳道 1、2 提取的总 RNA 未降解，泳道 3～10 提取的总 RNA 降解依次增多

引自 Li et al. Appl Biochem Biotechnol，2009，158（2）：253-261.

七、注意事项

使用的枪头及 EP 管、PCR 管等器材均应为无 RNA 酶（RNase-free）级别。

框 6-1　RNA 的变性琼脂糖凝胶电泳检测

一、实验试剂

1．MOPS 缓冲液（10×）　0.4 mol/L 吗啉代丙烷磺酸（MOPS）（pH 7.0），0.1 mol/L NaAc，10 mol/L EDTA。

2．上样染料　50% 甘油，1 mmol/L EDTA，0.4% 溴酚蓝，0.4% 二甲苯蓝。

3．甲醛。

4．去离子甲酰胺。

5．电泳槽清洗　去污剂洗干净（一般浸泡过夜）→水冲洗→乙醇干燥→3% H_2O_2 灌满→室温放置 10 min → 0.1% DEPC 水冲洗。

二、实验步骤

1．将制胶用具用 70% 乙醇冲洗一遍，晾干备用。

2．配制琼脂糖凝胶

（1）称取 0.5 g 琼脂糖，置于干净的 100 ml 锥形瓶中，加入 40 ml 蒸馏水，微波炉内加热使琼脂糖彻底溶化均匀。

（2）待胶凉至 60～70 ℃，依次向其中加入 9 ml 甲醛、5 ml 10×MOPS 缓冲液和 0.5 μl 溴化乙锭，混合均匀。

（3）灌制琼脂糖凝胶。

3．样品准备

（1）取 DEPC 处理过的 500 μl 小离心管，依次加入如下试剂：10×MOPS 缓冲液 2 μl，甲醛 3.5 μl，去离子甲酰胺 10 μl，RNA 样品 4.5 μl，混匀。

（2）将离心管置于 60 ℃ 水浴中保温 10 min，再置于冰上 2 min。

（3）向管中加入 3 μl 上样染料，混匀。

4．上样。

5．电泳　电泳槽内加入 1×MOPS 缓冲液，于 7.5 V/cm 的电压下电泳。

6．电泳结束后，在紫外灯下检查结果。

实验三　逆转录获取 cDNA

一、实验简介

把 RNA 逆转录为 cDNA 已成为检测特定 RNA 分子的表达水平，以及克隆并表达真核蛋白的一种常用手段。本实验介绍将真核生物 mRNA 逆转录为 cDNA 的原理和实验操作。

二、实验目的

将提取的组织或培养细胞的总 RNA 经逆转录获取 cDNA。

三、实验原理

由于 RNA 无法作为 DNA 聚合酶的模板进行 PCR 或 qPCR 反应，因此获得的 RNA 往往需要逆转录为互补 DNA，即 cDNA，这一过程通过逆转录酶进行。以 RNA 链为模板，用 Oligo（dT）或随机引物作为引物，将 RNA 逆转录为 cDNA，同时逆转录酶的 RNase H 活性可以特异性地水解 RNA-DNA 复合物中的 RNA 链，之后以逆转录合成的第一条 cDNA 链为模板，合成第二条 cDNA 分子。

四、实验准备

（一）实验样本

已定量的总 RNA。

（二）实验试剂

逆转录试剂盒。

（三）实验仪器

1. 无 RNA 酶的 PCR
2. 镊子、剪刀、刀片
3. 1.5 ml EP 管、PCR 管、移液器枪头等
4. 移液器
5. PCR 仪

五、实验步骤

1. 逆转录反应体系（20 μl）

组分	用量
总 RNA	1 μg（根据浓度计算体积）
逆转录酶 mix	4 μl
RNase-free 水	补至 20 μl

2．逆转录反应条件

温度（℃）	时间
55	15 min
85	5 min
4	∞

反应结束后样品保存于 –20 ℃。

六、实验结果与分析

七、注意事项

1．操作时应全程佩戴手套和口罩。
2．用 RNA 酶清除剂清洁实验台和双手。
3．使用的枪头及 EP 管、PCR 管等器材均应为 RNase-free 级别。

（李冬民）

第三节　尿嘧啶磷酸核糖转移酶原核表达载体的构建及鉴定综合实验

　　DNA 重组技术，也被称为基因工程或基因克隆，是指在体外将特定的目的 DNA 片段与载体（病毒、细菌质粒或噬菌体）的 DNA 连接，并导入宿主细胞（原核或真核细胞），使目的 DNA 在宿主细胞内进行复制或表达，从获得重组 DNA 编码的特定的基因产物。DNA 重组过程包括目的基因的获取、载体的选择与酶切、目的基因与载体的连接与转化、阳性克隆的筛选、重组 DNA 在原核或真核系统的表达（图 6-6）。

　　基因克隆表达是目前大量产生蛋白质药物的一种重要技术。通过克隆人的 cDNA 序列，可以产生人类的功能性蛋白。而大肠埃希菌具有繁殖速度快、容易培养、生产成本低等优点，是最常用的表达重组基因的宿主细胞。

　　在本实验中，通过构建尿嘧啶磷酸核糖转移酶（UPRT）基因的原核表达载体，为后续对其表达、纯化，获得有功能的重组人 UPRT 蛋白质并检测其活性奠定基础。

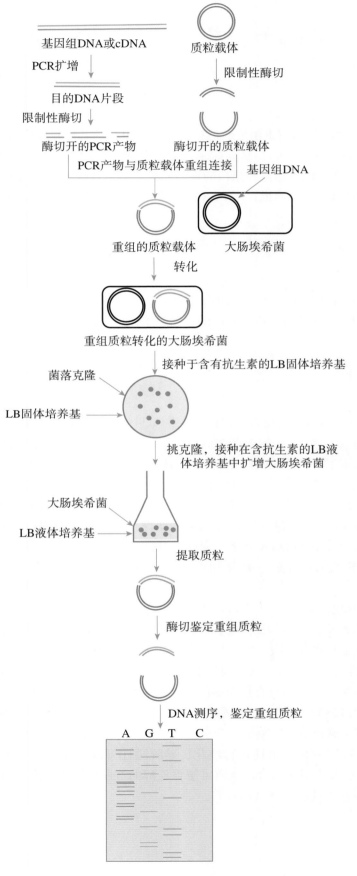

图 6-6　基因克隆的流程

实验一 目的 DNA 片段的制备

一、实验简介

获得目的 DNA 片段是构建重组质粒的第一步。获得目的基因片段的方法包括聚合酶链反应（polymerase chain reaction，PCR）、从文库中调取以及化学合成等，其中，PCR 是最常采用的方法。本实验要构建一个可以表达真核蛋白的重组质粒，由于真核基因的结构中存在内含子，因此本实验以真核生物的 cDNA 为模板，用 PCR 法获得目的 DNA 片段。

二、实验目的

1．对 PCR 的原理有基本认识，并能够进行操作。
2．明确用 PCR 法获得目的 DNA 片段的注意事项并可进行实践。

三、实验原理

引物设计的方法

PCR 是在体外，以 DNA 为模板，以两条分别与目的 DNA 片段的两条链的 3′ 端互补的单链寡核苷酸（ssDNA）为引物，在耐热的 Taq DNA 聚合酶催化下，以四种 dNTP 为原料，快速特异地扩增特定 DNA 片段的一种技术。PCR 通过温度循环实现持续不断地扩增。首先通过高温使 DNA 双链解开，这一步称作变性，变性温度一般为 94 ~ 95 ℃；然后降低温度，让引物与单链 DNA 通过碱基互补结合到一起，这一步称作退火；最后温度上升到 Taq DNA 聚合酶的最适温度 72 ℃，合成新的 DNA 单链，这一步称作延伸。变性、退火、延伸构成 1 个循环，1 个循环后，一个双链 DNA 生成 2 个新的 DNA 分子。变性、退火、延伸三步反复进行，新的 DNA 分子按指数方式持续合成。扩增的循环数一般为 30 个循环，当循环达到 40 个循环以上时，DNA 的扩增就达到平台期。

PCR 扩增引物长度通常为 15 ~ 25 nt。引物的 T_m（℃）= 4（G + C）+ 2（A + T）。扩增的退火温度一般比 T_m 值低 5 ℃，具体的温度需要经预实验来摸索。在用 PCR 法获得目的 DNA 片段时，需要在引物的 5′ 端加上特定的限制性酶切位点。在选择限制性内切酶时，特别要避开目的 DNA 片段中存在的限制性内切酶位点，以免构建重组 DNA 时，目的 DNA 片段被切断。

普通的 Taq DNA 聚合酶不具有校对功能，在每次循环中产生的移码突变率为 1/30000，碱基替换率为 1/8000，片段越长，错配的概率越大。在制备目的 DNA 片段时，需要采用具有校对功能的高保真 Taq DNA 聚合酶，以减小突变率。

PCR 产物可通过硅胶膜吸附柱进行纯化。硅胶膜柱可以在高盐 / 低 pH 时高效可逆地结合 DNA，蛋白质及其他杂质不被结合，从而可被含乙醇的洗脱液除去。随后可用低盐 / 高 pH 的洗脱液把 DNA 从吸附柱上洗脱下来（图 6-7）。

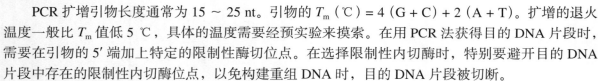

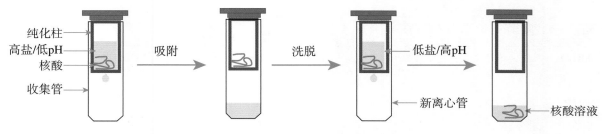

图 6-7　硅胶膜吸附柱纯化核酸

四、实验准备

（一）实验样本

cDNA

（二）实验试剂

1．Pfu DNA 聚合酶
2．10×Pfu 缓冲液、含 Mg^{2+}、10 mmol/L dNTP
3．cDNA
4．PCR 产物纯化试剂盒
5．引物溶液（浓度为 0.1 ~ 0.2 μmol/L）　引物序列见表 6-1。

表 6-1　人 *uprt*（序列号：NM_145052.4）引物序列

引物名称	引物序列
上游引物	5′AAGCTTATGGCCACGGAGTTACAGT 3′
下游引物	5′CTCGAGCTGCCACCCTCAAGTGAATCA 3′

（三）实验仪器

1．微量移液器及枪头、0.2 ml EP 管
2．PCR 仪
3．高速离心机
4．微量核酸蛋白检测仪

五、实验步骤

1．PCR 扩增的反应体系（表 6-2）

表 6-2 PCR 反应体系

组分	体积（μl）
ddH$_2$O	32.5
10× 缓冲液	5.0
dNTP	2.5
引物 1	2.5
引物 2	2.5
Pfu Taq DNA 聚合酶	2.5
cDNA	2.5
总体积	50.0

2．轻轻吹打混合 EP 管中的内容物，并短暂离心 10 s。

3．将试管放入 PCR 仪，然后设置程序（表 6-3），并运行。

表 6-3 扩增程序

步骤	参数
预变性	95 ℃，5 min
循环步骤	
变性	94 ℃，30 s
退火	65 ℃，30 s
延伸	72 ℃，90 s
30 个循环	
延伸	72 ℃，5 min

4．扩增完成后，PCR 反应产物应储存在 –20 ℃。

5．PCR 产物的纯化　在纯化柱中加入 500 μl 平衡缓冲液（试剂盒提供），在 12 000 rpm 离心 1 min，弃滤液。把 PCR 产物与等体积结合缓冲液（试剂盒提供）混匀后加入吸附柱，静置 2 min，在 12 000 rpm 离心 1 min，弃滤液。加入 500 μl 混合有乙醇的漂洗缓冲液（试剂盒提供，乙醇占 80%），在 12 000 rpm 离心 1 min，弃滤液，重复漂洗的步骤。把吸附柱转移到新的离心管，Eluent 溶液（试剂盒提供）加到吸附柱，静置 2 min，在 12 000 rpm 离心 2 min，离心管中洗脱液为纯化的 PCR 产物。

6．用微量核酸蛋白检测仪在 260 nm 和 280 nm 检测纯化后的 PCR 产物的光吸收值，并计算浓度。

六、实验结果与分析

波长	OD 值
260 nm	
280 nm	
样品浓度	
OD$_{260}$/OD$_{280}$	

七、注意事项

1．两条引物之间避免形成引物二聚体，引物浓度一般为 0.1 ~ 0.2 μmol/L，浓度过高容易生成引物二聚体。

2．dNTP 浓度一般为 20 ~ 200 μmol/L，浓度升高增加非特异性扩增。

3．Taq DNA 聚合酶量一般为 1 ~ 2.5 U，酶量过多易导致非特异性扩增。

4．洗脱缓冲液在使用前要与乙醇混合，否则核酸会被溶解。

5．吸附柱要提前用平衡缓冲液处理。

实验二　质粒载体的选择和制备

一、实验简介

选择合适的载体是构建重组 DNA 的第二步。在本实验中，选择原核表达载体 pET-28a（+）作为构建重组质粒的载体，并采用碱裂解法和硅胶吸附柱提取质粒。

二、实验目的

1．认识基因克隆的载体的分类和结构特点，并可根据需要选择载体。

2．理解碱裂解法提取质粒的基本原理，并可以进行操作。

三、实验原理

根据载体的性质，基因克隆的载体包括质粒载体、噬菌体载体、黏性质粒载体以及病毒载体等。根据载体的用途可分为克隆载体和表达载体。

最常用的载体是质粒载体。克隆质粒载体的结构中包括原核复制起点、筛选标志基因（例如抗生素抗性基因）和多克隆位点。表达质粒可根据表达克隆的基因所需的宿主细胞分为原核表达质粒和真核表达质粒。表达质粒的结构中除了具有原核复制起点、筛选标志基因（例如抗生素抗性基因）和多克隆位点外，还有调控克隆基因表达的顺式作用元件（启动子、增强子和多聚腺苷酸等）。在本实验中，将使用原核表达质粒 pET-28a（+）（图 6-8）。

碱裂解法是常用的提取质粒方法，它利用强碱性溶液和 SDS 来裂解细菌，同时使细菌细胞中的蛋白质和双链 DNA 变性。随后用利用 pH 4.8 的醋酸钾高盐缓冲液使 pH 下降，共价闭合环状的质粒 DNA 迅速复性，溶解于上清中；基因组 DNA 由于结构庞大，无法迅速复性，而是缠绕形成网状结构，与变性的蛋白质结合在一起，形成沉淀。通过离心，可把蛋白质 -SDS 复合物与质粒 DNA 区分开。细菌的 RNA 可通过裂解菌体前向悬浮菌体的缓冲液加入 RNA 酶来除去。

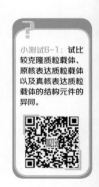

小测试6-1：试比较克隆质粒载体、原核表达质粒载体以及真核表达质粒载体的结构元件的异同。

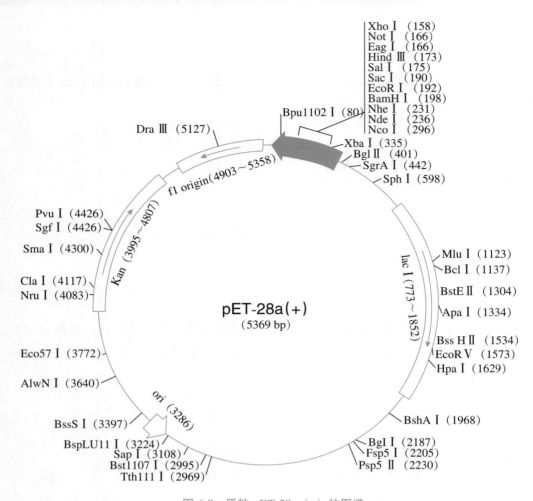

图 6-8 质粒 pET-28a（+）的图谱

Kan：卡那霉素抗性基因；f1 origin：f1 复制起点；lac I：乳糖操纵子阻遏蛋白；ori：复制起点

四、实验准备

（一）实验样本

携带 pET-28a（+）原核表达质粒载体的菌株

（二）实验试剂

1．LB 液体培养基

2．LB 固体培养基

3．卡那霉素（用无菌水配制成 30 mg/ml，–20 ℃ 保存）

4．质粒小提试剂盒

5．无水乙醇

（三）实验仪器

1．微量移液器及吸头、无菌的 1.5 ml 离心管、无菌的 15 ml 离心管、10 cm 平皿等

2．超净台

3．微波炉

4．培养箱

5．恒温摇床

6．高速离心机

7．微量核酸蛋白检测仪

五、实验步骤

培养菌株 → 收集菌体 去除RNA → 裂解菌体 → 去除基因组 DNA和蛋白质 → 过柱结合 → 洗涤吸附质粒 → 洗脱质粒

1．制备 LB 固体培养基平板　把 10 cm 平皿、卡那霉素以及无菌枪头放到超净台内，打开超净台的紫外灯消毒 30 min。用微波炉加热 LB 液体培养基，直到培养基完全融化。待 LB 液体培养基的温度达到 50 ℃时，在超净台内将卡那霉素储存液加入 LB 液体培养基，卡那霉素的终浓度为 30 μg/ml。培养基倒入平皿，待培养基凝固后就得到 LB 固体培养基平板。

2．分离 pET-28a（+）的菌落　从 −80 ℃冰箱中取出冻存的 pET28-a（+）菌株。用接种环刮取少量的 pET-28a（+）菌株，在固体培养基平板上划线。放到培养箱中在 37 ℃培养 14 ~ 16 h。用接种环挑取单个菌落接种到 LB 液体培养基，把离心管的盖子拧松后放到 37 ℃的恒温摇床培养 16 h。

3．收集菌体　在 1.5 ml EP 管中加入 1.5 ml 菌液，在 12000 rpm 离心 60 s，弃上清。再加入 1.5 ml 菌液，在 12000 rpm 再次离心 60 s，弃上清。

4．悬浮与裂解菌体　加入 250 μl 添加了 RNaseA 的溶液 I（试剂盒提供），振荡悬浮细菌。为使 RNA 被 RNaseA 充分降解，让悬浮菌液静置 2 min。然后加入 250 μl 溶液 II（试剂盒提供），温和颠倒混匀 8 次，室温放置 2 min。

5．去除基因组 DNA 和变性的蛋白质　加入 350 μl 溶液 III（试剂盒提供），温和颠倒混匀 6 次，在 12 000 rpm 离心 10 min。

6．用吸附柱吸附质粒　在吸附柱中加入 500 μl 的平衡缓冲液（试剂盒提供），12 000 rpm 离心 60 s，弃滤液。将上清置于 DNA 纯化柱中，静置 1 ~ 2 min。12 000 rpm 离心 60 s，弃滤液。

7． 在吸附柱中加入 500 μl 去蛋白液（试剂盒提供），洗脱硅胶膜上吸附的杂质，12 000 rpm 离心 60 s，弃滤液。

8． 在漂洗液 W（试剂盒提供）中加入无水乙醇。在吸附柱中加入 500 μl 溶液 W，12 000 rpm 离心 60 s，弃滤液。

9． 重复步骤 8，再用 500 μl 溶液 W 洗柱 1 次。

10． 吸附柱在 12 000 rpm 再次离心 2 min，甩干剩余液体。

11． 将 DNA 纯化柱置于新的离心管中，加入适量 50 μl 洗脱溶液（试剂盒提供），室温放置 2 min，12 000 rpm 离心 60 s，洗脱液为质粒溶液。在 −20 ℃保存质粒溶液。

12． 用微量核酸蛋白检测仪在 260 nm 和 280 nm 检测纯化后的 PCR 产物的光吸收值，并计算浓度。

六、实验结果与分析

项目	数据
260 nm OD 值	
280 nm OD 值	
样品浓度	
OD_{260}/OD_{280}	

七、注意事项

1. 初次使用试剂盒时，将 RNaseA 全部加入溶液 I 中，混匀后 4 ℃保存。
2. 漂洗液 W 初次使用前用无水乙醇以 1∶1.5 稀释，即含 60% 乙醇。
3. 加入溶液 II 和溶液 III 后要温和混匀，否则会导致基因组 DNA 断裂成小片段，干扰质粒提取。

实验三　重组载体的构建

一、实验简介

将目的 DNA 片段与载体连接起来是构建重组质粒的第三步。在本实验中，采用定向克隆的策略把目的 DNA 片段与载体连接到一起。

二、实验目的

理解构建重组质粒的原理，并可运用相关技术进行操作。

三、实验原理

II 型限制性内切酶切割 DNA 片段可形成黏性末端。在克隆基因时，限制性内切酶切割的目的 DNA 片段与质粒载体可通过黏性末端结合到一起。在构建重组质粒时，通常会用两种不同的限制性内切酶在 DNA 分子的两端制造出两种不同的黏性末端，这样目的 DNA 与线性质粒会按照特定的方向结合，这种构建重组质粒的策略被称作定向克隆（图 6-9）。

琼脂糖凝胶电泳是检测核酸的常用方法。琼脂糖是从藻类中提取的多糖，为白色粉末，可溶解于 50 ℃以上的电泳缓冲液中，琼脂糖溶液温度下降可凝固成多孔的凝胶。TAE 缓冲液（pH 8）是琼脂糖凝胶电泳常用的缓冲液，核酸在 TAE 缓冲液中带负电荷，电泳时向正极移动。电泳时，不同的核酸分子在电荷效应和分子筛效应双重作用下按分子量的大小被分开，分子量小的迁移率高，分子量大的迁移率小。溴化乙锭等核酸染料可以嵌入核酸相邻的碱基之间，核酸染料在紫外

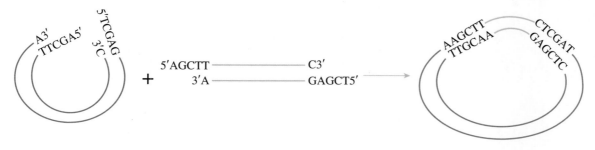

图 6-9 定向克隆的原理

线照射下可发出荧光，从而可以用来指示核酸在凝胶中的位置（图 6-10）。

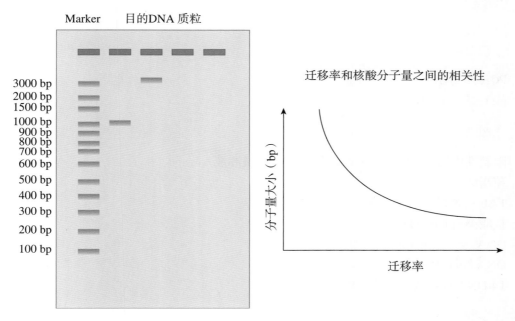

图 6-10 琼脂糖凝胶电泳的迁移率与分子量之间的关系

  酶切产物要通过胶回收来纯化，然后才能进行重组。胶回收是纯化特定 DNA 片段的常用方法。它的原理是先把不同的 DNA 片段通过琼脂糖凝胶电泳分开，然后在紫外透射仪上把目的 DNA 片段所在位置的琼脂糖凝胶切下来用，在 50 ℃水浴中用溶胶液溶解胶块，随后用硅胶纯化柱分离胶块中的 DNA 片段。

  目的 DNA 片段的末端和线性质粒载体通过黏性末端的碱基互补结合到一起，目的 DNA 片段和线性质粒载体之间形成缺刻，DNA 连接酶催化目的 DNA 片段和线性质粒载体之间形成磷酸二酯键，把缺刻连接起来。由于黏性末端通过氢键连接的稳定性差，所以连接反应的温度一般为 16 ℃，连接 12～16 h，这样既可最大限度地发挥连接酶的活性，又兼顾黏性末端短暂配对结构的稳定性。常用的 DNA 连接酶是 T4 噬菌体 DNA 连接酶，它不但能使黏性末端的 DNA 分子连在一起，而且能使平末端的双链 DNA 分子连接起来（图 6-11）。

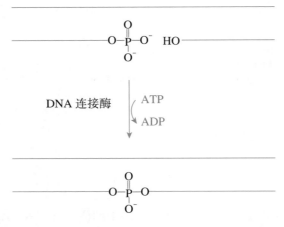

图 6-11 DNA 连接酶催化形成磷酸二酯键连接缺刻

四、实验准备

（一）实验样本

1. PCR 产物
2. pET-28a（+）质粒

（二）实验试剂

1. 限制性内切酶 Xho I 和 Hind Ⅲ 以及 NEB 缓冲液
2. 琼脂糖
3. TAE 缓冲液
4. 核酸染料 Gelview
5. DNA 分子量 marker
6. DNA 凝胶中回收试剂盒
7. T4 DNA 连接酶及其缓冲液

（三）实验仪器

1. 微量移液器及吸头、0.2 ml EP 管和 1.5 ml EP 管
2. 微量核酸蛋白定量仪
3. 水浴锅
4. 台式高速离心机
5. 电泳仪
6. 水平电泳槽及制胶模具
7. 紫外透射仪
8. 低温水浴锅

五、实验步骤

测定核酸浓度 → 限制性酶切 → 胶回收 → DNA 连接

1. 核酸浓度测定 用微量核酸蛋白检测仪测定纯化后的 PCR 产物的浓度和质粒浓度。

2. 限制性酶切目的 DNA 片段 把核酸、10×NEB 缓冲液、限制性内切酶 Xho Ⅰ和 Hind Ⅲ 以及双蒸水在 0.2 ml EP 管混匀，终体积为 20 μl（表 6-4）。

表 6-4 酶切反应体系

	PCR 产物酶切体系	质粒酶切体系
纯化的 PCR 产物	0.2 μg	—
pET-28a（+）质粒	—	1 μg
10×NEB 缓冲液	2 μl	2 μl
Hind Ⅲ内切酶	1 μl	1 μl
Xho Ⅰ内切酶	1 μl	1 μl
双蒸水	把体积补充到 20 μl	把体积补充到 20 μl

在 37 ℃水浴保温 2～3 h。在 65 ℃灭活限制性内切酶。冷冻保存备用。

3. 制备琼脂糖凝胶 将梳子垂直插入模具中，配制 1% 的琼脂糖凝胶。称取 0.8 g 琼脂糖粉末，加入 80 ml TAE 电泳缓冲液，加热至琼脂糖完全溶解，待胶液的温度降到 50 ℃左右，加入 4 μl 核酸染料 Gelview，混匀后倒入模具。待琼脂糖凝胶凝固后拔下梳子，将凝胶放入电泳槽中，加入电泳缓冲液淹没凝胶。

4. 琼脂糖凝胶电泳 将酶切产物与 10×上样缓冲液按 9∶1 的比例混合均匀后加入凝胶孔。打开电泳仪，进行恒压电泳。电压一般为 3～5 V/cm。电泳 40 min 后停止电泳。

5. 在紫外投射仪观察琼脂糖凝胶，切下的含 DNA 片段的琼脂糖凝胶转移到 1.5 ml 离心管，称取凝胶的重量。

6. 按每 100 mg 琼脂糖凝胶加入 100 μl 溶胶液（试剂盒提供）。在 50 ℃水浴保温 10 min，至琼脂糖凝胶完全溶化，其间振荡 3 次。

7. 在纯化柱中加入 500 μl 平衡液（试剂盒提供），在 12 000 rpm 离心，弃滤液。

8. 将溶解的琼脂糖凝胶溶液置于纯化柱中，静置 1～2 min，12 000 rpm 离心 60 s，若 1 次加不完，可分 2 次离心，弃滤液。

9. 按 1∶4 比例把漂洗液（试剂盒提供）与无水乙醇混合。把 500 μl 与无水乙醇混合的溶液加入纯化柱中，12 000 rpm 离心 60 s，弃滤液。重复漂洗一次。

10. 把纯化柱在 12 000 rpm 离心 2 min，甩干剩余液体。

11. 将纯化柱置于新的离心管中，加入 60 ℃预热的 30～100 μl 溶液 Eluent，室温放置 2 min，12 000 rpm 离心 60s，离心管中的洗脱液即为回收的 DNA。在 −20 ℃保存。

12. 构建重组质粒（表 6-5）

表 6-5 DNA 重组反应体系

试剂	体积 / 摩尔数
10×T4 DNA 连接酶缓冲液	1 μl
T4 DNA 连接酶	1 μl
pET-28a 质粒	0.1 pmol
PCR 产物	0.3 pmol
ddH$_2$O	加水至 10 μl

13. 16 ℃ 连接反应 12 ~ 16 h。在 –20 ℃ 保存。

六、实验结果与分析

质粒和目的 DNA 的酶切产物电泳参考图见图 6-12。

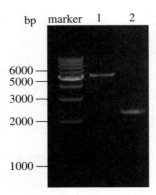

泳道 1：酶切的质粒；泳道 2：酶切的 PCR 产物

图 6-12 质粒载体和目的 DNA 片段经限制性酶切后的电泳图谱参考

七、注意事项

1. 胶回收时应采用新电泳缓冲液，以免影响电泳及回收效果。
2. 溶液 PE 初次使用前用无水乙醇 1 : 4 稀释，即含 80% 乙醇。
3. 切胶时尽量减少紫外线照射时间，以免造成 DNA 损伤。
4. 务必在胶融化后过柱，以免阻塞柱子。
5. 外源 DNA 片段的摩尔数应控制在载体 DNA 摩尔数的 3 ~ 10 倍。
6. 平端连接应先将载体 DNA 进行去磷酸处理，防止自身环化。

实验四 转化大肠埃希菌并筛选阳性克隆

一、实验简介

把重组质粒转化入大肠埃希菌并筛选阳性克隆是构建重组质粒的第四步。转化是指质粒 DNA 或以其为载体构建的重组子导入细菌的过程。把重组质粒转入大肠埃希菌的技术包括 $CaCl_2$ 转化和电穿孔法。本实验采用 $CaCl_2$ 转化，并根据质粒的抗生素抗性基因筛选阳性克隆。

二、实验目的

1. 理解转化的原理和操作。
2. 理解阳性克隆筛选的原理并设计筛选方案。

三、实验原理

CaCl₂ 转化法要首先制备感受态细胞。感受态细胞可以摄入外部溶液中的 DNA，而常态细胞却不能，所以要转化质粒 DNA 进入大肠埃希菌，必须首先制备感受态的大肠埃希菌细胞。在 0 ℃下的 CaCl₂ 低渗溶液中，大肠埃希菌细胞膨胀成球形，成为感受态细胞。感受态细胞生理状态会发生改变，表面正电荷增加，通透性增加，可摄取细胞外的 DNA。

在转化感受态细胞时，首先要在 42 ℃短时间热处理细胞，促进感受态细胞吸收 DNA，随后在非选择性 LB 培养基中培养约 45 min，使得质粒载体上的筛选标志基因得到表达（例如卡那霉素抗性基因）。然后再涂布于选择性 LB 平板上，37 ℃培养 14 ~ 16 h，长出的菌落即为转化成功的阳性克隆。

四、实验准备

（一）实验样本

1. 大肠埃希菌 DH5α
2. 连接产物
3. 阳性对照的质粒

（二）实验试剂

1. 冷 0.1 mol/L CaCl₂ 溶液
2. 含 30 μg/ ml 卡那霉素的 LB 固体琼脂平板
3. LB 液体培养基
4. 卡那霉素储存液（30 mg/ml）
5. 15% 甘油

（三）实验仪器

1. 微量移液器及吸头
2. 冰浴
3. 恒温摇床
5. 超净台
6. 恒温培养箱

五、实验步骤

制备感受态细胞 → 转化感受态细胞 → 摇菌 → 筛选阳性克隆

1．从大肠埃希菌 DH5α 平板上挑取一个单菌落接于 2 ml LB 培养液的试管中，37 ℃ 振荡培养过夜。

2．取 50 μl 过夜菌液转接到一个含有 10 ml LB 培养液的锥形瓶中，37 ℃ 振荡培养 3 h 至 $OD_{600} = 0.3$。

3．然后把培养物倒入 10 ml 离心管，冰上放置 10 min。

4．在 4 ℃ 4000 rpm 离心 10 min，弃上清液，回收细胞。

5．倒出培养液，将管倒置 1 min 以便培养液流尽。

6．用冰冷 0.1 mol/L $CaCl_2$ 10 ml 悬浮沉淀，随后放在冰上保温 30 min。

7．在 4 ℃ 6000 rpm，离心 10 min，回收细胞。

8．用冷的 15% 甘油 –0.1 mol/L $CaCl_2$ 0.5 ml 悬浮细胞，此即为感受态细胞。

9．按 100 μl 一份分装感受态细胞，储存在 –70 ℃ 冰箱。

10．把 2 份感受态细胞置于冰上，完全溶化后轻轻地将细胞均匀悬浮。

11．在 2 份感受态细胞中分别加入 5 μl 连接产物及 1 μl 对照质粒，轻轻混匀。

12．冰上放置 30 min。

13．42 ℃ 水浴热激 60 ～ 90 s。

14．冰上放置 2 min。

15．在每份感受态细胞中加入 800 μl LB 液体培养基，在 37 ℃ 缓慢振荡培养 45 min。室温下 4000 rpm 离心 5 min，吸掉 600 μl 上清液，重悬细胞。取 100 μl 细菌涂布在含卡那霉素的琼脂平板上。平皿在室温下正向放置 15 min，待接种的液体吸收进琼脂后，将平皿倒置，培养 14 ～ 16 h。

六、实验结果与分析

琼脂平板上阳性克隆的图片

七、注意事项

1．细菌培养 $OD_{600} \leqslant 0.3$，细胞数务必 < 10^8/ml，此为实验成功的关键。

2．DNA 连接反应液与宿主细胞混合时，一定要保持在冰浴条件下操作。如果温度时高时低，转化率将极低。

3．热处理 2 min 后，要迅速加进 LB 液体培养基（不含抗生素）以使表型表达，延迟加 LB 液，将使转化效率迅速降低。

4．在平板上涂布细菌时，注意避免反复来回涂布。因为感受态细菌的细菌壁有了变化，过多地机械挤压涂布将会使细胞破裂，影响转化效率。

实验五　重组质粒的鉴定

一、实验简介

重组质粒的鉴定目的是验证目的 DNA 片段是否与载体质粒正确连接，是构建重组质粒的第五步。本实验采用限制性酶切法进行鉴定。

二、实验目的

1．理解重组质粒鉴定的原理和目的。
2．可运用相关技术设计重组质粒鉴定的方案。

三、实验原理

验证重组质粒是否构建成功的方法包括限制性酶切法、核酸杂交法、PCR 扩增法等，其中，限制性酶切法是最常用的方法。它是用构建重组质粒时所用的限制性内切酶切割重组质粒后，用琼脂糖凝胶电泳检测酶切的结果。如果酶切后可以得到两个 DNA 片段，一个与目的 DNA 片段大小一致，另一个与线性质粒载体的大小一致，则说明重组质粒构建成功。

酶切法只能确定重组质粒是否构建成功，但不能确定插入质粒载体的目的 DNA 片段是否存在突变。要检测是否存在突变，需要用双脱氧法测序测定重组质粒中插入的目的 DNA 片段的序列，并通过与数据库中的序列比对，鉴定目的 DNA 片段是否正确。

DNA 双脱氧法测序技术

核酸序列比对

四、实验准备

（一）实验样本

琼脂糖平板上长出的阳性菌落。

（二）实验试剂

1．LB 培养液
2．卡那霉素储存液（30 mg/ml）
3．质粒小提试剂盒
4．限制性内切酶 Xho Ⅰ
5．Hind Ⅲ 及 NEB 缓冲液
6．琼脂糖及 TAE 缓冲液

（三）实验仪器

1．微量移液器及吸头、无菌的 15 ml 离心管、无菌的 0.2 ml EP 管
2．水浴锅
3．电泳仪
4．电泳槽及制胶模具
5．凝胶成像系统

五、实验步骤

1．用接种环挑取筛选出的阳性菌落，接种于 5 ml 含卡那霉素的 LB 液体培养基中，在 37 ℃摇床中振荡培养过夜。

2．取 3 ml 培养的菌液，在 9000 rpm 离心 30 s，弃上清，收集菌体。

3．提取质粒。

4．用 Xho Ⅰ 和 Hind Ⅲ 酶切质粒。

5．用琼脂糖凝胶电泳检测酶切的产物。

六、实验结果与分析

重组质粒酶切鉴定结果电泳图谱参考见图 6-13。

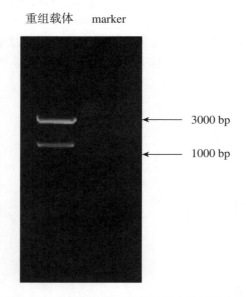

图 6-13 重组质粒酶切鉴定结果电泳图谱参考

七、注意事项

1．在双酶切时，要选择适用于两种不同限制性内切酶的缓冲液。

2．在某一种限制性内切酶存在"*"酶活性时，需要在反应系统中加入 BSA 以及 Triton X-100，来保证酶切的特异性。

（杨旭东）

第四节 尿嘧啶磷酸核糖转移酶重组蛋白的原核表达、纯化及活性测定综合性实验

尿嘧啶磷酸核糖转移酶（UPRT）将抗肿瘤药物 5-FU 转变为 5-FUMP，通过干扰核苷代谢引起细胞毒性死亡，实现治疗效果。据报道，人源 UPRT 的生物酶活性较低，是造成患者对 5-FU 耐药现象的原因之一。不同患者来源 UPRT 的酶活性评估可作为确定 5-FU 治疗剂量的关键指标。理解 UPRT 酶活性测定原理、学习酶活性测定步骤、掌握实验设计和酶活性分析具有重要的意义。

UPRT 是一个基因治疗药物开发的新型靶点，主要思路和策略在于：如何改造人源 UPRT 并提高其生物酶活性。蛋白质重组表达可快速实现活性蛋白的高质量制备，是多种基础和临床研究的核心。同时，重组蛋白的结构研究和分析可为蛋白改造和设计提供理论依据，提高蛋白定向进化速率。系统性学习和掌握 UPRT 蛋白的原核表达与纯化、表达量测定以及结构研究分析等实验有助于培养科研思维，指导 UPRT 基因治疗策略的开发。

综上，本实验基于构建好的 UPRT 原核表达载体，逐步实现 UPRT 蛋白的原核表达、Ni-NTA 纯化、表达量测定、活性测定、分子筛纯化以及晶体制备等过程，旨在为人源 UPRT 活性检测和优化改造提供依据。

实验一 UPRT 重组蛋白的原核表达

▌ 一、实验简介

大肠埃希菌（*E. coli*）BL21（DE3）是适用于蛋白表达的感受态细胞。采用化学转化方法，将上述构建的 UPRT 原核表达载体转化到表达用 BL21（DE3）感受态细胞。异丙基硫代半乳糖苷（isopropyl β-D-Thiogalactoside，IPTG）调控乳糖操纵子的活性，进而诱导蛋白表达，是常用的原核蛋白诱导表达因子。

▌ 二、实验目的

1. 学习 *E. coli* 原核表达系统的蛋白表达原理。
2. 学习 *E. coli* 的感受态细胞制备与无菌操作过程。
3. 熟悉诱导蛋白表达的影响因素。

▌ 三、实验原理

E. coli 原核表达系统是重组蛋白表达技术中发展最早、应用最广泛的经典表达系统。与其他表达系统相比，*E. coli* 原核表达系统具有宿主遗传背景清楚、生理生化性状明确、目的基因表达水平高、培养周期短等优点。因此，大肠埃希菌表达系统在外源基因重组表达系统中占重要地

位，是生产基因工程药物和疫苗的重要工具（图 6-14）。

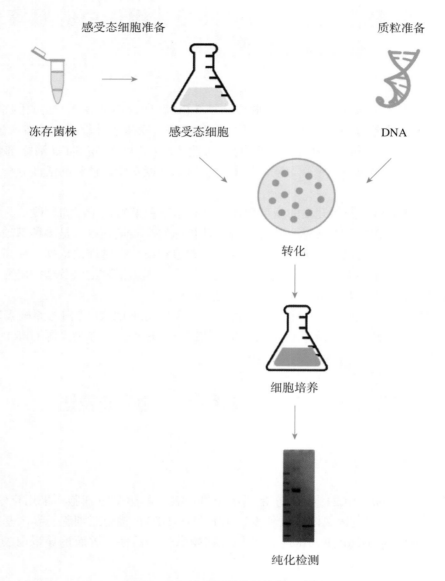

图 6-14 蛋白质原核表达流程示意图

E. coli 原核表达系统的主要步骤包括：表达用感受态细胞的制备，质粒转化与筛选，细胞培养与 IPTG 诱导表达。常用的 E. coli 原核表达的感受态类型多样，如 BL21（DE3）、Rosetta（DE3）、Rosetta-gami（DE3）等，均适用于高效表达 T7 启动子依赖的重组蛋白表达系统（如 pET 系列质粒载体），且蛋白表达原理十分相似。以 BL21（DE3）细菌菌株为例，该菌株是由 BL21 细菌改造而来，主要变化在于 BL21 的染色体整合有 λ 噬菌体 DE3 的 DNA 序列（主要编码 T7 菌体 RNA 聚合酶）。T7 聚合酶的表达在 BL21（DE3）中受到 Lac 启动子的控制；当乳糖 / 半乳糖缺失时，细胞内的 Lac 阻碍蛋白紧密结合在 Lac 启动子的 O 序列（operator site），抑制 RNA 聚合酶的结合与 T7 聚合酶的转录；当乳糖 / 半乳糖存在时，半乳糖作为诱导剂分子结合 Lac 阻碍蛋白，引起构象变化，导致阻碍蛋白与 O 序列解离，RNA 聚合酶不再受到阻碍，T7 聚合酶正常转录；T7 聚合酶的表达开关是 T7 启动子相关重组蛋白表达的决定因素。然而，半乳糖可被细菌代谢而十分不稳定，实验中常采用一种不能被代谢的半乳糖类似物作为蛋白诱导表达因子，即 IPTG（图 6-15）。

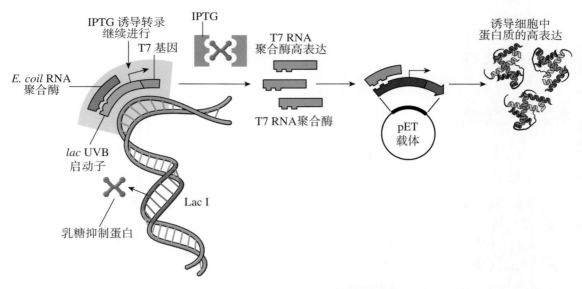

图 6-15　BL21（DE3）的蛋白诱导表达原理

影响重组蛋白原核表达的因素包括：IPTG 浓度、诱导时细胞浓度、诱导温度等。*E. coli* 原核表达过程中，IPTG 诱导剂的加入启动 T7 RNA 聚合酶的表达，从而高效启动目的基因 / 蛋白的表达。目的基因的过速表达常导致蛋白的聚集，形成包涵体而不易被纯化。因此，大肠埃希菌的诱导蛋白表达一般是在较低温度下进行的，如 16 ℃ 或 20 ℃，甚至更低。为了获得高效蛋白表达，一般需要进行蛋白的预表达实验；控制诱导时细胞浓度在 OD_{600} 为 0.6 ~ 0.8，IPTG 浓度在 0.1 ~ 0.5 mmol/L，诱导温度可选择 16 ℃ 和 37 ℃。通过比较不同条件下的蛋白表达量，获得合适条件，之后再扩大细菌培养和诱导蛋白表达。

四、实验准备

（一）实验样本

大肠埃希菌 BL21（DE3）感受态细胞

（二）实验试剂

1．LB 液体培养基

2．LB 固体培养基

3．30 mg/ml 卡那霉素

4．1 mol/L IPTG

5．0.1 mol/L $CaCl_2$ 溶液（无菌）

6．含有 15% 甘油的 0.1 mol/L $CaCl_2$ 溶液（无菌）

（三）实验仪器

1．水浴锅

2．超净工作台

3．氨苄西林

4．移液器

5．离心机

6．紫外分光光度计

五、实验步骤

（一）感受态细胞制备

1．取实验室 –80 ℃保存的 BL21（DE3）菌种在无抗性的固体 LB 平板上划线，37 ℃倒置培养过夜，进行活化。尽可能选择低代数的菌种，进行感受态细胞制备。

2．从 LB 平板上挑取单菌落，尽量选择较饱满、边缘平滑、个头较大、长势较好的菌落，接种于装有 5 ml 无抗性 LB 液体培养基的试管中；37 ℃下振荡培养过夜（12 h 左右）。

3．将上述长势良好的 2.5 ml 菌液接种到含有 250 ml LB 的锥形瓶中（接种比例 1∶100），37 ℃下振荡培养，转速 200 rpm。

4．培养时间 2 h，定期测定菌液的 OD_{600}，至 OD_{600} 在 0.4 ~ 0.6，将装有菌液的锥形瓶置于冰上（之后的操作均在冰上进行）。

5．将菌液转移至洁净无菌的 50 ml 离心管中，于 4 ℃离心机离心 10 min、转速 4000 rpm，收集细胞，尽量去除残留 LB（离心机需要提前预冷至 4 ℃）。

6．每 50 ml 体积的菌液加入 20 ml 的 0.1 mol/L $CaCl_2$ 溶液，轻轻重悬细胞，冰上放置 10 min。

7．于 4 ℃离心机离心 10 min，转速 4000 rpm，弃去上清。

8．每 50 ml 体积的菌液加 2 ml 的预冷含有 15% 甘油的 0.1 mol/L $CaCl_2$ 溶液，轻轻重悬细胞。

9．分装至无菌 1.5 ml EP 管中，每管分装 100 μl，采用液氮速冻后保存于 –80 ℃冰箱（有效期 1 年）。

（二）质粒转化和表达蛋白

1．取 BL21（DE3）感受态细胞一支，冰上静置 5 min。

2．向 100 μl 感受态细胞中加入 1 μl 含有 *UPRT* 基因的原核表达质粒，冰上静置 30 min（感受态的操作在超净台中进行）。

3．将感受态细胞放入 42 ℃水浴锅中热激 60 s。

4．冰上静置 5 min 后，加入 1 ml LB 培养基。

5．置于 37 ℃振荡培养箱，转速 200 rpm，复苏培养 1 h。

6．取 100 μl 的菌液，均匀涂布到含有卡那霉素抗性（终浓度 30 μg/ml）的固体 LB 平板上，37 ℃培养箱中倒置培养过夜。

7．培养 12 ~ 16 h 后，在平板上挑取单克隆到 5 ml 含有卡那霉素（30 μg/ml）的 LB 液体培养基中。37 ℃振荡培养过夜，转速 200 rpm。

8．将上述 5 ml 含有 UPRT 质粒的 BL21（DE3）菌液接种至含有 500 ml LB 的锥形瓶中（接种比例 1∶100），加入 Amp^+（100 μg/ml），37 ℃下振荡培养，转速 200 rpm。

9．振荡培养 3 h 左右，定时测量 OD_{600} 吸收值。

10．当 OD_{600} 在 0.6 ~ 0.8 时，将含有菌液的锥形瓶转移到 16 ℃培养箱静置，待菌液温度降低后，加入 0.25 ml 1 mmol/L IPTG（终浓度为 0.5 mmol/L），诱导重组表达蛋白。16 ℃下振荡培养过夜，转速 200 rpm。（注：选取 37 ℃诱导表达 4 h。）

11．16 ℃培养约 20 h 后，将菌液倒入 500 ml 离心瓶中，置于 4 ℃离心，6000 rpm 离心 10 min。

12．弃去上清，收集菌块，转移到 50 ml 离心管中，液氮速冻后存入 −80 ℃冰箱备用。

六、实验结果与分析

1．感受态效率测定
2．记录 BL21（DE3）细胞生长 OD_{600}

七、注意事项

1．实验过程注意个人安全。
2．感受态制备、转化与培养需要无菌操作（超净台）。
3．感受态效率与蛋白诱导表达与 OD_{600} 关系密切，需定期监测。

实验二 UPRT 重组蛋白的 Ni−NTA 纯化

一、实验简介

UPRT 重组蛋白含有一个组蛋白标签（His-tag）。His-tag 的添加通常不影响蛋白质生物活性，常被用于目标蛋白的亲和层析纯化。Ni-NTA 介质特异性地结合组蛋白标签，进而富集 His-UPRT，实现蛋白的快速纯化。

二、实验目的

1．学习 His 标签重组蛋白纯化的原理。
2．熟悉 Ni-NTA 介质的性质与使用。

三、实验原理

His-tag 是重组蛋白中最常用的融合标签之一。使用镍柱纯化 His-tag 融合蛋白的原理为：组氨酸的咪唑侧链可亲和结合镍、锌和钴等金属离子，在中性和弱碱性条件下带组氨酸标签的目的蛋白与镍柱结合，在低 pH 下用咪唑竞争洗脱。实验中一般选用 6 个组氨酸（6×His-tag）的标签。6×His 标签有许多优点：①由于只有 6 个氨基酸，分子量很小，对蛋白结构和活性的影响较小，一般不需要酶切去除；②可以在变性条件下纯化蛋白，在高浓度的尿素和胍中仍能保持结合力；③6×His 标签无免疫原性，重组蛋白可直接用来注射动物，也不影响免疫学分析。

Ni-NTA 琼脂糖凝胶是用于纯化 6×His 标签重组蛋白的一种纯化介质，适用于非变性或变性条件下各种表达来源（如大肠埃希菌、酵母、昆虫细胞和哺乳动物细胞）的组氨酸标签（6×His-tagged）蛋白的纯化。它是由 4% 交联的琼脂糖凝胶（sepharose）偶联了一种四齿螯合剂 NTA 而得。NTA 含有 4 个螯合区，较一般的三齿螯合剂能更好地结合镍离子（Ni^{2+}）；螯合镍离子后，可以形成比较稳定的平面四边形结构，从而有更多的位点与组氨酸标签上的咪唑环继续配位，达到结合目的蛋白的效果。

蛋白纯化过程中，6×His 可与 Ni^{2+} 螯合，从而使 His 标签蛋白结合在 Ni-NTA 纯化介质上，未结合的蛋白被洗涤下去，结合在介质上的蛋白经过一定浓度的咪唑或低 pH 缓冲液温和洗脱下来，从而得到高纯度的目的蛋白。

Ni-NTA 纯化介质与 His 标签蛋白具有极高的亲和力，可达 5～20 mg/ml。可在非变性和变性条件下纯化任何表达系统所得的 His 标签蛋白。纯化程序简单，所得的蛋白纯度可高达 95%。Ni-NTA 可再生 4～6 次，重复使用。

6×His 标签也有一些不足，如目的蛋白易形成包涵体、难以溶解、稳定性差及错误折叠等。镍柱纯化时金属镍离子容易脱落，混入蛋白溶液，不但会通过氧化破坏目的蛋白的氨基酸侧链，而且凝胶柱也会非特异吸附蛋白质，影响纯化效果。

四、实验准备

（一）实验样本

表达 UPRT 的菌体

（二）实验试剂

1．Ni-NTA 介质，重力柱，试管支架，咪唑（4 mol/L），G250 染液
2．buffer 1（裂解）：50 mmol/L Tris-HCl pH 7.4 + 200 mmol/L NaCl
3．buffer 2（洗杂）：buffer 1 + 10 mmol/L 咪唑
4．buffer 3（洗杂）：buffer 1 + 50 mmol/L 咪唑
5．buffer 4（洗脱）：buffer 1 + 500 mmol/L 咪唑

（三）实验仪器

蛋白纯化仪

五、实验步骤

1．将诱导表达 UPRT 的菌体取出，加入 50 ml buffer 1，充分搅拌使细胞悬浮，无明显块状即可。

2．转至透明烧杯中，放置在冰浴中进行超声破碎。程序采用 20% 功率，一个周期超声 4 s 停 8 s，破碎总时间 15 min。

3．将破碎好的裂解液转移至 50 ml 高速离心管中，做好离心管平衡后置于大容量冷冻离心机（预冷至 4 ℃），转速 11 000 rpm，离心 20 min。收集上清，准备下一步纯化（取少许上清，制备 SDS-PAGE 样品，用于表达量评估）。

4．Ni-NTA 凝胶的预处理　在直径 2.5 cm 的层析柱中装入适量的凝胶。选用 2 ml 凝胶（CV = 2 ml）。待凝胶保护液流完后，分别用 5 CV H_2O 和 5 CV buffer1 处理凝胶。平衡好凝胶以待使用。

5．吸附　菌体破碎后的上清（含有 His-UPRT）缓慢转移至含有 Ni-NTA 的凝胶柱中，收集

流穿液（取少许制备 SDS-PAGE 样品，用于 Ni-NTA 结合评估）。（建议此过程在 4 ℃层析柜中进行。）

6. 洗脱非特异吸附的蛋白　用 50 ml 的 buffer 2 洗脱非特异吸附的蛋白，自然流速洗脱，洗杂液不用收集。

7. 洗脱目的蛋白　分别用 10 ml 的 buffer 3 和 buffer 4 洗脱目的蛋白，自然流速洗脱，分别收集该两种洗脱液（分别取少许制备 SDS-PAGE 样品，用于 UPRT 蛋白纯化效果评估）。回收 Ni-NTA 凝胶。（可选步骤：使用 G250 染液评估洗脱效率。）

8. 用紫外分光光度计检测洗脱收集液中的蛋白浓度 OD_{280}，计算回收的蛋白量。

9. 用移液器各量取 10 μl 的原样、流穿液、洗杂液、洗脱液，进行 SDS-PAGE 凝胶电泳，以检测纯化出来的蛋白纯度。

六、实验结果与分析

1. 纯化蛋白质含量分析。

	OD_{280}	蛋白质浓度（mg/ml）	体积（ml）	蛋白质含量（mg）
His-UPRT				

2. 纯化过程中各步的蛋白质电泳图谱。

七、注意事项

1. 缓冲液的选择　应根据目标蛋白的 pI 和 pH 稳定性等条件来选择。注意选择缓冲液时应避开蛋白质的等电点，因为蛋白质在其等电点时溶解度最小，容易沉淀，不利于蛋白质的稳定。此外，在进行融合表达、计算目标蛋白的 pI 时，应考虑到融合标签的影响。

2. 平衡缓冲液中 NaCl 及咪唑浓度的选择　在平衡缓冲液中加入 NaCl 及咪唑均是为了尽可能减少非特异性吸附。具体浓度应根据 Ni 柱说明书及具体蛋白的特性进行调节。

3. 细胞裂解液上清：凝胶的体积比　可根据 Ni 柱说明书中的每 ml 凝胶的蛋白载量进行适量调节。凝胶过少，则目标蛋白不能完全吸附，从流穿液中流出；凝胶过多，则导致洗脱体积变大，以及不必要的非特异性吸附。

4. 蛋白的储存　纯化得到的蛋白可透析或超滤后除去咪唑，加入 5% 甘油，液氮速冻后 –80 ℃保存。需要注意的是，蛋白质的反复冻融将对其活性造成不可逆的损失，因此应尽量避免，可将蛋白溶液分装成若干小份，每次取用一份。

实验三　UPRT 表达量的测定与重组蛋白纯度分析

一、实验简介

重组 UPRT 蛋白的表达和纯度分析主要采用丙烯酰胺凝胶电泳（PAGE）和染色分析。其中，SDS-PAGE 是最常用的蛋白表达分析方法，主要利用蛋白分子量的不同实现电泳中的凝胶分离。

Note

同时，纯化后 UPRT 的紫外吸收也可用作表达量评估。组织样本中 UPRT 蛋白的表达通常采用蛋白印迹实验进行评估。以本实验纯化的高纯度 UPRT 重组蛋白为标准品，通过比较组织样本中 UPRT 与梯度稀释的 UPRT 标准品的蛋白印迹信号，粗略估算样本中 UPRT 的表达水平。

二、实验目的

1. 学习聚丙烯酰胺凝胶电泳及 R250 染色的原理。
2. 掌握聚丙烯酰胺凝胶电泳分离蛋白质及 R250 染色的操作技术。
3. 掌握蛋白质印迹法（Western blotting）技术的原理和操作流程。

三、实验原理

（一）PAGE 胶的聚合原理

聚丙烯酰胺凝胶电泳（polyacryamide gel electrophoresis，PAGE）是由丙烯酰胺单体和交联剂甲叉双丙烯酰胺在催化作用下形成的三维网状结构物质。凝胶的聚合是通过自由基机制发生的。N,N,N,N- 四甲基乙二胺（TEMED）作为催化剂，生成硫酸盐自由基。过硫酸铵（APS）提供形成自由基的硫酸盐基团（图 6-16）。

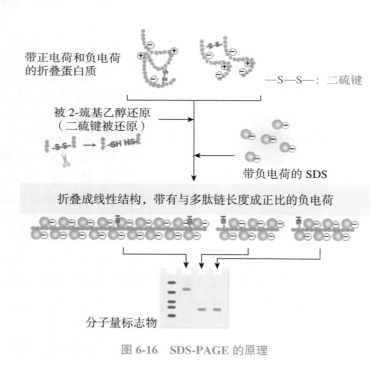

图 6-16 SDS-PAGE 的原理

（二）SDS-PAGE 的原理

十二烷基硫酸钠聚丙烯酰胺凝胶电泳（sodium dodecyl sulfate polyacrylamide gel electrophoresis，SDS-PAGE）是聚丙烯酰胺凝胶电泳中最常用的一种蛋白表达分析技术。在大肠埃希菌表达纯化外源蛋白的实验中，SDS-PAGE 更是必不可少的操作，其通常用于检测蛋白的表达情况（表达量，表达分布），以及分析目的蛋白的纯度等。

蛋白质中含有很多的氨基（+）和羧基（−），不同的蛋白质在不同的 pH 下表现出不同的电荷，为了使蛋白在电泳中的迁移率只与分子量有关，在上样前，通常会在样品中加入含有 SDS 和强还原剂的上样缓冲液。十二烷基磺酸钠（SDS）是一种阴离子表面活性剂，它可以断开分子内和分子间的氢键，破坏蛋白质分子的二级和三级结构；强还原剂可以断开半胱氨酸残基之间的二硫键。电泳样品加入样品处理液后，经过高温处理，其目的是将 SDS 与蛋白质充分结合，以使蛋白质完全变性和解聚，并形成棒状结构，同时使整个蛋白带上负电荷；另外，样品处理液中通常还加入溴酚蓝染料，用于监控整个电泳过程；另外，样品处理液中还加入适量的蔗糖或甘油以增大溶液密度，使加样时样品溶液可以快速沉入样品凹槽底部。

当样品上样并接通两极间电流后，在凝胶中形成移动界面并带动凝胶中所含 SDS 负电荷的多肽复合物向正极推进。样品首先通过高度多孔性的浓缩胶，此时缓冲系统中的弱酸，如甘氨酸，在 pH 6.7 时很少解离，其有效泳动速率很低；氯离子却有很高的泳动速率，蛋白质的泳动速率介于两者之间。作为先导离子的氯离子和尾随离子的甘氨酸离子分离开来，并在其后面留下一个导电性较低的区带。在甘氨酸分子（最慢的）和氯离子（最快的）之间存在样本混合物中的所有蛋白质。由于浓缩胶联度小，孔径大，蛋白质受阻小，因此不同的蛋白质就浓缩成非常薄而清晰的蛋白层，起浓缩效应，方便后续更好地分离蛋白质。

当到达分离胶时，pH 增大，孔径急剧减小。在更高的 pH 下，甘氨酸分子不再以两性离子的形式存在，它们在这个阶段就会电离，并开始比在浓缩胶中时迁移得更快。氯离子（Cl⁻）很快就会向阳极迁移，只有蛋白质分子在分离胶中较为缓慢地移动。由于蛋白质在电泳过程中，受到溶液离子的变化而 pH 发生变化，但每一瞬间，其所带电荷数除以单位质量是不同的，所以带负电荷多者迁移快，反之则慢，这就体现了电荷效应。由于胶孔径小，而且成为一个整体的筛状结构，它们对大分子阻力大，小分子阻力小，起着分子筛效应，也就是蛋白质在分离胶中，以分子筛效应和电荷效应而出现迁移率的差异，最终彼此分开。

（三）考马斯蓝 R250 染色原理

考马斯亮蓝（Coomassie brilliant blue）R250 命名中的"R"为 red 的缩写，因 R250 的蓝色染料呈微红色调，"250"表示考马斯亮蓝的纯度。其工作原理是：通过与蛋白质内的氨基和羧基基团间的静电结合作用以及范德华力，考马斯亮蓝 R250 与蛋白质形成强但非共价键连接的复合物。蛋白质-染料复合物的形成稳定染料携带的负电荷阴离子（如磺酸基），从而产生在膜上或者胶上肉眼可见的蓝色。

考马斯亮蓝 R250 更多用于电泳蛋白的染色，染色灵敏度可达 0.1 μg 蛋白质。但 R250 染色后需要褪色，才能进行蛋白质条带的观察。

（四）Western blotting 的原理

蛋白质印迹法（Western blotting）是一种检测组织和细胞中蛋白质表达水平的实验方法，它是由瑞士米歇尔·弗雷德里希生物研究所的 Harry Towbin 在 1979 年建立的。尼尔·伯奈特在其所著的《分析生物化学》一书中，将这一技术命名为 Western blotting。现在这一技术已被广泛应用于基因在蛋白质水平的表达研究、抗体活性检测和疾病早期诊断等多个方面。

Western blotting 的基本原理是通过变性聚丙烯酰胺凝胶电泳将细胞或组织总蛋白质按分子量大小分离后，把蛋白质从凝胶转移到固相支持物上，然后用特异性抗体检测某特定抗原的表达，通过分析显色的位置和显色深度获得特定蛋白质在细胞或组织中的表达情况。常用的固相支持物有 NC 膜和 PVDF 膜，均是多孔的膜结构，一般有 0.2 μm 和 0.45 μm 两种孔径。当印迹 20 kD 以下的蛋白质时，用 0.2 μm 的膜；印迹 20 kD 以上的蛋白质时，用 0.45 μm 的膜。固相支持物以非共价键形式吸附蛋白质，被吸附的蛋白质能保持电泳分离的多肽类型及其生物学活性不变。

吸附到固相载体上的蛋白质可被抗体特异性地识别，抗体结合的数量取决于固相载体上吸附的蛋白质分子的多少。二抗是可特异性识别一抗的抗体，二抗的 Fc 段连接有辣根过氧化物酶。一抗分子可结合两个二抗分子，而二抗上标记的辣根过氧化物酶可利用 H_2O_2 作为氧化剂，催化化学发光反应，从而把抗原蛋白结合的一抗的分子数转变为光信号，并级联放大。

化学发光免疫测定是目前世界公认先进的标记免疫测定技术，具有高度的灵敏性、宽的线性动力学范围、分析方法简便快速、安全性好及使用期长等优点，成为检验方法中最为重要的技术之一。

四、实验准备

（一）实验样本

Ni 柱纯化时获得的蛋白质样品。

（二）实验试剂

1．5×上样缓冲液

2．纯水

3．30% 丙烯酰胺

4．1.5 mmol/L Tris-HCl（pH 8.8）

5．1.0 mmol/L Tris-HCl（pH 6.8）

6．10% SDS

7．AP

8．TEMED

9．电泳液（running buffer）

10．考马斯亮蓝 R250 染色液

（三）实验仪器

1．移液器、枪头（1 ml、200 μl、10 μl）

2．50 ml 离心管

3．培养皿

4．垂直板电泳槽

5．电泳仪

五、实验步骤

1．清洗玻璃板　一只手扣紧玻璃板，另一只手轻轻擦洗。两面都擦洗过后用自来水冲洗，再用蒸馏水冲洗干净后立在筐里晾干。

2．灌胶与上样　玻璃板对齐后放入夹中卡紧。然后垂直卡在架子上准备灌胶（操作时要使两玻璃对齐，以免漏胶）。

配 10% 分离胶，加入 TEMED 后立即摇匀即可灌胶。灌胶时，可用 1 ml 的移液器吸取适量的胶沿玻璃放出，待胶面升到绿带中间线高度时即可。然后胶上加一层无水乙醇，液封后的胶凝得更快。（灌胶时开始可快一些，胶面快到所需高度时要放慢速度。操作时胶一定要沿玻璃板流下，这样胶中才不会有气泡。加水液封时要很慢，否则胶会被冲变形。）配制方法如表 6-6 所示（以下均为配制 2 块胶时所需的试剂用量）。

表 6-6　SDS-PAGE 电泳凝胶配方

浓度	分离胶：10%	浓缩胶：5%
H₂O（ml）	4.00	2
30% 丙烯酰胺（ml）	3.35	0.5
1.5 mmol/L Tris-HCl（pH 8.8）（ml）	2.5	—
1.5 mmol/L Tris-HCl（pH 6.8）（ml）	—	0.5
10% SDS（μl）	100	40
AP（μl）	100	30
TEMED（μl）	5	4
总体积（ml）	10	3

当水和胶之间有一条折射线时，说明胶已凝固。再等 3 min 使胶充分凝固就可倒去胶上层水并用吸水纸将水吸干。

按前面方法配浓缩胶，加入 TEMED 后立即摇匀即可灌胶。将剩余空间灌满浓缩胶，然后将梳子插入浓缩胶中。灌胶时也要使胶沿玻璃板流下，以免胶中有气泡产生。插梳子时要使梳子保持水平。待到浓缩胶凝固后，两手分别捏住梳子的两边竖直向上轻轻将其拔出。用水冲洗一下浓缩胶，将其放入电泳槽中。

加足够的电泳液后开始准备上样（电泳液要漫过玻璃板）。取出提前制备好的样品，离心机 12 000 rpm 离心 1 min，拿出样品吹打均匀后用 10 μl 的移液器贴壁吸取样品，将样品吸出，不要吸进气泡。将枪尖插至加样孔中缓慢加入样品（加样太快可使样品冲出加样孔，若有气泡，也可能使样品溢出）。

3. 电泳　加样完毕，盖好上盖，连接电泳仪，打开电泳仪开关后，电压设置为 160 V，电泳过程中保持电压稳定，电泳时间设为 50 min；当样品中的溴酚蓝指示剂迁移到距前沿 1 ~ 2 cm 处即停止电泳。

4. 染色、脱色　电泳结束后，关掉电源，取出玻璃板，在长短两块玻璃板下角空隙内，轻轻撬动，即将胶面与一块玻璃板分开，然后轻轻将胶片托起，放入大培养皿中并加入考马斯亮蓝 R250 染液，放入微波炉中煮沸，将染色液回收，用水把胶面漂洗一次后将水弃去，重新加入水并继续放入微波炉中煮沸，直至蛋白质条带清晰为止，必要时可过夜。蛋白质条带清晰时即可拍照。

5. Western blotting　制备重组蛋白的标准品梯度（5 ng/μl、25 ng/μl、125 ng/μl、625 ng/μl 等）和生物样本蛋白裂解液，对各个样品进行 SDS-PAGE 电泳。电泳结束前 30 min，准备 8 张滤纸和 1 张 PVDF 膜。PVDF 膜在使用之前必须用纯甲醇浸泡 2 min，再浸泡到转膜缓冲液。把滤纸浸泡于转膜缓冲液。

在电转移仪上铺好下层滤纸。将膜铺在靠膜滤纸上，注意和滤纸间不要有气泡，再倒一些转膜液到膜上，保持膜的湿润。将胶剥出，去掉浓缩胶，小心地移到膜上。剪去膜的左上角。将一张靠胶滤纸覆盖在胶上。倒入些许转膜液，再铺两张靠胶滤纸。装好电转移仪，电压设为 15 V，根据蛋白质的大小设定转膜时间：

目的蛋白分子大小（kD）	转移时间（min）
90 ～ 120	60
30 ～ 90	40

转膜结束后，把膜浸泡入封闭液中，在室温封闭 1 h。封闭是为了避免抗体与膜的非特异结合。封闭后，可把 PVDF 膜浸泡于 TBS 溶液。

一抗稀释与孵育。计算好所需的抗体溶液的体积，用抗体稀释液稀释抗体，并振荡混匀。按 1∶1000 的比例稀释兔源性抗 UPRT 蛋白抗体或者 His 标签抗体（用于评估重组 UPRT 的表达和纯化分析）。将 1000 μl 稀释好的抗 UPRT 蛋白抗体或者 His 标签抗体滴加在封口膜上，用滤纸吸去 PVDF 膜表面的液体，然后将 PVDF 膜覆盖在抗体上，吸附蛋白的面向下，在 37 ℃孵育 1 h。

洗涤。在室温环境中，用 TBST 洗 5 次，每次 5 min。洗涤在摇床上进行。

二抗稀释与孵育。用抗体稀释液把二抗按 1∶5000 稀释，把膜搭在滤纸上沥干液体，在室温条件下，将 PVDF 膜与二抗孵育 1 h。

洗涤。用 TBST 先快速洗 4 次，每次 5 min。洗涤在摇床上进行。

化学发光。在 1.5 ml 的 EP 管中将两种显色底物按 1∶1 等体积混合。把膜搭在滤纸上沥干液体，将发光液均匀覆盖在膜表面，放入化学发光分析系统的暗室中，拍摄发光的照片。分析 UPRT 蛋白质条带的灰度值。

六、实验结果与分析

1. **UPRT 的诱导表达结果**

2. **UPRT 的 Ni-NTA 纯化结果** 凝胶经脱色后观察结果，拍照得到的电泳条带应类似于图 6-17、图 6-18。

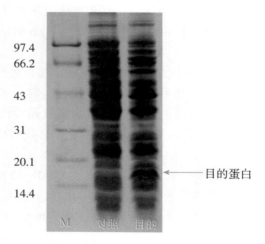

图 6-17 蛋白质诱导表达的 SDS-PAGE 鉴定（参考）

图中目的组为经过诱导表达后的菌液，可观察到目的蛋白质的表达。M：蛋白质 marker；目的：实验组细菌的蛋白质条带

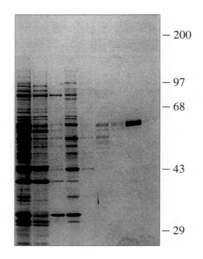

图 6-18　蛋白质纯化过程 SDS-PAGE 鉴定（参考）

为 Ni 纯化的结果图，第一列为经过破碎离心后的上清样品，第二列为流穿液，第三列为 buffer 洗脱后的样品，第四列和第五列为 20 mmol/L 咪唑洗脱后的样品，第六列和第七列为 50 mmol/L 咪唑洗脱后的样品，第八列为 500 mmol/L 咪唑洗脱后的样品，即纯化后所得到的蛋白质样品

七、注意事项

1．聚丙烯酰胺具有神经毒性，操作时注意安全，戴手套。

2．凝胶配制过程要迅速，催化剂 TEMED 要在注胶前再加入，否则将会凝结，无法注胶。

3．电泳时，电泳仪与电泳槽间正、负极不能接错，以免样品反方向泳动。

4．剥胶时要小心，保持胶完好无损，染色要充分。

5．滤纸、胶、膜之间的大小，一般是滤纸≥膜≥胶。

6．由于膜的疏水性，膜必须首先在甲醇中完全浸湿。而且在以后的操作中，膜也必须随时保持湿润（干膜法除外）。

7．新鲜配制发光液应立即使用工作液，室温放置数小时后仍可使用，但灵敏度略有降低。

8．操作过程中勿使膜完全干燥。

9．膜要与发光工作液充分接触。

10．如膜在发光后仍将用于其他蛋白质的检测，可用抗体洗脱液洗去杂交上的抗体，然后浸泡于 TBS 中备用。

实验四　UPRT 重组蛋白的活性鉴定

一、实验简介

UPRT 的活性测定利用底物尿嘧啶（uracil）和产物单磷酸尿苷（UMP）紫外吸收性质的不同。通过检测产物 UMP 的紫外吸收来测定 UPRT 的生物酶活性。根据对不同条件下 UPRT 酶活性的测定，深入理解酶促反应影响因素对酶活性的调节作用。

Note

二、实验目的

1. 熟悉 UPRT 的活性测定方法。
2. 学习体外酶活性测定的操作过程。
3. 熟悉体外酶反应的影响因素。

三、实验原理

酶是生物体内一类特殊的催化剂，参与调控几乎所有的生命活动，如新陈代谢、消化吸收、能量转换等。酶在细胞内的催化效率极高，表现出底物的高度特异性，且活性受到高度调控。酶的活性失衡已报道与疾病发生与治疗密切相关。

尿嘧啶磷酸核糖转移酶（UPRT，EC2.4.2.9）是由 *upp* 基因编码的核苷酸代谢过程中的重要酶。作为一种嘧啶补救酶，UPRT 在辅因子 Mg^{2+} 的帮助下，可催化底物尿嘧啶（uracil）和磷酸核糖焦磷酸（PRPP），产生单磷酸尿苷（UMP）和焦磷酸（PPi）。其中，底物尿嘧啶可被 5-氟尿嘧啶（5-fluorouracil，5-FU）替代，同样，在 UPRT 的作用下，反应生成 5-氟单磷酸尿苷（5-UMP）。UPRT 对尿嘧啶具有较好的特异性，不能在催化中使用胞嘧啶、胸腺嘧啶等其他分子。

影响酶反应效率的因素通常包括：反应条件（pH、温度、时间）、底物用量、酶用量、酶活性等。UPRT 酶活测定原理主要利用了 UMP 与尿嘧啶紫外吸收性质的不同；由于 UMP 在 280 nm 有不同于尿嘧啶的特征吸收峰（$E_{280} = 2.5 \ L \cdot mmol^{-1} \cdot cm^{-1}$），因此，280 nm 的紫外吸收与产物 UMP 的生成正相关，通过分析紫外吸收曲线即可获得样本中 UPRT 的酶活性。在反应条件和底物用量一定的情况下，280 nm 的紫外吸收可以间接代表 UPRT 的酶反应活力。

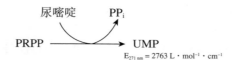

$$尿嘧啶 + PRPP \rightleftharpoons UMP + PPi$$

四、实验准备

（一）实验样本

UPRT 重组蛋白

（二）实验试剂

1. 尿嘧啶
2. UMP
3. PRPP
4. Tris-HCl（pH 7.8）
5. $MgCl_2$

（三）实验仪器

紫外分光光度计

五、实验步骤

1. 样本制备 将 UPRT 蛋白稀释成 10 μmol/L、20 μmol/L、50 μmol/L、100 μmol/L 等不同浓度，可采取其他细胞 / 组织裂解液。制备不同浓度 UMP 的标准曲线。

2. 反应前准备 配制反应溶液（1 ml）：25 mmol/L Tris-HCl（pH 7.5）、0.5 mmol/L PRPP、10 mmol/L $MgCl_2$ 和 2 μl 不同浓度的 UPRT 蛋白。

3. 预反应 将反应溶液在 37 ℃下预热 5 min。

4. 反应启动与动态检测 加入 0.5 mmol/L 尿嘧啶启动反应，动态监测 UV 280 nm 吸收值，用于酶活力计算。

5. 反应终止 加热至 100 ℃，恒温 1 min（注：某些情况下，相对活性也可由短时间反应终止后的紫外吸收代表）。

6. 酶活计算 采用 GraphPad 软件进行非线性数据拟合，得到相对反应速率；也可采用 Excel 绘图软件，选取线性反应区域，拟合计算反应斜率，得到相对反应速率。

7. 基于上述方法测定 UPRT 的最适反应温度。

8. 测定 UPRT 的最适反应 pH。

六、实验结果与分析

1. 不同浓度 UMP 的紫外吸收标准曲线
2. 比较不同样本 UPRT 酶活性的差异
3. UPRT 最适反应温度
4. UPRT 最适反应 pH

七、注意事项

1. 37 ℃预热前反应溶液中不加入尿嘧啶。
2. 反应 5 ~ 7 min 后吸光度基本达到最大值，此时应立即检测。

实验五 UPRT 重组蛋白的分子筛纯化

一、实验简介

分子筛色谱法（size exclusion chromatography，SEC）是蛋白质精细纯化的主要方法，通常用于蛋白质纯化的最后一步。其原理主要是利用蛋白质分子大小和形状的不同进行分离。AKTA 系统的使用简化了 SEC 的流程，具有可视化界面，可实时监测目标蛋白质的出峰位置和形状，评估重组 UPRT 的纯化质量。

二、实验目的

1. 学习分子筛纯化蛋白的原理和方法。
2. 熟悉分子筛的使用流程。

三、实验原理

蛋白质纯化的实质与原则在于增加制品的纯度与比活性。针对组织样品的蛋白质纯化，主要包括三个步骤：样品前处理、粗分离和细分离。样品前处理主要包括组织的破碎、组织中蛋白的溶解，以及差速离心除去未溶解的组织碎片，从而获得组织蛋白提取液。粗分离主要指选择性沉淀法，获得靶蛋白高含量的组分。细分离主要用于精制后的蛋白纯化，方法包括电泳法、离子交换层析、凝胶过滤层析、亲和层析、疏水层析、吸附层析等。其中，层析法是蛋白质精细分离的主要方法。分子筛色谱法又称作凝胶过滤层析、空间排阻色谱等，是一种常用的层析分离方法。

分子筛层析的原理主要利用了蛋白质分子的分子筛效应。该层析中，固定相介质是一种多孔的凝胶颗粒；当流动相/蛋白质样品经过介质时，分子量较小的蛋白可以进入介质内部，从而被延滞流出，大分子由于不经过介质内部，而较快流出。形象地讲，小分子更容易进入介质而"迷路"，大分子不容易进入介质而直接流出，从而实现不同大小分子的分离与纯化。蛋白质分子量和分子形状的差异都是分子筛效应的直接影响因素（图 6-19）。

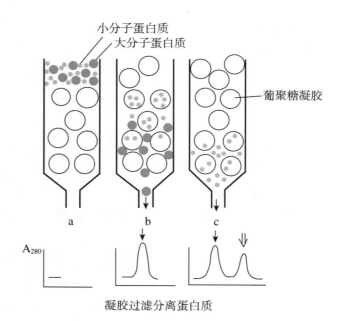

图 6-19 蛋白质凝胶过滤的分离原理

a. 大球是葡聚糖凝胶颗粒；b. 样品上柱后，小分子进入凝胶微孔，大分子不能进入，故洗脱时大分子先洗脱下来；c. 小分子后洗脱出来

分子筛方法的实现需要使用蛋白纯化系统 FPLC 和分子筛纯化层析柱。目前常用的 FPLC 系统有 AKTA-pure25（图 6-20）、永联 UEV25L、汉邦 Bio-Lab30 等。层析柱建议使用封装好的商品化层析柱，具体选择取决于目的蛋白和杂蛋白的分子量。常用的是 Superdex 200 Increase 10/300 GL，分离范围为 10 ～ 600 kDa。

FPLC 系统的使用主要包括：洗泵、系统平衡、层析柱平衡、样品上样、紫外检测等。样品能正常上样进入层析柱是整个操作的核心（图 6-21）。以 AKTA-pure25 系统为例：在 Manual load 模式下将样品由外部抽到上样环中，然后改成 Inject 模式，便可将样品推入系统，进行过滤层析（图 6-22）。

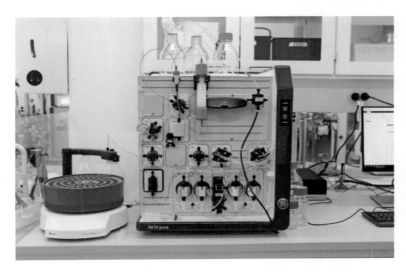

图 6-20　FPLC 系统展示（型号：Cytiva Akta-pure25）

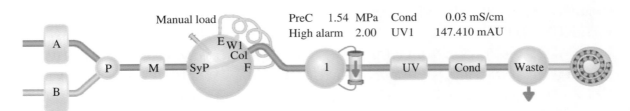

图 6-21　FPLC 系统的流动相线路展示

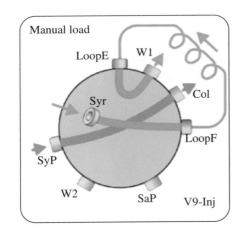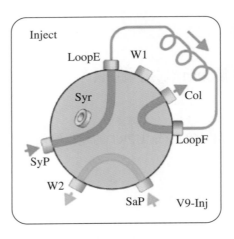

图 6-22　FPLC 系统样品上样通路展示

四、实验准备

（一）实验样品

经过 Ni 柱纯化的目的蛋白

（二）实验试剂

1. TBS 缓冲液：20 mmol/L
2. Tris8.0、150 mmol/L NaCl、2 mmol/L DTT（0.22 μm 滤膜抽滤）

（三）实验仪器

1. 4 ℃离心机
2. AKTA-pure25 系统

五、实验步骤

1. 样品准备 经过 Ni 柱纯化，洗脱下来的目的蛋白用浓缩管浓缩到 1 ml，转移到 1.5 ml EP 管中，12 000 rpm 4 ℃离心 10 min，以免有杂质堵塞层析柱。

2. 平衡 选择合适的柱压预警值和流速，在 Manual load 模式用 TBS 缓冲液将 A_{280} 和 A_{260} 基线洗平。安装 Superdex 200-24 ml 预装柱，用 TES 缓冲液平衡 1 ～ 2 个柱体积。

3. 上样 柱子平衡质量可参考紫外吸收基线的均一性。平衡好后，设置基线数值为 0；在 Manual load 模式，用注射器将样品抽进上样环，随即调整设置为 Inject 模式，将样品推进系统。观察记录样品的上样情况。

4. 接收 提前在收集器摆好 EP 管。进样后 7 ml 左右，开启样品自动接收，设置每管为 0.5 ml。观察蛋白质样品的出峰情况与收集情况，直至收集完成（通常基线趋于平缓或超过 1 倍 CV）。如果有多个样品，可重复步骤 2 ～ 3，直至实验结束（1 次上样约需要 1 h）。

5. 层析柱清洗 实验结束后，需要对层析柱进行清洗；层析柱短期可用 ddH$_2$O 平衡，保存于 4 ℃；长期储存需要用 20 % 乙醇平衡，同样保存于 4 ℃。

六、实验结果与分析

1. 记录 UPRT 的分子筛图谱

2. SDS-PAGE 鉴定 UPRT 的纯化效果

3. 实例结果（图 6-23）

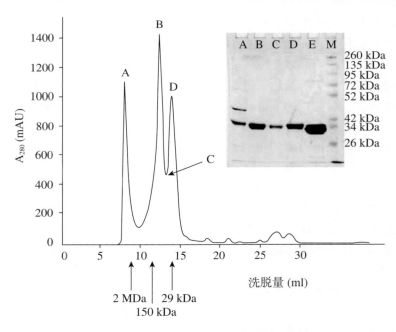

图 6-23 蛋白质凝胶过滤层析的结果（参考）

七、注意事项

1．样品上样前高速离心去沉淀，不可让沉淀进入系统。
2．层析柱接入系统时，避免气泡。
3．DTT 现用现加。

实验六　UPRT 重组蛋白的晶体制备

一、实验简介

UPRT 晶体的获得是 X 射线结构研究的基础。晶体的制备主要采用试剂盒的通量筛选方法，以获得结晶初始条件。结晶条件优化主要采用网格法，对影响结晶的条件进行梯度筛选，以获得高质量蛋白质晶体。

二、实验目的

1．学习蛋白质结晶的过程和原理。
2．学习蛋白质结晶的影响因素。
3．熟悉蛋白质结晶条件的筛选过程。

三、实验原理

制备高质量的蛋白质晶体是解析蛋白质结构的必要前提，也是结构生物学研究的关键问题，因此在高纯度的蛋白质溶液后就需要进行结晶条件的筛选。

蛋白质晶体与其他化合物晶体的形成类似，是在饱和溶液中慢慢产生的，不同种类的蛋白质结晶的条件也有所不同，影响晶体形成的变量很多，包含化学变量，如 pH、沉淀剂、离子浓度、蛋白质浓度等；物理变量，如溶液达成过饱和状态的速率、温度等；以及生化变量，如蛋白质所需的金属离子或抑制剂、蛋白质的聚合状态、等电点等，需要对不同条件的组合逐个筛选才能找到最佳的结晶条件，获得高质量的单晶。

蛋白质的结晶过程涉及蛋白质的相变，即蛋白质分子在溶液中从随机状态逐步变为有序排列的周期性固体，这个过程主要分为 3 个阶段。

（1）成核：指在蛋白质溶液中，蛋白质分子之间自发聚集形成的一定大小的有序排列的聚集体的过程，这个过程要求蛋白质溶液的浓度高于一个临界值，以克服自由有序排列的自由能障碍。有序聚集体达到一定尺寸就形成晶核，否则就会解离。

（2）生长：蛋白质分子不断结合到晶核上，同时也从晶核上解离，如果结合速率大于解离速率，晶体尺寸就不断增大。

（3）停止：当晶体生长到一定程度，由于蛋白质溶液浓度的降低，使得以此为驱动力的蛋白质分子的结合速率与解离速率相等，晶体的生长在宏观上就表现为停止。

从上述过程可以发现，得到蛋白质结晶的必要前提是过饱和形成晶核，因此，设计了以下四种结晶方法（图 6-24）。

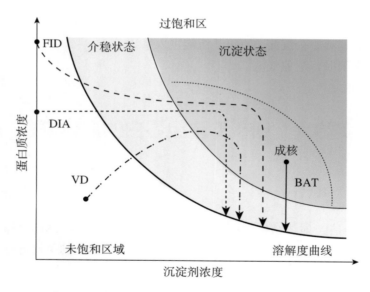

图 6-24 基于蛋白质和沉淀剂浓度的蛋白质结晶相图
BAT：分批结晶；FID：液 - 液扩散；DIA：透析；VD：气相扩散

（1）分批结晶（batch crystallization）：同步地在蛋白质溶液中加入沉淀剂，立即使溶液达到一个高过饱和状态，从而使蛋白在过饱和溶液中逐渐长出晶体。

（2）液 - 液扩散（liquid-liquid diffusion）：将蛋白质溶液和含有沉淀剂的溶液分开加入毛细管中，两种溶液之间形成一个明显的界面，逐渐彼此扩散，进而形成蛋白质的过饱和区域。

（3）透析法（dialysis）：蛋白质溶液位于透析管中，将透析管放入含有沉淀剂的溶液中透析，逐渐增加蛋白质溶液中沉淀剂浓度，使之过饱和。

（4）气相扩散（vapor diffusion）：将蛋白质溶液与含有沉淀剂的溶液 1∶1 混合后，悬在含有沉淀剂的溶液上方（悬滴法，图 6-25a）或滴在溶液附近（坐滴法，图 6-25b），利用分子的气相扩散使蛋白质和沉淀剂浓度逐渐增加，达到过饱和状态。本实验采取坐滴法。

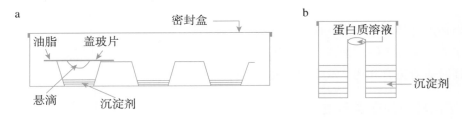

图 6-25　气相扩散法示意图

四、实验准备

高纯度 UPRT 样品、晶体试剂盒、晶体板

五、实验步骤

1．将分子筛纯化后纯度较高的 URPT 蛋白浓缩到约 20 mg/ml，并取一部分稀释到 10 mg/ml 和 5 mg/ml。

2．将晶体试剂盒中的试剂按顺序加入晶体板上的方形孔中作为池液，每孔约 100 μl。

3．在晶体板上方形孔周围的圆形浅坑中滴加约 0.5 μl 蛋白溶液（三个孔中分别滴加 20 mg/ml、10 mg/ml 和 5 mg/ml 样品）。

4．从方形孔中取 0.5 μl 池液滴加在蛋白样品上（蛋白样品和池液的液滴应完全重合）。

5．所有孔都加样完毕后用封口膜封好，在 20 ℃保温箱中静置。

六、实验结果与分析

1．观察晶体筛选结果并分析晶体生长条件。

2．静置一段时间后在显微镜下观察，可能出现的结果如图 6-26 所示。

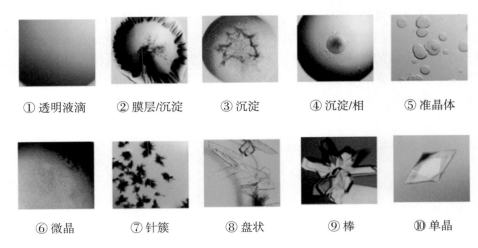

① 透明液滴　② 膜层/沉淀　③ 沉淀　④ 沉淀/相　⑤ 准晶体

⑥ 微晶　⑦ 针簇　⑧ 盘状　⑨ 棒　⑩ 单晶

图 6-26　晶体评价标准

七、注意事项

1. 蛋白质溶液的纯度高低直接关系晶体的好坏。
2. 为了避免液滴干燥，加样时需在周围放置加湿器，保证较高的环境湿度。
3. 加样时应避免有异物（灰尘、毛发等）掉入晶体板内。

框 6-2　结构解析的主要方法

结构解析方法：X 射线衍射、核磁共振、冷冻电镜。

结构展示：目前已完成解析的弓形虫 UPRT 蛋白结构如图 6-27 所示，相关结构数据可通过 UniProt（ID：Q26998）或 PDB（ID：1BD3）数据库下载，使用 PyMOL 打开。

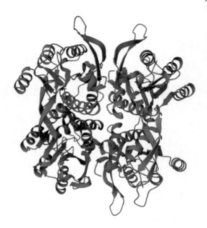

图 6-27　弓形虫 UPRT 蛋白结构

（焦联营）

第五节　尿嘧啶磷酸核糖转移酶在真核细胞 A549 中过表达及验证的综合性实验

由于原核表达的蛋白一般不能进行糖基化修饰，所以让编码真核蛋白的 cDNA 在原核细胞中表达获得产物的活性经常与相应的真核表达产物有差别。因此，采用真核表达系统来产生真核蛋白成为生产很多蛋白质药物的常用策略。把外源基因导入真核细胞进行表达的流程包括四个部分，第一部分是构建重组的真核表达载体；第二部分是选择真核表达系统；第三部分是把重组载体导入真核细胞；第四部分是筛选转染成功的细胞并检测重组载体的表达水平。

在本实验中，将 UPRT 导入肺癌细胞株 A549 中，并通过 RT-qPCR 和免疫组化检测其表达水平。

实验一　重组 UPRT 真核表达质粒载体的构建

一、实验简介

构建重组的真核表达质粒载体是通过基因工程在真核系统中生产真核蛋白的第一步。本实验介绍了构建重组的真核表达载体的详细过程以及注意事项。

▌二、实验目的

掌握构建重组真核表达质粒载体构建的操作。

▌三、实验原理

真核表达质粒载体也是以原核表达质粒的结构为基础改造而成的基因工程载体。它保持了原核表达质粒的多克隆位点、原核复制起点、用于在原核细胞中筛选的遗传标志基因等结构元件，同时通过添加调控真核基因表达的顺式作用元件而可以在真核细胞中表达其所携带的真核基因片段，产生有活性的蛋白质。真核表达质粒载体一般在多克隆位点上游有真核启动子，在多克隆位点下游具有多聚腺苷酸序列，此外，在其结构中还具有适用于真核细胞的遗传标志基因。由于真核表达质粒载体可在原核细胞中复制，在真核细胞中表达，因此它又被称作穿梭质粒载体。常用的真核表达质粒载体有 pEGFP、pcDNA3.1（+）（图 6-28）、pCMVp-NEO-BAN 载体、pSV2 表达载体、CMV4 等。

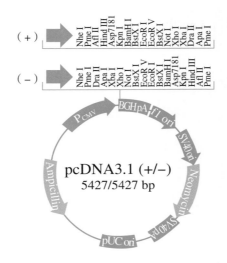

图 6-28 pcDNA3.1（+）的质粒图谱

P_{CMV}：CMV 启动子；f1 ori：f1 复制起点；pUC ori：pUC 复制起点；T7 启动子/引发位点：863-882；SV40 ori：SV40 复制起点；Ampcilin：氨苄西林抗性基因；多克隆位点：895-1010；BGH pA：BGH 多聚腺苷酸序列；Neomycin：新霉素抗性基因；SV40 pA：SV40 多聚腺苷酸序列

随着生物学技术的发展，目前可用于在真核细胞中表达载体的范围已迅速扩大，除了上述的真核表达质粒载体外，腺病毒载体、慢病毒载体、腺相关病毒载体等多种病毒载体也已被应用于真核细胞的基因工程。

在本实验中，将用真核表达质粒载体 pcDNA3.1（+）来构建 UPRT 的重组真核表达质粒载体。构建重组真核表达质粒载体的流程与构建原核表达质粒载体的流程是完全一样的，都要经过获取目的基因、选择合适的载体、连接目的基因和质粒载体、转化感受态大肠埃希菌细胞、筛选转化成功的阳性克隆以及重组质粒的鉴定等步骤。具体可参考本章第三节。

四、实验准备

（一）实验样本

携带 pcDNA3.1（+）真核表达质粒载体的菌株

（二）实验试剂

1. Pfu DNA 聚合酶
2. PCR 产物纯化试剂盒
3. 质粒小提试剂盒
4. 限制性内切酶 Xho Ⅰ 和 Hind Ⅲ 以及 NEB 缓冲液
5. 琼脂糖
6. DNA 凝胶中回收试剂盒
7. T4 DNA 连接酶及其缓冲液
8. 大肠埃希菌 DH5α 的感受态细胞
9. LB 液体培养基
10. 含氨苄西林的 LB 固体培养基、引物

（三）实验仪器

1. 微量移液器、吸头以及 1.5 ml 离心管
2. PCR 仪
3. 高速离心机
4. 微量核酸蛋白检测仪
5. 培养箱
6. 恒温摇床
7. 电泳仪及水平电泳槽
8. 水浴锅
9. 紫外透射仪
10. 低温水浴锅

五、实验步骤

1. 通过 PCR 扩增获得目的 DNA 片段
（1）反应体系：见表 6-2。
（2）扩增程序：见表 6-3。
扩增完成后，用 PCR 产物试剂盒纯化 PCR 产物即获得目的 UPRT 的 DNA 片段。
2. 利用质粒小提试剂盒提取 pcDNA3.1（+）质粒。
3. 用限制内切酶 Xho Ⅰ 和 Hind Ⅲ 切割 PCR 产物和 pcDNA3.1（+）质粒。反应体系见表 6-4。
酶切 3 h。
4. 把酶切产物进行琼脂糖凝胶电泳，并胶回收酶切后的 DNA 片段。
5. 构建重组质粒 见表 6-5。
6. 转化大肠埃希菌 DH5α 的感受态细胞。

7．用含氨苄西林的 LB 固体培养基筛选阳性克隆。

8．挑出筛选出的阳性克隆，在 LB 培养基中扩大培养，通过双酶切来验证重组质粒的结构是否正确，通过质粒测序来分析插入质粒中的 DNA 片段的序列是否正确。

六、实验结果与分析

1．限制性酶切结果分析

（1）酶切电泳图

（2）胶回收后产物的浓度

	PCR 产物	质粒
核酸浓度		

2．重组质粒双酶切的结构鉴定

重组质粒双酶切鉴定的结果

实验二　A549 细胞的复苏、传代、种板与冻存

一、实验简介

真核表达载体的表达系统为真核细胞。真核细胞的培养技术十分复杂。本实验以肺癌细胞 A549 为例，介绍真核细胞复苏、传代、接种等基本操作的过程与原理。

二、实验目的

掌握真核细胞培养的基本操作的原理和方法。

三、实验原理

细胞培养技术起源于 Russ Granville Harrison 在 1907 年创立的悬滴法组织培养技术，经过一百多年的发展，动物细胞培养技术已经成熟，并成为解析生命活动、研究疾病发生机制和药物筛选的常用技术。

细胞通常可在超低温环境（–80 ℃、–150 ℃或液氮）中长期保存。这主要是因为在超低温条件下，细胞内部的生化反应极其缓慢，甚至终止，因此可以在低温环境长期保存细胞株。但在超低温保存细胞的过程中，为避免细胞发生溶质损伤和冰晶损伤，一般会在冻存细胞时加入 DMSO 等冷冻保护剂以降低冰点，并且降低溶质的浓度。把冻存的细胞融化后进行培养的过程被称作细胞的复苏。在复苏细胞时要把细胞浸入 37 ℃的温水中快速升温。快速升温可减少溶质损伤和冰晶损伤对细胞的影响。由于冻存细胞时加入的 DMSO 等保护剂会对细胞产生影响，因此在细胞

融化后要离心沉淀细胞，弃掉上清，用新鲜培养基悬浮细胞后再接种到培养器皿中。

在培养动物细胞时，需要为细胞提供一个由基础培养基和血清构成的培养基。培养基中含有葡萄糖、氨基酸、维生素和无机盐等细胞生长所需要的基本营养要素。血清则提供促进细胞生长的调节因子、脂质、金属离子等的载体蛋白等基础培养基中没有或量不足的营养成分，另外，血清还可以保护细胞免受细胞释放的蛋白酶的伤害。不同的细胞所需的培养基类型不同。目前常用的血清主要是胎牛血清，通常血清在培养环境中所占的比例为 5% ~ 10%。基础培养基与血清混合后，应把其 pH 调整为 7.2 ~ 7.4。培养的细胞在生长过程中除了需要合适的营养外，还需要合适的温度、湿度以及 CO_2 浓度。大多数动物细胞生长的温度一般为 37 ℃，湿度一般为 85%，环境中 CO_2 浓度一般为 5%。环境中 CO_2 可溶解于培养基形成碳酸根，有助于维持培养基的 pH。对于一些快速生长的细胞（如很多肿瘤细胞株），在培养环境中还要加入谷氨酰胺，为细胞提供足够的营养。

根据细胞在培养过程中的贴壁情况，可把细胞分为贴壁细胞和悬浮细胞（图 6-29）。贴壁细胞是利用其细胞表面的细胞外基质以及代谢过程中产生的羟基磷酸胆碱等物质黏附于器皿的表面。贴壁细胞通常为多边形或梭形等。一般上皮细胞、平滑肌细胞、成纤维细胞、神经胶质细胞及骨细胞等均为贴壁细胞。悬浮细胞不能贴在器皿的表面，呈圆形，血细胞、脾细胞以及骨髓细胞等为悬浮细胞。

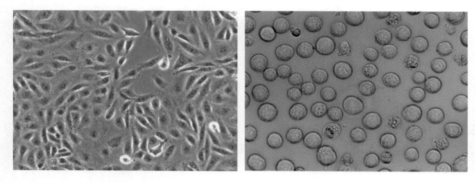

图 6-29　贴壁细胞（左）与悬浮细胞（右）

真核细胞生长速度比较慢，通常认为真核细胞每 24 h 分裂一次。贴壁细胞的生长密度一般用融合度表示。融合度一般指细胞贴壁并且完全舒展以后，细胞所占的面积在培养表面面积中所占的百分比。细胞在培养瓶长成致密单层（融合度达 80% 以上）后，已基本上饱和，为使细胞能继续生长，须进行传代。传代时，贴壁细胞需经胰酶消化，消化后细胞与瓶壁之间的连接蛋白被破坏，细胞由伸展状态变为圆形。这时轻轻吹打即可使细胞脱落，然后才能分瓶。因为血清含有蛋白酶抑制剂，所以需要先用 PBS 润洗细胞单层的表面，才能使胰酶发挥消化作用，在消化结束后则需要加入含血清的培养基，以抑制胰酶的活性。

在利用细胞进行实验时，通常要把细胞接种于培养板或平皿。对于不同类型的培养板或平皿，可根据细胞融合度达到 100% 时细胞的数量和培养的时间来推算接种的细胞数（表 6-7）。在计算好接种的细胞数后，可利用血细胞计数板来测定细胞悬液中细胞的浓度，从而计算出所需的细胞悬液的体积。

表 6-7　不同类型的培养板中融合度达到 100% 时细胞的数量

细胞培养瓶	底面积（cm²）	培养液量（ml）	可获得的细胞数量
96 孔板	0.32	0.1	10^5
24 孔板	2	1	5×10^5
12 孔板	4.5	2	10^6
6 孔板	9.6	2.5	2.5×10^6
3.5 cm 平皿	8	3	2×10^6
6 cm 平皿	21	5	5.2×10^6

　　血细胞计数板是由一块比普通载玻片厚的特制玻片制成的。玻片中有 4 条下凹的槽，构成 3 个平台。中间的平台较宽，其中间又被一短横槽隔为两半，每半边上面刻有一个方格网。方格网上刻有 9 个大方格，其中四个角的大方格可用于细胞计数。每一个大方格的边长均为 1 mm，方格的深度为 0.1 mm，当盖玻片盖在大方格的上方，就形成了一个高 0.1 mm、底面积为 1 mm² 的小室，小室的容积为 0.1 mm³，即 1 μl（图 6-30）。把盖玻片盖在血细胞计数板的四个大方格上，从血细胞计数板与盖玻片的缝隙加入细胞悬液，计数每一个大方格的细胞数，以四个大方格的细胞数之和除以 4，乘以 10^4，就得到 1 ml 细胞悬液中的平均细胞数。在用血细胞计数板计数时，只计算压在大方格的上边线、左边线以及位于四个边的内部的细胞总数，压在下边线和右边线的细胞不计入。

$$细胞数 = \frac{四个大方格细胞数的总和}{4} \times 10^4/ml$$

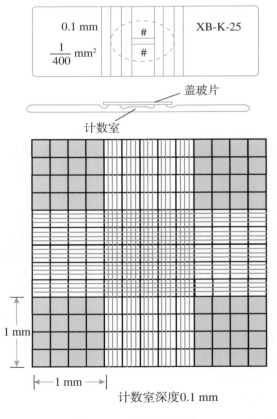

图 6-30　血细胞计数板

四、实验准备

（一）实验样本

A549 细胞

（二）实验试剂

1. RPMI 培养基
2. 胎牛血清
3. 胰蛋白酶
4. 磷酸盐缓冲液（PBS）

（三）仪器耗材

1. 细胞培养瓶（25 cm²）
2. 移液器和无菌的吸头
3. 15 ml 无菌离心管
4. 6 孔板
5. 超净工作台
6. 水浴锅
7. 离心机
8. 培养箱
9. 倒置显微镜

五、实验步骤

（一）细胞复苏

从超低温冰箱取出冻存的人肺癌细胞株 A549。把冻存的细胞浸于 37 ℃水浴中，让细胞快速融化。

（二）细胞接种

1. 在超净工作台中把 A549 细胞转移到 15 ml 离心管，在 1000 rpm 离心 10 min。
2. 弃上清，用 4 ml RPMI 培养基 +10% 胎牛血清培养基悬浮 A549 细胞，接种于细胞培养瓶中，在 37 ℃、5% CO_2 培养箱中培养，2～3 天换液一次。

（三）细胞传代

1. 当培养瓶中细胞的融合度达到 80%，弃去培养瓶中培养基。
2. 加入 2 ml PBS 润洗细胞层，彻底除去残留的培养基。
3. 然后在培养瓶加 0.5 ml 胰蛋白酶，培养箱中孵育。
4. 在倒置显微镜下观察到大部分细胞变圆，立即给培养瓶中加入 2 ml RPMI 培养基 +10% 胎牛血清完全培养基以中和消化液，用移液器均匀吹打细胞，然后转移至 15 ml 离心管中。

5．在 1000 rpm 离心 5 min，弃去上清，用新鲜培养基重悬细胞，然后分别接种到两个培养瓶中。新复苏的 A549 细胞传至 4 代后开始实验。

（四）细胞的冻存

1．用 0.1 ml DMSO、0.4 ml 胎牛血清、0.5 ml RPMI 高糖培养基配制冻存液。

2．弃去培养瓶中的培养基，用 PBS 洗 3 次，彻底洗去培养基，然后每瓶加 1 ~ 2 ml 胰蛋白酶，培养箱中孵育，显微镜下观察大部分细胞变圆，立即给培养瓶中加入 3 ml 完全培养基以中和消化液，用移液器均匀吹打细胞，然后转移至 15 ml 离心管中，1000 rpm 离心 5 min，弃去上清培养基。

3．用 1 ml 冻存液重悬细胞。

4．把细胞转移到冻存管中，插在冰上 10 min。

5．转移到 –20 ℃ 放置 30 ~ 60 min。

6．继而转移到 –80 ℃ 放置过夜。次日，把细胞转移到液氮中。

（五）细胞接种 6 孔板

1．消化培养瓶中细胞，用 5 ml 新鲜培养基重悬细胞，用血细胞计数板计数。把盖玻片盖在血细胞计数板上。取 30 μl 细胞悬液，沿盖玻片与计数板的缝隙加入。在倒置显微镜下，数 4 个大方格中的细胞数。把 4 个方格的细胞数加起来除以 4，乘以 10^4，即为每毫升细胞悬液中细胞的个数，再乘以体积即可得细胞总数。

2．根据细胞浓度计算，六孔细胞培养板中每孔加入 2×10^5 细胞，并用培养基将体积补足至 2 ml，按十字形方式摇动 6 孔板，使细胞在孔中均匀分布。在培养箱中培养过夜，待细胞重新贴壁并恢复状态。

六、实验结果和分析

培养细胞的图片

七、注意事项

1．培养细胞所用的吸头、离心管等耗材，以及 PBS 等溶液都必须是无菌的。

2．开始操作前，要把所需的试剂、器材放入超净台内，打开紫外灯消毒 30 min。所有操作在超净台中完成，操作时要打开超净台的风机。细胞培养所用的烧瓶在打开前，要在超净台内用火焰灼烧瓶颈和瓶口，盖上盖子时要用火焰灼烧瓶颈和盖子内侧。

3．给培养板中的细胞更换培养液时，或向孔中培养基时，要让培养基先打到孔壁上再流到底部，不能直接把液体打到底部。

4．用血细胞计数板计数时，应充分混匀细胞悬液，细胞应分散良好，细胞浓度不应低于 1×10^4/ml，如细胞形成团，则计为 1。

开展细胞实验前需要
做的信息准备工作

Note

实验三 重组 UPRT 真核表达质粒转染 A549 细胞

一、实验简介

脂质体是把外源 DNA 导入真核宿主细胞的常用方法，经常被用于质粒转染的过程。本实验介绍了脂质体转染的原理和操作过程。

二、实验目的

1. 学习脂质体转染的原理。
2. 掌握转染的操作流程和注意事项。

三、实验原理

转染是指将外源 DNA 导入真核细胞（主要是哺乳动物细胞）的一系列技术的通用名称。通常将转染技术分为生化方法转染［包括脂质体转染、磷酸钙介导的转染、DEAE（二乙基氨基）-葡聚糖介导的转染等］和物理方法转染（包括电穿孔及生物粒子作用）。

脂质体作为一种可供选择的基因载体，具有无毒、无免疫原性、可生物降解、转染效率高、重复性好等优点，根据其带电荷的情况可分为中性脂质体、阳离子脂质体和阴离子脂质体。本实验选用 lipo2000 为阳离子脂质体，它带正电荷，可与带负电荷的质粒 DNA 结合，形成一种稳定的复合物，这种复合物吸附到带负电荷的细胞膜表面，被内吞入胞，将外源基因释放到胞质中（图 6-31）。

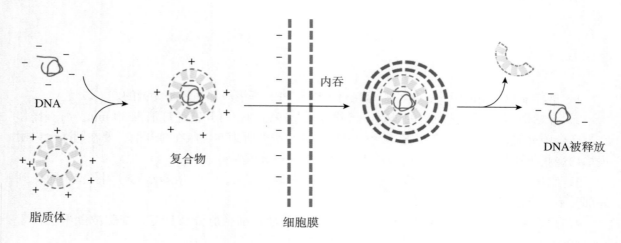

图 6-31 阳离子脂质体转染的原理

四、实验准备

（一）实验样本

1．A549 细胞
2．重组质粒 pcDNA3.1（+）-UPRT

（二）实验试剂

1．RPMI 培养基
2．胎牛血清
3．转染试剂 Lipfectamin2000
4．0.25% 胰蛋白酶液
5．无内毒素质粒小提试剂盒

（三）实验仪器

1．6 孔细胞培养板
2．灭菌 10 ml 离心管
3．移液器及灭菌枪头（1000 μl、200 μl 和 10 μl）
4．细胞培养箱
5．相差显微镜
6．微量核酸定量仪

五、实验步骤

1．提取无内毒素质粒。
2．待 6 孔板中细胞融合度达 90% ～ 95% 即可进行下一步转染。
（1）在 1.5 ml EP 管中用无血清培养液稀释重组质粒 pcDNA3.1（+）-UPRT 4 μg 至 250 μl，轻轻混匀。
（2）吸取脂质体 10 μl 于转染管中，加入无血清培养液稀释至 250 μl，混匀，室温孵育 5 min。
（3）将稀释的质粒溶液加入脂质体溶液中，总体积 500 μl。轻轻混匀，室温孵育 20 min。
（4）取出已生长至 90% ～ 95% 的细胞培养板，弃掉原培养液，用 1 ml 无血清培养液洗一遍，再在每孔加入 1.5 ml 无血清培养液。
（5）将脂质体 - 质粒混合溶液加至 6 孔板中，每孔 500 μl。阴性对照孔只加入脂质体与无血清培养基的混合溶液。
（6）将培养板放入二氧化碳孵箱，培养 4 ～ 6 h 后，弃去孔中的液体，加入 2 ml 含有 10% 胎牛血清的 RPMI 培养基，维持细胞正常生长。

六、实验结果与分析

转染后细胞的图片

七、注意事项

1．向培养有细胞的培养瓶中加入液体时，一般沿着生长细胞的对面瓶壁注入，然后慢慢转动培养瓶。

2．用不含血清和抗生素的培养液稀释质粒和脂质体。

3．确定细胞融合大于 90%。

4．DNA（μg）与 Lipfectamin2000（μl）的比例为 1：（0.5 ~ 5）。

实验四　RT-qPCR 检测 UPRT 的表达水平

一、实验简介

转录是基因表达的重要环节，检测特定基因的 mRNA 的水平变化有助于了解特定的基因表达是否发生改变。本实验介绍了通过 RT-qPCR 检测基因表达的原理和操作过程。

二、实验目的

1．掌握利用 SYB Green 荧光染料进行 RT-qPCR 的检测原理和操作方法。

2．掌握 RT-qPCR 分析基因相对表达的方法。

三、实验原理

RT-qPCR 检测 mRNA 的水平的流程类似于普通的逆转录 PCR，也要先提取组织或细胞的 RNA，然后把 RNA 逆转录为 cDNA，随后以 cDNA 为模板进行 PCR 扩增。只是在 PCR 扩增阶段采用实时定量 PCR 技术，在扩增结束后无需采用电泳方法来检测扩增的产物，而是通过分析样品扩增的循环阈值（Ct 值）来计算样品中特定核酸分子的含量。

所谓实时荧光定量 PCR 技术，是指在 PCR 反应体系中加入可发射荧光的核酸检测试剂，利用荧光信号积累实时监测整个 PCR 进程，最后通过标准曲线对未知模板进行定量分析的方法。扩增过程中，PCR 产物开始进入指数扩增时的荧光强度是扩增的阈值。一般以扩增的前 15 个循环的荧光强度为本底，系统默认的扩增阈值是 3 ~ 15 个循环荧光信号标准差的 10 倍。扩增过程中，达到阈值所需的循环数就是 Ct 值。初始 DNA 量越多，荧光达到阈值时所需要的循环数越少，即 Ct 值越小。模板的对数浓度与循环数呈线性关系，根据样品扩增达到阈值的循环数就可计算出样品中所含的模板量。

目前在实验室中采用的实时定量 PCR 方法包括 SYB Green 法、Taqman 法、分子信标法等，其中 SYB Green 法最常用。

SYBR Green Ⅰ是一种结合于所有 dsDNA 双螺旋小沟区域的具有绿色激发波长的染料。在游离状态下，SYBR Green Ⅰ发出微弱的荧光，但一旦与双链 DNA 结合，荧光大大增强。因此，SYBR Green Ⅰ的荧光信号强度与双链 DNA 的数量相关，可以根据荧光信号检测出 PCR 体系存在的双链 DNA 数量。SYBR Green Ⅰ的最大吸收波长约为 497 nm，发射波长最大约为 520 nm。

以循环数为横坐标，荧光信号强度为纵坐标，即得到扩增曲线（图 6-32）。在扩增早期，荧光信号变化不大，扩增曲线为直线，被称作基线。

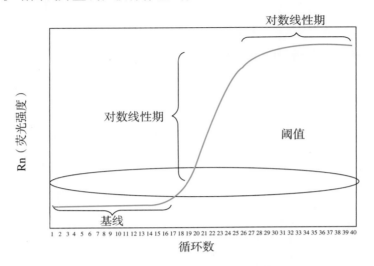

图 6-32 实时定量 PCR 扩增曲线

通过对 PCR 产物从较低温度逐渐加热，在某一温度 DNA 突然大量解链，荧光信号强度就会迅速下降。以温度为横坐标，荧光信号强度为纵坐标，即可得到 PCR 产物的熔解曲线。以荧光信号的对数值为纵坐标，以温度为横坐标，在荧光强度迅速下降的温度可出现一个峰。不同的 DNA 片段的一级结构不同，解链温度也不一样。因此熔解曲线可用来判断扩增的特异性，当出现了非特异扩增时，在熔解曲线上会出现不止一个峰（图 6-33）。

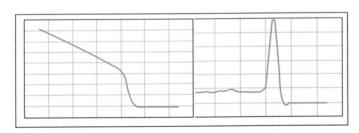

图 6-33 熔解曲线

四、实验准备

（一）实验样本

转染了 pcDNA3.1（+）-UPRT 的 A549 细胞

（二）实验试剂

1．Trizol

2．氯仿

3．异丙醇

4．70% 乙醇

5．DEPC 水

6．逆转录试剂盒

7．SYBR Green QPCR mix

8．UPRT 和 β-actin 引物

（三）实验仪器

1．移液器、无酶吸头、无酶 1.5 ml EP 管、无酶 PCR 管

2．PCR 仪

4．8 连管

5．掌上离心机

6．实时定量 PCR 仪

五、实验步骤

（一）总 RNA 的提取及逆转录

1．在转染了 pcDNA3.1（+）-UPRT 24 h 后，弃掉 6 孔板中的培养上清，在孔中加入 1 ml Trizol 试剂，用枪头反复吹打，随后静置 5 min，以裂解细胞。把 6 孔板中的 Trizol 裂解混合物转移到无酶的 1.5 ml 离心管中，按照本章第二节实验一的步骤提取 RNA，并测定其浓度和纯度。

2．在获得 RNA 后，取 2 μg 总 RNA，按照本章第二节实验二的步骤逆转录为 cDNA。

（二）RT-qPCR 检测 A549 细胞中 UPRT 的表达

1．**稀释模板**　取 1 μl cDNA 模板，稀释 10 倍。

2．**配制 UPRT 扩增体系**　在实时定量 PCR 的 8 连管的 1 个孔中，加入 5 μl SYB Green master，加入 0.25 μl UPRT 引物 1、0.25 μl UPRT 引物 2、2.5 μl 10 倍稀释 cDNA 模板、2 μl 双蒸水。每个样本 3 个复孔。

3．**配制内参 β-actin 反应体系**　在实时定量 PCR 的 8 连管的 1 个孔中，加入 5 μl SYB Green master，加入 0.25 μl β-actin 引物 1、0.25 μl β-actin 引物 2、2.5 μl 10 倍稀释 cDNA 模板，2 μl 双蒸水。每个样本 3 个复孔。

4．盖上盖子，在离心机上瞬时离心，然后放到实时定量 PCR 仪上。

5．**启动 PCR 仪，设置程序**　反应扩增程序如下：

95 ℃ 10 min，94 ℃ 20 s，58 ℃ 20 s，72 ℃ 30 s，在 72 ℃摄取信号，40 个循环。熔解曲线从 50 ℃到 95 ℃。

6．扩增结束后，记录目的基因孔与内参孔的 Ct 值。

$\Delta\Delta Ct = (Ct_{未知样品} - Ct_{未知样品内参}) - (Ct_{参照样品} - Ct_{参照内参})$

倍数差异 $= 2^{-\Delta\Delta Ct}$

六、实验结果与分析

样本名称	UPRT 的平均 Ct 值	β-actin 的平均 Ct 值	相对表达水平
样本 1			
样本 2			

扩增曲线：

熔解曲线：

七、注意事项

1. 用 SYBR Green 法进行实时定量 PCR，需要把扩增产物的长度控制在 100 ～ 150 bp。短片段的 PCR 效率一般接近 100 %，所以建议扩增片段不要太长。

2. 为了避免皮肤表面的油脂粘在 8 连管的外壁或盖子上，对光路造成影响，操作时要戴手套，并且不能用记号笔在 8 连管的盖子上做标记。

3. 在配制实时定量 PCR 的反应体系时，要避免让 SYBR Green QPCR mix 的试剂沾染到 8 连管的外壁或盖子上，否则会对实时定量 PCR 仪造成荧光污染。

4. 为了减少实验的误差，每一样品在进行实时定量 PCR 时都要做复孔，可以采用 3 复孔或 2 复孔。

5. 为了避免非特异扩增影响实验的结果，在拿到引物后需要做预试验来优化扩增条件，避免非特异条带生成，并避免引物二聚体的生成。

6. 实时定量 PCR 的 Ct 值正常范围为 15 ～ 35，若大于 35，理论上模板起始拷贝数小于 1，可认为无意义。Ct 过高或过低，都需要对模板量及扩增条件进行优化，使其落入正常范围。

RT-qPCR 扩增曲线异常所代表的含义

实验五　免疫组织化学检测 UPRT 的表达水平

一、实验简介

特定基因所携带的遗传信息要产生相应的生物学性状，就要先合成相应的蛋白质，因此，在转染后检测蛋白质的生成具有重要的意义。免疫组化是一种常用的半定量检测组织和细胞中蛋白质表达的技术，本实验介绍了细胞免疫组化的原理和操作方法。

二、实验目的

掌握免疫组化的原理和操作方法。

三、实验原理

免疫组织化学是利用抗原 - 抗体反应的特异性，以特定的抗体为探针，检测组织或细胞内特定蛋白的表达水平和表达的亚细胞定位的实验技术。

在进行组化检测前，首先需要对组织或细胞进行固定，这是为了让组织或细胞的生命活动定格在特定的时间点，以避免随着细胞的活动而改变细胞的形态和基因的表达。可用于固定细胞的方法有多聚甲醛固定、甲醇固定、甲醇 - 丙酮混合溶液固定等。甲醇 - 丙酮混合溶液固定细胞的原理是利用无水乙醇 - 丙酮混合溶液给细胞脱水，从而达到固定的目的。

在免疫组化检测的过程中，由于要利用二抗上标记的辣根过氧化物酶催化 3,3′- 二甲基联苯胺（DAB）与 H_2O_2 反应，为避免细胞内天然存在的过氧化物酶所带来的干扰，因此要滴加 3% 的 H_2O_2，氧化过氧化物酶铁卟啉环上的铁离子，从而灭活细胞内的过氧化物酶，消除干扰。

在免疫组化检测的过程中，是利用一抗与细胞中的抗原结合，然后生物素标记的二抗与一抗结合，辣根过氧化物酶标记的链亲和素结合二抗上的生物素，随后辣根过氧化物酶催化 DAB 与 H_2O_2 反应，生成水不溶性的棕黄色沉淀，通过观察沉淀沉积的位置可以确定蛋白存在的部位，颜色的深浅则与蛋白质的表达水平呈正相关。由于一个一抗可以结合多个二抗，每一个二抗上标记了多个生物素，所以可以结合多个辣根过氧化物酶标记的链亲和素。因此，从抗原到链亲和素，结合的分子是逐级增多的，而每一个辣根过氧化物酶可催化生成大量的不溶性产物，这进一步把信号放大。所以通过这样的级联放大，免疫组化的检测灵敏度极高。

四、实验准备

（一）实验样本

转染了 pcDNA3.1（+）-UPRT 的 A549 细胞

（二）实验试剂

1. 兔抗 UPRT 一抗
2. 生物素标记的抗兔 IgG 二抗
3. 乙醇 / 丙酮（1∶1）混合固定液
4. 5% BSA 封闭液
5. PBS
6. SABC 试剂盒（链亲和素标记的辣根过氧化物酶）
7. DAB 显色试剂盒（HRP 反应液，DAB 溶液，0.3% H_2O_2）
8. 水溶性封片剂

（三）实验仪器

1. 移液器和吸头
2. 载玻片
3. 盖玻片
4. 1.5 ml EP 管
5. 涡旋振荡器
6. 卧式染缸
7. 湿盒
8. 恒温箱
9. 显微镜

五、实验步骤

1．从 CO_2 培养箱中取出 6 孔板，吸掉旧培养液，用 1 ml PBS 洗涤一次。

2．加入胰酶 0.2 ml 消化细胞 1 min，再加入培养基 1 ml 来回吹打以制成细胞悬液。

3．取 3 片干净的载玻片，分别标明（+）、（−）和对照，在中心位置分别滴加 1 ~ 2 滴细胞悬液，（+）和对照滴加 pcDNA3.1（+）-UPRT 质粒转染细胞悬液，（−）滴加 pcDNA3.1（+）质粒转染细胞悬液。在室温条件下风干。

4．乙醇/丙酮（1∶1）固定 10 min。

5．甲醇/过氧化氢（50∶1）室温浸泡 30 min，以消除内源过氧化物酶。

6．蒸馏水洗涤一次。

7．滴加 5% BSA 封闭液，室温 20 min，甩去多余液体，不洗。

8．（+）和（−）滴加兔抗 UPRT 一抗（1∶2000）一滴，对照用 PBS 代替一抗，在 37 ℃湿盒中孵育 2 h。

9．将玻片从湿盒中取出，PBS 洗 3 次，每次 5 min，把玻片上沾的液体擦干。

10．滴加生物素标记的抗兔 IgG 二抗，放在湿盒中，在 37 ℃孵育 30 min。

11．PBS 洗 3 次，每次 5 min。

12．滴加链亲和素标记的辣根过氧化物酶，放在湿盒中，37 ℃孵育 20 min。PBS 洗 3 次，每次 5 min。

13．DAB 显色液配制　取 1 ml 1×HRP 反应缓冲液，然后依次加入 DAB 溶液 50 μl、0.3% H_2O_2 50 μl，混匀后避光保存，30 min 内使用。

14．将配制好的显色液滴加到载玻片上，室温显色。

15．显微镜下观察颜色变化，在出现黄色沉淀后，把玻片浸入双蒸水中以终止反应。

16．吸去多余的水分，在玻片上滴加水溶性封片剂，盖上盖玻片。在 37 ℃温箱放置 60 min，在显微镜下观察染色的结果。

六、实验结果与分析

免疫组化结果的照片和实验结果分析

七、注意事项

1．防止细胞脱片，载玻片使用前可用多聚赖氨酸处理。

2．注意一抗稀释度。

3．同时设阴性对照。

（杨旭东）

小　结

UPRT 的酶活性测定可用于评估临床样本对 5-FU 化疗的敏感性，也可用于研究人源

UPRT 的活性调控机制、指导 UPRT 活性改造过程，进而提高 5-FU 的生物利用度。本实验首先通过 RT-PCR 法获取人的 UPRT cDNA 片段，并利用 DNA 重组技术将其克隆入原核表达载体，在原核细胞中表达重组蛋白质，分离、纯化人 UPRT 蛋白质，并测定重组 UPRT 蛋白质的活性来深化对中心法则的理解，同时可深化对乳糖操纵子、T7 启动子转录调控过程以及真核基因表达调控的认识。随后，还构建了真核表达载体，并转染人肺癌 A549 细胞株，转染后提取总 RNA，采用 RT-qPCR 检测 UPRT 的 mRNA 水平的变化，并利用免疫组化检测细胞中 UPRT 的蛋白水平。

在完成本实验的全部内容后，学生不但可以学习 RNA 提取、琼脂糖凝胶电泳、逆转录、DNA 重组技术、真核细胞的培养、RT-qPCR、免疫组化、Western blotting、亲和层析分离纯化蛋白质、蛋白质结晶的制备及其活性检测等实验技术的基本原理和操作方法，而且可以深入理解中心法则及其在生命科学研究和临床诊疗中的应用价值和意义。

整合思考题

1. RNA 电泳图像结果如何判读？判读依据是什么？

2. 在设计构建重组质粒的实验方案时需要考虑哪些问题？

3. 蛋白质表达系统的种类有哪些？各有什么优缺点？

4. 简述蛋白质纯化的主要流程和思路。列举 3 ~ 5 种常用的蛋白质纯化方法，简述其原理。

5. 蛋白质结构生物学研究的意义是什么？列举 3 种结构解析方法并描述其优缺点。

（焦联营）

整合思考题参考答案

第七章 基于科赫法则的核心实验

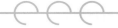

通过本章内容的学习，学生应能够：

※ **基本目标**

1. 描述经典科赫法则的主要内容及其局限性。
2. 利用经典科赫法则设计呼吸道感染细菌的病原学诊断流程。
3. 熟练进行细菌的分离培养、染色、生化反应等实验操作。
4. 通过使用小鼠肝炎病毒，从分子水平和角度验证科赫法则在病毒感染中的应用。
5. 熟练进行细胞培养、病毒感染实验、感染现象观察、病毒纯化及检测等操作。

※ **发展目标**

1. 根据病毒生物学特性，设计从组织样本中分离纯化病毒的基本方案。
2. 自主设计实验，建立未知感染性疾病的病原学诊断方案。
3. 熟悉实验室生物安全法规条例并用于实验操作。
4. 培养团队合作精神和科学思维。

科赫法则（Koch's postulates）是由微生物学奠基人之一、德国医生罗伯特·科赫（Robert Koch）在 19 世纪末期发展总结的如何通过实验确立细菌与疾病因果关系的一套准则，在微生物学和流行病学的发展史上具有里程碑意义。尽管科赫法则有一定局限性，但它包含的思维逻辑有极大的吸收利用价值，该法则及后续修订至今仍是新发传染病微生物病因推断的主要原则。

本章基于经典科赫法则设计肺炎链球菌引起的大叶性肺炎的病原学诊断综合实验，也根据科赫法则为适应分子生物学、组学等最新科学进展的修订版设计小鼠肝炎病毒感染检测综合实验。让学生不仅学习微生物学相关基础实验技能，更可以理解经典科赫法则及其拓展法则在确证传染病病因中的应用和价值，领会科赫法则依严谨实验追根溯源，以科学的证据来证明传染病病因的科学精神。

（田国宝）

第一节　经典科赫法则及其修订与拓展

一、经典科赫法则的主要内容

1876 年，罗伯特·科赫发现炭疽芽孢杆菌是炭疽的病原体，这是人类首次确证的传染病病因，同时他还提出有些疾病是由微生物感染所引起的，不同微生物可导致不同的疾病。随后，他又陆续发现了结核分枝杆菌、链球菌、伤寒沙门菌、霍乱弧菌等病原体。1884 年，他根据自己发现病原菌的经验，总结发表了确立疾病病原体的科赫法则，主要内容是：①特定的病原菌在同一种疾病病人中能查见，但在健康人中不存在。②该病原菌能被分离培养得到纯培养。③将该纯培养物接种至易感动物，能产生同样的病症。④从感染的实验动物体内能重新分离出该病原菌。

科赫法则构建了微生物与疾病之间关系的框架，能有效地找到特定传染病的病原体。传染病是当时影响人类健康的最重要的疾病，快速确认病原体和传播途径，对控制疫情的蔓延和临床医生对症下药救治患者起到关键性作用。该法则一经发表就得到广泛运用，开启了流行病学病因推断的"黄金时代"。以其为指导，在 19 世纪末和 20 世纪初迅速发现了白喉棒状杆菌、葡萄球菌、破伤风梭菌、脑膜炎奈瑟菌、鼠疫耶尔森菌、肉毒梭菌和痢疾志贺菌等一大批病原菌。

二、经典科赫法则的局限性

尽管科赫法则极具影响力，但科赫本人很快发现了它的局限性，例如霍乱和麻风的病原体就不完全符合科赫法则的所有条件，霍乱弧菌虽然可以从霍乱患者中分离到，但在健康人中也可以分离到，麻风分枝杆菌则不能获得纯培养。随着微生物学、免疫学及可视化技术的快速发展，细菌、真菌、病毒、蛋白等病原谱也在不断扩大，进一步凸显了科赫法则的局限性，主要体现在以下几个方面。

（1）带菌/毒者的存在：同一病原体的感染可能会因宿主的免疫状态不同导致不同的结果，病原体可以在无症状携带者体内存活并传播，因此很多病原体在健康人中也可以分离到。

（2）有些病原体通过毒素或免疫损害致病，发病时不一定能分离到病原体，如化脓性链球菌导致的风湿热等。

（3）并不是所有微生物都可以在实验室条件下培养，如麻风分枝杆菌等。

（4）有些病原体只能感染人，难以找到合适的动物模型，如人类免疫缺陷病毒（HIV）。

（5）许多疾病的发生是由多种因素共同作用的结果，包括宿主的遗传易感性、环境因素和微生物因素等。

由于病原体有可能不完全符合经典科赫法则，盲目教条化地套用科赫法则反而会成为病因学研究的阻碍。遵守科赫法则的意义不在于机械地执行，而是把它作为指导，遵循其严谨精神追根溯源，更新研究方法获得科学的证据来证明传染病的病因。

三、科赫法则的修正和拓展

随着时间推移，科赫法则经历了多次修订，以适应科学的不断进展。1937年，美国病毒学家托马斯·里弗斯（Thomas Rivers）针对病毒疾病提出了两个准则：①特定病毒必须呈一定规律在某种疾病中被发现；②必须证明该病毒在患病个体内出现不是偶然，而是正在调查的疾病的病因。与经典科赫法则的不同之处在于，考虑到健康带毒者等的存在，对经典科赫法则第一条进行了修改，也放弃了一定在培养基或细胞培养物中繁殖的要求。

随着病毒抗原的纯化和特异性抗体的检测方法的建立，免疫学方法广泛地应用于微生物病因的研究，可以通过检测病原体抗原或检测特异性抗体来诊断感染性疾病。阿尔弗雷德·埃文斯（Alfred Evans）提出了基于免疫学的判定标准：①在发病和暴露于该病原体之前，特异性的抗体通常不存在；②在患病期间出现特异性的IgG类和IgM类抗体；③特异性抗体的存在预示对原发感染有免疫性；④缺乏特异性抗体则对该病原体易感；⑤若非该病的辅助因素，其他病原体的抗体与该疾病不相关。

随着越来越多的病毒被发现，一些学者针对病毒的慢性感染、隐性感染、多种病毒感染、病毒免疫、病毒致肿瘤性、慢病毒、朊病毒等也提出了各种修正意见，复杂的病因学还需要结合分子和流行病学证据。

1988年，美国分子生物学家斯坦利·法尔科（Stanley Falkow）认为科赫法则中固有的逻辑可以应用于解释微生物基因和与致病性之间的关联，提出了分子科赫法则：①研究中的表型或特性应与一种病原菌的致病株相关联（例如，毒素产生、黏附因子或侵袭能力），而在非致病株中不应该存在；②通过基因敲除或RNA干扰等技术对疑似的毒力特征相关的基因进行特定失活应导致致病性或毒力的损失；③突变基因的恢复或替换应导致致病性的恢复；④可证明引起毒力的基因在感染过程中得到表达；⑤针对基因产物的抗体或免疫反应对宿主具有保护作用。这些法则不仅能验证特定微生物是否与疾病相关，还能进一步揭示微生物引发疾病的分子机制。

进入基因组时代以后，核酸序列测定结合其他技术广泛用于确立微生物与疾病之间的因果关系。比如建立表达cDNA文库，用抗血清筛选阳性克隆发现丙型肝炎病毒（HCV），用原位杂交技术发现引起宫颈癌的人乳头瘤病毒（HPV），用代表性差异分析发现卡波西肉瘤相关疱疹病毒(KSHV)等。因此，美国科学家大卫·弗莱德里克（David Fredricks）和大卫·雷曼（David Relman）在1996年提出了基于核酸序列确立微生物与疾病关系的基因时代科赫法则，并着重强调不需要逐条吻合。主要内容有：①某特定病原体的核酸序列应存在于某特定传染病的大多数病例中，且主要在患病器官或发病解剖部位检出，而不是与该疾病无关的器官；②在未患病的宿主或组织中，该病原体核酸序列拷贝数极低或检测不到；③随着疾病的痊愈，该病原体的核酸序列拷贝数应相应减少或检测不到，若疾病复发则相反；④当核酸序列检出早于疾病或序列拷贝数与疾病的严重程度呈正相关，则该病原体与疾病间极可能是因果关系；⑤从核酸序列推测的微生物特性与已知同类微生物生物学特性一致；⑥患病组织与该病原体的关系应在细胞水平显示；⑦这些基于序列得到的微生物病原体证据具有可重复性。

近年来，人类遗传学、基因组学、转录组学、蛋白质组学、代谢组学等的飞速进展，为病因学的研究以及宿主遗传、感染和环境相互作用的研究提供了更丰富的手段。科赫法则仍将不断修订，合理应用新分子生物学技术和免疫学方法、分离培养方法，以及流行病学方法，为发现新病原体以及深入理解病原体与宿主之间的相互作用提供了科学严谨的证据。

（赵　蔚）

第二节 经典科赫法则的应用
——肺炎链球菌引起的大叶性肺炎的病原学诊断

案例 7-1

　　患者，男，68岁，深秋气温骤降后，因突发高热、头痛、乏力、全身肌肉酸痛、咳铁锈色痰、胸痛、呼吸困难到某医院急诊室就诊。患者一向身体健康，近十年未进过医院，也没有接种过疫苗，但有长期吸烟史，妻子抱怨其最近迷上某手机游戏，睡眠欠佳。查体：体温 39.6 ℃，血压 159/77 mmHg，心率 130 次/分，呼吸 32 次/分。中度呼吸困难，胸部叩诊右上部有浊音，听诊可闻及支气管呼吸音和湿啰音。血常规：白细胞 22.4×10^9/L。血气分析：pH 7.42，PaO_2 58 mmHg，血氧饱和度 86%。影像学检查：胸部 X 线显示右肺上叶有阴影。

案例 7-1 解析

　　问题：

　　1．该患者可能患有何病？能引起类似症状的病原体有哪些？

　　2．进行病原学检查应选用何种标本？如何采集？

　　3．请利用科赫法则设计病原学检查方案。

　　4．简述生物安全实验室分级及其特点。本实验应该在哪种等级的生物安全实验室中进行？

一、实验简介

　　本实验为应用经典科赫法则确认引起病例 7-1 中大叶性肺炎的病原体——肺炎链球菌的综合实验。肺炎链球菌俗称肺炎双球菌，是细菌大叶性肺炎的主要病原菌之一。多成双排列，菌体呈矛头状，宽端相对，尖端向外。无鞭毛，无芽孢，致病株在机体或营养丰富的培养基中形成较厚的荚膜。在血平板上呈 α 溶血，若孵育时间过长，细菌产生的自溶酶可使菌体溶解。正常呼吸道具有天然抗肺炎链球菌感染的能力，机体仅在抵抗力下降的情况下易受细菌感染，呼吸道病毒感染后或婴幼儿、老年及体弱者易发生大叶性肺炎。

二、实验目的

　　1．掌握应用经典科赫法则进行细菌感染的病原学诊断的策略和科学依据。

　　2．掌握肺炎链球菌的分离培养及鉴定的方法和结果判定。

　　3．熟悉实验室生物安全法规条例及其在临床和实验室工作中的应用。

三、实验原理

按照经典科赫法则的理论，结合病例情况和相关实验技术，设计针对本病例的病原学实验诊断方案，如图 7-1 所示。将病原菌从患者体内分离出，并得到纯培养，对病原菌特性等进行初步鉴定，然后将其感染易感动物并从感染的动物体内重新分离出该病原菌的纯培养。

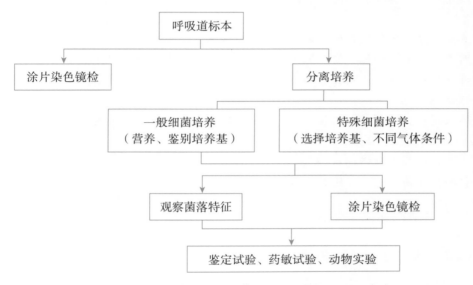

图 7-1 常用呼吸道标本鉴别流程

四、实验准备

1. **试剂和标本** 痰液、甲型溶血性链球菌 18～24 小时培养物、金黄色葡萄球菌（ATCC29213）18～24 小时培养物、革兰氏染色（Gram stain）试剂、荚膜染色试剂、3% H_2O_2 溶液、0.2 ml 牛胆汁或 10% 胆盐溶液、菊糖发酵管、奥普托欣纸片（5 μg）、多价肺炎链球菌诊断血清、0.1% 吕氏碱性亚甲蓝溶液、血琼脂平板、血清肉汤培养液、MH 平板、生理盐水、青霉素纸片（10 U）、万古霉素纸片（30 μg）、左氧氟沙星纸片（5 μg）、阿莫西林纸片（10 μg）、复方新诺明纸片（23.75 μg/1.225 μg）、红霉素纸片（15 μg）。

2. **仪器和耗材** 红外线灭菌器、生物安全柜、培养箱、普通光学显微镜、纸片分配器、无菌镊子、玻片、凹玻片、接种环、滴管、1 ml 注射器、无菌棉拭子、擦镜纸。

3. **实验动物** 小鼠（应通过大学医学动物实验伦理委员会审查）。

五、实验步骤

（一）病原标本的采集

呼吸道标本可采集痰液、鼻拭子、咽拭子、鼻咽抽取物、支气管肺泡灌洗液、气管内吸出物、经支气管镜防污毛刷采集的下呼吸道标本和肺活检标本等。标本的采集需要遵守国家和行业

Note

各项法规和条例。本次实验采集，须按照二级生物安全防护要求进行操作。

痰液是最方便且无创伤性的病原学诊断标本，但痰液易被口咽部细菌污染。因此，痰液标本质量的好坏、送检及时与否、实验室质控等将直接影响细菌的分离率和结果解释。

1．尽量在抗生素治疗前采集标本。嘱患者先行漱口，深咳嗽，留取脓性痰送检。

2．无痰或少痰患者可用经 45 ℃ 加温的 10% 氯化钠水溶液雾化吸入导痰。

框 7-1　痰液标本采集的其他注意事项

1．真菌和分枝杆菌检查应收集 3 次清晨痰标本。

2．对于厌氧菌、肺孢子菌采用支气管肺泡灌洗液标本，分离阳性率可能更高。

3．部分肺结核患者，尤其婴幼儿，可于清晨空腹时，通过胃内采痰法，采取胃内容物做病原学的检查。

4．尽快送检，不得超过 2 h，尤其当怀疑是肺炎链球菌时。延迟送检或待处理应置于 4 ℃ 保存，且不得超过 24 h。

5．需先镜检筛选合格标本。

6．怀疑伴发菌血症，应同时做血培养。

（二）痰液标本直接涂片检查

根据需要选用不同染色方法，若疑似一般细菌感染，可采用革兰氏染色法，疑似结核分枝杆菌感染可采用抗酸染色法，疑似放线菌、诺卡菌感染可采用革兰氏染色法和抗酸染色法，疑似白喉棒状杆菌感染可采用革兰氏染色法和阿尔伯特染色法。

1．挑取痰液脓性部分，行无菌操作在玻片上涂布成薄片，进行革兰氏染色。

2．先在低倍镜下观察视野中白细胞和鳞状上皮细胞数目，然后在油镜下观察细胞内是否含有细菌以及细菌的染色性、形态、大小、排列。

（三）痰液标本分离培养

将痰液标本以平板划线法接种于血琼脂平板，在平板底部贴好标签，置于普通培养箱 37 ℃ 培养 18～24 h，观察生长情况及菌落特性。

（四）细菌鉴定

1．菌落涂片镜检　挑取可疑菌落，在滴有生理盐水的玻片上涂布成薄片，进行革兰氏染色后在油镜下检查。

2．根据前面结果选用不同生化实验做进一步鉴定。若疑似肺炎链球菌，可进行的实验有：

（1）过氧化氢酶试验（catalase test）：细菌如果产生过氧化氢酶（触酶），就能将过氧化氢分解为氧和水，表现为有气泡出现。该试验可以鉴别葡萄球菌属和链球菌属，前者为阳性，而后者为阴性。

1）在玻片上滴 1 滴 3% H_2O_2 溶液。

2）用接种环轻轻刮取一环待测菌菌苔置于其中，立即出现大量气泡为阳性，不出现为阴性。可以用标准葡萄球菌和链球菌菌株作为阳性和阴性对照。

（2）胆汁溶菌试验（bile solubility test）：胆汁或胆盐能激活肺炎链球菌的自溶酶，使菌体发生自溶，本试验常用于肺炎链球菌和甲型溶血性链球菌的鉴别。

1）将待测菌落接种至 2 支 1 ml 血清肉汤培养液中，置于普通培养箱 37 ℃培养 18 ～ 24 h，待菌液混浊后，在一管中加入 0.2 ml 牛胆汁或 10% 胆盐溶液，另一管中加入 0.2 ml 无菌生理盐水，轻摇混匀。

2）置 37 ℃培养箱中 15 ～ 60 min，取出观察。若实验管中液体变澄清，则为阳性反应，否则为阴性。

（3）菊糖发酵试验（inulin fermentation test）：肺炎链球菌能发酵菊糖产酸，使菊糖发酵管中的指示剂（溴甲酚紫）颜色变为黄色，为阳性。而甲型溶血性链球菌不能发酵菊糖，该试验也用于肺炎链球菌和甲型溶血性链球菌的鉴别。

1）分别挑取待测菌和甲型溶血性链球菌菌落接种至菊糖发酵管，贴好标签。

2）置于普通培养箱 37 ℃孵育 18 ～ 24 h 后观察结果。

（4）奥普托欣试验（Optochin test）：奥普托欣，又名乙氢去甲奎宁，能抑制肺炎链球菌生长，对其他链球菌则无效。本试验也常用于肺炎链球菌和甲型溶血性链球菌的鉴别。若抑菌圈直径＞ 14 mm 即为敏感，记为阳性，否则为不敏感，记为阴性。

1）分别挑取待检菌落和甲型溶血性链球菌均匀涂布于血琼脂平板。

2）在涂片区域中央贴上奥普托欣纸片，用镊尖轻压，使粘贴牢固。

3）在平板底板贴上标签，置于普通培养箱 37 ℃孵育 18 ～ 24 h 后观察结果。

（5）荚膜肿胀试验（capsule swelling test）：荚膜肿胀试验是利用特异性抗血清与相应细菌的荚膜抗原特异性结合形成复合物，可用于肺炎链球菌和甲型溶血性链球菌的鉴别以及肺炎链球菌的分型。

1）将待检细菌纯培养物和多价肺炎链球菌诊断血清各 1 滴，滴入凹玻片中。

2）加入 1 滴 0.1% 吕氏碱性亚甲蓝溶液，混匀，加盖玻片，油镜下观察。若在蓝色菌体周围出现界限清晰、无色、较宽的环状物，为阳性。

3）若在 5 min 内无反应，可静置 20 min 后再次观察。

（五）动物实验

小鼠对肺炎链球菌非常敏感，有荚膜的肺炎链球菌极少量就能使小鼠感染致死，而甲型溶血性链球菌对小鼠无致病性。该实验既可检测待测菌毒力，又可作为肺炎链球菌和甲型溶血性链球菌的鉴别实验，也是科赫法则后两条原则的应用。

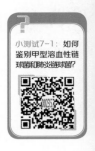
小测试7-1：如何鉴别甲型溶血性链球菌和肺炎链球菌？

1．将待检菌和甲型溶血性链球菌 24 h 血清肉汤培养物稀释到 1.0×10^8 CFU/ml。

2．取小鼠 2 只，做好标记，分别取菌悬液 0.2 ml 注射于小鼠腹腔。

3．逐日观察小鼠有无发病或死亡。若 1 ～ 2 天内死亡，则为阳性，不死亡为阴性。

4．若出现死亡，立即进行尸体解剖，取腹腔渗出液或心血做涂片，进行革兰氏染色及荚膜染色后镜检。

（六）细菌的药物敏感性试验

临床分离菌株进行药物敏感测试（drug susceptibility test），对选用有效药物治疗感染性疾病具有重要意义。药敏试验常采用纸片扩散法（disk diffusion method）、试管稀释法、E-test 法等多种方法。纸片扩散法是将吸附有一定量抗菌药物的纸片，贴至已接种待测菌的 MH 琼脂平板表面，药物在培养基中扩散，距离越远，浓度越低。在药物浓度超过该药物对待测菌最低抑菌浓度（minimal inhibitory concentration，MIC）的区域时，细菌不能生长，会在药敏纸片的周围形成透明的抑菌圈。抑菌圈直径越大，待测菌对该抗生素越敏感。

1．取 MH 琼脂平板 2 块，分别在平板底部注明待测菌株和标准菌株（金黄色葡萄球菌 ATCC29213）。

2. 分别挑取 2 株细菌已培养 24 h 的菌落 2～4 个置于 1.5 ml 无菌生理盐水中，用接种环研磨均匀，再用无菌生理盐水分别调整两种细菌浓度至 0.5 麦氏单位。用无菌棉拭蘸取菌液，并在管壁上挤去多余的菌液，均匀、密集地涂布在上述 2 块 MH 琼脂平板上，再重复 2 次，每次旋转平板 120°，最后用棉拭在平板四周边缘涂布一圈。过 3～5 分钟，待平板表面菌液吸干后，盖上皿盖。

3. 将装有青霉素、万古霉素、左氧氟沙星、阿莫西林、复方磺胺甲噁唑、红霉素 6 种药敏纸片的分配器放置到平板上方，按压上方按钮到底，使药敏纸片紧贴于培养基表面。

4. 置于 35 ℃培养箱中培养 18～24 h，观察纸片周围有无抑菌圈，并测量抑菌圈的直径，与 CLSI 标准比对，以 S（敏感）、I（中介）、R（耐药）记录实验结果。

六、实验结果与分析

1. 肺炎链球菌革兰氏染色阳性，呈卵圆形或矛头状，常成双排列，钝端相对，尖端相背，若进行荚膜染色，可见菌体最外层有厚荚膜。

2. 肺炎链球菌与甲型溶血性链球菌在血琼脂平板上长出的菌落特征类似，为灰白色、圆形隆起、表面光滑、边缘整齐、半透明的小菌落，菌落周围有 1～2 mm 宽的草绿色溶血环（α 溶血）。肺炎链球菌菌落稍大，且培养 2～3 天后，会因为产自溶酶出现自溶现象，致使菌落中央凹陷，呈脐状。

3. 因为肺炎链球菌和甲型溶血性链球菌在形态染色和血琼脂平板上的菌落特征相似，可进一步通过菊糖发酵试验、胆汁溶菌试验、奥普托欣试验和小鼠毒力试验进行鉴别，肺炎链球菌均为阳性。

七、注意事项

1. 痰液标本低倍镜下每视野低于 10 个鳞状上皮细胞才是符合做细菌培养的标本。

2. 本实验要求在生物安全二级实验室内进行。相关污染材料丢弃之前要进行高压蒸汽灭菌处理。

（赵　蔚）

生物安全实验室分级及要求

第三节　拓展科赫法则的应用
——小鼠肝炎病毒感染检测

案例 7-2

患者，女性，40 岁，某单位职工。今年 1 月感觉疲劳，不伴恶心呕吐、腹胀、黄疸、无食欲下降，无呕血、黑便等不适。外院复查肝功能：ALT 200 IU/L。遂于 2 月到医院就诊。查体：血压 110/70 mmHg，心率 78 次 / 分，神志清晰，无贫血貌，皮肤及巩膜无黄染，无出血点，无蜘蛛痣及肝掌，腹壁浅表静脉无曲张，腹软，肝脾肋下未及肿大。既往确诊患者"乙肝小三阳"3 年余，转氨酶在正常至最高值 2 倍范围内波动，无不适症状。

乙肝血清学检查：乙肝表面抗原（+），乙肝病毒 e 抗体（+），乙肝病毒核心抗体（+），ALT 168.2 IU/L，HBV DNA 3.96×10^6 IU/L，PLT 96×10^9/L，血肌酐 92 μmol/L，尿蛋白（+/-），其他病毒性肝炎抗体阴性。肝、胆、脾、胰彩超未见异常。

临床诊断：HBeAg 阴性的慢性乙型肝炎。

问题：

1．什么是"乙肝小三阳"？

2．通过什么方法进行乙肝血清学检查？

案例 7-2 解析

框 7-2　小鼠肝炎病毒感染概述

1．小鼠肝炎病毒（mouse hepatitis virus，MHV）是冠状病毒属的一种有衣壳 RNA 病毒，于 1949 年首次被分离，是实验小鼠最为常见和最重要的病毒病之一。

2．小鼠感染 MHV 的症状　在健康成年小鼠中，该病毒通常呈现隐性感染，使得该病毒得以长期隐蔽于身体中难以被发现。但也不是无迹可寻，免疫健全动物感染 MHV 后临床疾病的严重性与年龄密切相关，在新生小鼠中易出现被毛粗乱、腹泻、脱水、死亡率增高等非特异性症状，这就提示可能存在该病毒。在裸鼠及其他免疫缺陷小鼠中通常会引起消耗性疾病，出现消瘦、弓背、腹部青紫、死亡等，解剖后常可见动物肝有多发点状白色病灶或出血点。

3．MHV 感染与传播　MHV 传染性极高，是数十年来国内外小鼠种群中最流行的病毒之一。MHV 可通过直接接触和包括气溶胶、污染物、细胞培养物、移植物（如肿瘤）在内的多种介质传播。

由于小鼠肝炎病毒通常导致无症状感染，无法进行纯培养，因此本节实验通过拓展科赫法则验证小鼠肝炎病毒感染。

实验一　小鼠肝细胞用于分离培养小鼠肝炎病毒

一、实验简介

组织培养法是目前培养病毒应用最广的实验方法。本实验是采用病毒的组织培养法来对小鼠肝炎病毒进行体外分离培养，采用体外培养的正常肝细胞株（如 NCTC 1469）作为 MHV 的宿主细胞，接种病毒后，通过病毒在肝细胞内的复制增殖，一方面可以观察病毒的致细胞病变效应（CPE），另一方面，可收获大量子代病毒。

二、实验目的

掌握小鼠肝细胞分离培养肝炎病毒的方法。

三、实验原理

NCTC 1469 是一种小鼠正常肝细胞，可作为小鼠肝炎病毒的宿主。小鼠肝炎病毒与小鼠肝细胞的结合主要是通过 MHV 的 S 蛋白（spike protein）与小鼠肝细胞表面的 CEACAM1 膜蛋白相互作用。癌胚抗原相关细胞黏附分子 1 （carcinoembryonic antigen-related cell adhesion molecule 1，CEACAM1）是一种细胞黏附分子，在许多细胞类型中表达，并且在冠状病毒感染中扮演着重要的角色。MHV 的 S 蛋白通过其 S1 亚基与 CEACAM1 蛋白相互作用，从而介导病毒与宿主细胞的结合。CEACAM1 是一种受体蛋白，它在细胞表面的受体结合结构域与 MHV 的 S1 亚基相互作用，从而启动病毒的入侵过程。

四、实验准备

1. 试剂　小鼠肝炎病毒液、细胞培养基、血清、青霉素 - 链霉素双抗混合液（100×）。
2. 细胞系　NCTC1469 小鼠正常肝细胞。
3. 血清样本　在发病期选择对照组和实验组小鼠的尾静脉采集血清样本。
4. 耗材与仪器　无菌吸头、无菌移液管、无菌离心管、细胞培养瓶、培养箱。

五、实验步骤

1. 细胞培养　NCTC 1469 细胞应在适当的细胞培养基（DMEM + 10% HS + 1% P/S）、合适的温度（通常在 37 ℃）和合适的二氧化碳浓度（通常在 5%）中培养。
2. 病毒准备　从小鼠血清标本中获得小鼠肝炎病毒 MHV 病毒液。
3. 病毒感染　将制备好的 MHV 病毒液加入细胞培养瓶中，继续将细胞培养在适当的培养条件下。
4. 观察细胞病变情况　观察细胞的形态变化、细胞融合等情况，了解病毒感染对细胞的影响。
5. 细胞上清液收集　在感染后的适当时间点，收集细胞上清液，并将收集好的上清液置于 15 ml 无菌离心管保存于 –80 ℃备用（MHV 病毒液）。

六、实验结果与分析

培养后在倒置显微镜下观察致细胞病变效应（CPE），采用低倍镜观察细胞，与不加病毒的对照瓶相比，感染病毒的培养瓶中的细胞可出现变圆收缩、堆聚及坏死、脱落，根据病变的严重程度进行判定。

病变程度用"+"号表示：

－：表示细胞无病变效应；+：表示25%以下的细胞出现病变；++：表示25%～50%的细胞出现病变；+++：表示50%～75%的细胞出现病变；++++：表示75%～100%的细胞出现病变。

七、注意事项

1. 分离病毒的细胞应该注意避免被支原体污染，如有污染，需要丢弃该细胞，从实验室细胞库中复苏保存在液氮中的细胞。

2. 病毒感染的操作过程中应注意避免细菌的污染，如发生污染，应重新接种。

实验二　小鼠肝炎病毒 MHV 感染小鼠

一、实验简介

动物接种是常用的病毒培养方法之一，本实验采用小鼠作为宿主建立 MHV 感染的体内动物模型，利用体内感染传代的方式来获得大量的 MHV，同时还可以观察感染 MHV 后小鼠的典型症状和器官的病理变化。

二、实验目的

掌握小鼠肝炎病毒（MHV）感染小鼠的实验操作。

三、实验原理

小鼠肝炎病毒（MHV）是一种冠状病毒，能够引起肝炎和脑炎两种疾病。它通过呼吸道感染小鼠，然后在体内复制并扩散到肝和神经系统，最终导致肝炎和脑炎。

在实验中，通常使用的小鼠品种是 C57BL/6，这种小鼠对 MHV 敏感，容易感染并患上疾病。通过观察小鼠的症状、病理变化和病毒载量等指标，研究 MHV 的致病机制和寻找治疗病毒感染的方法。

四、实验准备

1. 实验动物　C57BL/6 小鼠。
2. 病毒液　来自本节实验一收集的 MHV 病毒液。

五、实验步骤

1. 在实验前，将小鼠单独隔离并适应新环境，以降低应激和交叉感染的风险。
2. 病毒接种 将制备好的 MHV 病毒液注射到小鼠体内。未感染组作为对照组以进行比较分析。
3. 观察和记录 在感染后，定期观察小鼠的健康状况，记录体重、活动、食欲等信息。
4. 样本采集 在实验的适当时间点，采集小鼠的样本，如血液、组织等，用于后续分析。
5. 在实验结束时，根据伦理审批要求，对小鼠进行安乐死处理。

六、实验结果与分析

C57、DBA 和 Nu/Nu 小鼠感染 MHV 后很容易产生症状，可表现为肝炎、脑炎、肠炎和渐进性消耗综合征，镜下观察到的病理特征为组织细胞的多灶性坏死、白细胞浸润和合胞体形成等。

七、注意事项

1. 使用的小鼠必须本身不带病毒，以避免混淆实验结果，故必须选用无特定病原体的 SPF 小鼠。
2. 使用实验动物应做好分组和设计，并遵守实验动物福利伦理原则。

实验三 逆转录 PCR 检测小鼠肝炎病毒

一、实验简介

采用 PCR 技术检测标本中的病毒核酸是目前进行病毒分子诊断的主要方法之一，本实验采用 RT-PCR 法扩增检测小鼠肝炎病毒 RNA，能将标本中微量的 MHV 核酸特异性大量扩增后进行检测，具有快速、操作简便、灵敏度高、特异性强等优点。

二、实验目的

1. 掌握 RT-PCR 的原理及 RT-PCR 仪器的使用。
2. 掌握 RT-PCR 检测小鼠肝炎病毒及 RT-PCR 结果的判读。

三、实验原理

逆转录聚合酶链反应（reverse transcription PCR，RT-PCR）技术是以目的 RNA 为模板，在

体外完成逆转录过程后，在人工合成特异引物和耐热 DNA 聚合酶作用下进行的体外 DNA 扩增的方法。实验过程由高温变性、低温退火和适宜温度延伸等反应步骤组成一个循环，经过若干循环后，特异性 DNA 片段会被大量扩增，然后再用琼脂糖凝胶电泳等手段检测被扩增的 DNA 片段。该方法操作简单，高度敏感，可以在感染早期快速检测病毒核酸，作为一种病毒感染的快速检测方式应用。

四、实验准备

1. 试剂　逆转录试剂盒、PCR 试剂盒、电泳相关试剂。
2. 仪器　生物安全柜、离心机、电泳仪、PCR 仪、凝胶成像系统。

五、实验步骤

1. 根据试剂盒说明提取 MHV 的核酸。
2. 根据表 7-1 配制逆转录反应体系并进行逆转录反应。
3. 针对 MHVgp4 基因（Gene ID：1489752）设计引物并进行 PCR 扩增。
4. 对 PCR 产物进行琼脂糖凝胶电泳，并进行显像。

表 7-1　逆转录反应体系及反应条件

体系组成成分	体积（μl）	反应条件
5 × PrimeScript 缓冲液	2	
PrimeScript 逆转录酶混合物 I	0.5	
Oligo dT 引物（50 μmol/L）	0.5	37 ℃，15 min
随机 6 核苷酸引物（50 μmol/L）	0.5	85 ℃，5 s
总 RNA	2	4 ℃，∞
无 RNA 酶去离子水	4.5	
总计	10	

六、实验结果与分析

根据电泳结果判读，是否出现预期条带大小，如果有，则说明样品中含有相应的病毒类型，否则无。

七、注意事项

1. 防止样品污染。
2. 严格按照说明书进行操作，防止一些酶失活。

实验四　实时荧光定量 PCR 检测病毒载量

一、实验简介

实时荧光定量 PCR 是迄今为止定量最准确、重现性最好的核酸定量检测方法。本实验采用实时荧光定量 PCR 检测 MHVgp4 基因的载量，不但可以对病毒的感染做定性诊断，还可以对体内病毒载量做定量检测，除可用于诊断外，还可以作为疗效观察和预后判断的参考。

二、实验目的

1. 掌握实时荧光定量 PCR 的原理及实时荧光定量 PCR 仪器的使用。
2. 掌握实时荧光定量 PCR 检测病毒载量及实时荧光定量 PCR 结果的判读。

三、实验原理

实时荧光定量 PCR（real-time fluorogenic quantitative PCR，qPCR）也称荧光定量 PCR 技术，是指在 PCR 反应体系中加入可与 DNA 产物特异性结合的荧光基团，利用荧光信号积累实时监测整个 PCR 进程，最终通过相对定量或绝对定量的方法确定各个样本的本底表达量。这是一种常用的方法，通过特定的引物和探针，可以在实时 PCR 反应中检测病毒核酸的扩增，从而推断样本中病毒的数量。

四、实验准备

1. 试剂　RNA 提取试剂盒、逆转录试剂盒、qPCR 试剂盒。
2. 仪器　生物安全柜、离心机、qPCR 仪器。

五、实验步骤

1. 核酸提取（参考试剂盒说明）
2. 逆转录反应（同本节实验三步骤 2）
3. qPCR 分析
（1）反应体系：据表 7-2 所示配制 qPCR 反应体系。
（2）反应条件：95 ℃预变性 30 s；PCR 反应（95 ℃变性 5 s，55 ℃退火 30 s，循环 40 次）；95 ℃延伸 10 s；绘制 65 ~ 95 ℃区间熔解曲线。
（3）数据处理与分析：首先对每个样本每个基因 3 个复孔中 Ct 值极差大于 0.5 的结果进行重新检测，观察熔解曲线是否特异。将所得的合格试验结果采用 $2^{-\Delta\Delta Ct}$ 公式计算耐药基因表达量差异 [$\Delta Ct = Ct_{靶基因} - Ct_{内参基因}$；$-\Delta\Delta Ct = \Delta Ct_{校准样本} - \Delta Ct_{实验样本}$，相对表达量倍数 $= 2^{-\Delta\Delta Ct}$]，阴性对照为未处理组，选择合适的内参基因。

表 7-2 qPCR 反应体系

体系组成成分	体积（µl）
灭菌水	8.5
TB Green Premix Ex Taq II（Tli RNaseH Plus）	12.5
上游引物（10 µmol/L）	1
下游引物（10 µmol/L）	1
cDNA 模板（< 100 ng）	2
合计	25

六、实验结果与分析

Ct 值为 0 者为阴性，Ct 值 ≤ 38 者为阳性。对于 Ct 值超过界值的情况，将模板稀释 4 倍和用 4 µl 模板代替 2 µl 两种方法重复检测。如果 Ct 值降至界值以下，该标本判断为阳性，否则为阴性。

七、注意事项

1．防止样品间发生污染。
2．操作过程中在冰上进行，如果采用染料法，注意避光，确保染料有效。
3．操作过程中注意戴 PE 手套，不戴乳胶手套，防止粉尘落到管盖，影响检测。

实验五 酶联免疫吸附试验检测小鼠肝炎病毒

一、实验简介

酶联免疫吸附试验（enzyme-linked immunosorbent assay，ELISA）是利用抗原 - 抗体的特异性结合反应来检测病毒蛋白的方法，是目前广泛应用于病毒分子诊断的主要方法之一。本实验应用酶联免疫吸附试验对小鼠肝炎病毒（MHV）的抗体进行检测，可对 MHV 的感染进行早期诊断，并且具有快速、敏感、简便、易于标准化等优点。

二、实验目的

1．掌握酶联免疫吸附试验的原理。
2．掌握用酶联免疫吸附试验检测小鼠肝炎病毒（MHV）抗体及小鼠肝炎病毒抗体结果的判读。

三、实验原理

采用间接法原理定性检测小鼠血清样本中的肝炎病毒抗体 IgG（MHV IgG）。以小鼠肝炎病毒抗原包被酶标板，待检小鼠血清中的肝炎病毒抗体与包被抗原反应，洗涤除去未结合的抗体，再与酶标记的抗小鼠 IgG 抗体结合，形成抗原 - 抗体 - 酶标抗体复合物，洗涤除去未结合的酶标记物，再加入底物 TMB 显色，终止液终止反应后，用酶标仪在 450 nm 波长下测定吸光度（OD值），待测样品的浓度与 OD 值成正比关系，并通过与界值相比较，诊断受检小鼠是否感染肝炎病毒。

四、实验准备

1. 试剂　在发病期选择对照组和实验组小鼠的尾静脉采集血清样本；小鼠肝炎病毒 ELISA 抗体检测试剂盒。

2. 仪器　酶标仪。

五、实验步骤

1. 从室温平衡 20 min 后的铝箔袋中取出所需板条，剩余板条用铝箔袋密封放回 4 ℃。

2. 设置阴、阳性对照孔（每孔 100 μl，即用型）各 1 孔，空白对照 1 孔（双波长检测可不设置空白对照孔）。

3. 待测样本稀释　将样本用样本稀释液按照 1 : 100 的比例稀释（如：将待测血清按序排列在试管架上，在深孔板内加入样本稀释液每孔 300 μl，再加待测样本 3 μl，振荡 10 s），取 100 μl 加入样本孔，用封板膜封板膜 / 自封袋封住反应孔，37 ℃孵育 30 min。

4. 弃去液体，吸水纸上拍干，每孔加 300 μl 洗涤液，静置 30 ~ 60 s，甩去洗涤液，吸水纸上拍干，如此重复洗板 5 次（也可用洗板机洗板）。

5. 随后每孔加入小鼠酶结合物 100 μl，空白孔除外，用封板膜 / 自封袋封住反应孔，37 ℃孵育 30 min。

6. 重复步骤 4。

7. 每孔加入底物 100 μl，37 ℃避光孵育 15 min。

8. 每孔加入终止液 50 μl，立即测试结果。

9. 以空白孔调零，用酶标仪 450 nm 单波长测定各孔 OD 值，或直接采用 450 nm-620/630 nm 双波长测定各孔的 OD 值（加入终止液 15 min 内读取，推荐使用双波长检测）。

六、实验结果与分析

1. 界值 = 2.1 × 阴性对照 OD 值。

2. 样本 OD 值≥界值，判定为阳性。

3. 样本 OD 值 < 界值，判定为阴性。

4. 阴性对照小于 0.10 时以 0.10 计算，≥ 0.10 按实际值计算。

5．阴性对照 OD 值正常范围应＜ 0.15，阳性对照 OD 值 – 阴性对照 OD 值≥ 0.6，则实验结果成立，否则实验可能产生偏差，需重新测试。

6．用本试剂盒检测结果肉眼可见黄色，但测试结果在阳性判断值附近（0.21 ≤ OD 值＜ 3）的为可疑样本，建议重新测定，动态观察。

七、注意事项

1．操作前仔细阅读使用说明书，严格按照试剂盒说明书进行试验操作。

2．不得混用不同批号的试剂，不要使用超过有效期的试剂。

3．微孔板须密封防潮，从冷藏环境中取出时，应置于室温平衡至潮气尽干后方可开启使用，余者封存置于 2 ～ 8 ℃，短期内使用。

4．微量移液器枪头不可混用，以免交叉污染。

5．孔内样本需振荡混合均匀，避免有气泡存在。

6．各步加样均应使用加样器，并经常校准，以避免试验误差。一次加样时间最好控制在 5 min 内，如标本数量多，推荐使用排枪加样。

7．应严格遵守标本收集与储存的要求，若标本混浊，请离心弃沉淀后再使用。

8．所有样品、洗涤液和各种废弃物都应按照传染物处理。

9．由于方法学或抗体特异性等原因，使用不同生产商的试剂对同一份样本进行检测可能会得到不同的测试结果，因此，用不同试剂检测所得结果不应直接相互比较，以免造成错误的结果解释。

实验六　全基因组测序

一、实验简介

全基因组测序（whole genome sequencing，WGS）是近年来发展起来的基于高通量测序技术的分子诊断方法，可以获得病毒的全基因组序列，不但可实时监测病毒的变异和进化，还可以对病毒进行精准基因分型和溯源研究。此外，病毒的基因测序对疫苗的开发、检测试剂的研发以及疾病流行趋势的预判均提供了强大的技术支撑。本实验采用全基因组测序深入分析 MHV 的全基因序列。

二、实验目的

1．掌握全基因组测序原理及全基因组测序分析的主要流程。

2．能根据全基因组测序分析结果判断感染病毒的类型。

三、实验原理

近年来，随着测序技术的不断成熟和成本的不断下降，全基因组测序成为可能。全基因组测序是一种高级分子生物学技术，通过对生物体的完整基因组进行测序，可以获得关于基因组的全面信息。全基因组测序具有许多优势，使其成为研究和应用领域中重要的工具之一。全基因组测序提供了对生物体遗传信息的全面认识，从而在基础研究、临床医学和生物技术等领域发挥着重要作用，可用于检测无任何临床症状的感染者。

四、实验准备

1．试剂　收集的 MHV 样本、建库试剂盒。
2．仪器　测序仪。

五、实验步骤

1．病毒样本收集和处理　从感染的小鼠体内收集 MHV 样本，然后通过离心等方法分离病毒颗粒。

2．核酸提取　从分离的病毒样本中提取 RNA。

3．建库　制备核酸样本的文库，包括将 RNA 逆转录为 cDNA，然后将 cDNA 片段连接到测序适配体上。

4．测序　通过 Illumina 平台进行高通量测序，这将产生大量的短序列片段。

5．序列拼接和组装　使用计算机软件，将短序列片段拼接成更长的连读，然后将连读与已知的 MHV 基因组进行比对和组装，以获得完整的基因组序列。

6．变异检测和注释　比较测序样本与参考基因组，检测出各种变异，如 SNPs、插入／缺失等。随后，对变异进行功能预测和生物信息学分析，以评估其可能的影响。

六、实验结果与分析

将组装序列与小鼠肝炎病毒参考序列进行比对，确定感染病毒为 MHV。

七、注意事项

1．样本的质量对于测序结果至关重要。确保样本没有受到污染、降解或其他损伤。
2．使用合适的质量控制方法，如测量 DNA 浓度、纯度和完整性，以确保样本适合测序。

实验七　转录组测序

一、实验简介

宏转录组测序是近年来发展起来的新一代分子诊断方法，以遗传物质 RNA 作为研究对象，可获得 RNA 病毒全长基因组信息以及宿主细胞内 RNA 的信息变化，为探究病毒的致病机制以及病毒变异机制等提供研究基础。本实验采用转录组测序深入分析 MHV 感染后宿主的基因序列表达差异，寻找病毒可能的作用靶点。

二、实验目的

1．掌握转录组测序原理及转录组测序分析的主要流程。
2．能根据转录组测序分析结果寻找可能的 MHV 靶点。

三、实验原理

转录组是指某一生理条件下细胞内所有转录产物的集合，包括 mRNA、tRNA、miRNA、非编码 RNA。而转录组测序即是利用高通量测序技术，将细胞或组织中的全部或部分 mRNA、miRNA、lnc RNA 进行测序分析的技术。通过转录组测序（RNA-seq）可以帮助人们了解不同条件下所有基因的表达差异，有助于寻找致病基因以开发相应的治疗策略。

四、实验准备

1．试剂　收集的 MHV 样本、建库试剂盒。
2．仪器　测序仪。

五、实验步骤

1．样本制备　分离小鼠肝炎病毒 RNA。
2．cDNA 合成　去除 rRNA，将 mRNA 转录成 cDNA。
3．文库构建　将合成的 cDNA 片段连接到测序载体上，形成一个 cDNA 文库。这些适配体在后续的测序过程中起到了连接和扩增的作用。
4．高通量测序　对构建好的文库进行高通量测序，通常使用 Illumina 等测序平台。在测序过程中，会产生数百万甚至数十亿个短序列片段，称为 reads。
5．序列比对　将测序得到的 reads 与参考基因组或转录组进行比对，这可以帮助确定每个 read 来自哪个基因、转录物以及其相对表达水平。
6．基因表达定量　通过计算每个基因的 reads 数或其他定量指标，可以获得各个基因的表达水平。这可以用来比较不同条件下的基因表达差异。
7．新基因发现　通过分析未被注释的区域，转录组测序也有助于发现新的基因或转录物。
8．功能富集分析　通过将差异表达的基因与功能数据库进行关联，可以进行基因功能富集分析，帮助理解不同基因集的生物学意义。

六、实验结果与分析

通过对结果进行分析，寻找显著上调的基因，该基因可能是 MHV 入侵小鼠肝细胞的靶点。

七、注意事项

1. 样本处理应该尽可能地快速，以避免 RNA 的降解。冷冻样本或使用 RNA 保护液有助于保持 RNA 的完整性。

2. 使用适当的 RNA 提取方法，确保高质量的 RNA 提取，避免污染和降解。

3. 在进行文库构建之前，使用专业的 RNA 质量评估仪器（如 Bioanalyzer）检查 RNA 的完整性和质量。

实验八　基因敲除 MHV 刺突蛋白降低 MHV 致病性

一、实验简介

利用基于 CRISPR-Cas9 系统的基因编辑技术可识别和分析特定的 DNA 序列，并高效、精确和灵活地进行基因编辑，已成为近年来快速发展和应用的重要分子生物学工具。本实验采用基因敲除（gene knockout）的方法，研究 MHV 刺突蛋白在病毒感染中所起的作用，明确刺突蛋白基因敲除对病毒感染产生的影响。

二、实验目的

掌握基因敲除技术原理及方法。

三、实验原理

基因敲除实验是一种用于研究特定基因功能的方法。MHV 刺突蛋白是病毒外壳上的膜蛋白，它在病毒入侵宿主细胞时发挥重要作用。通过基因敲除可以使刺突蛋白基因失去功能，从而研究其在病毒感染中的作用。

四、实验准备

1. 收集的 MHV 样本。

2. CRISPR-Cas9 载体系统和 NCTC 1469 小鼠正常肝细胞。

五、实验步骤

1．设计 sgRNA　使用 CRISPR-Cas9 系统，设计能够特异性识别刺突蛋白基因的 sgRNA（single-guide RNA）。这些 RNA 将指导 Cas9 蛋白到目标基因上。

2．构建 CRISPR-Cas9 载体　将设计好的 sgRNA 插入 CRISPR-Cas9 载体中，使其可释放 Cas9 蛋白和 RNA 到细胞内。

3．细胞转染　使用适当的细胞系，通过转染将 CRISPR-Cas9 载体引入细胞中。这个细胞系通常是 MHV 感染的宿主细胞。

4．Cas9 介导的 DNA 切割　一旦将 Cas9 和 sgRNA 引导到细胞中，Cas9 就会在目标基因的特定位置引发 DNA 双链断裂。

5．细胞修复过程　细胞会尝试修复 Cas9 引发的 DNA 断裂。在这个过程中，可能会出现错误的 DNA 修复，导致目标基因发生缺失或突变。

六、实验结果与分析

1．效果验证　通过 qPCR 方法验证 MHV 刺突蛋白的表达量，从而判断该基因是否被敲除。

2．功能分析　对敲除刺突蛋白的 MHV 进行功能分析，研究刺突蛋白基因敲除对病毒感染的影响。

七、注意事项

1．必须在合适的生物安全实验室条件下进行实验。
2．使用适当的转染试剂和方法确保 sgRNA 能够成功转染细胞。
3．控制 sgRNA 的浓度，避免过高的浓度导致细胞毒性。

（田国宝）

小　结

本章包含两个综合实验——肺炎链球菌引起的大叶性肺炎的病原学诊断和小鼠肝炎病毒感染检测。肺炎链球菌引起的大叶性肺炎的病原学诊断综合实验中先采集痰液标本划线分离到血平板上，将病原菌从患者体内分离出来，接种得到纯培养，再对病原菌的形态、生化反应等进行初步鉴定，然后将其感染易感动物小鼠，并从发病小鼠体内重新分离出该病原菌的纯培养，最后为指导临床用药进行药敏试验。小鼠肝炎病毒感染检测综合实验由小鼠肝细胞分离培养小鼠肝炎病毒（MHV）、MHV 感染小鼠、RT-PCR 检测小鼠肝炎病毒、实时荧光定量 PCR 检测病毒载量、酶联免疫吸附试验检测 MHV 抗体、全基因组测序、转录组测序以及基因敲除 MHV 刺突蛋白降低 MHV 致病性 8 个实验组成。

学生通过本章实验可以学习细菌分离培养、染色、生化反应、药敏试验、细胞培养、病毒感染实验、感染现象观察、病毒纯化及检测等实验的基本原理、操作方法和结果判定等，更可以理解经典科赫法则及其拓展法则在确证传染病病因中的应用和价值。

整合思考题

1. 为什么要对科赫法则进行修订?

2. 总结肺炎链球菌分离鉴定的流程。

3. 若微生物无法培养,是否就无法确认为传染病的病原体?

基于系统的核心实验

第三篇

第八章　循环系统核心实验

导学目标

通过本章内容的学习，学生应能够：

※ **基本目标**

1. 描述循环系统的解剖学特征及生理功能。
2. 分析急性心肌梗死、心力衰竭发生发展的主要危险因素。
3. 列举急性心肌梗死、心力衰竭的诊断要点。
4. 围绕循环系统疾病（心肌梗死、心力衰竭）模型开展若干动物实验和生化实验。
5. 对实验结果做出准确判断，对存在的问题做出合理解释。

※ **发展目标**

1. 在老师的指导下自行设计实验，探究急性心肌梗死、心力衰竭的发病机制。
2. 综合分析实验结果，找出疾病与动物模型表型之间的差异。

（一）案例背景

　　急性心肌梗死是冠状动脉急性、持续性缺血缺氧所引起的心肌坏死。临床上多有剧烈而持久的胸骨后疼痛，休息及硝酸酯类药物不能完全缓解，伴有血清心肌酶活性增高及进行性心电图变化，可并发心律失常、休克或心力衰竭，常危及生命。心力衰竭（heart failure）简称心衰，是指由于心脏的收缩功能和（或）舒张功能发生障碍，不能将静脉回心血量充分排出心脏，导致静脉系统血液淤积，动脉系统血液灌注不足，从而引起心脏循环障碍症候群，此种障碍症候群集中表现为肺淤血、腔静脉淤血。

（二）临床案例

　　患者，男，68岁，主诉"突发胸痛19小时伴呼吸困难"入急诊科。现病史：19小时前，无明显诱因患者突感胸痛，位于胸骨中下段，呈压榨性，向左上肢放射，伴大汗、呼吸困难。既往糖尿病、高血压病史20年余。吸烟史30年。查体：神志清楚，急性痛苦病容。BP 107/82 mmHg，SpO₂ 93%，HR 93次/分，律齐，各瓣膜听诊区未闻及杂音。呼吸急促，频率约22次/分，双肺底可闻及湿啰音。急诊科行心电图检查（图8-1）。实验室检查：TG 2.0 mmol/L，TC 5.32 mmol/L，LDL-C 4.0 mmol/L，CK 6000.2 IU/L，CK-MB 573.7 IU/L，TnT 27.2 μg/L。NT-proBNP 4805 ng/L。急诊查床旁胸部X线片以及急诊冠状动脉造影（图8-2～图8-4）。

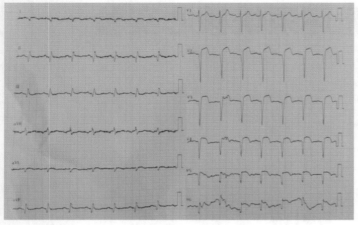

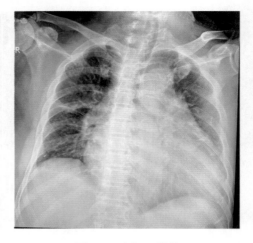

图 8-1　入急诊科首次心电图　　　　　　　　图 8-2　胸部 X 线片

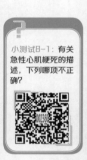
图 8-3　急诊冠状动脉造影（足位）　　　　　图 8-4　冠状动脉造影（头位）——LAD 中段闭塞

问题：

1. 该患者可能患有哪种疾病？
2. 采用何种策略才能找到该病的诊断指征？
3. 如何开展该病的发病机制研究？

循环系统疾病动物模型

（一）动物模型背景

循环系统疾病的发展十分复杂，以人本身作为实验对象来深入探讨疾病发生机制，推动医药学的发展来之缓慢，临床积累的经验不仅在时间和空间上都存在局限性，而且许多实验在伦理和方法也受到限制。而借助于动物模型的间接研究，可以有意识地改变那些在自然条件下不可能或不易排除的因素，以便更准确地观察模型的实验结果并与循环系统疾病进行比较研究，有助于更方便、更有效地认识这类疾病的发生发展规律，研究防治措施。

（二）动物模型简介

动物模型实验通过在动物体内引入影响心脏功能的因素，如结扎冠状动脉、快速注入大量生理盐水以及注射血栓形成物质等，模拟心肌梗死和心力衰竭的发生过程。通过观察动物的心电图变化、血流动力学指标变化、心肌损伤标志物水平变化等指标，来研究心肌梗死和心力衰竭的发生机制。

（三）引导性问题

1. 应观察小鼠模型的哪些指标？
2. 可采用哪些实验方法证明小鼠发生心肌梗死 / 心力衰竭？
3. 可采用哪些实验方法探究小鼠心肌梗死 / 心力衰竭的病理生理学机制？

第一节　急性心肌梗死小鼠模型的构建

一、实验简介

急性心肌梗死模型是通过对左前降支冠状动脉结扎而诱发冠脉痉挛，最终造成心肌梗死。常用的实验方法包括动物模型实验和体外细胞实验。

二、实验目的

通过这些实验方法，可以深入了解心肌梗死的发生机制，进一步指导临床诊断和治疗。通过观察细胞的形态学变化、细胞死亡标志物的释放以及相关信号通路的活性变化，来研究心肌梗死的病理生理变化以及潜在的治疗靶点。

三、实验原理

动物模型实验通过在动物体内引入影响心肌血供的因素，如结扎冠状动脉（此方法更为成熟、简单、常用），以及注射血栓形成物质等，模拟心肌梗死的发生过程。通过观察动物的心电图变化、血流动力学指标变化、心肌损伤标志物水平变化等指标，来研究心肌梗死的发生机制。

体外细胞实验主要是将心肌细胞培养在试管中，通过人工制造心肌细胞缺氧的条件，模拟心肌梗死的发生过程。

四、实验准备

1. 实验动物　C57BL/6J 小鼠。
2. 主要试剂　戊巴比妥、生理盐水。
3. 仪器耗材　动物呼吸机，动物心电图仪，自制压舌板，直镊 2 把，眼科剪 2 把，尖镊 2 把，8-0 带单针缝线若干，6-0 带单针缝线若干，脱毛膏，棉签，棉球，1 cm 长的橡胶小套管，胶布，生理盐水，10 ml 注射器，1 ml 注射器等。

五、实验步骤

1. 麻醉　用生理盐水配制 1% 的戊巴比妥溶液，小鼠腹腔注射，剂量为 50 mg/kg。
2. 固定　小鼠仰卧位，使用胶布分别固定小鼠四肢于手术板上，细线固定牙齿，以便插管。
3. 备皮　用小动物剃毛机剃除小鼠胸前覆毛，再用棉签涂取适量脱毛膏至手术区。
4. 气管内插管（endotracheal intubation）及连接呼吸机　首先检查静脉留置针管的通畅性，检查完毕静脉留置针管插入针芯，用冷光源灯对准小鼠颈部气管分叉处，左手拿压舌板压住舌根，右手拿弯镊上抬打开小鼠咽喉和会厌部，用冷光源灯辅助暴露声带，将留置针沿口咽顺声门插入，固定插管，拔出针芯，打开呼吸机。通常设置小鼠呼吸模式为：潮气量 900 ml，吸呼比 5∶4。

框 8-1　气管内插管

将一特制的气管内导管经声门置入气管的技术称为气管内插管，这一技术能为气道通畅、通气供氧、呼吸道吸引和防止误吸等提供最佳条件。

5. 消毒　用塑料刮除去被脱毛膏脱下的毛，并用纱布擦干净，用 75% 乙醇消毒胸前皮肤，充分暴露左胸。
6. 切开　沿左侧第 4 肋间水平剪开皮肤，钝性分离结缔组织，用剪刀剪开胸大肌、胸小肌后，自上而下数定位肋骨，于第 3 ～ 4 肋间可见最显著的心脏搏动，用尖镊从该肋间分离肋间肌，小心撕开胸膜，暴露心腔，可看到搏动的心脏，用尖镊轻轻剥除心脏表面的心包，避免伤及左侧肺边缘，充分暴露粉红色的左心耳及左室前壁。
7. 结扎　右手用持针器夹住 8-0 缝线针头，左手持弯镊协助暴露左心耳，沿着左心耳下缘 1 ～ 2 mm 处横向进针，穿左心耳中点所在垂直线，于左心耳与右室动脉圆锥之间下方前出针，针线交叉拉紧，通过结扎线下方左室前壁心肌是否变白及范围验证结扎效果，有明显变白则缝线打第一个外科结，拉紧前垫一根 4 ～ 5 mm 小套管，打紧第一个结，再打第二个活结，打完第二个结时开始计时缺血 45 min，肋间缝一针，暂时关闭左胸，生理盐水蘸湿棉球盖于切口处。
8. 再灌注　缺血时间结束时打开左胸，解开结扎线并取出套管，观察前壁心肌颜色变化恢复再灌注，再灌注时间为 3 h。
9. 关胸　肋间间断缝合两针，关闭左胸。

六、实验结果与分析

1. 结扎前降支后，心尖部心肌组织变白，同时观察心电图各导联情况，出现 ST 段抬高提示结扎成功（图 8-5）。

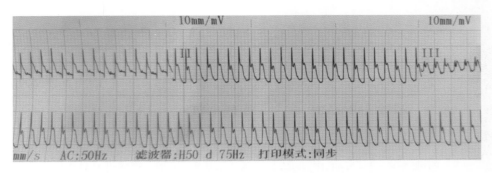

图 8-5 造模成功时的心电图变化

2. 缺血时间结束时解开结扎线并取出套管，观察前壁心肌颜色变化逐渐变红，且心电图上抬的 ST 段有所回落，表明再灌注成功。

七、注意事项

1. 在结扎前降支前，需要确保气管位置良好及呼吸机正常工作，呼吸机的辅助对造模动物存活率的提升有很大帮助。

2. 结扎过程中针头不要进入心腔，进针宽度 3 ~ 4 mm，只结扎冠状动脉左前降支。

3. 结扎前连接心电图实时监测　四个肢体分别为左上（黄）、左下（绿）、右上（红）、右下（黑）。

4. 缺血过程中注意观察小鼠四肢颜色、瞳孔、呼吸和疼痛反应。

小测试8-2：下列哪项不是心肌梗死的并发症？

（郭敬宾）

第二节　血清肌酸激酶及其同工酶的测定

一、实验简介

肌酸激酶（CK）广泛存在于各种组织中，与腺苷三磷酸（ATP）的再生有关，此酶的功能是在生理水平上维持细胞内的腺苷三磷酸浓度。它的催化作用是可逆的，即将高能磷酸键从磷酸肌酸转移至腺苷二磷酸（ADP）或从腺苷三磷酸上将高能磷酸键转移至肌酸，形成磷酸肌酸。

二、实验目的

CK-MB 测定对于心肌缺血如急性心肌梗死或心肌炎的诊断是一个重要的指标。CK-MB 在心脏病症状发生 3 ～ 8 h 血中即可检出，并能在较长时间内被检测出。CK-MB 也能在其他临床情况如风湿性心肌炎和脑卒中时出现。在实验诊断的范围内，总 CK、肌球蛋白和肌钙蛋白 T 同时测定能提供鉴别诊断依据。

三、实验原理

（一）血清肌酸激酶测定（连续监测法）

$$磷酸肌酸 + ADP \xrightarrow{\text{CK}} 肌酸 + ATP$$

$$ATP + 葡萄糖 \xrightarrow{\text{HK}} ADP + 葡糖\text{-}6\text{-}磷酸$$

$$葡糖\text{-}6\text{-}磷酸 + NADP^+ \xrightarrow{\text{G6PD}} 6\text{-}磷酸葡萄糖酸酯 + NADPH$$

磷酸肌酸在肌酸激酶（CK）作用下生成 ATP 和肌酸，ATP 与葡萄糖在己糖激酶（HK）催化下反应生成 ADP 和葡糖 -6- 磷酸，后者与 $NADP^+$ 在葡糖 -6- 磷酸脱氢酶（G6PD）催化下生成 NADPH，在 340 nm 处有特异吸收。通过测定单位时间内 NADPH 的生成量（生成速率）计算出 CK 活性浓度，即酶偶联反应原理连续监测 $NADP^+$ 还原生成 NADPH 的量。

（二）血清肌酸激酶同工酶测定（琼脂糖凝胶电泳法）

1. 电泳原理 几种 CK 同工酶的分子量相同，但免疫特性和电泳迁移率各不相同。电泳时 CK-BB 迁移最快、CK-MB 居中、CK- MM 最慢；电泳后进行酶促反应显色，观察结果。

2. 区带染色原理 通过上述酶偶联反应，CK 将 NADP 被还原为 NADPH。在 365 nm 下可观察 NADPH 的荧光或用荧光光度计扫描定量。也可采用四氮唑盐显色法，即利用酚嗪二甲酯硫酸盐（PMS）将 NADPH 的氢传递给氯化碘代硝基四唑（INT），使其还原成紫红色的甲臜，显示 CK 同工酶区带，再用可见光扫描检测。

四、实验准备

（一）实验动物

小鼠血清（本章第一节实验）或患者血清

（二）主要试剂

1. 128 mmol/L 咪唑 - 醋酸盐缓冲贮存液（pH 7.0，25 ℃） 取咪唑 8.27 g，溶于蒸馏水约 950 ml 中，加 EDTA-Na_2 0.95 g 及醋酸镁 2.75 g 完全溶解后，用 1 mmol/L 醋酸调 pH 至 6.7（25 ℃），定容至 1 L，置于 4 ℃可稳定 2 个月。

2. 应用试剂 I 取上述缓冲贮存液 90 ml，加 ADP 98 mg、AMP 211 mg、二腺苷 -5′ 磷酸锂盐 1.1 mg、D- 葡萄糖 414 mg、NADP 二钠盐 181 mg 及 N- 乙酰半胱氨酸 375 mg，用 1 mol/L 醋酸调节 pH 至 6.7（30 ℃），再加 HK 260 ～ 290 U 及 G6PD 175 U，以蒸馏水定容至 100 ml，该试剂的 A_{340} 应小于 0.35，在 4 ℃可稳定 5 天，室温稳定 6 h，–20 ℃至少 1 周。

3. 应用试剂 Ⅱ　取磷酸肌酸二钠盐 1.25 g，以蒸馏水溶解并定容至 10 ml，该试剂的 A_{340} 应小于 0.15，在 4 ℃稳定 3 个月，–20 ℃至少 1 年。

4. 30 mmol/L Tris- 巴比妥缓冲液（pH 8.6）　称取巴比妥 1.21 g、Tris 1.15 g，用蒸馏水溶解定容至 500 ml。

5. 50 mmol/L Tris- 巴比妥缓冲液（pH 8.0）　称取巴比妥 6.716 g、Tris 1.905 g，用蒸馏水溶解定容至 1 L。

6. 400 mmol/L Tris- 巴比妥缓冲液（pH 7.0）　称取 2- 羟乙基亚氨基 - 羟甲基甲烷 8.36 g、EDTA-Na_2·$2H_2O$ 0.149 g，加 95 ml 蒸馏水溶解，用 1 mmol/L 醋酸调 pH 至 7.0 后，再称取醋酸镁（$C_4H_6MgO_4$·$4H_2O$）0.429 g，用蒸馏水溶解并定容至 100 ml，4 ℃保存可用 2 个月。

7. 5 g/L 琼脂糖　称取琼脂糖 0.5 g，聚乙烯吡咯烷酮 1.4 g，加 30 mmol/L Tris- 巴比妥缓冲液 100 ml，沸水浴溶解，分装后 4 ℃保存。

8. 底物显色甲液（按两张载玻片计）　用前于试管甲中加入辅酶溶液 1.5 ml，己糖激酶 10.5 U，葡糖 -6- 磷酸脱氢酶 6 U。混合后置于 37 ℃水浴 5 min，加入吩嗪二甲酯硫酸盐（PMS）0.02 mg（2 g/L PMS 0.01 ml）。PMS 须避光。在加 PMS 前的 5 min 内配好底物显色乙液，加 PMS 后，立即与乙液混合并覆盖于电泳凝胶板上。

9. 底物显色乙液　先配制下列试剂：① 450 mmol/L 磷酸肌酸溶液，存于 4 ℃可用 3 个月。② 5 g/L 氯化碘代硝基四唑溶液，置于棕色瓶贮存，4 ℃保存可用 3 个月。③ 312.5 g/L 琼脂糖，称取琼脂糖 1.25 g，加入蒸馏水 90 ml，沸水浴溶解后，再称取氟化钠 262.5 mg 及聚乙烯吡咯烷酮 3.5 g，溶解后加蒸馏水至 100 ml，分装后置于 4 ℃保存。

使用前于试管乙中加入 450 mmol/L 磷酸肌酸溶液 0.2 ml，5 g/L 氯化碘代硝基四唑溶液 0.2 ml，置于 37 ℃水浴 2 min 后，加入 N- 乙酰半胱氨酸（NAC）20 mg 或还原型谷胱甘肽 10 mg。用预温至 37 ℃的滴管吸入隔水煮沸融化后的温度降至 37 ～ 43 ℃（在 37 ～ 43 ℃的水浴箱中平衡）的 12.5 g/L 琼脂糖溶液 1.2 ml，滴管吹吸混合，使 NAC 溶解。

10. 混合底物显色液　当乙液配成后，立即吸甲液加入乙液中，混合后立即使用。在水浴箱中操作，防止琼脂糖凝固。必要时用 0.2 ml 蒸馏水代替磷酸肌酸溶液制备对照显色液。如采用荧光法，则用不含 PMS 及 INT 的甲、乙液，用蒸馏水代替 INT 溶液。

框 8-2　EDTA 和 NAC

　　EDTA：乙二胺四乙酸（EDTA）是一种有机化合物，其化学式为 $C_{10}H_{16}N_2O_8$，常温常压下为白色粉末。它是一种能与 Mg^{2+}、Ca^{2+}、Mn^{2+}、Fe^{2+} 等二价金属离子结合的螯合剂。由于多数核酸酶类和有些蛋白酶类的作用需要 Mg^{2+}，故常用作核酸酶、蛋白酶的抑制剂；也可用于去除重金属离子对酶的抑制作用。

　　NAC：乙酰半胱氨酸（acetylcysteine）是一种有机化合物，化学式为 $C_5H_9NO_3S$，主要用作黏液溶解剂，具有较强的黏痰溶解作用，其分子中所含的巯基能使痰液中糖蛋白多肽链中的二硫键断裂，从而降低痰液的黏滞性，并使痰液化而易于咳出，还能使脓性痰液中的 DNA 纤维断裂。

（三）仪器、耗材

自动生化分析仪、分光光度计（具有 37 ℃恒温比色池）、试管、移液器、枪头、pH 测量仪等。

五、实验步骤

（一）肌酸激酶测定

1. 手工操作 采用分光光度计的操作过程如下。

（1）吸取 2 ml 应用试剂 I 加入测定管中，加血清 100 μl，混合，置于 37 ℃水浴至少 5 min。

（2）将应用试剂 II 置于 37 ℃水浴预温至少 5 min。

（3）加入 200 μl 应用试剂 II，混合后转入 3 ml 比色杯，立即放入恒温比色槽内。

（4）待 120 s 的延滞期后，在波长 340 nm 处，连续监测线性反应期吸光度变化速率 120 s，以吸光度增加的速率（ΔA/min）计算血清 CK 的活性浓度。

2. 自动生化分析仪操作 在自动生化分析仪上操作程序设置参数为：

参数	数值
系数	3698
水浴时间	5 min
延滞期时间	120 s
波长	340 nm
上样量	100 μl
水浴温度	37 ℃
连续监测时间	120 s
比色杯光径	1.0 cm
血清稀释倍数	23
血清占反应液体积	0.0430

（二）肌酸激酶同工酶测定

1. 制备凝胶 隔水煮沸溶解 5 g/L 琼脂糖，取 1.5 ml 铺于载玻片上。

2. 打孔 于近阴极端 1.5 cm 处并行挖两个槽，做 2 份标本，或做标本与控制物。

3. 加样 用微量进样器加 5 μl 血清于槽内，两端用 4 层纱布搭桥。

4. 电泳 电压 80V，电泳 50 min。

5. 显色 合理安排配制混合底物显色液的时间，使配制完成时电泳结束。将电泳凝胶板置于涂以黑漆的铝盒中，吸混合底物显色液 1.5 ml 铺于凝胶板上，加盖，待凝后置于 37 ℃水浴 1 h，显色后扫描条带、定量。

六、实验结果与分析

1. 计算 CK（U/L）= ΔA/min × 10 × 6/6220 × 2.3/0.1 = ΔA/min × 3698

参考范围：男性：38 ~ 174 U/L 女性：26 ~ 140 U/L

琼脂糖电泳法参考值：健康人血清中各肌酸激酶同工酶占肌酸激酶总活力的百分率为：CK-BB 0%；CK-MB 0% ~ 3%；CK-MM 97% ~ 100%；CK-Mt 0%。

2. 临床意义 正常血清中绝大部分是 CK-MM，含有少量的 CK-MB，不超过总活性的 5%；CK-BB 含量很少，一般检测不出。

CK 与 CK-MB 在临床中应用最多的是诊断急性心肌梗死。急性心肌梗死发生后 3 ~ 8 h CK 明显升高，10 ~ 36 h 达高峰，3 ~ 4 日恢复正常。CK-MB 于急性心肌梗死发病 2 h 后增高，9 ~ 30 h 达高峰，2 ~ 3 日恢复正常。CK-MB 对急性心肌梗死诊断的敏感性及特异性均优于 CK。急性心肌梗死发病后 CK-MB 持续处于高水平，说明心肌梗死在继续；若下降后又升高，提示原梗死部位在扩展或又有新的梗死出现。两者结合使用即可用于 AMI 的较早期诊断，还可用于评估梗死范围或判断再梗死，以及观察再灌注的效果（冲洗现象）。

临床应用中除测定 CK 和 CK-MB 的活性外，还需注意 CK-MB 占总 CK 的比值，在两者增高的情况下，该比值在 4% ~ 25% 时，则 AMI 可能大。CK 增高还可见于进行性肌营养不良、横纹肌溶解症、剧烈活动后、脑血管意外、呼吸道感染、病毒性腹泻等，特别是呼吸道感染、病毒性腹泻等疾病时，CK-MB 也常增高。

七、注意事项

1. 本法线性活性至少达 300 U/L，更高活性的血清用已知 CK 活性正常的血清稀释后再测，结果乘以稀释倍数。试剂空白的速率（$\Delta A/min$）应该小于 0.001，即小于 3.7 U/L。

2. EDTA 可防止 N-乙酰半胱氨酸由于二价离子催化发生的氧化反应而有利于试剂的稳定。血清钙离子是镁离子的竞争性抑制剂。加入 2 mmol/L 的 EDTA 可消除钙离子的影响，镁离子为 10 mmol/L，虽与 EDTA 结合，但不影响对 CK 的激活。血清中存有内源性的抑制剂，CK 活性随血清稀释倍数增加而增加，故不宜用盐水稀释，而应用已知 CK 活性正常的血清稀释后重做。

3. 红细胞及几乎所有组织中均含有腺苷酸激酶（AK），催化 $2ADP \rightarrow ATP+AMP$，反应中产生的 ATP 导致 CK 活性增加。可联合用 AMP 及 AP5'A 来抑制红细胞及肝的 AK 活性。

4. 最好用血清标本，也可用肝素血浆。CK 活性不稳定，室温 4 h、4 ℃下 8 ~ 12 h 冰冻后 2 ~ 3 天维持活性不变，-20 ℃可长期保存，活性损失最小。标本采集后应尽快将血清冷却到 4 ℃，保存的血清标本中不需加巯基试剂，反应液中含的 EDTA 及 N-乙酰半胱氨酸可使 4 ℃保存 1 周的血清 CK 重新激活达 99%。红细胞不含 CK，轻度溶血无影响，但中度及重度溶血是因红细胞释放出 AK、ATP 及 G6P，影响延滞期及产生副反应。

（李　凌）

第三节　家兔急性右心衰竭造模及救治的病理生理学机制

一、实验简介

本实验通过对家兔通过导管介入技术向造模动物的冠状动脉注入液状石蜡栓塞物质，使其心肌组织发生缺血，模拟人类慢性缺血性心力衰竭的整个病理过程，并通过分别注射呋塞米、肾上腺素和山莨菪碱进行抢救，研究最佳抢救方案，探究其机制。

二、实验目的

急性右心衰竭法可用于观察急性右心衰竭时血流动力学的主要变化，通过对实验的观察和分析，加深对心力衰竭病理生理变化的理解。

三、实验原理

1. 急性右心衰竭是由于右心室前后负荷的过度增加，造成右心室收缩和舒张功能障碍，从而导致心输出量降低，不能满足机体组织代谢需要的一种病理生理过程。右心室前后负荷改变是引起右心功能受损的重要因素，不同的病因（如肺栓塞等）引起右心室前负荷和（或）后负荷增加，导致右心室充盈受损以及右心房压力增高，最后逐渐发展成右心衰竭。例如：①注射过量生理盐水，造成前负荷增加，心功能不全；②注射液状石蜡，造成脂肪栓塞，脂滴进入肺循环，阻塞肺动脉，造成急性肺动脉高压（后负荷增加）和右心衰竭，继而肺缺血、缺氧和左心输出量下降，循环衰竭（图 8-6）。

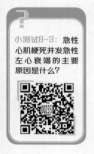

小测试8-3：急性心肌梗死并发急性左心衰竭的主要原因是什么？

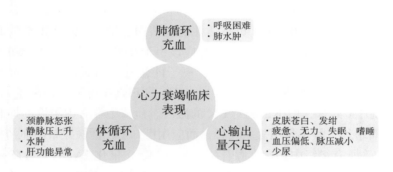

图 8-6　心力衰竭的临床表现

2. 右心衰竭的临床药物治疗主要包括呋塞米、肾上腺素和山莨菪碱（图 8-7）。其机制如下。

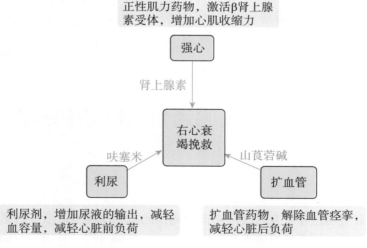

图 8-7　右心衰竭的治疗原则

（1）呋塞米：是一种袢利尿剂，能够在肾小管上升支粗段和上皮下腔处抑制钠、氯、钾等离子的重吸收，从而增加尿液的输出和余液的清除。使用呋塞米减轻血容量能够减轻心脏的负荷，降低心肌的非氧依赖性氧消耗，增加左心室前后负荷的平衡，同时使心排出量增加、心脏指数提高、心室扩张度减小。在急性右心衰竭患者中使用呋塞米可以减少肺水肿的形成，降低体液潴留导致的心脏负荷增加。

（2）肾上腺素：作为一种强效的正性肌力药物，能够激活 β 肾上腺素受体，增加心肌细胞的收缩力，使心脏能够产生更大的收缩力，同时增强心肌细胞的钙离子进入、提高心率和心排出量、降低心肌的氧耗。在右心衰竭的治疗中，肾上腺素可以通过增加心脏的前后负荷平衡、降低肺动脉压力和体液潴留来增加心脏收缩力和输出量，缓解心脏功能障碍。

（3）山莨菪碱：是一种增加心肌细胞内钙离子浓度的药物，通过钙离子增加心肌细胞的收缩力，以增加心输出量和改善心功能。山莨菪碱在急性心力衰竭（包括右心衰竭）患者中可以通过增加心肌对钙的敏感性、减小周围阻力、减少体液等多种机制起到降低血流阻力、降低血压、降低肺血管阻力、减轻肺水肿等作用。

四、实验准备

1. **实验动物**　成年兔，体重 2.0 ～ 3.0 kg，雌性或雄性。

2. **仪器耗材**　PcLab 生物医学信号采集处理系统，压力传感器（40 kPa，10 kPa），手术装置，动静脉导管，三通管，水浴锅，听诊器，注射器。

3. **药物和试剂**　20% 乌拉坦，0.1% 肝素生理盐水溶液，生理盐水，液状石蜡，1% 呋塞米。

五、实验步骤

（一）麻醉与手术

1. **麻醉**　经耳缘静脉注射 20% 乌拉坦，用量为 5 ml/kg。注射时观察肌肉张力、呼吸频率和角膜反射，防止深度麻醉。成功麻醉后将动物固定在手术操作台。

2. **手术**　①剪掉脖子上的毛发后，沿着甲状腺软骨中部在皮肤上做一个 6 cm 的切口。②暴露并分离左颈动脉和右颈外静脉。③将导管插入颈动脉，并与压力传感器连接以记录血压。④颈外静脉插管 3 ～ 4 cm 到达右心房，并将导管（含 0.2% 肝素）连接到低压换能器以记录中心静脉压（图 8-8）。

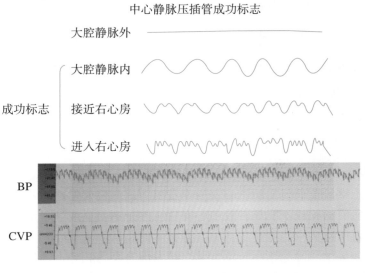

图 8-8　正确插管和测量时中心静脉压的波形图

（二）急性右心衰竭造模

从右颈外静脉快速注射生理盐水，体积为 100 ~ 200 ml，输液时密切观察、测量以下参数：血压（BP）、脉压、中心静脉压、心率、左室压力最大上升速率、呼吸频率和深度等。当检测到血压显著降低和（或）中心静脉压升高时，应停止注射。

当血压和中心静脉压恢复到控制水平时，将预热至 38 ℃的液状石蜡吸入 2 ml 注射器中，以 0.2 ml/min 的速度缓慢注入耳缘静脉，同时观察血压、中心静脉压、呼吸频率和深度。当血压略有下降（降低 10 ~ 25 mmHg）或中心静脉压显著增加时停止注射，然后记录所有参数。平均施加的液状石蜡为 0.5 ~ 1.0 ml，不超过 0.5 ml/kg。

（三）挽救实验

分为四组，分别为 A．注射 5∶100 000 肾上腺素；B．1% 呋塞米，体积为 0.4 ml/kg；C．山莨菪碱，0.4 ml/kg；D．对照组：不做任何处理。治疗后观察以下指标：血压（BP）、脉压、中心静脉压、心率、左室压力最大上升速率、呼吸频率和深度是否有所改善。

（四）处死动物并解剖观察

手术结束后，自颈静脉插管注射空气处死动物并解剖观察。

1．按压胸部，查看有无液体从口腔和鼻腔流出。

2．打开胸腔观察 ①是否发生胸腔积液；②每个心腔的体积；③肺的表面形态和切面形态。

3．开腹观察 ①是否发生腹水；②肠系膜血管以及肠壁是否出现水肿；③肝的体积和表面形态。

六、实验结果与分析

（一）耳缘静脉注入生理盐水引起负荷增加

从右颈外静脉快速注射生理盐水后，可检测到血压下降，中心静脉压显著上升，心率加快，呼吸深快。由于回心血量增加，右心前负荷增加，右心收缩无力，右心射入肺循环的血量减少，心输出量减少，因此血压下降，中心静脉压上升，交感神经兴奋，心率加快。

（二）耳缘静脉注入液状石蜡引起急性右心衰竭

液状石蜡是一种大分子物质，其从耳缘静脉注射入体内后会随体循环回流至右心室，进而排至肺循环，阻塞肺小动脉，使右心室收缩期压力负荷大大增加，右心室射血明显降低。由于发病急剧，心脏常常来不及充分代偿，最终导致右心衰竭的发生。

（三）急性右心衰竭引起的血流动力学变化

1．刚输入液状石蜡时，石蜡经耳缘静脉进入右心房→右心室→肺动脉→肺循环，进而堵塞肺小动脉，增加右心室后负荷。初始右心室为克服阻力，出现代偿性心收缩力增加，从而血压一过性增加，右心房血液淤积或不明显，故中心静脉压上升不明显或处于正常水平（通常将右心房和胸腔内大静脉的血压称为中心静脉压，中心静脉压的高低取决于心脏射血能力和静脉回心血量之间的相互关系，如果中心静脉压高于正常并有继发性升高的趋势，则提示输液过快或心脏射血功能不全），主动脉血流量轻度上升或不明显；当心脏不断克服阻力做功，心脏耗氧量不断增加，心脏逐渐失代偿，心收缩力下降，心输出量不断减小，出现血压下降，中心静脉压明显升高，主动脉血流量明显下降，发生急性右心衰竭。

2．当输入生理盐水，血容量明显增加，出现一过性心输出量增加，血压短暂升高，中心静脉压继续升高；继续输液，右心失代偿程度不断加重，右心房血液淤积，右心房压力不断升高，静脉淤血，右心室射血减少，回流入左心房的血液减少，左心室射血减少，主动脉血流量继发性减少。

（四）右心衰竭的大体表现

由于水钠潴留、血容量增加，右心房压力升高，静脉回流受阻，导致体循环淤血，出现静脉淤血和静脉压升高，右心衰竭会表现为颈静脉充盈或怒张，体静脉压升高，肝大，胸腔积液、腹水，肠系膜水肿。

（五）急性右心衰竭挽救后的表现

注射肾上腺素（强心）、呋塞米（利尿）、山莨菪碱（扩血管）药物后，动物表现为血压（BP）有所升高、中心静脉压降低、心率上升、左室压力最大上升速率加快、呼吸频率减少和深度变浅，临床症状有所改善。

七、注意事项

1．麻药需要多少抽多少；后 2/3 给药速度要慢；注射针用完马上疏通，避免堵塞。

2．每项操作完成后，待血压稳定后再进行下一项实验；进行下一项实验前，如果时间很长，要重新调零。

3．安排专人时刻关注血压波形是否正常，血管堵塞要及时疏通。

4．确保尽可能缓慢地注入液状石蜡。首次注入一半的体积，剩余一半分成两次注射。实验成功的关键是注射液状石蜡的体积，如果过量，会导致立即死亡。

5．需要给药时才用针头吸取药物，注射时注意血压和中心静脉压，每次静脉给药后用 1 ml 肝素推送至血管。

6．实验结果及时记录、保存。

（郭晓华）

小　结

第一节急性心肌梗死小鼠模型的构建通过结扎前降支使前壁心肌缺血坏死，模拟实际中急性心肌梗死的病理过程，并通过简便、常用的心电图验证造模成功与否。通过学习该模型，使研究者深入了解心肌梗死的发生机制，进一步指导临床上的诊断和治疗。第二节血清肌酸激酶及其同工酶的测定通过测定 CK 及 CK-MB 来学习诊断急性心肌梗死生化指标的检测方法。该方法的优点在于灵敏度较高，简单快速。缺点在于易受到一些因素的影响，特异性不够高。通过学习该方法，使研究者对相关生化指标有深入的理解。第三节家兔急性右心衰竭造模及救治的病理生理学机制通过模拟家兔急性右心衰竭模型，可以用于深入了解右心衰竭的发展过程、机制以及可能涉及的病理变化，有助于揭示疾病的病理生理学机制，并挖掘潜在的治疗策略。

整合思考题

1. 该实验的心肌梗死小鼠模型与实际中心肌梗死发病机制有差异，是否有更佳的造模方法？造模过程中，小鼠连接的心电图只能反映肢体导联的心电图变化，并不能全面反映包括胸前导联在内的心电图变化，无法对罪犯血管准确定位，如何改进？对于心肌梗死的病例，目前实验室检查的主要指标为 CK-MB 及 TnT 或 TnI，是否有更具特异性及敏感性的其他实验室检验指标以更利于急性心肌梗死的早期诊断？

2. CK-MB 与 CK 比值的临床意义是什么？

3. 临床用于急性心肌梗死诊断的几种标志物（方法）的优缺点是什么？

4. 比较肾上腺素和去甲肾上腺素的作用。为什么它们的效果不同？

5. 在家兔实验中，右心衰竭的原因是什么？

第九章　呼吸系统核心实验

导学目标

通过本章内容的学习，学生应能够：

※ 基本目标

1. 描述呼吸系统的形态特征和生理功能。
2. 阐释呼吸系统疾病发生发展的主要影响因素。
3. 根据呼吸系统相关案例信息理解呼吸系统相关疾病的发生发展机制。
4. 围绕呼吸系统疾病模型特别是肺癌进行细胞生物学和分子生物学实验操作。
5. 对实验结果做出准确判断，并分析存在的问题，做出合理解释。

※ 发展目标

1. 理解从细胞水平和动物水平研究呼吸系统疾病的原理和技术。
2. 根据呼吸系统疾病发病特点，选取合适的研究模型并自行设计实验，探究疾病发生发展的分子机制。

（一）案例背景

原发性支气管肺癌简称肺癌，是我国目前最常见的恶性肿瘤。从病理和治疗角度，肺癌大致可分为非小细胞肺癌（non-small cell lung cancer，NSCLC）和小细胞肺癌（small cell lung cancer，SCLC）两大类，其中 NSCLC 占 80% ~ 85%，包括腺癌、鳞癌等组织学亚型。大多数 SCLC 有 RB（retinoblastoma）蛋白丢失和 p53 过表达或不表达。吸烟是目前公认的肺癌最重要的危险因素。肺癌的临床表现多样，包括咳嗽、咳痰、咯血、喘鸣、胸闷、气急、胸痛、声音嘶哑及吞咽困难等呼吸道症状和转移相关症状。肺癌的诊断还需结合影像学、病理学检查及血清肿瘤标志物检测结果。肺癌的治疗按照多学科综合治疗与个体化治疗相结合的原则，应用手术、放疗、化疗、分子靶向治疗（结合基因检测结果）和免疫治疗等手段，最大程度控制肿瘤进展，改善患者的生活质量。

（二）临床案例

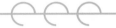 案例 9-1

男性，59 岁，自 19 岁开始吸烟，3 周前无明显诱因开始出现咳嗽及痰中带血丝，3 天前突然咯出两口鲜红色血，遂前往医院就诊。查体：左上肺呼吸音稍低。辅助检查：红细胞沉降率 80 mm/h（参考值：0 ~ 15 mm/h）；胸部正位 X 线片示：左肺门结构欠清晰，似

可见一团块状密度增高影，密度不均匀。因未治疗，1 个月后出现呼吸困难，主要为吸气费力，活动受限，且逐渐加重，同时出现了吞咽困难及声音嘶哑。双下肢出现持续性隐痛，活动后明显。专科查体：吸气时胸骨上窝及锁骨上窝稍有凹陷，左锁骨上窝可触及一花生米大小淋巴结，质硬，活动差，无压痛；口唇稍发绀，左上肺呼吸音低，可闻及低调干啰音。辅助检查：癌胚抗原 36 ng/ml（参考值：0 ~ 5 ng/ml）；红细胞沉降率 129 mm/h（参考值：0 ~ 15 mm/h）；胸部正侧位 X 线片示：左肺门可见一团块状密度增高影，较前体积增大，密度增高；胸部 CT 示：左下叶背段支气管闭塞，周围可见一大小约 3 cm×4 cm 肿块，边缘不光滑，背肺门侧可见阻塞性肺炎，肿块灶明显强化（强化值 24 HU）。肺组织病理活检显示小细胞肺癌。骨放射性 CT（emission computed tomography，ECT）检查提示：双下肢多发骨转移。

案例 9-2

案例解析

　　女性，55 岁，既往有吸烟史，目前已经戒烟 20 年。近日因持续性咳嗽、呼吸困难、胸痛就诊，胸部 X 线和 CT 扫描显示左肺上叶出现多个肿块（直径＞ 3 cm），淋巴结肿大。血清学肿瘤标志物检测显示患者的血清中癌胚抗原、鳞状上皮细胞癌抗原和细胞角蛋白 19 片段抗原 21-1 水平升高。肺组织病理活检显示非小细胞肺癌Ⅲ期。肺癌组织样本高通量测序结果显示，该患者携带表皮生长因子受体（epidermal growth factor receptor，EGFR）基因突变 L858R（EGFR 第 858 位酪氨酸被替代为精氨酸）。肺功能测试显示肺活量下降，1 秒用力呼气容积降低。医生采用手术联合辅助性表皮生长因子受体酪氨酸激酶抑制剂（epidermal growth factor receptor tyrosine kinase inhibitor，EGFR-TKI）进行治疗。

（三）引导性问题

　　1. 案例 9-1 的患者可能存在何种癌基因或抑癌基因的异常表达？

　　2. 案例 9-2 的患者为何要检测 *EGFR* 基因是否突变？*EGFR* 基因突变对肺癌有何影响？

　　3. 你认为开展哪些实验有助于分析呼吸系统疾病的形态变化和功能异常？

　　4. 你认为可以设计哪些实验来研究呼吸系统疾病的发病机制？

呼吸系统疾病研究动物模型

（一）动物模型背景

　　肺癌研究动物模型按肿瘤细胞来源不同可分为自发性、诱发性、移植性和动物基因修饰模型等。非小细胞肺癌（NSCLC）的研究常采用基因修饰的动物模型，其中包括以下几种主要类型。

　　1. K-ras 基因突变模型　最常用的肺癌动物模型为 *K-ras*$^{LSL-G12D}$ 小鼠模型。*K-ras*$^{LSL-G12D}$ 小鼠品系在 *K-ras* 突变基因的上游插入了 loxp-stop-loxp 终止序列，其在没有 *Cre* 重组酶时不表达，通过与肺上皮细胞特异性的 *Cre* 转基因小鼠杂交，可实现 *K-ras* 突变体的激活，从而导致肺癌的发生。

2. EGFR 基因突变模型　与 K-ras-G12D 突变引起的局灶性肿瘤不同，EGFR-L858R 突变可引起类似于支气管肺泡的弥漫性肿瘤。EGFR 外显子 19 的缺失可导致多灶性腺癌。EGFR-T790M 突变小鼠以及 EGFR-L858R+T790M 突变小鼠适用于耐药性机制研究，其肿瘤潜伏期要更长。

3. LKB1 基因缺失模型　LKB1 基因缺失与非小细胞肺癌的发展有关。利用基因敲除技术构建 LKB1 基因缺失小鼠模型，可用于研究这一基因变异对肺癌的影响以及潜在的治疗策略。

（二）呼吸系统动物模型的关注点

在以基因修饰动物为模型开展研究时，应注意以下几个方面。

1. 基因突变的类型及对蛋白质结构和功能的影响　详细鉴定动物模型的基因突变类型，关注其对蛋白质结构和功能的影响，尤其需要关注突变引起的蛋白质功能改变，以深入理解基因修饰对生物体的影响。

2. 动物模型的表型研究　关注动物模型的表型，包括生理表现、行为特征等。对肺癌相关基因突变引起的动物模型表型进行系统性观察，以揭示与肺癌相关的生物学特征。

3. 解剖结构、组织形态、生理功能、病理变化及发病机制　深入研究动物模型的解剖结构、组织形态、生理功能、病理变化等，揭示潜在的发病机制，促进对于肺癌发生发展过程的了解。

4. 石蜡切片制作、染色方法和镜下观察　学会制作石蜡切片、染色方法，并进行镜下观察。通过组织学的手段深入研究动物模型的组织结构和病理变化。

5. mRNA 和蛋白质的表达水平检测　例如，通过 RT-PCR 技术检测肿瘤细胞中相关癌基因和抑癌基因的表达及其突变情况，分析基因的表达变化，揭示基因在肺癌发生发展中的关键作用。

基于基因修饰动物模型的肺癌相关研究，可以通过活体成像、细胞计数和分子生物学技术等手段深入研究肿瘤的生长、细胞行为和基因表达，为揭示肺癌的发生和转移机制提供关键的实验数据，也为药物筛选和评价提供研究模型。

（三）引导性问题

1. 如何观察并记录动物模型的解剖结构、组织形态、生理功能和病理变化？
2. 可采用哪些实验技术和方法探究某动物模型的分子、细胞及组织异常？
3. 采用哪些实验技术和方法可进一步探究呼吸系统疾病的发病机制？

第一节　显微 CT 观测小鼠肺部肿瘤生长状况

┃一、实验简介

肺部肿瘤可发展为占位性病变，引起肺组织结构和功能的异常。显微 CT（micro computed tomography，micro-CT）利用肺部存在的大量气体产生较好的图像对比，可用于观察肺部的多种病变。本实验旨在利用 micro-CT 技术，观测和记录小鼠活体肺内微环境的变化和肿瘤生长转移情况，为研究肺部肿瘤的形态学特征提供高分辨率的图像数据。

二、实验目的

本系列实验使用小动物活体成像系统显微 CT，对三种不同肺癌模型小鼠肺部进行无损伤活体扫描并观察肿瘤生长情况，为肺癌研究提供更有价值的实验动物模型，同时通过对小鼠肺部长期连续性的观察来实现药物有效性的评估。

三、实验原理

micro-CT 是一种非破坏性的 3D 成像技术，其成像原理是采用微焦点 X 线球管对小动物各个部位的层面进行扫描和投射。探测器接受透过该层面的 X 线，将其转变为可见光，然后通过光电转换器将光信号转变为电信号。再经过模拟 / 数字转换器将电信号转为数字信号，最终输入计算机进行成像。

四、实验准备

1. 实验动物　肺部肿瘤小鼠，实验组和对照组各 6 只，雄性，体质量 18 ~ 20 g。饲养温度（22±2）℃，相对湿度 40% ~ 60%，每 12 h 明暗交替照明，给予充足的饲料和高压无菌水。所有在动物水平开展的实验操作和饲养管理均经过学校实验动物管理委员会和伦理委员会批准。

2. 实验仪器　micro-CT 活体成像系统（图 9-1）。

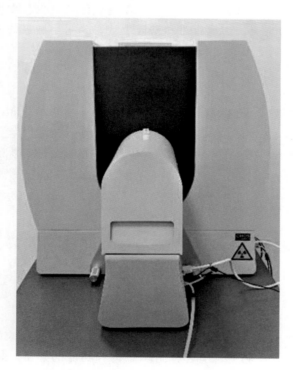

图 9-1　**micro-CT** 活体成像系统

3. 实验试剂　异氟烷气体（麻醉剂）。

五、实验步骤

1．将小鼠进行持续性异氟烷呼吸麻醉，气体流量 1.5 L/min 左右，小鼠呼吸维持在 1 次 / 秒左右，确保小鼠处于稳定的麻醉状态。

2．将麻醉后的小鼠仰卧位精确地固定在动物床，可利用胶带将双侧上肢向上拉伸固定，保证小鼠胸部区域充分暴露以及扫描时的稳定性和精准性。

3．打开软件，调整参数。调至预览图中脊柱和肋骨清晰，肺部无环状伪影，开始扫描过程。扫描小鼠胸部上至气管，下至肝中部的位置，实时显示小鼠整个肺部的结构。系统还能根据阈值分割技术，自动计算肺部肿瘤体积，提供了快速而准确的量化数据。

4．打开任意角度的斜切展示，便于不同角度观察小鼠肺部的详细结构。

5．通过直线感兴趣区域（ROI）的勾画和剖析图显示，可以手绘 ROI 并查看肿瘤的横截面，进一步深入分析小鼠肺部的细微结构。

6．通过比较对照组（正常小鼠）和实验组（肿瘤小鼠）在不同时间点的肺部图像的差异，可以清晰地观察到肿瘤的发展和变化，从而分析肺部肿瘤的生长趋势和变化。这种对比分析有助于深入了解实验结果，并可能揭示肺部病变的动态过程。

六、实验结果与分析

根据 micro-CT 扫描得到的数据，进行图像重建，构建小鼠肺部三维模型（图 9-2）。利用图像分析软件对重建的三维图像进行定量和定性分析。选取清晰准确的图像对肿瘤位置形态和体积进行精准测量。同时对不同时间点的肺部图像进行比较，观察肺部肿瘤的生长趋势和变化。实验发现，随着原发肿瘤的生长，肿瘤模型小鼠 CT 图像中有细微的、均匀的弥漫性混浊。结果表明，micro-CT 可以用来观察活体肺内微环境的变化和肿瘤生长转移情况，为肺部研究提供了详实而全面的信息。

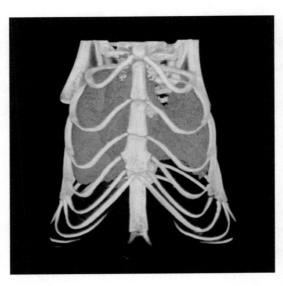

图 9-2　利用 **micro-CT** 扫描数据构建的小鼠肺部三维模型示例

（北京大学徐陆正供图）

七、注意事项

1．确保整个实验过程符合动物伦理和动物保护规范。

2．小鼠麻醉后放置于仰卧状态并进行精确固定，扫描过程要保持静止状态。

3．由于肺部组织的高对比度，本实验不需要借助造影剂。如拍摄其他组织，则需要辅助造影剂。

4．显微 CT 成像过程中注意降低呼吸运动产生的伪影，通过优化扫描参数及重构图像细节处理得到理想的肺部图像。

5．实验参数设置需根据研究要求进行优化，设置好软件参数后，扫描对照组和实验组时不再进行改动。

6．扫描时间不宜过长，避免对小鼠活体造成伤害。

第二节　肺癌细胞系增殖速率的测定

一、实验简介

肿瘤细胞具有无限增殖的潜力，其增殖的速度与肿瘤的恶性程度有密切的关系。测定肺癌细胞系增殖速率是肺癌研究中一个重要的实验手段，可提供对细胞生长和增殖行为的定量评估，为癌症研究、药物开发以及个体化治疗等方面提供有力的实验数据。细胞计数试剂盒 -8（cell counting kit-8，CCK-8）通过监测细胞代谢活性来评估细胞的生长状态，是一种简便而准确测定细胞增殖的工具。

二、实验目的

本实验采用 CCK-8 法对 A549 和 H1299 肺癌细胞系在不同药物作用下的增殖速率进行测定，旨在帮助学生深入理解 CCK-8 测定细胞增殖的原理。此外，实验旨在培养学生熟练掌握细胞培养和吸光度测定的基本实验操作技能，同时使其能够合理设计实验组和对照组。通过学习实验设计，学生将理解独立重复实验的重要性，培养对实验结果的深入分析能力，并学会分析问题发生的可能原因。

三、实验原理

CCK-8 试剂中含有 WST-8 [2-（2- 甲氧基 -4- 硝基苯基）-3-（4- 硝基苯基）-5-（2,4- 二磺酸苯)-2H- 四唑单钠盐]，在电子载体 1- 甲氧基 -5- 甲基吩嗪鎓硫酸二甲酯（1-methoxy PMS）的作用下，WST-8 被细胞中的脱氢酶还原为高度水溶性的黄色产物甲臜（formazan）。由于生成的甲臜含量与活细胞的数量成正比，因此可利用这一特性直接进行细胞增殖和毒性分析。

四、实验准备

1. A549 和 H1299 肺癌细胞系。
2. 10 μl、100 ～ 200 μl 及多通道移液器。
3. 96 孔板。
4. 二氧化碳培养箱。
5. 细胞计数仪。
6. 酶标仪（带有 450 nm 滤光片）。

五、实验步骤

1. 制备细胞悬液并进行细胞计数。
2. 设置空白组、对照组和实验组，将细胞接种到 96 孔板中。根据合适的铺板细胞数 $[(1 ～ 2) \times 10^4]$，每孔约 100 μl 细胞悬液，最外圈孔内不加入细胞。
3. 将 96 孔板放置于 37 ℃培养箱中培养至细胞贴壁。
4. 在对应的检测时间点，取出细胞，每孔加入 10 μl CCK-8。由于每孔加入 CCK-8 量比较少，有可能因试剂沾在孔壁上而带来误差，建议将枪头浸入培养液中加入试剂。或者直接配制含 10% 的 CCK-8 的培养基（现用现配），以换液形式加入。
5. 避光培养 1 ～ 4 h。
6. 使用酶标仪检测 450 nm 波长的吸光度。实验重复 3 次，取平均值。

六、实验结果与分析

实验数值是从酶标仪读取的吸光度，一般结果可直接用吸光度呈现。根据测定时间和相应的吸光度做折线图（横坐标为细胞生长时间，纵坐标为吸光度），比较对照组和实验组的数值是否有差异。可采用处理后的细胞存活率呈现，细胞存活率（%）= [（实验组吸光度 − 空白组吸光度）/（对照组吸光值 − 空白组吸光度）] × 100%。使用正确的统计学方法比较不同实验组之间的差异，具体方法取决于实验设计和数据分布情况。

七、注意事项

1. 若暂时不测定吸光度，可向每孔中加入 10 μl 0.1 mol/L 的 HCl 溶液或者 1%（w/v）SDS 溶液，并遮盖培养板，避光保存在室温条件下。24 h 内测定，吸光度不会发生变化。
2. 若待测物质有氧化性或还原性，在加 CCK-8 之前，可更换新鲜培养基，去掉药物的影响。如果药物影响比较小，也可以不更换培养基，直接扣除培养基中加入药物后的空白吸光度即可。
3. 当使用标准 96 孔板时，贴壁细胞的最小接种量至少为 1000 个 / 孔（100 μl 培养基）。
4. 因 CCK-8 可以检测大肠埃希菌，所以在细胞增殖实验中需要避免细菌污染，以确保结果准确性。

5．培养板在培养箱内培养时，其最外一圈的孔最易干燥挥发，可致体积不准确而增加误差。通常情况下，培养板最外一圈的孔加培养基或者 PBS，但不用于测定。

6．在培养基中加入 CCK-8，培养一定的时间后测定 450 nm 的吸光度作为空白对照。在进行加药实验时，考虑药物的吸收，可在加入药物的培养基中加入 CCK-8，培养一定的时间后测定 450 nm 的吸光度作为空白对照。

7．用酶标仪检测前需确保培养板的每个孔内没有气泡，以避免干扰测定，并且需要擦拭干净样品板。

第三节　RT–PCR 方法检测肺癌细胞系中 *p53* 基因的表达

实验简介

基因表达包括基因转录和翻译，故基因表达的改变通常指转录水平（即 mRNA）和蛋白质水平的改变。在 mRNA 水平检测基因表达的常用技术包括逆转录 PCR（reverse transcription PCR，RT-PCR）、实时逆转录 PCR（real-time RT-PCR）、RNA 印迹法（Northern blotting）和 RNA 测序（RNA sequencing，RNA-seq）等。其中，RT-PCR 是分子生物学常用的技术之一，主要用于定性或定量检测基因的表达情况以及有关疾病的临床诊断。*p53* 基因是迄今为止已发现的与人类肿瘤发生密切相关的抑癌基因，在人类 50% 的肿瘤中都发现 *p53* 基因有缺失或突变。作为"基因组卫士"（guardian of the genome），p53 蛋白在维持基因组稳定、调控细胞周期、抑制细胞生长、诱导肿瘤细胞凋亡及抑制肿瘤血管生成等方面有重要的作用，因而利用 *p53* 基因治疗肿瘤已成为肿瘤继手术、放疗、化疗以及生物治疗后的又一种有希望的治疗方法。因此，评价 *p53* 在肿瘤细胞中的表达水平，可为具体的临床治疗方案的选择及预测肿瘤预后提供依据。本实验以 *p53* 遗传背景不同的两种肺癌细胞 RNA 为模板，采用 RT-PCR 方法检测 mRNA 的表达。通过分析肺癌细胞系中 *p53* 基因的表达，可深入理解基因表达原理，并掌握分析基因表达的实验方法（RT-PCR 技术）。

实验一　细胞 RNA 的提取及鉴定

▌一、实验目的

通过细胞 RNA 的提取及鉴定，能够：
1．说明细胞总 RNA 制备的原理，运用其基本方法。
2．描述并运用检测 RNA 纯度的基本方法。

▌二、实验原理

细胞内的 RNA 通常与蛋白质结合，以核糖核蛋白（ribonucleoprotein，RNP）的形式存在。

分离、制备 RNA 时，首先必须破碎细胞，使 RNP 释放到溶液中并与蛋白质分离，然后将 RNA 同其他的细胞成分分离开并保证 RNA 的完整性。

RNA 分离、提取的方法很多，包括热酚法、盐酸胍法、硫氰酸胍法以及酸性异硫氰酸胍 / 酚 / 氯仿一步抽提法、TRIzol 法等。其中，TRIzol 法分离提取的 RNA 产率高、纯度好且不易降解，是目前实验室中最常用的 RNA 提取方法。TRIzol 是一种总 RNA 抽提试剂，可以直接从细胞或组织中提取总 RNA。TRIzol 含有苯酚（蛋白质变性剂）、异硫氰酸胍（强烈的蛋白质变性剂及 RNase 抑制剂）等物质，能迅速破碎和溶解细胞，使样品匀浆化，同时因含有 RNase 抑制剂，可保持 RNA 的完整性。在加入氯仿抽提、离心后，溶液分为水相和有机相，RNA 处于水相中。取出水相，用异丙醇沉淀可回收 RNA。本实验采用 TRIzol 法提取细胞总 RNA。

由于 RNase 能迅速降解 RNA，且耐热、耐酸、耐碱，不需要辅助因子，用蛋白质变性剂只能使之暂时失活，变性剂去除后，其活性又可恢复。因此，分离提取 RNA 时，为确保 RNA 的完整性，必须创造一个无 RNase 的环境，并在操作的各个环节尽量避免 RNase 的污染。

评价 RNA 质量的标准是 RNA 的均一性和完整性。均一 RNA 的获得取决于有效地去除 RNA 提取物中的 DNA、蛋白质和其他杂质；RNA 完整性的维持则需要最大限度地避免纯化过程中内源性及外源性 RNase 对 RNA 的降解。通常采用紫外分光光度法测定 RNA 的浓度和纯度，纯 RNA 的 $A_{260}/A_{280} = 2.0$，但由于所用的标本不同，此比值可能有一定的变化，一般在 1.7 ~ 2.0。

RNA 制备、纯化是构建 cDNA 文库及进行体外翻译、RT-PCR、RNA 序列分析及 Northern blotting 等实验的基础。本实验通过 TRIzol 法提取两种 *p53* 遗传背景不同的肺癌细胞总 RNA，为后续 RT-PCR 检测 *p53* 基因表达做准备。

三、实验准备

（一）样本和试剂

1. 肺癌细胞 A549（*p53* 野生型）和 H1299（*p53* 缺失型）
2. TRIzol 试剂
3. 氯仿
4. 异丙醇
5. 无 RNase 水
6. 无水乙醇
7. 75% 乙醇

无水乙醇	75 ml
DEPC 水（或高压灭菌双蒸水）	25 ml

8. 无菌蒸馏水

（二）耗材

1. 移液器吸头（无 RNase）
2. 1.5 ml EP 管（无 RNase）
3. 一次性手套
4. 一次性口罩

（三）仪器

5415R 型台式冷冻离心机，NanoDrop 2000 超微量分光光度计，高压消毒锅，恒温干燥箱，制冰机，可调式取液器。

四、实验步骤

（一）RNA 提取

1．取 1×10^6 个细胞，收集于 1.5 ml EP 管中。
2．加入 1 ml TRIzol 试剂重悬，充分混匀，静置 5 min。
3．加入 0.2 ml 氯仿，摇匀 15 s。
4．4 ℃，12 000 r/min 离心 15 min，分层。
5．将上层水相转移到新的 EP 管中，加入等体积异丙醇，摇匀，室温静置 10 min。
6．4 ℃，12 000 r/min 离心 10 min，RNA 沉淀。
7．弃上清，加入 1 ml 75% 乙醇洗涤沉淀。
8．4 ℃，12 000 r/min 离心 5 min。
9．弃上清，晾干，用 30 μl 无 RNase 水溶解沉淀。

（二）RNA 浓度和纯度测定

取 2 μl RNA 溶液，用 NanoDrop 2000 超微量分光光度计测定 260 nm 和 280 nm 波长的 OD 值，并记录 A_{260}/A_{280} 比值及 RNA 的浓度。

五、实验结果与分析

核酸和蛋白质分子具有紫外吸收的性质，其中核酸在 260 nm 波长具有最大的吸收峰，而大多数蛋白质在 280 nm 波长附近具有最大的光吸收峰，可用于核酸和蛋白质的定量测定。在分析 RNA 的纯度时，通常采用紫外分光光度法测定 A_{260}/A_{280}，该比值一般在 1.7 ~ 2.0，低于该值表明有蛋白质污染，需进一步用酚 / 氯仿抽提。有时样本的 A_{260}/A_{280} 可能大于 2.0，如重复读数无误，并不表示纯度有问题。

六、注意事项

1．为保证所提取 RNA 的完整性，关键是防止 RNase 的污染，操作时应特别注意以下几个方面。
（1）整个实验过程在低温下操作。
（2）操作者在整个实验过程中必须戴消毒手套和口罩，并经常更换。
（3）使用焦碳酸二乙酯（DEPC）处理过的一次性塑料制品（EP 管、吸头等）。
（4）所用试剂应未开封或为 RNA 专用试剂。
（5）使用强烈、有效的 RNase 抑制剂以抑制内源 RNase。常用的 RNase 抑制剂有异硫氰酸胍（GTC）、氧钒核糖核苷复合物（VRC）、RNasin 及 DEPC 等。
2．实验过程中应保证细胞充分匀浆及 RNA 充分沉淀和溶解，以获得较高的 RNA 提取率。

3．TRIzol、氯仿对人体有害，宜在通风良好的环境中（最好使用通风橱）操作，使用时应戴一次性手套，注意防止溅出，小心操作。

4．RNA 干燥时，不要真空离心干燥。干燥过度的 RNA 不易溶解。

5．RNA 样品储存于 –80 ℃备用。

实验二　RT-PCR 检测 *p53* 基因的表达

一、实验目的

通过 RT-PCR 方法检测 *p53* 基因的表达，能够：

1．描述 RT-PCR 技术的基本原理，熟练运用其基本操作。

2．说明 RT-PCR 技术的应用。

3．阐述 RT-PCR 衍生技术的原理及应用。

二、实验原理

（一）PCR 基本原理

聚合酶链反应（polymerase chain reaction，PCR）是一项在体外大量扩增特异 DNA 片段的分子生物学技术，由美国科学家 Kary Mullis 于 1983 年发明，他也因此荣获 1993 年的诺贝尔化学奖。PCR 的基本原理是：利用合成的两段已知序列的寡核苷酸作为引物，将位于两引物之间的特定 DNA 片段进行复制，经过多次循环，模板上特定 DNA 片段的拷贝数呈指数级增长。如图 9-3 所示，PCR 的基本过程为温度变化所产生的变性（denaturation）、退火（annealing）及延伸（extension）三个步骤的循环往复。PCR 的变性步骤是通过加热，使模板 DNA 的双链解离，降低温度的退火使得模板 DNA 与高浓度引物间发生互补结合，随后是耐热 DNA 聚合酶延伸寡核苷酸引物。每次循环产生的扩增产物又可作为下一循环的模板，因此，理论上每经过一轮变性、退火、延伸，特定 DNA 片段的分子数目增加 1 倍。经过 20 个循环之后，1 个拷贝的 DNA 分子即可扩增为 2^{20} 个拷贝的 DNA 分子。

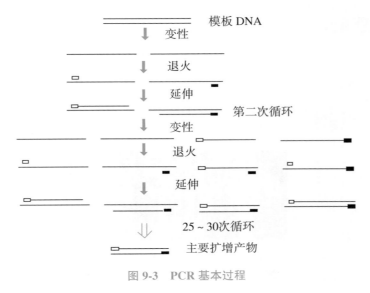

图 9-3　PCR 基本过程

PCR 反应体系主要包括模板 DNA（template DNA）、引物（primer）、耐热的 DNA 聚合酶（thermostable DNA polymerase）、底物（deoxynucleoside triphosphates，dNTP）、缓冲液（buffer）和 Mg^{2+}。

（二）RT-PCR 基本原理

将 mRNA 逆转录合成互补 DNA（complementary DNA，cDNA）后再经 PCR 进行大量扩增，将这种偶联称为逆转录 PCR（RT-PCR）。RT-PCR 实质上是对 mRNA 的扩增，常利用此技术克隆 cDNA 或分析某一特异基因在组织细胞中的表达情况。

成熟的 mRNA 3′ 端有 poly（A）尾，可与 oligo（dT）特异性结合，然后在逆转录酶的催化下以 mRNA 为模板合成一条与之互补配对的 DNA 链，称为 cDNA。该过程为逆转录过程。

本实验先以 oligo（dT）引物来逆转录合成细胞 cDNA 模板，然后采用 *p53* 特异性引物进行 PCR 扩增，最后通过琼脂糖凝胶电泳分析 *p53* 基因在两种肺癌细胞（A549 和 H1299）中的表达水平。总的流程如图 9-4 所示。

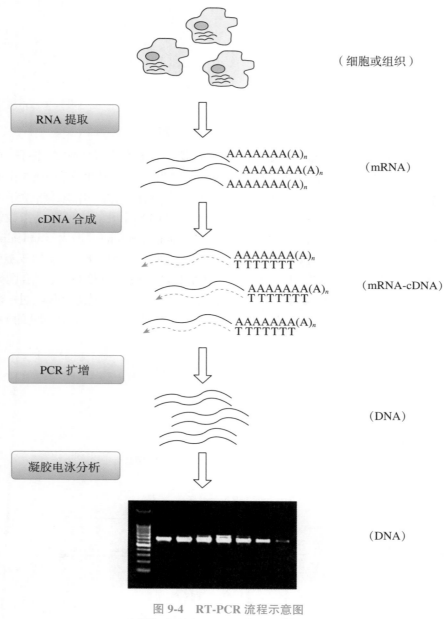

图 9-4　RT-PCR 流程示意图
左侧标注实验过程，右侧标注核酸类型

三、实验准备

（一）样本和试剂

1．A549（*p53* 野生型）和 H1299（*p53* 缺失型）细胞 RNA

2．引物

（1）*p53* 引物（产物长度 390 bp）

上游引物：5′-CCTCAACAAGATGTTTTGCCAACTG-3′

下游引物：5′-GAGTCTTCCAGTGTGATGATGGTG-3′

（2）*GAPDH* 引物（产物长度 320 bp）

上游引物：5′-CGA GTC AAC GGA TTT GGT GGT AT-3′

下游引物：5′-AGC CTT CTC CAT GGT GAA GAC-3′

3．Promega RT-PCR 试剂盒

含有　dNTP

　　　　10×RT 缓冲液

　　　　AMV 逆转录酶

　　　　oligo（dT）

　　　　$MgCl_2$

　　　　RNasin

　　　　无 Nuclease 水

4．2×Taq PCR mix

含有　Taq DNA 聚合酶

　　　　Taq DNA 酶缓冲液

　　　　dNTP

　　　　上样缓冲液

5．DNA 染料：GoldView

6．5×TBE（pH 8.3 电泳缓冲液）：Tris　　　　　5.40 g

　　　　　　　　　　　　　　　　硼酸　　　　2.25 g

　　　　　　　　　　　　　　　　EDTA　　　0.46 g

　　　　　　　　　　　　　　　　ddH_2O 定容至　100 ml

7．DNA 分子量标准

8．琼脂糖

9．无 RNase 水

10．无菌蒸馏水

（二）耗材

1．移液器吸头

2．0.2 ml、1.5 ml EP 管

（三）仪器

5417R 型台式冷冻离心机、SIN-F123 颗粒型制冰机、BC-130E 冰箱、PTC-100 型基因扩增仪（PCR 仪）、700 W 微波炉、DYY-Ⅲ 6B 电泳仪、DYY-Ⅲ 31C 电泳槽、UV-Ⅳ型紫外分析仪、

Note

VDS 型凝胶摄像系统、可调式取液器、烧杯、量筒、锥形瓶。

四、实验步骤

（一）逆转录合成 cDNA

1. RNA 预变性 取 1 支 0.2 ml PCR 管加入

样品 RNA	2.0 μg
以无 RNase 水补足体积至	9.0 μl

70 ℃，10 min，立即置于冰上。

2. 设置逆转录反应体系 向步骤 1 的 PCR 管中加入以下试剂（总共 20 μl 体系）

MgCl$_2$	4.0 μl
10×RT 缓冲液	2.0 μl
dNTP	2.0 μl
RNasin	1.0 μl
oligo（dT）	1.0 μl
AMV 逆转录酶	1.0 μl

混匀。

42 ℃，15 min 逆转录；95 ℃，5 min 终止反应。

置于冰上。

（二）PCR 扩增目的产物

每组做两份模板不同的 PCR 反应（可在逆转录时配制 PCR 反应体系）。

1. 取 2 支 0.2 ml EP 离心管分别按下表加入试剂（20 μl 体系）：

试剂	PCR 反应 1（H1299 组）	PCR 反应 2（A549 组）
2×Taq PCR mix	10.0 μl	10.0 μl
p53 上游引物	1.0 μl	1.0 μl
p53 下游引物	1.0 μl	1.0 μl
无菌蒸馏水	7 .0 μl	7.0 μl
H1299 细胞 cDNA 模板	1.0 μl	—
A549 细胞 cDNA 模板	—	1.0 μl

附：PCR 的阳性对照管可按下表设置（全班可抽选两组同学同时进行对照组操作）。

试剂	PCR 反应 3（H1299 组）	PCR 反应 4（A549 组）
2×Taq PCR mix	10.0 μl	10.0 μl
GAPDH 上游引物	1.0 μl	1.0 μl
GAPDH 下游引物	1.0 μl	1.0 μl
无菌蒸馏水	7.0 μl	7.0 μl
H1299 细胞 cDNA 模板	1.0 μl	—
A549 细胞 cDNA 模板	—	1.0 μl

2．将离心管移入 PCR 仪，设置 PCR 反应参数：

先设置 94 ℃，5 min 预变性模板 DNA，然后进行以下扩增反应：

94 ℃	30 s
58 ℃	30 s
72 ℃	30 s

进行 30 次循环，最后 72 ℃重延伸 5 min。在整个 PCR 反应结束后可将 PCR 仪设置在 4 ℃，以减少 DNA 分子降解。

（三）RT-PCR 产物鉴定

以琼脂糖凝胶电泳分析 RT-PCR 扩增产物。

1．制备 2％ 琼脂糖凝胶

琼脂糖	2 g
0.5×TBE	100 ml

微波加热融化；冷却至 60 ℃左右，加入

GoldView（DNA 染料）	5 μl

混匀，灌胶

2．电泳

向水平电泳槽中加入 0.5×TBE 至恰好浸没凝胶约 1 mm；

取 15 μl RT-PCR 产物上样；

100 V 电泳 20～30 min；

用紫外分析仪观察并拍摄电泳结果，以 DNA 分子量标准（marker）为参照分析电泳结果。

五、实验结果与分析

琼脂糖凝胶电泳后，以 DNA 分子量标准（marker）为参照，分析 PCR 产物大小及 *p53* 在两种细胞中的表达情况。理论上，A549 细胞是 *p53* 野生型的细胞，正常表达 *p53*，该样品的 PCR 产物经电泳后，应该在 390 bp 的位置出现扩增条带；而 H1299 细胞是 *p53* 缺失型细胞，不表达 *p53*，在相应位置没有扩增条带。管家基因 *GAPDH* 作为实验的内部参照，在两种细胞中均有表达，电泳后在 320 bp 处出现扩增条带。该实验体系中，由于目的基因的表达呈现"全"或"无"，采用 RT-PCR 技术比较容易进行定性分析。控制 PCR 循环的次数（如 18～23 个循环），使产物在指数增长期，也能半定量分析基因的表达水平。如要实现精确地定量分析，可采用定量 RT-PCR（如实时 RT-PCR）技术。

本实验采用了 oligo（dT）作为逆转录引物，也可根据具体实验目的的不同选用基因特异性

引物（gene-specific primer）或随机引物（random primer）。

六、注意事项

1. RNA 预变性后应立即置于冰上。
2. 逆转录所需的总 RNA 体积要参考 RNA 定量结果计算。
3. 进行 PCR 的模板 DNA 量应根据预实验确定。
4. 配制逆转录体系及 PCR 体系时，加样要准确，避免漏加、误加。
5. 以 H1299 cDNA 模板扩增 *p53*，电泳后不应有 DNA 条带出现，否则出现了靶 DNA 序列污染。

小　结

呼吸是维持机体新陈代谢和其他功能活动所必需的基本生理过程之一，呼吸系统包括呼吸道（鼻腔、咽、喉、气管、支气管）和肺，是人体进行肺通气和肺换气的重要场所。呼吸系统肿瘤是严重威胁人类健康的疾病之一。借助实验方法研究呼吸系统的肿瘤发生，对今后更好地防治该疾病具有重要意义。实验动物模型是肺癌研究领域中必不可少的一部分，有助于疾病发生发展影响因素的研究；细胞和分子水平的研究则有助于解析疾病发生机制。目前，多种细胞生物学、分子生物学和蛋白质组学分析方法已被广泛应用于呼吸系统疾病的研究中，为探索呼吸系统疾病的发生发展机制以及研发靶向药物提供了新的途径。

整合思考题

1. 呼吸道肿瘤的发生是一种连续的演进过程，肺癌是这一连续过程的终末阶段。研究呼吸系统肿瘤发生学有何意义？具体研究方法有哪些？
2. 肺癌是世界各国发病率和死亡率较高的恶性肿瘤之一，早期肺癌多无明显症状，临床上多数患者出现症状就诊时已属晚期。有哪些潜在的新型分子生物学指标和手段能够辅助肺癌的早期筛查？
3. 分析基因表达的常用技术或方法有哪些？请设计一个实验，分析 *p53* 基因在肺癌组织与癌旁组织中的表达变化。

整合思考题参考答案

（马利伟　张培培　倪菊华）

第十章　运动系统核心实验

导学目标

通过本章内容的学习，学生应能够：

※ **基本目标**

1. 描述运动系统的形态特征和生理功能。
2. 分析影响运动系统发生发展的主要因素。
3. 根据运动系统疾病的特点开展家系调查和系谱绘制。
4. 围绕运动系统疾病模型开展表型分析和基因型鉴定。
5. 使用免疫共沉淀技术（Co-IP）检测 FGF 与 FGFR 之间的相互作用。
6. 对实验结果做出准确判断，对存在的问题做出合理解释。

※ **发展目标**

1. 在老师的指导下自行设计若干实验，探究运动系统疾病的发病机制。
2. 综合分析实验结果，明确运动系统疾病与相关动物模型表型之间的关系以及细胞和分子基础。

　　运动系统（locomotor system）由骨、关节和肌组成，占成年人体重的 60% ～ 70%。骨借关节相连形成骨骼，构成坚韧的骨支架，支持人体重量，赋予人体基本形态，并对脑、心、肝、脾、肺、肾等重要器官加以保护。肌附着于骨，在神经系统支配下产生收缩和舒张运动，以关节为支点牵引骨改变位置，产生运动。在各种运动中，骨起到杠杆作用，关节为运动的枢纽，肌则是动力器官。

　　影响运动系统发生发展的因素较复杂，既有由基因突变引发的运动系统遗传病，如本章将要讨论的多发性骨性连接综合征，也有由环境因素改变引发的疾病，如因外伤所致的胫腓骨骨折，还有遗传因素和环境因素共同作用所致的疾病，如脊柱侧弯。有关运动系统更详细的描述请参考教育部基础医学"101 计划"核心教材——《运动系统》。

（一）案例背景——多发性骨性连接综合征

　　多发性骨性连接综合征（multiple synostosis syndrome，SYNS）是一类以多处关节强直或融合为主要表现的常染色体显性遗传病（AD），主要涉及指 / 趾关节、腕 / 跗关节、肘关节、脊柱关节等。儿童期即可发病，并呈进行性加重趋势，最后发展为部分关节骨性融合。SYNS 存在遗传异质性，迄今已报道有 4 种类型，包括由 *NOG* 基因突变导致的 SYNS1 型（MIM 186500）、由生长分化因子 5（growth differentiation factor-5，*GDF5*）基因突变导致的 SYNS2 型（MIM 610017）、由成纤维细胞生长因子 9（fibroblast growth factor 9，*FGF9*）基因突变所致的 SYNS3 型（MIM 612961）和由 *GDF6* 基因突变导致的 SYNS4 型（MIM 617898）。本章讨论的案例为 SYNS3 型。

（二）临床案例

某医院发现一个呈常染色体显性遗传（AD）的大家系，共有 52 人，其中 12 位患者表现为部分指趾关节、腕（跗）关节、肘关节、脊柱关节强直。X 线检查显示这些关节为骨性关节连接（图 10-1）。经目标外显子捕获及测序分析，排除已知基因突变致病的可能性。经全基因组扫描、连锁分析和基因定位，发现 *FGF9* 基因中存在一个错义突变（c.296G＞A），导致该基因第 99 位的丝氨酸变为天冬酰胺（Ser99Asn/S99N）（图 10-2）。该发现已被在线人类孟德尔遗传库（online mendelian inheritance in man，OMIM）收录，命名为多发性骨性连接综合征 3 型（SYNS3）。进一步研究有助于理解遗传性或非散发性骨关节疾病的病因、病变过程和发病机制，为临床诊断、治疗和预防奠定基础。

案例解析

问题：

1．你认为依据现有病例信息能否做出临床诊断？还希望获得哪些临床信息？

2．你认为设计哪些实验有助于分析运动系统疾病（如 SYNS3）的形态变化和功能异常？

3．你还准备设计哪些实验以进一步研究运动系统疾病（如 SYNS3）的发病机制？

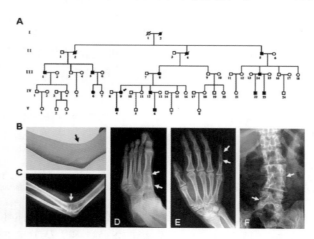

图 10-1　多发性骨性连接综合征 3 型家系及其主要临床表现

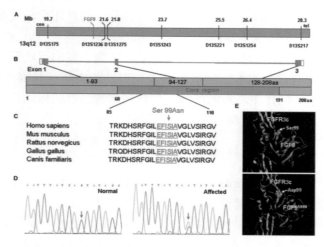

图 10-2　多发性骨性连接综合征 3 型基因定位和突变分析

图 10-1 和图 10-2 摘自 Multiple synostoses syndrome is due to a missense mutation in exon 2 of *FGF9* gene. *AJHG*，2009，85：53-63.

框 10-1　运动系统遗传病发病机制研究策略

离体研究（*in vitro* study）：生物信息学（结构模拟）；分子生物学（基因扩增、突变分析、原位杂交、RNA 干扰等）；转录组学（RT-PCR、qPCR、基因芯片等）；细胞生物学（组织病理、免疫组化、免疫荧光等）；生物化学（蛋白表达、蛋白纯化、晶体分析等）。

在体研究（*in vivo* study）：通常采用基因修饰动物（即模拟基因结构的变化研究该基因的生物学功能），包括基于转基因、基因敲入技术的功能获得策略和基于基因敲除、基因敲减技术的功能失活策略。也可采用非基因修饰动物模型，主要指药物造模和手术造模等。然后，根据动物模型的特点开展分子、细胞、生理、生化、病生、药理等研究。例如本章中采用同源重组技术建立了带有 $Fgf9^{S99N}$ 突变的基因敲入小鼠模型，随后采用钼靶摄片、显微 CT 和组织病理学等技术开展基因敲入小鼠表型分析，采用 PCR 技术、实时荧光定量 PCR 技术以及免疫共沉淀技术（Co-IP）分析突变基因的性质、表达水平以及突变对蛋白质分子结构和功能的影响，为揭示突变基因的致病机制奠定基础。

基因本体研究（gene ontology study）：制作转录水平的基因芯片，开展分子功能、生物过程和信号通路等分析。

第一节　系谱分析（线上）

一、实验简介

通过家系调查、系谱分析和临床检查等步骤明确诊断，在这些步骤中，系谱分析是判断是否为遗传病和可能为哪种遗传方式的首选方法。

二、实验目的

熟悉家系绘制的常用符号和绘制方法，具备正确进行系谱分析的能力。

三、实验原理

系谱（pedigree）是表明家系中某种遗传病发病情况的图解。在研究人类单基因病遗传方式时，常用的方法为系谱分析法（pedigree analysis）。需要注意的是，采用该法时常将家系中第一个被确诊的遗传病患者定义为先证者（proband）。因先证者是家系调查的线索人员，故也称为索引病例（index case）。除先证者外，还需追踪家系中其他成员的情况，包括性别、年龄、健康状况（是否患病）、婚姻史（是否为近亲婚配）、生育史（是否有流产、新生儿死亡或婴幼儿死亡），还有亲属之间的相互关系等。综合所有家系成员的信息，并应用国际通用的系谱符号（symbol），就能绘制成系谱图（pedigree chart）。目前可采用手工或软件（如 http://www.progenygenetics.com/）两种方法绘制系谱图。

四、实验对象

采自青海省西宁市的一个多发性骨性连接综合征大家系（请扫描页边二维码查看详情）。

五、实验步骤

1. 观看"系谱绘制"微课（请扫描页边二维码观看）。
2. 采用 https：// phgkb.cdc.gov/FHH/html/index.html 软件绘制系谱图。

六、实验结果与分析

实验结果应与案例中的图 10-1A 一致。请将线上绘制的系谱图发送电子邮件给主讲老师。

七、注意事项

1. 建议采用"四、实验对象"部分二维码提供的信息绘制多发性骨性连接综合征系谱图。
2. 如自行采集家系信息和绘制系谱图，请满足以下要求：①建议采用真实信息绘制系谱图；②系谱中包括 3 代或 3 代以上家系成员；③所用系谱符号应符合微课要求；④采用不同符号区分不同遗传病；⑤反对拷贝他人成果。

第二节 基因敲入突变小鼠表型分析

实验一 CT 能谱小动物活体成像

一、实验目的

采用 CT 能谱（spectral CT）小动物活体成像系统观察并比较 $Fgf9^{S99N}$ 基因敲入杂合子小鼠与野生型小鼠尾部的形态差异及尾椎关节异常情况，验证 S99N 突变小鼠能否准确模拟人类 SYNS3 遗传病表型，为研究 SYNS3 的致病机制提供良好的疾病模型。

二、实验原理

CT 能谱小动物活体成像系统创新性地将快速、低辐射剂量显微 CT 与三维光学成像系统进行整合，同时具备荧光和生物发光 3D 断层成像功能，在获取动物精确体表拓扑结构的同时，可实现功能性光学成像和结构性 CT 成像的完美融合。该实验的原理与第九章小动物活体成像系统

（显微 CT）相似。

三、实验材料

3 ~ 6 月龄 *Fgf9*^S99N 突变敲入杂合子小鼠、野生型小鼠；spectral CT 小动物活体成像系统；型号为 VMR 的气体麻醉系统（麻醉剂为异氟烷）。

四、实验步骤

（一）仪器初始化准备

开机后仪器先进行初始化（initialize），点击 Initialize 键。初始化时，指示灯变红，当进度条变绿，温度为 –90 ℃ 即初始化完成。

（二）CT 校准

点击 Aquition 键，再点击 CT aquition 键，清空载物台；将 X 线钥匙打开，即钥匙旋到 1，按 X 线 AEMED 按钮；校准完成时灯灭。

（三）气麻装置装备

确认异氟烷的液面在低（low）和高（high）线之间，打开气体麻醉诱导盒的两个放气筒先通氧气，旋钮刻度定在 1.5%，再通异氟烷，刻度线为 5。

（四）软件参数设置

点击 Living wizard 键，选择 DLIT 三维成像，点击 Next，在弹出窗口中设置参数。

（五）观察与记录

1．活动状态下，观察小鼠尾巴形态是否正常，有无弯折、卷曲等。

2．将小鼠放至气麻诱导盒中进行麻醉。将麻醉后的小鼠以俯卧位放进仪器载物台，并将小鼠口鼻对准呼吸口，此时将异氟烷旋钮拧到 2.5 维持剂量，确保小鼠处于稳定的麻醉状态。调整小鼠的位置，使其处于拍摄视野正中。

3．点击 X 线 protector，进行成像。成像结束后，根据窗口分析成像结果设置合适的参数，进行拓扑重构，保存重建的 3D 图像和动画。

4．比较 *Fgf9*^S99N 基因敲入杂合子小鼠和野生型小鼠尾部的弯曲形态差异，并观察尾椎骨是否排列整齐，是否存在尾椎关节融合。

五、实验结果与分析

部分杂合子小鼠表现为尾部出现弯折、卷曲成环，该现象在小鼠尾椎的近端和远端都存在，且远端更常见。比较图像重建三维模型，发现成年杂合子小鼠尾椎关节一侧发生骨性粘连，尾椎关节融合，导致尾椎骨排列不齐，严重畸形，说明 FGF9 基因发生 S99N 杂合突变可导致不同程度的尾椎关节异常。

六、注意事项

1. 实验过程中需先打开仪器的所有硬件开关，再打开软件。
2. 做三维成像和 CT 扫描时均需先校准 CT。
3. 添加异氟烷后，一定要把旋钮拧紧，避免异氟烷挥发到空气中。
4. 实验结束后，及时关闭麻醉装置。
5. 整个实验过程中，不同小鼠拍摄时的软件参数设置需保持前后一致，不要随意改动。

实验二 突变敲入小鼠骨组织形态学检测

一、实验简介

FGF9 作为 FGF 家族成员之一，在人类遗传病、器官发育、组织形成中具有重要的调控作用。本实验拟通过对 *Fgf9* 基因 Ser99Asp（S99N）基因敲入突变小鼠骨关节的形态学观察，研究 FGF9 在骨骼系统的发生和形成中的作用。

二、实验目的

1. 掌握骨组织脱钙的原理和方法。
2. 熟悉苏木精 - 伊红染色方法。
3. 镜下观察 *Fgf9* 基因 Ser99Asp（S99N）突变小鼠关节中骨组织的形态学改变。

三、实验原理

（一）骨组织脱钙原理

骨组织是坚硬的结缔组织，它致密、坚硬并含有蛋白质等成分，在组织处理过程中，它的固定、脱水、透明、包埋都很困难，因此需要经过一些技术性处理后，方可进行形态学观察。如骨必须先脱去钙质，使其组织变软，方可进行切片。在骨组织的制片中，螯合剂乙二胺四乙酸（EDTA）法是最适合的脱钙法。

EDTA 有很强的结合钙离子的能力，对组织破坏极小，可以保存骨质中的酶类，故可以应用于骨的酶组织化学、免疫组织化学及 PCR 原位杂交等实验中。而且该脱钙法不产生气泡，不影响染色。

（二）苏木精 - 伊红染色法原理

苏木精 - 伊红染色法（hematoxylin-eosin staining）简称 HE 染色法，是组织学中一种最基本的染色法，在生物学和医学中应用极为广泛，是病理学实验室中常规的染色法。HE 染色在组织病理学诊断、教学和研究中的地位至关重要。

1. 苏木精染细胞核的原理 苏木精是从南美的苏木（热带豆科植物）干枝中用乙醚浸制出来的一种色素，淡黄色到锈紫色的结晶体，易溶于酒精，微溶于水和甘油，是染细胞核的优良材料。苏木精不能直接染色，必须暴露在通气的地方，使它变成氧化苏木精后才能使用，这称为"成熟"，该"成熟"过程需时较长，配制后时间愈久，染色力愈强。

细胞核内的染色质主要是脱氧核糖核酸（DNA），DNA 的双螺旋结构中，两条链上的磷酸基向外，呈酸性，很容易与碱性的苏木精染料以离子键或氢键结合而染色。苏木精在碱性染料中呈蓝色，所以细胞核被染成蓝色。

2. 伊红染细胞质的原理 伊红是一种化学合成的酸性染料，它与蛋白质结合。细胞质内的主要成分是蛋白质，蛋白质有一个等电点（pI），当外界溶液的 pH 大于两性离子的 pI，两性离子释放质子，带负电；当外界溶液的 pH 小于两性离子的 pI，两性离子质子化，带正电。在染液中加入醋酸使胞质蛋白带正电荷，就可被带负电荷的染料染色。

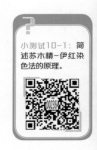

小测试10-1：简述苏木精－伊红染色法的原理。

伊红在水中解离成带负电荷的阴离子，与蛋白质的氨基正电荷（阳离子）结合而使细胞质染色，被染成不同程度的红色或粉红色，与蓝色的细胞核形成鲜明对比。

四、实验准备

（一）试剂和样品

1. 试剂 乙二胺四乙酸（EDTA）、乙醇、正丁醇、液状石蜡、苏木精染液、伊红染液。

2. 样品 野生型小鼠、*Fgf9* 基因 Ser99Asp（S99N）突变小鼠。

（二）仪器

石蜡切片机、正置显微镜。

五、实验步骤

（一）取材和固定

取新生小鼠（野生型和突变型）的膝关节骨骼用 10% 中性福尔马林溶液 4 ℃固定 48 h。

（二）脱钙

采用螯合剂（EDTA）脱钙法。

脱钙液配方：EDTA 10 g 溶入 100 ml PBS（pH 7.2）液中，加入 NaOH（1 当量浓度）促溶，再用 1 mol/L 的 HCl 调 pH 至 7.2。

小鼠骨骼需经 3 周脱钙处理，用脱钙液 4 ℃脱钙，每 2 天更换新鲜脱钙液，至骨骼软化，以 1 ml 针头轻易刺入骨组织为好。

（三）脱水和透明

依次入 70% 乙醇 1 h、80% 乙醇 1 h、90% 乙醇 1 h、正丁醇 6 h。

Note

（四）浸蜡

经正丁醇进行脱水透明后，预浸液（正丁醇 50 ml ＋石蜡 100 ml）中 3 h，再入纯蜡中 3 h。

（五）包埋

将溶解的石蜡倒入金属框或包埋盒内，然后用加热的镊子迅速将浸蜡组织按所需的切面摆放，埋于金属框或包埋盒中央，待冷却后即成坚硬的蜡块。

（六）切片

1. 调整切片机　在开始切片之前，首先要检查切片机各部位的螺丝是否拧紧；然后调节刀片的角度（一般组织块与刀片的角度为 5°）及切片需要的厚度（一般为 5 μm）。

2. 安装好刀片　将组织蜡块固定在样品夹上。

3. 粗修蜡块　按下粗修按钮，转动切片机大轮，对蜡块进行粗削，直到组织最大面露出为止。

4. 细切　待组织修全后，左手拿毛笔，右手转动大轮，匀速转动，切出蜡片用毛笔轻轻带出。用镊子镊住蜡带一头，另一头用毛笔将它与蜡块分离。

5. 展片　将蜡片放入温度在 45 ℃左右的摊片机中，直至切片在水面上完全展开。

6. 贴片　展片完全后的切片移至载玻片上，一般贴于载玻片下 2/3 处。

7. 烤片　切片放置在温度设置为 60 ～ 65 ℃的烤片机上，或恒温烤箱（60 ～ 65 ℃）内烘烤。

（七）苏木精 - 伊红染色（HE 染色）

1. 脱蜡至水　将切片放入二甲苯Ⅰ、二甲苯Ⅱ中各 10 ～ 15 min，彻底溶解石蜡。然后将已脱蜡的切片依次置于 100% 乙醇Ⅰ、100% 乙醇Ⅱ、95% 乙醇Ⅰ和 95% 乙醇Ⅱ中，每个过程 2 min；彻底洗去切片中的二甲苯。最后流水冲洗 5 min。

2. 苏木精染色　用苏木精染液染切片 1 ～ 3 min（具体染色时间视苏木精配方而定），然后流水冲洗 5 min 以上，直至细胞核变蓝为止，该过程称"返蓝"。细胞中的酸性细胞核能够被碱性的苏木精染液染成蓝色。

3. 伊红染色　完成返蓝后，先把切片用 95% 乙醇脱水 1 min，再用乙醇伊红溶液染色 1 min 左右。碱性的细胞质和细胞膜被酸性的伊红染液染成红色。

4. 脱水　伊红染色后必须充分脱水。将染色后的切片依次放入 95% 乙醇Ⅰ、95% 乙醇Ⅱ、100% 乙醇Ⅰ和 100% 乙醇Ⅱ中，每个过程约 1 min。

5. 透明　将脱水后的切片依次放入二甲苯Ⅰ和二甲苯Ⅱ，每次 1 min，使组织彻底透明。任何组织在脱去水分后均必须用二甲苯进行透明，才能封固。

6. 封片　切片上滴加中性树胶，然后覆上盖玻片，标本即可长期保存。

（八）镜下观察

在正置显微镜下观察。

HE 染色实验步骤也可参考第十四章内分泌系统病理形态学变化观察分析。

六、实验结果与分析

（一）实验结果

1. 野生型小鼠膝关节镜下结构　关节腔可见，其两端的关节组成从骨骺端到骨干的骨髓腔，结构变化的顺序性和区域性非常明显，依次可见四个区。

（1）软骨储备区：软骨细胞较小，呈圆形或椭圆形，分散存在。软骨基质呈弱嗜碱性。

（2）软骨增生区：软骨细胞为圆形或扁平形、软骨细胞增殖活跃，形成单行排列的同源细胞群，同源细胞群成串纵行并列排列为软骨细胞柱。

（3）软骨钙化区：软骨细胞成熟肥大，变圆，并逐渐凋亡。软骨基质钙化，呈强嗜碱性。

（4）骨化区：在骺板残留的钙化的软骨基质表面，可见大量的成骨细胞，不断形成骨组织，构成条索状的过渡型骨小梁，在长骨的纵切面上，似钟乳石样悬挂在钙化区的底部。另外，在钙化的软骨细胞不断吸收钙化的骨组织，从而使骨髓腔向长骨两端扩展。

出生后，骺板保持一定的厚度，使软骨的增生、退化及成骨在速度上保持平衡。至成年，骺板增生减缓并最终停止，导致骺软骨完全被骨组织取代。

2. *FGF9* 基因 Ser99Asp（S99N）突变小鼠 镜下结构纯合子小鼠新生出现关节融合，关节腔被软骨细胞所代替，成骨能力明显增强，关节两侧骨骼出现骨性融合，骨质增生明显。

（二）结果分析

当 *FGF9* 受到 S99N 突变干扰后，膝关节处 *FGF9* 信号转导显著下调，而 *FGF9* 具有抑制关节特化期中间层间质细胞向软骨细胞分化的能力，随着抑制能力的减弱，间质细胞向软骨细胞过度分化，关节间隙形成过程被破坏，最终导致关节融合。

七、注意事项

1．螯合剂（EDTA）脱钙法是一种作用缓慢的脱钙剂，需要 2 周至 3 个月，故不适用于速检标本。

2．骨组织的脱水是关键步骤，它对骨的透明、浸蜡、制片、染色都有很大的影响。建议使用收缩性稍弱的脱水剂，如正丁醇、叔丁醇等。避免缩水性强的脱水剂，增加骨的硬度，使后续步骤难以进行。

3．染色前，切片脱蜡应彻底。若脱蜡不彻底，则影响着色。

4．染色时间与染液的新旧程度有关。新配制的染液着色力较强，染色时间可适当缩短；反之，则适当延长。伊红染色程度应以苏木精对核的着色程度为参照标准，掌握其染色时间，以达到对比鲜明为宜。

5．掌握好分化程度，分化时要认真观察，当切片由深蓝色变成红色或粉红色时，立即将切片置入自来水中终止分化。

第三节　基因敲入突变小鼠基因型鉴定

一、实验简介

FGF9 因 99 位丝氨酸突变为天冬酰胺（p.S99N）是否是 SYNS3 的致病原因？解答该疑问最直接的办法就是通过建立 *FGF9* 基因 S99N 突变小鼠模型，模拟人类 SYNS3 疾病表型。而在模型小鼠的构建和研究过程中，一项最基本的工作就是模型小鼠的基因型分型（genotyping），即确定

小鼠的基因型究竟是野生型（两条同源染色体上的等位基因皆为正常基因，表示为 wt/wt）、杂合型（两条同源染色体上两个等位基因分别为正常和突变基因，表示为 wt/mt）还是纯合型的（两条同源染色体上的等位基因皆为突变基因，表示为 mt/mt）。基因型分型首先需要提取小鼠的基因组 DNA，并以此为模板，利用特定的引物，通过 PCR 对目的基因的特定片段进行扩增，最终根据正常和突变基因扩增片段的大小差异而对基因型加以判断。本实验以 S99N 突变模型小鼠为例，从基因组 DNA 提取开始，经过 PCR 扩增和琼脂糖凝胶电泳分离，完成模型小鼠的基因型分型。

二、实验目的

1. 提取小鼠的基因组 DNA。
2. 设计并合成能鉴别模型小鼠三种基因型的 PCR 引物。
3. 以小鼠的基因组 DNA 为模板，利用合成的引物进行 PCR 扩增。
4. 通过琼脂糖凝胶电泳分离 PCR 产物，并根据产物片段大小鉴别模型小鼠的三种基因型。

三、实验原理

（一）模型小鼠基因组 DNA 提取原理

模型小鼠在基因组 DNA 提取的同时需要小鼠保持存活状态，因此，通常剪取鼠尾或脚趾等组织块作为提取材料。由于基因组 DNA 不仅在细胞中与组蛋白、非组蛋白、RNA 等结合在一起，外面还有核膜与细胞膜包围，且组织中还存在胶原等大量的细胞外基质成分，因此，要将基因组 DNA 从细胞中释放出来，并与蛋白质、RNA 等复合物解聚和分离，首先要选择合适的组织或细胞裂解液作用于组织块。提取 DNA 的裂解液基本都包含 SDS、Tris-Cl（三羟甲基氨基甲烷，用 HCl 调节 pH）、EDTA（乙二胺四乙酸）和 NaCl 等成分。SDS 是阴离子表面活性剂，能结合脂质和蛋白质，具有使蛋白质变性的作用，因此存在多重效果，既能破坏膜蛋白构象和膜脂排列，从而裂解生物膜，又能使 DNA 与蛋白质分离，还能抑制 DNA 酶的活性。Tris-Cl 可以维持 pH 温和且恒定，防止 DNA 降解和变性。EDTA 作为金属离子螯合剂能结合二价金属离子，从而抑制内源性 DNA 酶的作用，避免 DNA 降解，也能降低生物膜的稳定性，利于膜的裂解。合适浓度的 NaCl 则可提高核酸结构的稳定性。此外，通过加入蛋白酶 K，以及提高反应温度（适合酶反应的进行，同时又不可使 DNA 变性）和延长反应时间（反应过夜），使细胞裂解和蛋白降解更加充分。释放出的 DNA 经无水乙醇或异丙醇作用后，周围的水分被夺去，从而产生白色的絮状沉淀，进一步用 70% 乙醇洗去沉淀中的糖、盐分子等残留，干燥后再溶解于纯净的水或 TE 缓冲液中，即可得到较纯的基因组 DNA 样本。

（二）聚合酶链反应原理

聚合酶链反应（polymerase chain reaction，PCR）也称体外扩增技术，其模拟细胞内 DNA 的复制，利用 DNA 聚合酶依赖 DNA 模板的特性，在体外通过一对附加引物（人工合成的寡核苷酸片段，与待扩增片段两条链的两端 DNA 序列分别互补）的引导，在该对引物之间引发由 DNA 聚合酶催化的聚合酶链反应，从而实现对特定模板的扩增。反应全过程通常按"三部曲"循环进行：① DNA 模板的变性反应：在 95 ℃高温附近，模板 DNA 双链变性形成单链 DNA 而游离于反应溶液中；②引物的退火反应：在降温过程中，加入反应体系中的上下游两种引物将结合至相应互补的 DNA 链上，此过程称为退火；③引物的延伸反应（扩增步骤）：反应被调节到所选用的 DNA 聚合酶的最适温度（72 ℃左右），在 4 种 dNTP 存在的情况下，DNA 聚合酶沿着引物和模板复合物，由 5′→3′ 端延伸，形成新的 DNA 片段，该片段又可以在下一轮反应中作为模板。以上"三部曲"构成一个循环，每循环一次，DNA 分子数即增加 1 倍，反复循环，即可使 DNA 的扩增量实现指数倍增（2n），若循环次数达到 25 次（$n = 25$），DNA 片段将比原来扩增百万倍。

小测试10-2：简述PCR反应的"三部曲"循环。

反应最终的 DNA 扩增量可用公式：$Y_n = (1 + X)^n$ 加以计算，其中，Y_n 代表经 n 次循环反应后获得的 DNA 拷贝数，X 表示平均每次扩增反应的反应效率，n 表示循环的次数。X 的理论值为 100%，实际该值达不到 100%。

（三）小鼠模型构建和 PCR 鉴定的引物设计原理

DNA 聚合酶在体内、外发挥功能时，均无法从头开始合成 DNA 新链，只能在已有的一段 DNA 链的 3′ 末端催化将一个个核苷酸结合上去，这段能作为 DNA 聚合作用起始点的寡核苷酸链就是引物。在体内，引物由引物酶催化合成，而在体外的合成反应中，引物通常是人工合成的两段寡核苷酸序列，分别是 5′ 端引物和 3′ 端引物，前者与位于待扩增片段 5′ 端上的一小段 DNA 序列相同；后者与位于待扩增片段 3′ 端的一小段 DNA 序列互补。利用这样的一对引物，可在酶的催化下实现对两引物间 DNA 片段的特异性扩增。

目前，构建小鼠模型多采用同源重组的方法，即利用打靶载体上外源序列两端的两个同源重组序列能与细胞内基因组上相同的序列发生同源重组的特点，将外源序列导入基因组中，从而达到基因敲入或基因敲除的目的。譬如，基因组上有 A、B、C 三段连续排列的序列，若欲用 D 序列取代 B 序列，则可构建含有 A、D、C 三段连续序列的打靶载体，因载体上的 A、C 序列与基因组上的 A、C 序列同源而发生重组，从而使基因组中原有的 B 序列被载体上的 D 序列所替代。而模型小鼠的基因型分型就是检测这种替代是否发生，是发生在一条染色体上（杂合子）还是两条同源染色体上（纯合子）。根据模型小鼠基因组上可能发生的变化，通过在相应的序列范围内设计适合的引物，使两对引物扩增的产物因大小不同而能被鉴别，就可方便地通过 PCR 扩增和对其产物的分析，完成基因型的分型工作。例如，将第一对引物的上游引物设计在 A 序列的 3′ 端靠近 B 序列的区域内，下游引物设计在 D 序列近 5′ 端的区域内，第二对引物设计在 B 序列的上下游，两对引物扩增出的片段因大小不同而能被鉴别。如果两对引物都有相应的产物被扩增出，表明基因组中既含有 D 序列也含有 B 序列，为杂合子，如果只有第一对引物扩增出产物，表明基因组中两条染色体上的 B 序列均已被替换，为纯合子，如果只有第二对引物扩增出产物，表明基因组的两条同源染色体的 B 序列均没被替换，为野生型。有时，如果第一对的上游引物与第二对的下游引物相距不太远的话，可用其代替第二对的上游引物，这样只要 3 条引物就可完成基因型的分型。SYNS3 小鼠突变模型的鉴定就是利用 P2、P5、P6 三条引物进行的（图 10-3），其中，上游引物 P5 分别与两条下游引物 P2、P6 组对进行 PCR，P5-P6 的扩增产物大，P5-P2 的扩增产物小，根据扩增产物电泳后的条带有无和条带的位置先后进行基因型分型。

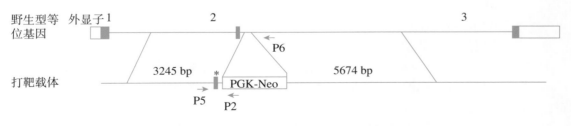

图 10-3　基因敲入突变小鼠模型构建策略
选自 *AJHG*，2009，85：53-63.

（四）琼脂糖凝胶电泳分离鉴定 PCR 产物的原理

琼脂糖（agarose）是一种从琼脂中提取的具有线性结构的多聚糖，呈白色粉末状，具有亲水性，但不带电荷。一定浓度的琼脂糖在水溶液或电泳缓冲液中加热到 90 ℃ 以上溶解，当温度下降到 35 ~ 40 ℃ 后，许多琼脂糖链凭借氢键及其他力的作用，互相盘绕成绳状琼脂糖束，形成一定孔径大小的网孔型凝胶，富有弹性且坚固而不脆，具有"分子筛"的效应，成为一种很好的电泳支持物。DNA 分子在 pH 8.0 ~ 8.3 的缓冲液中因磷酸基团全部解离而带负电荷，在电场中会向正极移动。在移动过程中，大小不同的线性双链 DNA 分子在通过凝胶空隙时会受到不同的阻力，从而使它们在凝胶中因泳动速度的不同而得到分离。核酸分子在琼脂糖凝胶中泳动时，兼具电荷效应和分子筛效应，但主要为分子筛效应。

一些荧光染料如溴乙啶（ethidium bromide，EB）和吖啶橙（acridine orange，AO）可以嵌入核酸双链的碱基对之间，当被紫外线激发时，可发射出波长 590 nm 的红色荧光。由于琼脂糖凝胶本身透明无紫外吸收，因此，如果在制胶时将核酸染料加入胶内，即可在电泳过程中随时借助紫外线观察核酸迁移和分离情况。染色也可在电泳结束后进行，将胶在含有一定浓度核酸染料的水溶液中浸泡一定时间，电泳分离结果就可直接用紫外灯观测。在样品电泳的同时，用一系列分子量大小已知的核酸分子量 marker 在一旁作为参照，可据此判断样品中核酸片段的分子量大小。

电泳样品还需加入一定量的上样缓冲液，其中的蔗糖、聚蔗糖或甘油等成分可增加比重，使样品能更好地沉入加样孔，溴酚蓝和二甲苯蓝等成分因其迁移速度在不同浓度的胶中与一定长度的核酸分子相当，故可凭颜色直观地指示核酸的迁移情况。

▌四、实验材料

（一）试剂和样品

1. DNA 提取裂解液　4 mol/L 尿素、10 mmol/L EDTA、0.2 mmol/L NaCl、0.1 mmol/L Tris-HCl、0.5% Sarkosyl，常温保存。

2. 电泳缓冲液　电泳缓冲液可以为 TAE 或 TBE，先配制高浓度储存液，使用时以蒸馏水稀释为工作浓度。

  50 × TAE

Tris 碱	242 g
冰醋酸	57 ml
0.5 mol/L EDTA	100 ml
加去离子水定容至	1000 ml

  5 × TBE

Tris 碱	54 g
硼酸	27.5 g
0.5 mol/L EDTA	20 ml
加去离子水定容至	1000 ml

3. 6 × 上样缓冲液（loading buffer）　0.25% 溴酚蓝，0.25% 二甲苯蓝，40%（w/v）蔗糖。

4. 蛋白酶 K（10 mg/ml）　水解与 DNA 结合的核蛋白以及细胞质中会降解 DNA 的酶，–20 ℃ 保存。

5. PCR 试剂盒　10 × PCR 反应缓冲液、dNTPs（各 2.5 mmol/L）、Taq 酶（5 U/μl）等。

6. 无水乙醇、70% 无水乙醇、DNA 溶解液（如 TE 缓冲液）、核酸染料（Goldviewna）、100 bp

DNA 标准分子量 marker、PCR 引物、琼脂糖、去离子水。

7．实验用小鼠。

（二）仪器和耗材

1．微量加样器（移液枪）与不同大小的盒装吸头。

2．剪刀、镊子、三角烧杯、量筒、EP 管。

3．离心机、水浴箱、微波炉、冰箱、电泳槽、电泳仪、紫外凝胶成像仪、PCR 仪、天平、高压灭菌锅、恒温干燥箱、纯水仪、制胶模具、桌面涡旋器；台式离心机、低速离心机（15 ml 离心管）、1.5 ml EP 离心管（灭菌）、15 ml 离心管、微量移液器、灭菌吸头。

（三）实验器具的处理与准备

1．塑料制品（包括盒装吸头、EP 管等）实验前需经高压灭菌并烘干。

2．配制引物和 PCR 所用去离子水需经高压灭菌处理。

3．电泳板及电泳槽用自来水冲洗干净备用。

五、实验步骤

（一）小鼠基因组 DNA 提取

1．剪取小鼠一脚趾或 0.5 cm 鼠尾，置于一 1.5 ml 的 EP 管中，加入含有 0.5 mg/ml 蛋白酶 K 的 DNA 提取裂解液 500 μl，保证组织浸没在裂解液中，56 ℃水浴过夜，其间振荡一次。

2．次日将完全消化的裂解液 12 000 rpm 离心 10 min，吸取 200 μl 裂解液加到含有 1 ml 无水乙醇的 EP 管中，颠倒振荡至出现絮状沉淀。

3．12 000 rpm 离心 3 min 后弃上清，加入 75% 乙醇 1 ml，盖上盖子剧烈振荡或涡旋，12 000 rpm 离心 5 分钟；弃上清后倒扣于干净的滤纸上晾 10 分钟，然后敞口正置晾 10 分钟，让残余乙醇挥发干净。

4．加入 250 ～ 500 μl 去离子水，振荡后 56 ℃水浴 10 min，溶解后作为 PCR 鉴定的模板。

（二）PCR 引物的设计

1．自行学习微课"如何使用 NCBI 数据库在线设计 PCR 引物"（请扫描页边二维码）。

2．进入 NCBI 数据库，获取小鼠 *Fgf9* 基因的全基因组序列。

3．了解 SYNS3 小鼠突变模型的打靶策略（图 10-3A）。打靶载体的两个同源重组序列分别是 *FGF9* 基因 2 号外显子及其上、下游的部分内含子序列，以及 2、3 号外显子之间的内含子序列，中间的是一种被称为 PGK-Neo 的筛选标志序列，用来替换 2 号内含子中的部分序列。

4．使用 Lasergene Primer select 或 Primer premier 5 等 PCR 引物设计软件或 NCBI 数据库中的引物在线设计软件设计一对类似于 P5-P6 的引物，其中，将上游引物限定在 1 号内含子末端的 200 bp 的范围内，下游引物限定在被替换内含子序列的下游 200 bp 的范围内，扩增片段长度不超过 1000 bp。

5．检查设计所得的上下游引物是否合适，包括是否会形成过多的引物二聚体和发夹结构，两者的退火温度是否接近等，并利用 NCBI primer blast（http://www.ncbi.nlm.nih.gov/tools/primer-blast/）检测扩增特异性，确认合适后按照 ULTRAPAGE 纯度合成。

6．合成后的引物先稍加离心，使产物位于离心管的管底，然后用移液器按合成公司的配制

微课"如何使用 NCBI 数据库在线设计 PCR 引物"

小测试10-3：PCR 引物设计的原则有哪些？

建议加入适量体积的去离子水，配制成 50 ～ 100 μmol/L 的储存浓度，再取少量该浓度的引物在新的离心管进一步用去离子水稀释至 10 μmol/L，标记后冷藏备用。

（三）PCR 反应鉴定

利用三引物法在同一 PCR 反应体系中进行扩增，引物分别为 P up（P5）、P wt（P6）、P mut（P2），扩增得到的 wt 等位基因条带为 696 bp，mut 等位基因为 487 bp。

1. 从冰箱中取出 PCR 反应试剂盒、引物以及提取好的小鼠基因组样本，置于冰盒上备用。

2. 根据基因组样本数量以及需要设置的对照数量取相应数量 200 μl 的 PCR 反应管，用记号笔做好标记。

3. 假定有 10 个基因组样本，加上阴性对照和三种基因型的阳性对照，再加上 1 管的冗余，取一洁净的 EP 管，按 15 个反应管配制 PCR 反应体系，用经高压灭菌的去离子水调整每管反应体系的体积到 20 μl：

常规 PCR 体系

组分	体积	反应数	总体积
10×PCR 反应缓冲液	2 μl	15	30 μl
4 dNTP（各 2.5 mmol/L）	2 μl	15	30 μl
引物 P5（0.25 μmol/L）	0.2 μl	15	3 μl
引物 P2（0.25 μmol/L）	0.15 μl	15	2.25 μl
引物 P6（0.25 μmol/L）	0.15 μl	15	2.25 μl
Taq 酶（5 U/μl）	0.1 μl	15	1.5 μl
基因组 DNA	1 μl（＜ 500 ng）		
灭菌水	14.4 μl	15	216 μl

4. 阴性对照反应管中用同体积的灭菌去离子水代替模板 DNA，其余的试剂不变。三种基因型的阳性对照可用之前鉴定确认的样本 DNA 作为模板。

5. 每管混匀后，短暂离心，而后放入 PCR 仪。

6. 将各管样品置入 PCR 仪后，设定反应程序。

PCR 反应条件为：95 ℃ 5 min；95 ℃ 15 s，63 ℃ 30 s，72 ℃ 40 s，36 个循环；72 ℃ 10 min。

7. 反应结束后，取出样品于 4 ℃保存或将仪器设置为 12 ℃过夜，以用于后续检测。

（四）琼脂糖凝胶分离鉴定 PCR 扩增结果

1. 称取 1.5 g 琼脂糖粉于一三角烧杯内，量筒量取 100 ml 1×TAE 电泳缓冲液，混匀后微波炉内加热至完全溶解。

2. 准备凝胶板模具，并在凝胶冷却至 60 ～ 70 ℃加入 3 μl 核酸染料混匀，倒入准备好的模具中待凝。

3. 将已冷却凝固琼脂糖凝胶板垂直拔去梳子，并将其浸入加有 1×TAE 电泳缓冲液的电泳槽中，使上样孔均没于液面下，且上样孔中没有气泡。

4. 从每管 PCR 反应管内分别取反应产物 5 μl，与 1 μl 的 6×上样缓冲液混匀后用移液器加入琼脂糖凝胶的上样孔中。

5. 在另一空的上样孔内用移液器加入 5 μl 100 bp DNA 分子量 marker。

6. 盖上电泳槽盖，接上电源，使上样孔位于负极位置，80 ～ 120 V 电压，电泳 40 ～ 60 min。

7. 电泳结束后关闭电源，戴手套，打开槽盖，取出凝胶，沥去残留在胶上的液体，将其放置于紫外凝胶成像仪中用紫外灯观察结果，并照相保存。

六、实验结果与分析

电泳后的凝胶在紫外成像仪中观察时应能看到除了阴性对照和 DNA marker 外，各泳道均存在 1 条或 2 条条带，离上样孔远的为迁移速度相对较快、分子量相对较小的扩增片段，离上样孔近的为迁移速度相对较慢、分子量相对较大的扩增片段（图 10-4）。由于已知 P5-P6 引物扩增的片段大小为 696 bp，P2-P5 引物扩增的片段为 487 bp，将各泳道的条带位置与 DNA marker 泳道上的条带位置加以对比，如果较大片段的位置接近 700 bp，较小片段的位置接近 500 bp，则表明 PCR 扩增出特异性的片段，可以根据扩增条带的情况鉴别样本的基因型。如果只有大的一条条带，样本为野生型；如果只有小的条带，样本为纯合型；如果大小两条带都有，则样本为杂合型。如果扩增出的条带大小不对，则提示 PCR 可能存在非特异性扩增，需要在 PCR 反应过程中做相应的调整。除此之外，还需要关注阴性对照的结果，正常情况下，该泳道不应该有条带，如果出现条带，则表明有 PCR 的组分被污染了，整个实验的结果也因此变得不可靠。

有时，由于引物过多或退火温度过低等原因，常会使引物彼此间形成引物二聚体，电泳过后会在泳道前端出现一条较粗的条带，容易引起初学者的误判。可以根据引物二聚体的分子量不大、条带位置通常会比 DNA marker 100 bp 的条带更靠前等特征加以鉴别。

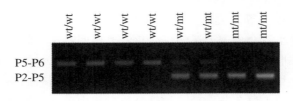

图 10-4　模型小鼠基因型鉴定结果示意图

选自 *AJHG*，2009，85：53-63.

本实验整个过程包含 DNA 提取、PCR 扩增、凝胶电泳分离等操作环节，每个环节的操作均可能影响最终的鉴定结果，导致扩增条带的缺失，因此，如果电泳后某样本未见特异性的扩增条带，那么，首先要看 3 种基因型的阳性对照有无扩增出条带，若阳性对照结果正常，则表明实验所用的 PCR 反应体系和反应条件均没有问题，问题可能出在模板的质量或 PCR 反应的具体操作上，可重新提取 DNA 模板后再鉴定。

七、注意事项

1. 剪取小鼠尾巴或脚趾时请注意正确抓取小鼠，避免被其咬伤或抓伤，一旦发生咬伤或抓伤，及时冲洗伤口，并及时就医。

2. 在 DNA 提取过程中，为保持 DNA 活性，应避免过酸、过碱、过热或其他变性因素使 DNA 变性。

3. 制备凝胶板时，请安全使用微波炉，并戴上防烫手套拿取煮沸的容器。

4. 制备凝胶板时，一定要等溶解后的琼脂糖冷却至 60 ℃左右再倒入成形板上，以免该板受热变形。

5．请注意将 PCR 反应管按上样顺序依次排列于试管架上，以便于观察结果时样本与结果能对应无误。

6．在紫外灯下观察结果时请注意做好防护，以免眼睛受紫外光辐射损伤。

7．无论在 DNA 提取、PCR 反应，还是凝胶电泳的实验过程中，都要戴防护手套进行操作。

8．离心时须对称平衡放置离心管。

9．实验过程中注意实验废弃物的安全处置。

10．针对不同引物，退火温度可根据实际情况做调整。

第四节　基因敲入突变小鼠相关基因表达分析

实验一　实时荧光定量 PCR 技术检测模型小鼠骨关节相关基因核酸水平表达

▌一、实验简介

Fgf9 S99N 突变敲入小鼠模型表型分析发现突变小鼠尾椎关节出现明显融合，肘膝关节出现软组织增生，部分发生骨性融合等骨关节发育异常表现。这些表型的变化与 SYNS3 型患者的临床特征类似。那么为何突变小鼠会出现上述病理变化？要想回答这个问题，就需要从分子机制上进行探索。一般而言，关节形成是一个受到精确调控的发育过程，包括关节特化和关节腔化两个阶段，涉及细胞增殖、分化和程序性死亡等生理活动，受到多条信号通路的调控。根据动物模型的病理表型特征，通过对模型小鼠关节发育、软骨分化过程中关键信号分子表达检测来进一步明确 *Fgf9* 基因 S99N 突变造成小鼠关节发育障碍可能的机制。本实验将聚焦转录水平表达检测，运用实时荧光定量 PCR（real-time quantitative PCR，qPCR）技术检测模型小鼠肘膝等关节 *Fgf9* 及受体以及其他信号通路相关基因核酸水平表达改变。

▌二、实验目的

1．运用 TRIzol 法提取小鼠肘膝关节等组织总 RNA，定量并鉴定纯度。

2．理解实时荧光定量 PCR 的原理、定量方法及应用。

3．通过 qPCR 技术检测模型小鼠关节组织 *fgf9*、*fgfr* 转录水平表达变化。

▌三、实验原理

逆转录反应及 PCR 技术的原理详见呼吸系统核心实验相关章节。本节详细介绍 qPCR 的相关原理。

实时荧光定量 PCR 是在聚合酶链反应体系中加入荧光基团，PCR 扩增过程中，荧光基团所发出的荧光强度与 PCR 产物的数量呈对应关系，利用荧光信号积累能实时监测整个 PCR 进程，最后通过荧光信号的收集，转化为扩增和熔解曲线来实现对未知模板起始量的准确定量分析。

（一）qPCR 扩增曲线

扩增曲线是以在 qPCR 过程中，收集到的荧光信号作为纵坐标，循环数作为横坐标，得到一系列散点连成的曲线。一般而言，扩增曲线可以分成四个阶段：初始期、指数扩增阶段、线性期和平台期（图 10-5）。在 qPCR 扩增曲线上有三个非常重要的参数：初始期扩增的信号（3 ~ 15 个循环的荧光值）为荧光背景信号，称为基线区（baseline）；荧光阈值（threshold）是在荧光扩增曲线上人为设定的一个值，它可以设定在荧光信号指数扩增阶段任意位置上，但一般荧光阈值设定为基线（背景）荧光信号的标准偏差的 10 倍；Ct 值（threshold cycle）就是每个反应管内的荧光值达到阈值时的 PCR 循环次数。每个模板的 Ct 值与该模板的起始拷贝数的对数存在线性关系，起始拷贝数越多，Ct 值越小。qPCR 能够实时监测单个扩增周期的进度，通过与已知的稀释标准品相比较，精确测量每个循环的扩增量，从而可以对样品中起始材料的量进行高度准确的定量，同时，扩增和检测在单管中进行，相比于普通 PCR，其操作更简便、灵敏度更高、重复性好，所以在生命科学研究的各个领域，如基因的表达差异检测、基因变异分析、临床病原体检测等方面都有广泛的应用。

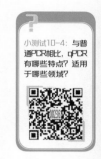

小测试10-4：与普通PCR相比，qPCR有哪些特点？适用于哪些领域？

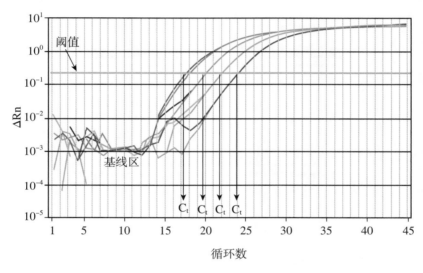

图 10-5 qPCR 扩增曲线（对数图）

（二）qPCR 荧光检测系统

目前，使用最广泛的 qPCR 荧光检测定量方法有染料法与探针法。探针法以 TaqMan 探针法最为常用，该方法主要基于两个关键点，首先是 Taq DNA 聚合酶所具有的 5′ → 3′ 外切酶活性，其次是荧光报告基团的信号与其淬灭基团的距离有关，如距离很近，激发的荧光能量会转移至淬灭基团而大大减少，即为荧光共振能量转移（FRET）现象。具体原理为：在 PCR 反应体系中除了扩增片段引物以外，还需设计序列特异性的荧光探针，该探针为一寡核苷酸：5′ 端标记一个报告荧光基团，3′ 端标记一个淬灭荧光基团。探针完整时，报告基团发射的荧光信号被淬灭基团吸收，也就是 FRET 反应；PCR 扩增时，Taq 酶的 5′ → 3′ 外切酶活性将结合在双链 DNA 上的探针酶切降解，使报告荧光基团和淬灭荧光基团分离，荧光监测系统因而可接收到荧光信号，即每扩增一条 DNA 链，就有一个荧光分子被采集。因探针需与产物序列互补，每扩增一个基因片段都需要设计相应探针，因而探针法最大的特点就是特异性高。理论上，TaqMan 探针需要比 PCR 引物有更高的退火温度才能进行切割，因此最早探针设计比引物长，这样在一定程度上会降低产物的特异性（图 10-6）。近年来，在 TaqMan 探针 3′ 端加上小沟结合分子（minor groove binder，MGB）的修饰来缩短探针长度，增加反应的特异性，同时也能降低荧光背景，特别适用于 SNP 基因分型等对特异性要求较高的 qPCR 实验。

染料法包括 SYBR Green Ⅰ、PicoGreen、BEBO 等，以 SYBR Green Ⅰ 最常用，其能与双链 DNA 小沟发生非特异性结合，游离状态下，SYBR Green Ⅰ 发出微弱的荧光，一旦与双链 DNA 结合，其荧光增加 1000 倍，这样就能保证荧光信号的增加与 PCR 产物的增加完全同步。染料法定量的优点：实验设计相对简单，仅需要产物上下游特异性引物，无需设计特异性探针。缺点是由于染料与 DNA 双链结合为非特异性，会有非特异性的荧光信号，因此，在使用 SYBR Green Ⅰ 染料法时应进行熔解曲线分析，检验扩增反应的特异性。

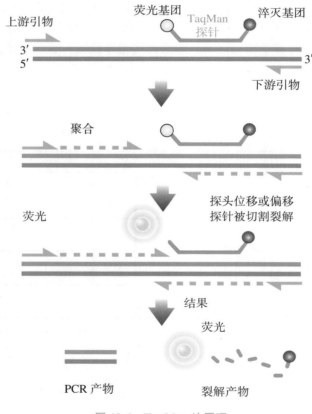

图 10-6　TaqMan 法原理

（三）qPCR 定量方法

主要分为绝对定量和相对定量两种。绝对定量常用于精确计算初始模板中目的基因的浓度，比如测定血液样品中病毒颗粒数、细胞中基因的拷贝数等，得到的数据是单个样本的定量描述。所使用的标准品可以是纯化的质粒 DNA、体外转录的 RNA，或者是体外合成的 ssDNA。绝对定量应用 5 个以上已知浓度的标准品制作标准曲线，根据所得的 Ct 值对应每个标准品浓度做标准曲线，然后将未知样品的 Ct 值与该标准曲线进行比较，以确定其初始目的基因的量。相对定量主要用于评价表达的差异，将不同组别样品（药物干预前后、基因表达干预后不同时间段等）中目标基因的表达进行比较，结果表示为样本组别之间的倍数变化、增加或减少，相对定量需有内参基因对样本做归一化。进行相对基因表达分析普遍采用操作简便的 $2^{-\Delta\Delta Ct}$ 法，条件是目标基因和参照基因扩增效率都接近 100% 且相互间效率偏差在 5% 以内。

qPCR 技术灵敏度高，不管是绝对定量还是相对定量，在获得最终结果之前，应确认相关数据参数质控标准。包括：

1. 扩增曲线平滑，起始无扩增，内参基因 Ct 值一般小于 20，目的基因 Ct 值不超过 35，复孔之间不超过 0.5 圈。

2. 无模板对照（no-Template control，NTC）和无 RT 对照（no-reverse transcriptase control，NRC）无扩增。

3. 对于绝对定量，标曲斜率在 −3.58 ～ −3.1，也就是扩增效率越接近 100% 越好，$R^2 > 0.95$。

4. 熔解曲线　在完成扩增程序后，重新加热 PCR 产物，产物解链，荧光强度下降，当到达 T_m 时，荧光急剧下降。不同 PCR 产物其 T_m 值也不同，熔解温度就不同，以此可对 qPCR 的反应特异性做判断。如果在 80 ～ 90 ℃之间出现唯一主峰，说明无特异性扩增；如果在主峰前，小于 80 ℃处出现峰，考虑引物二聚体，如果在主峰后出现杂峰，则考虑有基因组 DNA 污染。

四、实验材料

（一）实验分组设计

本实验分别选取 1 周、4 周、8 周野生型及突变小鼠膝关节样本，选用 SYBR Green 染料法，对小鼠膝关节内 $fgf9$ 及其受体转录水平表达进行检测，以观察 $Fgf9^{S99N}$ 突变对小鼠关节发育相关基因表达影响。

（二）引物设计

qPCR 产物长度一般在 80 ～ 150 bp 之间，除此以外，与普通 PCR 引物设计无大区别，本实验引物由 Primer premier 5 软件设计，经 NCBI primer blast 比对扩增特异性，按照 ULTRAPAGE 纯度合成。选取几组如下：

PCR 引物设计

基因	上游	下游
Fgf9	5′GCAGTCACGGACTTGGATCAT3′	5′TTCTCGTTCATGCCGAGGTAG3′
Fgfr2	5′GCTCCGAAGACGTTGTCAGTG3′	5′TAAGGCTCCAGTGCTGGTTTC3′
Fgfr3	5′CTCAGAGGCTGCAAGTGCTAA3′	5′CGGGCGAGTCCAATAAGG3′
Gdf5	5′GGGAGGTAACAGCAGCGTGAA3′	5′CCAAGGCACTGATGTCAAACACG3′
Sox6	5′AACACCCGGCCTCCCATCTG3′	5′TCATTATTTCACGCTCCCGACTCC3′
GAPDH	5′CAGCCTCGTCCCGTAGACA3′	5′CGCTCCTGGAAGATGGTGAT3′

（三）试剂

1. 总 RNA 提取试剂　TRIzol 试剂；氯仿；异丙醇；DEPC 水；75% 乙醇。
2. RT 试剂　TaKaRa PrimeScript ™ RT reagent Kit。
3. qPCR 试剂　TaKaRa TB Green® Premix Ex Taq ™ Kit。

（四）仪器耗材

1. 微量移液器及吸头 0.2 ml、0.5 ml、1.5 ml EP 管，一次性手套、口罩。

2. 高压消毒锅 Eppendorf 冷冻离心机；NanoDrop 2000 超微量分光光度计；Roche Light Cycler 96 qPCR 仪。

五、实验步骤

（一）样品组织总 RNA 提取

1. 每 50 ～ 100 mg 组织用 1 ml TRIzol 试剂进行裂解，用 1 ml RNase free 枪头反复剧烈吹打。

2. 室温（15 ～ 30 ℃）下放置 5 min，按照每 1 ml TRIzol 加 0.2 ml 氯仿的量加入氯仿（5:1），盖上管盖，用力振荡 15 s，室温放置 2 ～ 3 min 后，12 000 rpm（4 ℃）离心 15 min。

3. 小心吸取上层水相于新的 RNase free EP 管中，按照每 1 ml TRIzol 以 0.5 ml 异丙醇（2:1）的量加入异丙醇，室温放置 10 min，12 000 rpm（4 ℃）离心 10 min。

4. 弃上清，加 1 ml 75% 乙醇进行洗涤，12 000 rpm（4 ℃）离心 5 min，弃上清；干燥 5 min；用 DEPC 水 50 μl 溶解。

5. 取 1.5 μl 样品，用 NanoDrop 2000 超微量分光光度计测定 260 nm 和 280 nm 波长的 OD 值，确定总 RNA 浓度及纯度，分装。-80 ℃保存。

（二）逆转录反应（RT）合成 cDNA

按照下表进行逆转录反应，10 μl 反应体系，每组样品总 RNA 取 500 ng，注意反应液配制应在冰上进行。

逆转录反应体系

试剂	使用量	终量
5× 反应缓冲液	2	1×
PrimeScript RT Enzyme Mix	0.5	
Oligo dT（50 μmol/L）	0.5	25 pmol
Random 6 mers（100 μmol/L）	0.5	50 pmol
Total RNA		500 ng
DEPC 水定容至	10 μl	

混匀后 37 ℃ 15 min，85 ℃ 5 s，RT 产物置于 -20 ℃保存。

（三）qPCR

1. Mix 反应液配制 qPCR 灵敏度高，每个样品一般需有 3 个平行复孔，RT 产物稀释 5 倍加入反应液，15 μl 反应体系，如下表：

qPCR 反应体系

1周、4周、8周分别取材		2×Premix Ex	目标基因引物	内参引物	RT 产物	ddH₂O
野生型	目标基因	7.5 μl	1 μl		1 μl	
	内参基因	7.5 μl		1 μl	1 μl	
突变型	目标基因	7.5 μl	1 μl		1 μl	定容至 15 μl
	内参基因	7.5 μl		1 μl	1 μl	
NTC	无模板对照	7.5 μl		1 μl		
NRC	无 RT 对照	7.5 μl		1 μl	RNA	

2．使用 Roche LightCycler96 qPCR 仪无需 ROX 校正染料，程序如下：

（1）预变性程序：95 ℃ 30 s，1 个循环。

（2）扩增程序：95 ℃ 5 s；60 ℃ 30 s；共 40 个循环。

（3）熔解曲线分析：95 ℃ 5 s；60 ℃ 60 s。

六、实验结果与分析

本次实验选用染料法，以绝对定量方法来比较野生型及突变小鼠 *Fgf9* 及受体在核酸水平的表达差异，Ct 值比较法是最常用的一种方法。在确认前述质控条件均已满足的情况下可用以下公式进行计算：

1．用内参基因的 Ct 值校正目标基因的 Ct 值：

$$\Delta Ct（test）= Ct（target，test）- Ct（ref，test）$$
$$\Delta Ct（calibrator）= Ct（target，calibrator）- Ct（ref，calibrator）$$

本次实验（test）组为突变型小鼠，对照（calibrator）组为野生型小鼠组织样本，也可以模型小鼠发育不同时间段组织样本取材来做对照和实验组比较。

2．用校准样本的 ΔCt 值校正实验样本的 ΔCt 值：

$$\Delta\Delta Ct = \Delta Ct（test）- \Delta Ct（calibrator）$$

3．计算两组表达差异比率：

表达量的比值 = $2^{-\Delta\Delta Ct}$

七、注意事项

1．**qPCR 的实验准备尤为重要**　做好孔板布局，设置对照，选择合适的定量方法，做好引物设计，熟悉实验室的实时定量 PCR 仪，这些都是实验成功的必要条件。

2．RNA 提取过程中容易发生降解，也容易有基因组 DNA 的污染，RNA 提取后需进行比色鉴定，必要时可采用变性电泳确认无降解，PCR 时需要做好质控和 NTC、NRC 的对照。

3．做好引物设计，适当降低引物的浓度，并注意上下游引物的浓度配比。

4．qPCR 试剂 2×Mix 不要反复冻融，注意避光保存于 4 ℃即可，最好能在冰上操作。操作时注意更换枪头，避免污染，注意离心去除气泡。

5．每个样品至少 3 个平行孔。

实验二　免疫共沉淀技术检测 FGF 与 FGFR 相互作用

一、实验简介

生物体内，绝大多数的蛋白质发挥作用需要依靠蛋白质间相互作用以获得相应的生物活性来行使功能，基因突变常常会导致其所编码的蛋白质结构异常，从而影响蛋白质之间的相互作用。研究蛋白质之间的相互作用对于深入了解蛋白质如何在细胞内发挥作用具有重要意义。

通过 *Fgf9* 基因 S99N 突变小鼠模型，发现突变小鼠表现出关节融合及骨密度增加等表型。产生这种表型的机制包括通过抑制间质细胞中 *Sox6* 和 *Sox9* 的表达，抑制其向软骨细胞分化，同时上调关节发育重要控制基因 *Gdf5*，造成突变小鼠在关节发育早期中间层间质细胞向软骨细胞发生过度分化，从而导致关节融合等。FGF9 及其受体介导的相关信号通路在关节及骨骼发育过程中起着重要的调控作用，突变小鼠四肢也检测到 *Fgf9* 及其受体的核酸水平表达升高。那么，S99N 突变是否为功能性突变？其突变是否影响到 FGF9 及其与受体的相互作用？本实验将通过 Co-IP 技术予以证实。

二、实验目的

1．通过开展细胞培养及转染虚拟仿真实验，有助于理解将外源基因导入真核细胞的原理及基本操作。

2．提取细胞总蛋白并进行定量。

3．利用免疫共沉淀技术获得与 FGF9 相互作用的蛋白质复合物。

4．运用免疫印记技术检测复合物中 FGF 受体表达是否因 S99N 突变而发生改变。

三、实验原理

免疫共沉淀（co-immunoprecipitation，Co-IP）技术又称蛋白复合物免疫沉淀，是一种利用目标特异性抗体间接捕获与目标蛋白结合的蛋白质，从而验证目标蛋白与捕获蛋白在生理状态下相互作用的技术。

该方法需使用非变性条件对细胞进行裂解，以最大程度维持细胞内蛋白质 - 蛋白质相互作用。随后加入抗目标蛋白的抗体，孵育后再加入能与抗体特异结合的偶联于琼脂糖或磁珠上的抗体结合蛋白，若细胞中有与目标蛋白结合的捕获蛋白，就可以形成这样一种复合物："捕获蛋白 - 目标蛋白 - 抗目标蛋白抗体 - 抗体结合蛋白"（图 10-7）。复合物用离心或磁珠吸附方法沉淀下来，随后经 SDS-PAGE 电泳，复合物又被分开。最后通过免疫印迹或质谱检测鉴定目的蛋白及捕获蛋白。

Co-IP 技术是免疫沉淀技术的一种，其中纯化抗原 - 抗体复合物的过程也是一种亲和层析，需使用抗体结合蛋白，常用的有蛋白 A、蛋白 G 以及蛋白 A/G。蛋白 A 是金黄色葡萄球菌细胞壁蛋白质，分子量 42 kDa，天然分子结构中含有 5 个高度同源且能与 IgG 分子 Fc 段特异结合的结构域，特异结合的同时不影响抗体与相应抗原的结合活性。经过基因改造以后，重组蛋白 A 在 C

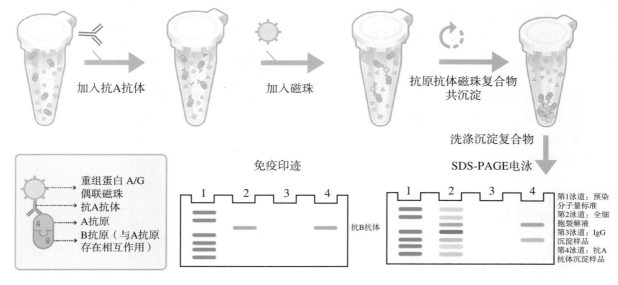

加入抗A抗体　　　　加入磁珠　　　　抗原抗体磁珠复合物
共沉淀

洗涤沉淀复合物

免疫印迹

SDS-PAGE电泳

重组蛋白 A/G
偶联磁珠
抗A抗体
A抗原
B抗原（与A抗原
存在相互作用）

抗B抗体

第1泳道：预染
分子量标准
第2泳道：全细
胞裂解液
第3泳道：IgG
沉淀样品
第4泳道：抗A
抗体沉淀样品

图 10-7　免疫共沉淀技术原理

末端多了一个半胱氨酸，可以单点偶联到琼脂糖或磁珠上，在降低空间位阻的同时提高 IgG 的结合能力。蛋白 G 是 G 族链球菌的细胞壁蛋白来源的 Fc 受体，分子量 25 kDa，可与 IgG 的 Fc 区域特异性结合，与蛋白 A 相比，对 IgG 具有更好的结合能力，能与大多数物种（包括大鼠和山羊）的免疫球蛋白结合。重组蛋白 G 除去了与白蛋白及细胞表面的结合位点，减少了交叉反应和非特异性结合。蛋白 A/G 则是将 4 个蛋白 A 结构域和 2 个蛋白 G IgG Fc 结构域重组的融合蛋白，这样提高了结合抗体的亲和力和结合种属范围。

Co-IP 技术中蛋白复合物的沉淀依赖能够特异性识别靶蛋白的抗体，需要靶蛋白很少或绝不能与其他胞内靶标发生交叉反应，所以应选择具有 IP 功能的抗体。因此，标签蛋白抗体的使用在 Co-IP 技术中是比较经济且常见的。常用标签可以是短链肽或荧光蛋白，包括 Flag、c-Myc、HA、His、绿色荧光蛋白（GFP）等。

四、实验材料

（一）细胞转染

HEK293 细胞在 10 cm 培养皿中按照 10 μg *Flag-Fgf9wt* 或 *Flag-Fgf9mut* 加 10 μg *His-Myc-Fgfr* 质粒共转染，同时设置 *PCDNA3.1* 组为对照组，转染 48 h 或 72 h 内收集细胞。

（二）主要试剂

1. **抗体**　抗 FGF9 抗体、抗 Flag 抗体、抗 His 抗体、抗 Tubulin 抗体。
2. **蛋白提取裂解液（NTEN）**　0.5% NP-40、20 mmol/L Tris、100 mmol/L NaCl、6 mmol/L EDTA，–20 ℃保存。
3. **蛋白酶抑制剂**　cocktail，临用前加入裂解液。
4. **BCA 蛋白定量试剂**
（1）重组蛋白 A/G 偶联琼脂糖微球。
（2）蛋白上样缓冲液（5×）。
（3）SDS-PAGE 预制胶（8% ～ 20%）。

真核细胞转染以及构建的融合表达蛋白质粒图谱

（4）蛋白质电泳及转移缓冲液。

（5）封闭液：5% 脱脂奶粉溶于 PBS。

（三）仪器耗材

1. 微量移液器及吸头。

2. 0.2 ml、0.5 ml、1.5 ml EP 管。

3. 低温摇床，Eppendorf 冷冻离心机、酶标仪、Bio-Rad 电泳仪电泳槽转移槽、化学发光成像仪。

五、实验步骤

免疫共沉淀技术实验步骤见图 10-8。

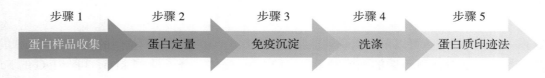

步骤 1	步骤 2	步骤 3	步骤 4	步骤 5
蛋白样品收集	蛋白定量	免疫沉淀	洗涤	蛋白质印迹法

图 10-8　免疫共沉淀技术实验步骤

（一）细胞蛋白样品收集

10 cm 培养皿转染 48 h 后，预冷 PBS 洗涤，加 500 μl NETN（现加蛋白酶抑制剂）裂解液吹打混匀，冰上裂解 30 min，14 000 rpm 4 ℃离心 15 min，留取上清。

（二）BCA 检测样品蛋白浓度

1. **配制 BSA 标准品**　标准品浓度一般定为 0 ~ 2 μg/μl，可用生理盐水或裂解液稀释，5 管以上。

2. 计算标准品和检测品的总数，按每样本每孔 200 μl 将试剂盒中 A 试剂和 B 试剂按 100∶1 混合配成工作液。

3. 96 孔板加样，样本每孔 25 μl（可适当稀释），工作液每孔 200 μl；混合 30 s，37 ℃孵育 30 min；在波长 562 nm 处读数，绘制标准曲线，标准曲线拟合度 $R^2 > 0.95$，遂可通过计算得到样品最终浓度。

4. 每支样品留 30 μg 作为 input 样本。

（三）免疫沉淀

1. 蛋白裂解液稀释 1 mg/ml，加入 50 μl 微球 4 ℃摇床孵育 30 min，12 000 rpm，4 ℃离心 10 min，去沉淀微球，以去除非特异性结合蛋白（此步可省略）。

2. 上清每 1 mg 蛋白分别加 1 μg 抗 His 抗体以及对照 IgG 作为对照，4 ℃颠倒旋转过夜；

3. 加蛋白 A/G 微球 30 μl（NETN 预洗）4 ℃ 颠倒旋转 2 h，1000 g 4 ℃离心 5 min，小心吸取上清弃去。

（四）洗涤

加 NETN 1 ml 温和颠倒混匀，1000 g 4 ℃离心，去上清，重复 5 次。

（五）蛋白质印迹法

1. **SDS-PAGE 电泳** 每组样品加入 30 μl 1×SDS PAGE 蛋白上样缓冲液，沸水浴 5 min 充分变性蛋白，离心后按照每孔 15 μl 样品上样，8%～20% SDS-PAGE 电泳分离蛋白。

2. **转移** 电泳结束后转移到 PVDF 膜，600 mA，30 min。

3. **免疫检测** 分别用 Anti-His 和 Anti-Flag 进行蛋白质印迹检测。

六、实验结果与分析

（一）相关术语

Co-IP 的结果即为蛋白质印迹（Western blotting）的结果图谱，在分析 Co-IP 的结果前，先要明确结果图谱中常见几个名词，以图 10-9 为例说明。

1. **Input 或 WCL**：阳性对照，没有免疫沉淀前的全细胞裂解液，用于证实目的蛋白和捕获蛋白的存在。

2. **IgG**：免疫沉淀时作为阴性对照加入，应为沉淀抗体同来源，如出现条带，说明有非特异性结合。

3. 图谱上方一般为分组：His-Fgfr 有两组，R2、R3 为两种 FGF 受体；Flag-Fgf9 也分为两组，w 代表野生型，m 代表突变型。

4. 图谱左侧标明 IB 使用抗体，右侧为 IP 使用抗体。

IP-immunoprecipitation——免疫沉淀，富集目的蛋白。

IB-immunoblotting——免疫印迹（WB），显示目的蛋白。

tublin 为内参蛋白。

可在右侧标清蛋白大小。

（二）结果图谱参考

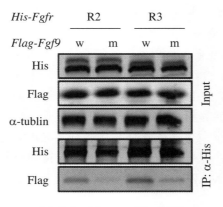

图 10-9　Western Blot 图谱
选自 *AJHG*，2009，85：53-63.

结果显示：以 tublin 作为内参对照，阳性对照 input，用 His 及 Flag 抗体能检测到 Fgfr 两种受体及 Fgf9 表达，表明外源融合蛋白在细胞内均有表达，检测体系正常。

以抗 His 抗体沉淀 Fgf 受体，用 Flag 抗体检测与 Fgf 受体结合的 *Fgf9* 表达。两种受体均显示 *Fgf9* 突变后，结合能力明显减弱。

七、注意事项

免疫共沉淀技术操作时间较长，影响因素很多，低亲和力或短暂的蛋白质-蛋白质相互作用可能无法检测到。因此能否在裂解、孵育和洗涤过程中，在物理因素和化学试剂对蛋白质相互作用的破坏中保持稳定尤为关键。在实验中应注意以下几个方面。

1. **细胞裂解液选择** 裂解条件为非变性，要根据蛋白定位，尽可能选择温和的裂解液（非离子型表面活性剂，低离子强度），注意避免破坏蛋白与蛋白相互作用。

2. **蛋白 A/G 的选择** 蛋白 A 更适合免疫沉淀兔源的单抗，蛋白 G 适合鼠源单抗，人源一般无很大区别。蛋白 A/G 则适合大多数。

3. Co-IP 中抗体的选择尤为重要，选用具有 IP 应用的抗体来沉淀复合物，也要注意突变以后对蛋白抗体识别区域的影响。为了消除 IP 抗体的重链或轻链对结果的影响，IP 捕获抗体（如鼠源）与 WB 检测一抗（如兔源）最好选用不同种属来源的抗体。

4. 如果目标与捕获蛋白大小在 55 kDa 和 25 kDa 左右，要特别注意与 IP 抗体的重链或轻链条带的区分，除上述抗体种属选择以外，也可采用磁珠偶联 IP 抗体的方法，或者使用只识别完整 IgG 的特殊二抗。

5. 加入抗体和磁珠反应以后的洗涤要特别注意，既要避免非特异性结合的蛋白残留，也要避免结合蛋白的损失。注意吸取上清时避免吸到磁珠，洗涤次数最好在 3 次以上，混匀要温和。

6. 对于抗体结合蛋白偶联的支持物，磁珠比琼脂糖对蛋白复合物的纯化效果更好。

小 结

本章以运动系统遗传病——多发性骨性连接综合征 3 型为切入点，围绕作者率先定位的人类成纤维生长因子 9（*FGF9*）错义突变（c.296G > A，p.Ser99Asn/S99N）开展动物模型水平研究。采用同源重组技术建立带有 *Fgf9*^{S99N} 突变的基因敲入小鼠模型，然后采用能谱 CT 小动物活体成像实验和组织病理学检测等技术鉴定基因敲入小鼠模型的表型；进一步采用 PCR 技术、实时荧光定量 PCR 技术以及免疫共沉淀（Co-IP）等技术分析突变基因的性质、表达水平以及突变对蛋白质分子结构和功能的影响，结果显示突变敲入小鼠模型较好地模拟了人类 SYNS3 的表型。为了揭示突变基因的致病机制，利用体外亲和力实验和计算机蛋白模拟，揭示了 S99N 突变可改变 FGF9 蛋白的构象，使得 FGFR 与肝素结合位点发生重叠，导致肝素和 FGFR 竞争性地与 FGF9 蛋白结合，同时增强与肝素的亲和力，共同造成 FGF9 蛋白与受体结合减弱，从而使发育关节中 FGF9 信号转导下降，最终形成关节融合。进一步研究发现，*Fgf9* 基因在骨代谢中发挥重要作用。突变小鼠骨密度增加，骨骼中成骨细胞数量增加，功能增强，同时破骨细胞数量减少。体外诱导分化实验证实 S99N 突变显著提高骨髓间质细胞向成骨细胞分化和矿化的能力，抑制单核细胞向破骨细胞诱导分化和成熟。此外，在体外成骨细胞系中发现 *Fgf9* 能够通过 MAPK 和 PI3K/AKT 信号通路下调成骨相关基因表达，抑制成骨作用。

整合思考题

1. 核酸在琼脂糖凝胶中的迁移率取决于哪些条件？
2. 常用的核酸染料有哪些？通常如何使用？

整合思考题参考答案

3. 如果 PCR 存在非特异性扩增，需要考虑进行哪些方面的调整？

4. 在 PCR 扩增反应中设置阴、阳性对照的作用是什么？

5. 通过免疫共沉淀技术如果证实 *Fgf9* 基因 S99N 突变会改变 FGF9 与 FGF 受体之间的结合，后续有哪些方向可以对这一机制进行进一步研究？

6. Co-IP 实验中，要保证实验结果的真实性和可靠性，需要哪些对照组的结果？实验中需要注意哪些方面？

（许伟榕　孙岳平　陈苏红　顾鸣敏）

第十一章　消化系统核心实验

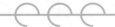

导学目标

通过本章内容的学习，学生应能够：

※ **基本目标**

1. 描述肝及消化系统其他重要器官（如胆、胰、脾、肾、胃、肠等）的形态特征和重要生理功能。
2. 阐述肝功能主要检测指标的正常值和临床意义。
3. 正确收集并储存模型动物血清及重要消化器官的组织样本。
4. 用 HE 染色明确重要消化器官肝的病理变化及损伤程度。
5. 检测并判读肝功能主要检测指标的意义。
6. 用免疫组化、免疫印迹等方法明确肝损伤的类型和分子机制。
7. 针对肝损伤检测的各种指标，分析不同类型肝损伤的差异。

※ **发展目标**

1. 根据消化器官损伤的生物学背景，在教师指导下针对性设计若干实验，探究损伤的类型和分子机制。
2. 结合临床病例，理解不同疾病中消化器官损伤发生的临床背景和潜在病理特征。

◗ 案例 11-1

案例 11-1 解析

　　患者，女性，60 岁，近 2 周时间连续眼睛发黄及全身皮肤发黄。通过检测生化指标发现肝功能相关指标异常，如总胆红素 276 μmol/L（参考范围 3.4 ~ 17.1 μmol/L）、碱性磷酸酶 721 U/L（参考范围 50 ~ 135 U/L）、谷草转氨酶 292 U/L（参考范围 13 ~ 45 U/L）、谷丙转氨酶 360 U/L（参考范围 7 ~ 40 U/L）等。询问病史后发现，患者之前有发热、乏力等不适症状，自行连续服用抗病毒和退热药物等。但是，随后即发现全身发黄现象，未见好转，前来就医。患者无饮酒史，无其他有毒有害化学物质接触史。经过初步诊断，确诊为急性肝损伤，需要紧急住院接受治疗。

　　问题：

　　1. 该患者肝损伤的主要发病诱因及其机制是什么？

　　2. 明确肝损伤的主要手段和方法有哪些？

　　3. 如何预防或治疗肝损伤？

Note

肝损伤动物模型

（一）动物模型背景

药物诱导的肝损伤模型是用特定的药物或化合物诱导动物肝损伤的实验模型。这些模型通常用于研究药物毒性，评估潜在的治疗方法，以及理解药物对肝的影响。不同药物诱导的肝损伤模型有所差异，研究人员在选择药物诱导的肝损伤模型时需要考虑许多因素，包括药物剂量、给药途径、动物品种和研究的具体目标。此外，研究人员通常会使用生物标志物和组织学方法来评估肝损伤的严重程度和机制。这些模型在研究肝疾病、药物毒性和潜在治疗方法方面提供了有用的工具。

（二）动物模型简介

常用的诱导肝损伤模型的药物包括四氯化碳（CCl_4）、对乙酰氨基酚（acetaminophen，也就是 N-acetyl-para-aminophenol，APAP）、脂多糖（lipopolysaccharide，LPS）和 D- 半乳糖胺（D-galactosamine，D-GalN）联合等。使用不同的浓度或剂量，经过特定时间处理后，可诱导急性或慢性肝损伤发生，但其作用机制有所不同。CCl_4 在肝细胞内代谢会导致自由基代谢产物积累，并诱发肝细胞变性、坏死等。临床上 APAP 过量使用是导致肝毒性升高的重要因素，该药物诱导小鼠的肝损伤模型具有重要的临床参考价值。D-GalN 作为一种特异性的肝致敏剂，能够靶向 NF-κB 通路并抑制其抗凋亡作用，而联合注射 LPS 可以诱导炎症反应，加速肝损伤进程。因此，本章设计了"D- 半乳糖胺联合 LPS 对小鼠肝的损伤作用及机制"的消化系统核心实验。借此模型，提供学习消化系统重要器官形态学特征和重要生理功能的场景，通过检测血清肝功能、肝等重要消化器官病理形态、炎性分子表达等，明确 D-GalN/LPS 对肝及其他重要消化器官的损伤作用和机制。

（三）引导性问题

1. 不同药物诱导肝损伤模型的优缺点是什么？
2. 动物肝损伤模型是否能够模拟临床肝损伤的发生？
3. 如何研究不同的肝损伤动物模型发病的分子机制？

框 11-1　D- 半乳糖胺

D- 半乳糖胺（D-galactosamine，D-GalN）是一种氨基糖，在肝内通过半乳糖途径代谢，具有较强的肝特异性毒性作用。D- 半乳糖胺与尿苷三磷酸（UTP）特异性结合形成尿苷二磷酸氨基半乳糖（UDP-Gal），并抑制尿苷二磷酸葡萄糖（UDPG）焦磷酸酶，导致 UTP 和 UDPG 降低，抑制核酸、蛋白质等大分子合成，破坏肝细胞内钙流稳态，最终导致细胞坏死。

第一节　D-半乳糖胺联合 LPS 诱导急性肝损伤模型及其对小鼠肝的损伤作用

实验一　D-半乳糖胺联合 LPS 建立急性肝损伤模型

一、实验简介

　　肝是各种营养物质、毒物在体内最主要的代谢场所，它对维持机体的健康极其重要。肝损伤是肝疾病持续性的一种病理状态，也是多种肝疾病（包括各类肝炎、肝硬化和肝癌等）的起始过程。因此，建立急性肝损伤模型对研究肝损伤机制、寻找肝损伤有效治疗方法具有重要意义。D-半乳糖胺（D-galactosamine，D-GalN）是一种常用的化学性肝毒性药物，对肝细胞可造成不可逆的损伤。联合注射脂多糖（lipopolysaccharide，LPS）可以诱导炎症反应，加速肝损伤进程。因此，D-GalN 联合 LPS 建立的急性肝损伤模型是研究急性重型肝炎发病机制和探索药物治疗作用的常用模型。

二、实验目的

　　本实验通过使用 D-GalN/LPS 建立急性肝损伤模型，掌握小鼠急性肝损伤模型的构建方法，以及正确收集并储存血清和重要消化器官组织样本的实验操作技能。

三、实验原理

　　D-GalN 是常用的化学性肝毒性药物，它可快速结合并消耗大量的尿苷酸，影响肝细胞蛋白质、酶等的生成，从而对肝细胞、肝组织造成不可逆的损伤。LPS 也称为内毒素，是肠道革兰氏阴性细菌细胞壁外层成分，可引起全身炎症反应综合征，甚至进展为多器官功能障碍综合征。肝是清除内毒素的主要器官，是内毒素血症时受损较早、较明显的器官之一。内毒素血症时，内毒素可介导炎症因子破坏血管内皮的完整性，导致肝细胞凋亡和坏死，同时引起肝损伤及出血。

　　目前，用 D-GalN/LPS 诱导动物发生急性肝损伤是常用的研究急性重型肝炎发病机制的模型。

四、实验准备

（一）实验动物

　　8 周龄、22±2 g 的 C57BL/6J 雄性小鼠。所有小鼠于实验前 1 周放置于温度 22～26 ℃、湿度 40%～60% 的环境中，光/暗交替各 12 h，且可自由获取水和食物。

（二）实验试剂

1. **LPS** sigma，L2630-10MG。
2. **D-GalN** sigma，L-2880。
3. **工作液** 先在 LPS 粉剂中加入 1 ml 无菌生理盐水，浓度为 10 mg/ml。随后称取 0.7 g D-GalN 及 6 μl LPS 母液，混合于 20 ml 无菌生理盐水中，经 0.22 μm 滤器过滤后，按照 10 μl/g 的体积 / 体重比给小鼠腹腔注射，构建急性肝损伤动物模型。

（三）实验仪器及耗材

电子天平、注射器、无菌 50 ml 离心管、无菌 1.5 ml EP 管、无菌无酶冻存管、低速离心机、小动物麻醉剂、超低温冰箱、无水乙醇、无菌弯头镊及剪刀等。

五、实验步骤

（一）造模

将 24 只雄性 8 周龄、22±2 g 的 C57BL/6J 雄性小鼠随机划分为 3 组，每组 8 只，分别为：对照组（生理盐水组）、D-GalN/LPS 实验组（350 mg/kg D-GalN+30 μg/kg LPS）。在禁食 12 h 后，将 D-GalN/LPS 分别腹腔注射到实验组小鼠体内；正常对照组小鼠腹腔注射与 D-GalN/LPS 实验组等体积的生理盐水。D-GalN/LPS 处理 12 h 后取材。

（二）样本的收集及储存

1. **血清样本的收集及储存** 造模完成的小鼠经小动物麻醉剂完全麻醉后，摘眼球取血，保存于无菌促凝管中。待全部小鼠取血完成后，置于低速离心机上，3000 rpm，4 ℃离心 20 min 分离。转移上清液至无菌离心管中，−80 ℃超低温冰箱保存备用。

2. **组织样本的收集及储存** 小鼠取血完成后，固定于取样板上，开腹将肝、胰腺、胃等完整取出；随后，立即分离肠段（十二指肠、空肠、回肠等）。肠段取出后，用 4 ℃左右 PBS 缓冲液轻轻冲出肠管内容物。部分组织置于 4% 多聚甲醛溶液中，部分组织分装于无菌无酶的冻存管中，−80 ℃超低温冰箱保存备用。

六、实验结果及分析

七、注意事项

1. 腹腔给药前，需要将药品经滤膜过滤处理，以保证无菌。
2. 小鼠动物实验均需经过动物伦理委员会的批准。

实验二 HE染色检测D-半乳糖胺联合LPS对小鼠肝的损伤

一、实验简介

肝是人体内最大的消化腺，也是体内新陈代谢的中心站。它参与胆汁分泌、各种营养物质和激素代谢、解毒、防御和免疫等功能。正常的肝功能在维持生命活动中至关重要，正常的肝组织结构是保障肝功能正常的物质基础。苏木精-伊红染色（hematoxylin-eosin staining，HE染色）是最常用的组织学染色方法，可以观察肝组织结构正常与否，初步判断肝功能是否受损。

二、实验目的

本实验通过HE染色观察正常肝组织的形态结构和D-GalN联合LPS导致小鼠肝损伤后的组织形态结构的变化，以理解正常的肝组织结构是保障肝功能正常的物质基础，并掌握HE染色原理和方法。

三、实验原理

HE染色是组织学、胚胎学、病理学教学与科研中最基本、使用最广泛的技术方法。HE染色属于化学染色法，其中苏木精染液为碱性染料，主要使细胞核内的染色质与胞质内的核酸着紫蓝色；伊红为酸性染料，主要使细胞质和细胞外基质中的成分着红色。脱氧核糖核酸（DNA）两条链上的磷酸基向外，带负电荷，呈酸性，很容易与带正电荷的苏木精碱性染料以离子键结合而被染成蓝色。伊红是一种化学合成的酸性染料，在水中离解成带负电荷的阴离子，与蛋白质的氨基正电荷的阳离子结合，使细胞质和细胞外基质中的成分被染成红色，与蓝色的细胞核形成鲜明对比。

通过实施HE染色，可以观察到肝小叶。肝小叶是肝结构和功能的基本单位，呈多面棱柱状。肝小叶结构以中央静脉为中心，肝板（一排排肝细胞）、肝血窦（肝板之间）围绕中央静脉呈辐射状分布。肝小叶之间结缔组织少，小叶分隔不明显，中央有中央静脉，通常在横切片上显示为空洞。肝细胞内染色为蓝色细胞核，红色为细胞质和细胞外基质，异染色质少而着色浅，可以观察到核仁。

四、实验准备

（一）实验试剂

1. 苏木精染液 称取0.5g苏木精、5.0g铵矾或钾矾和0.1g碘酸钠加温溶于70ml蒸馏水中；加入30ml甘油和2ml冰乙酸充分混匀后过滤即成母液；母液可长期保存。用蒸馏水以1:20稀释母液即成工作液。工作液也可较长时间储存，但每次染色前宜过滤，去除氧化膜。

2.伊红染液 伊红有醇溶性与水溶性之分。将 0.5 g 伊红溶于 100 ml 70% 乙醇或蒸馏水即成工作液。

3. 4% 多聚甲醛溶液

4. 75% 乙醇、85% 乙醇、95% 乙醇、99% 乙醇、100% 乙醇

5. 二甲苯

6. 石蜡

（二）主要设备

1. 石蜡切片机

2. 包被处理过的玻片

3. 烤箱

4. 染色缸

5. 光学显微镜

五、实验步骤

1.取材、固定 首先取下正常小鼠和 D-GalN/LPS 诱导发生急性肝损伤模型组小鼠肝组织，分别投入预先配好的固定液 4% 多聚甲醛溶液中，使组织、细胞的蛋白质变性凝固，以防止细胞死亡后的自溶或细菌分解，从而保持细胞本来的形态结构。

2.脱水、透明 固定成功后，修剪，用 PBS 洗去多余的固定液，然后依次放入 70%、85%、95%、99%、100% 梯度的乙醇中逐渐脱去组织块中的水分。再将组织块置于既溶于酒精又溶于液状石蜡的透明剂二甲苯中透明，以二甲苯替换出组织块中的乙醇。

3.浸蜡、包埋 将已经融化好的石蜡倒入脱水透明后的组织中，放入溶蜡箱中保温一段时间，待石蜡液完全渗入组织块中，再用液状石蜡包埋（石蜡液的体积最好大于组织体积的 10 倍），冷却凝固成块，以便实验中切片。

4.切片、展片、烤片 将包埋好的蜡块固定于切片机上，切成薄片，一般为 5 ~ 8 μm 厚。切下的薄片往往皱折，要放到加热的水中烫平，再贴到载玻片上，放 45 ℃ 恒温箱中烘干。

5.染色 脱蜡—水化—染色—脱水—透明—封片—观察。

（1）使用二甲苯脱蜡，然后使用从低浓度到高浓度的乙醇进行水化，以便染料可以进入组织。

石蜡切片依次放入于二甲苯 I（15 min）→二甲苯 II（15 min）→ 100% 乙醇 I（5 min）→ 100% 乙醇 II（5 min）→ 95% 乙醇（5 min）→ 85% 乙醇（5 min）→ 70% 乙醇（5 min），自来水冲洗 1 ~ 2 min。

（2）使用苏木精染液进行染色 3 ~ 5 min，流水稍洗去染料，再用 0.1% 盐酸乙醇进行分化数秒。

（3）切片依次入 70%、85%、95% 梯度的乙醇脱水，放入伊红染液染 1 ~ 3 min。染色完成后用流水洗去多余的染料。

（4）切片依次放入 100% 乙醇 I（5 min）→ 100% 乙醇 II（5 min）→二甲苯 I（5 min）→二甲苯 II（5 min）透明。

（5）中性树胶封片，显微镜镜检，图像采集分析。

六、实验结果与分析

1. 使用光学显微镜在不同放大倍数下对染色完成的切片进行拍照，并标注标尺（scale bar）的大小。

观察肝 HE 染色切片，先在 4 倍物镜下找到肝的标志性结构——肝小叶。显微镜首先调 4 倍物镜，调准焦螺旋至视野清晰，可以看到肝小叶结构。人的肝小叶之间结缔组织少，小叶分隔不明显，但动物如小鼠，其肝小叶分界非常明显。肝小叶中央有中央静脉，在横切片上显示为空洞。将物镜调至 10 倍或 20 倍，就可以清楚地看到肝小叶结构。肝细胞以中央静脉为中心向周围放射状排列，称为肝板。肝板之间为肝血窦，血窦经肝板上的孔互相通连，形成网状管道。在切片中，肝板的断面呈索状，称肝索。在 20 倍物镜下，肝细胞内染色为蓝色的是细胞核，细胞核大而圆，居中，异染色质少而着色浅，能清晰地看到核仁。肝细胞胞质丰富，多呈嗜酸性，当蛋白质合成旺盛时，胞质内出现散在的嗜碱性物质（图 11-1）。

2. 观察对比正常肝组织肝细胞形态是否完整、胞核大小变化、肝小叶形态是否完整，以检测药物等刺激因素对肝的损伤作用。

肝损伤后肝小叶结构不完整，结构紊乱，小叶内炎细胞浸润，肝细胞水肿，体积变大，胞质内有大量被染成嗜酸性的微细颗粒。

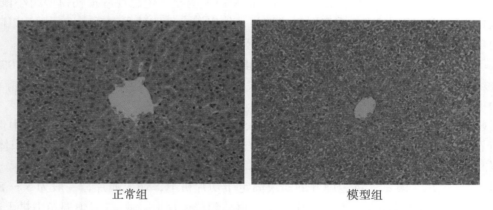

正常组　　　　　　　　　　　　　　　　模型组

图 11-1　D- 半乳糖胺联合 LPS 肝损伤模型小鼠肝组织 HE 染色结果

七、注意事项

1. 在染完伊红后，脱水前，过 2 遍纯水，切片会更干净。

2. 染色过程中所用的时间要根据染色时的室内温度、染液的新鲜程度及实验室的实际情况等灵活掌握。在室温高、切片、染色液是新配制的时，染色时间要短，反之时间要长。

3. 伊红有水溶的和醇溶的，如果用的是水溶的，应该在脱水前进行染色，如果是醇溶的，应使用与溶解伊红等浓度的乙醇脱水。

4. 在二甲苯脱蜡之前可以先在 68 ℃烤片机烤 30 min，这样可以使切片黏附更牢固，不易脱片，也有利于脱蜡。

5. 二甲苯在 HE 染色中有脱蜡、透明的作用。二甲苯脱蜡的好坏主要取决于切片在二甲苯内放置的时间和脱蜡时的温度以及二甲苯的使用次数。染好的切片必须经过透明，有利于显微镜观察，同时为封片起到了桥梁作用。

6．用梯度乙醇脱水时，在低浓度乙醇中时间不宜过长，到高浓度时逐步延长脱水时间，以免脱水不彻底，影响二甲苯透明的效果。

7．在酸性分化液内停留的时间不要过长，分化不可过度，避免使细胞核内该染色的结构脱色。不需分化处理的苏木精染色时要注意掌握染色时间，以防止组织切片染色背景过深或细胞核、胞质染色不足。

（李冬民）

第二节　D- 半乳糖胺联合 LPS 诱导急性肝损伤模型的肝功能检测

实验一　D-GalN/LPS 诱导急性肝损伤模型血清 GPT 的检测

一、实验简介

肝功能检查是反映肝生理功能的检查项目，由于肝功能多样，所以肝功能检查方法很多。与肝功能有关的检查有血清蛋白检测，常用血清酶检查，如丙氨酸氨基转移酶（alanine transaminase，ALT；也称为谷丙转氨酶，glutamic-pyruvic transaminase，GPT）检测、天冬氨酸转氨酶（aspartate aminotransferase，AST；也称为谷草转氨酶，glutamic oxalacetic transaminase，GOT）检测、碱性磷酸酶（ALP）检测、γ- 转肽酶（γ-GT）检测、血清胆红素检测、CB/STB 等；了解肝功能正常值和各项指标检查的标准，有助于增加对肝功能的了解及诊断。

由于整个肝内转氨酶含量约为血中含量的 100 倍，如果释放的酶全部保持活性，只要 1% 的肝细胞坏死，便足以使血清中的酶活性增加 1 倍。又由于肝细胞内转氨酶浓度比血清高 1000～5000 倍，肝细胞内转氨酶也可由于此种浓度差而泄漏入血中。因此，血清转氨酶活性是肝细胞损伤的敏感指标。

ALT（GPT）是最常见的肝功能检查项目之一，参考值为小于 40 U/L，是诊断肝细胞实质损害的主要指标，疲劳、饮酒、感冒甚至情绪因素等多种原因均能造成肝细胞膜通透性的改变，但一般不会高于 60 U/L；若高于 80 U/L，就有诊断价值，需到医院就诊。下列疾病时血清 ALT 活性可见增高：①肝炎及其他肝病；②胆道阻塞性或炎性疾病；③传染病：如疟疾、钩端螺旋体病、流行性感冒、流行性脑膜炎、腮腺炎等；④肌肉疾病：如多发性肌炎等；⑤胰腺炎，某些重症内分泌、风湿性疾病及外科术后；⑥氯丙嗪、异烟肼、奎宁、水杨酸、对乙酰氨基酚等药物用后；⑦某些中毒性疾病。除肝受损害时，其损害程度与血清 ALT 升高成一定比例外，其他疾病轻度或中度增高。

AST 在肝细胞内与心肌细胞内均存在，而心肌细胞的含量是高于肝细胞的，但是当肝受到损害时，AST 血清浓度也可升高，在临床上可以作为心肌梗死、心肌炎的一个辅助检查。AST 正常值为 0～37 U/L，当 ALT 明显升高，ALT/AST > 1 时，提示有肝实质的损害。

Note

二、实验目的

本实验旨在让学生掌握血清谷丙转氨酶（ALT）活性测定的方法及血清谷丙转氨酶活性的正常范围。

三、实验原理

谷丙转氨酶能够催化将氨基从丙氨酸转移到 α- 酮戊二酸上的转氨基反应，产物为丙酮酸和谷氨酸（图 11-2）。反应产物丙酮酸与 2,4- 二硝基苯肼作用生成丙酮酸 -2,4- 二硝基苯腙，它在碱性环境中呈棕红色（图 11-3）。

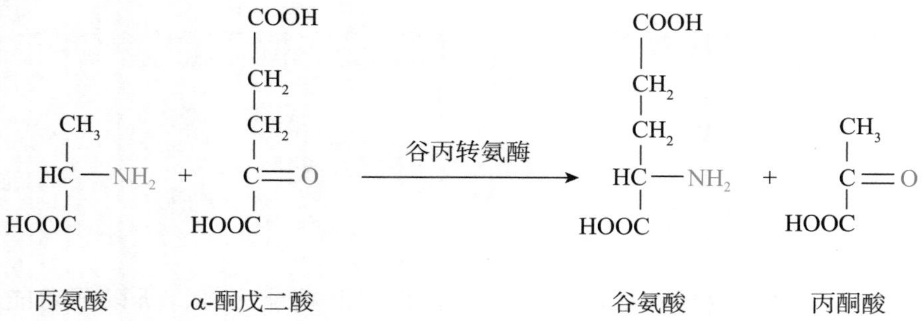

图 11-2　谷丙转氨酶催化的转氨基反应

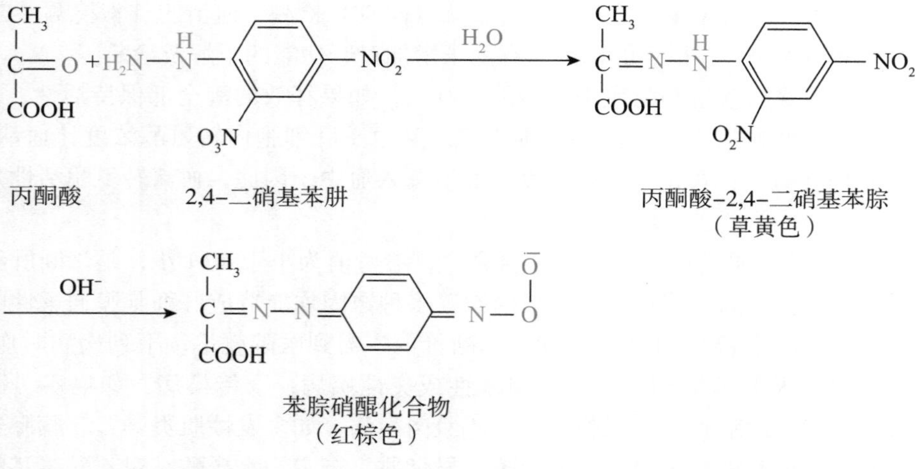

图 11-3　丙酮酸与 2,4- 二硝基苯肼在碱性环境中生成红棕色的苯腙硝醌类化合物

这样可以利用比色法测定反应所生成的丙酮酸量，并以此反映谷丙转氨酶活性的高低。

临床上一般规定每百毫升血清与基质在 37 ℃保温 30 min 后，产生 1 μg 分子丙酮酸为 1 单位。正常人血清 GPT 低于 100 单位 /dl 血清（80 ～ 120 单位 /dl 血清）。本法为金氏法单位。1986 年 7 月 1 日起，我国正式施行《中华人民共和国计量法》，即法定单位，为 nmol/（S·L）。现习惯使用的单位要逐渐向法定单位过渡，在过渡期间，惯用单位仍可在日常使用，但正式文献必须换算成法定单位。

四、实验准备

（一）实验试剂

1．GPT 基质液　称取 DL- 丙氨酸 1.78 g，α- 酮戊二酸 29.2 mg，溶于少量 1/30 mol/L、pH 7.45 的磷酸盐缓冲液中，加入 1 mol/L NaOH 0.5 mg，再用磷酸盐缓冲液稀释至 100 ml，加氯仿 2 滴防腐，置于冰箱内保存。

2．丙酮酸钠标准液　精确称取丙酮酸钠 11 mg，溶于 1/30 mol/L、pH 7.45 的磷酸盐缓冲液中，总体积为 50 ml，置于冰箱内保存，此标准液每毫升含丙酮酸钠 2 μg。

3．2,4- 二硝基苯肼溶液　称取 2,4- 二硝基苯肼 200 mg，溶于 10 mol/L HCl 100 ml 中，溶解后再用蒸馏水稀释至 1000 ml。

4．0.4 mol/L NaOH 溶液　取已标定为 1 mol/L 的 NaOH 400 ml，加蒸馏水稀释至 1000 ml。

（二）实验仪器及耗材

水浴锅、分光光度计、移液器、冰箱。

五、实验步骤

1．取试管两支分别标注以"测定管"和"对照管"，按下表操作。

	测定管	对照管
血清（ml）	0.1	
GPT 基质（ml）	0.5	0.5
混匀，置 37 ℃水浴保温 30 min		
2,4- 二硝基苯肼（ml）	0.5	0.5
血清（ml）		0.1
混匀，置 37 ℃水浴保温 20 min		
0.4 mol/L NaOH（ml）	5.0	5.0
混匀，放置 10 min 后比色		

2．用 520 nm 波长或绿色滤光片比色，以蒸馏水作空白管，读取测定管和对照管的光密度值，然后测定管光度减去对照管光度，所得差值查标准曲线求出 100 ml 血清的酶活性单位。

3．标准曲线的制作

（1）取试管 6 只，按下表加试剂：

管号	0	1	2	3	4	5
丙酮酸钠标准液（ml）	0	0.05	0.10	0.15	0.20	0.25
GPT 基质液（ml）	0.5	0.45	0.40	0.35	0.30	0.25
相当于每 100 ml 血清中酶活性单位数	0	100	200	300	400	500

（2）分别向各管加蒸馏水 0.1 ml、2,4- 二硝基苯肼 0.5 ml，在 37 ℃保温 20 min 后加入 0.4 mol/L NaOH 500 ml，混匀 10 min 后按前述方法比色。

（3）从 1 ～ 5 管的光密度值中减去 0 管的光密度值，以此光密度为纵坐标，上表中所示酶活性单位为横坐标，绘制标准曲线如图 11-4。

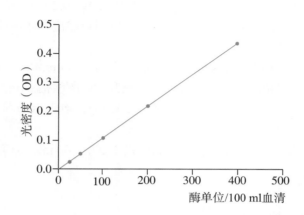

图 11-4　血清 GPT 测定的标准曲线

六、实验结果及分析

正常小鼠 ALT（GPT）参考值为小于 40 U/L。如果血清 ALT（GPT）活性升高，提示肝细胞实质损害。

七、注意事项

1．精确配制 GPT 基质液、丙酮酸钠标准液，并置于冰箱内保存。
2．在各管中分步依次加入试剂后，一定要混匀后再置于 37 ℃水浴保温。

实验二　D-GalN/LPS 诱导急性肝损伤模型血清胆红素的检测

一、实验简介

肝对胆红素的代谢起着重要作用，包括肝细胞对血液中非结合胆红素的摄取、结合和排泄三个过程。由于肝细胞病变，胆红素摄取、结合和排泄功能发生障碍，以致有相当量的非结合胆红素（UCB）潴留于血中，而未受损的肝细胞仍能将非结合胆红素转变为结合胆红素（CB），同时因肝细胞损害和肝小叶结构破坏，致使结合胆红素不能正常排入细小胆管而反流入血，结果发生黄疸，其中以结合胆红素增高为主。亦可因肝细胞肿胀、汇管区渗出性病变与水肿，以及小胆管内的胆栓形成，使胆汁排泄受阻，而反流进入血液循环中，致血中结合胆红素增加而出现黄疸。

二、实验目的

本实验旨在让学生掌握血清结合胆红素和总胆红素的浓度测定方法以及正常值。掌握胆红素的代谢途径，理解肝细胞损伤导致胆红素代谢障碍的特点。

三、实验原理

重氮试剂法也称为对氨基苯磺酸法。在 pH 6.5 环境下，血清结合胆红素可直接与重氮试剂反应，生成偶氮胆红素；未结合胆红素在加速剂甲醇的作用下，破坏其分子内氢键，与重氮试剂发生反应，生成紫色的偶氮胆红素（吸收峰 540 nm）。取三只试管并标号，其中一支为蒸馏水对照管，另外两支分别检测结合胆红素和总胆红素。按测定物质的种类加入血清和相应的试剂，混合后分光光度计 540 nm 波长比色，以蒸馏水对照管调零，读取各管吸光度，对应标准曲线确定相应胆红素浓度，并计算出未结合胆红素浓度。

四、实验准备

（一）实验试剂

1. 血清胆红素标准储存液（1 ml = 1.71 μmol/L）　准确称取胆红素 10 mg，加氯仿溶解并稀释至 100 ml，储存于棕色瓶中，密封后置于冰箱保存。

2. 胆红素标准应用液（1 ml ≈ 0.17 μmol/L）　临用前取血清胆红素标准储存液 10 ml，用无水乙醇稀释至 100 ml（临用前配制）。

3. 人工胆红素标准液　取无水硫酸钴（$CoSO_4$，分析纯）4.32 g 或硫酸钴结晶（$CoSO_4 \cdot 7H_2O$，分析纯）7.84 g，加少量蒸馏水溶解后置于 100 ml 容量瓶中，加浓硫酸 1 ml，并用蒸馏水稀释至刻度。

4. 重氮试剂的制备

（1）甲液：称取对氨基苯磺酸 0.2 g，加入浓 HCl 3 ml，溶解后加入蒸馏水至 200 ml 即可。冰箱保存。

（2）乙液：称取亚硝酸钠 0.25 g，加入 50 ml 蒸馏水溶解即成。冰箱保存。临用前取甲液 10 ml、乙液 0.3 ml 混合应用。

5. 空白试剂配制　吸取浓 HCl 15 ml，加入蒸馏水至 1000 ml。

（二）实验仪器及耗材

剪刀、试管、水浴锅、分光光度计、移液器、冰箱。

五、实验步骤

1. 胆红素校正曲线（标准曲线）的制备　取 6 支试管，按下表操作。

血清胆红素校正曲线制备

试剂	试管					
	空白	1	2	3	4	5
胆红素标准应用液（ml）	—	0.1	0.4	0.8	1.6	3.2
空白试剂（ml）	0.5	—	—	—	—	—
重氮试剂（ml）	—	0.5	0.5	0.5	0.5	0.5
无水乙醇（ml）	4.5	4.4	4.1	3.7	2.9	1.3
相当于胆红素浓度（μmol/L）	0	8.55	34.2	68.4	136.8	273.6

加样后立即混匀，室温静置 30 min，于波长 540 nm 处比色。以空白管调"0"点，读取各管吸光度，绘制出校正曲线或计算出回归方程。在无胆红素校正曲线的情况下，亦可用人工胆红素校正曲线替代。人工胆红素校正曲线制备方法见下表。

人工胆红素校正曲线制备

试剂	试管							
	1	2	3	4	5	6	7	8
人工胆红素标准液（ml）	1.0	0.2	0.4	0.6	0.8	1.0	2.0	3.0
蒸馏水（ml）	0.1	4.8	4.6	4.4	4.2	4.0	3.0	2.0
相当于胆红素浓度（μmol/L）	83.8	17.1	34.2	51.3	68.4	85.5	171	256.5

加样后立即混匀，结合胆红素需准确记录时间（1 min），总胆红素管应在室温静置 30 min。于波长 540 nm 处比色（分别以各自空白管调"0"点），读取测定管吸光度，查校正曲线或带入回归方程即可得胆红素浓度（1 mg/dl ＝ 17.1 μmol/L）。

2. 血清结合胆红素和总胆红素浓度测定 取试管 4 支，分别标明结合胆红素的空白管、测定管和总胆红素的空白管、测定管，按下表加样操作。

血清结合胆红素和总胆红素浓度测定

	结合胆红素（μmol/L）		总胆红素（μmol/L）	
	空白管	测定管	空白管	测定管
血清（ml）	0.2	0.2	0.2	0.2
空白试剂（ml）	0.5	—	0.5	—
重氮试剂（ml）	—	0.5	—	0.5
蒸馏水（ml）	4.3	4.3	1.8	1.8
无水甲醇（ml）	—	—	2.5	2.5

六、实验结果及分析

通过对空白管和测定管于 540 nm 波长处比色，读取测定管吸光度值，查校正曲线求出胆红素的含量。正常小鼠结合胆红素的正常值为 0 ～ 7 μmol/L，总胆红素的正常值为 2 ～ 20 μmol/L。如果血清结合胆红素升高，提示肝细胞功能受损，发生肝细胞性黄疸或经肝细胞处理后胆红素从胆道的排泄发生障碍。

七、注意事项

1. 采血时，注射器及试管一定要清洁、干燥，以免溶血。溶血标本不适合进行胆红素定量测定。

2. 做胆红素定量测定时，若血清胆红素含量过高，超出校正曲线范围，可将血清用 0.9% 氯化钠注射液稀释后再测定，结果乘以稀释倍数。

（霍福权）

第三节　D- 半乳糖胺联合 LPS 对小鼠消化系统的损伤机制

实验一　蛋白质印迹法检测肝损伤组织中信号分子磷酸化水平变化

一、实验简介

蛋白质表达或磷酸化等修饰水平变化是细胞状态变化的重要分子标志。LPS 可以促进肝组织内免疫相关细胞如巨噬细胞等的炎症因子释放，进而激活肝细胞丝裂原活化蛋白激酶（mitogen-activated protein kinase，MAPK）通路蛋白，包括 ERK、JNK 和 p38 等蛋白分子，导致这些信号分子磷酸化水平升高。

二、实验目的

本实验旨在通过蛋白质印迹法检测肝损伤组织和正常对照组织中 MAPK 信号通路关键分子 ERK、JNK 或 p38 的磷酸化水平差异。

三、实验原理

蛋白质印迹法（Western blotting，WB）也称为蛋白质免疫印迹法，是一种分析蛋白质的实验技术，结合特异性识别目的蛋白的抗体，可以确定样本中特定蛋白质的存在、大小和相对丰度。待测的蛋白样本经过聚丙烯酰胺凝胶电泳根据蛋白分子量进行分离，然后转印到固相载体（例如硝酸纤维素薄膜）上，固相载体以非共价键形式吸附蛋白质，且能保持电泳分离的多肽类型及其生物学活性不变。之后使用对应的抗体起免疫反应，再与辣根过氧化物酶（horseradish peroxidase，HRP）标记的第二抗体起反应放大信号，经过底物显色指示电泳分离的特异性目的基因表达的蛋白成分。该技术需要经过蛋白提取、蛋白电泳、膜转印、免疫检测等步骤（图 11-5）。

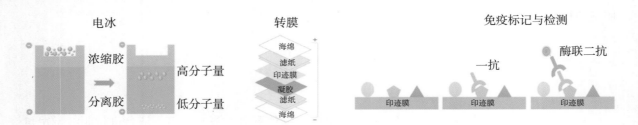

图 11-5　蛋白免疫印迹法检测蛋白分子磷酸化水平的基本流程

四、实验准备

（一）实验试剂

1. 细胞裂解缓冲液　如 RIPA 缓冲液（含有蛋白酶抑制剂和磷酸酶抑制剂）。
2. 蛋白浓度检测试剂盒　如 BCA 蛋白浓度检测试剂盒。
3. 蛋白 marker、Tris- 甘氨酸电泳缓冲液和转模缓冲液、上样缓冲液、抗体封闭液、抗体稀释液、TBST 洗涤液等。
4. 免疫检测相关试剂　主要包括一抗（抗 P-JNK、P-ERK 和 P-p38 的抗体）和辣根过氧化物酶（HRP）偶联的二抗。
5. 显影底物　ECL（enhanced chemiluminescence）鲁米诺检测试剂盒。

（二）主要设备

1. 低温高速离心机
2. 超声细胞粉碎仪和低温组织研磨仪
3. 电泳槽和膜转印系统
4. 化学发光显影仪

五、实验步骤

（一）组织样本处理

1. 使用新鲜组织或从超低温冰箱中取出存储的组织样本适量，将其放入冰冻组织研磨器中。
2. 在低温条件下，使用组织研磨器将组织样本研磨粉碎。也可以使用研钵并加入液氮进行手工研磨。
3. 将组织样本转移到 1.5 ml EP 管中，加入含有蛋白酶抑制剂和磷酸酶抑制剂的细胞裂解缓冲液（例如 RIPA 缓冲液，每 10 mg 组织加入约 200 µl 预冷的裂解液），使组织样本充分裂解，并放置样本在冰浴上裂解 30 min（可以使用细胞超声破碎仪进行超声处理加速样本裂解）。
4. 将经过充分裂解的组织样本放置到预冷的离心机中，12 000 rpm，4 ℃，离心 15 min，然后转移上清到新的离心管中以去除细胞碎片和细胞核。

（二）蛋白样本制备

1. 使用蛋白浓度检测试剂盒（如 BCA 法）对裂解的组织上清样本进行蛋白质浓度的测定，

根据标准曲线计算获得蛋白质样品的浓度。

2．每个样本上样需要 15 ～ 30 μg 蛋白质样品。在 1.5 ml EP 管中根据浓度计算加入对应体积的蛋白质样品。同时加入上样缓冲液，并用细胞裂解液补齐总体积。然后盖紧管盖，在 95 ℃加热器上处理 5 ～ 10 min。

（三）SDS-PAGE 电泳

1．根据检测蛋白大小需要选择适当分离胶浓度的凝胶，检测 P-ERK、P-p38 和 P-JNK 使用 10% 的聚丙烯酰胺凝胶。根据试剂盒说明书制备 10% 的 SDS-PAGE 凝胶。

2．在电泳槽中加入电泳缓冲液，使用上样针或上样枪头将蛋白分子量标记物（marker）和制备好的样品凝胶加入上样孔中，避免样本溢出产生孔间信号干扰。

3．打开电泳系统电源，开始设置 80 V 恒压运行 20 ～ 30 分钟，等待蛋白开始进入浓缩胶时增加电压至 110 V，运行 1 h 左右，等到目的蛋白对应的分子量标记物完全显现并区分开即可停止。

（四）蛋白转印

1．小心地将结束电泳的凝胶和准备好硝酸纤维素膜（NC 膜）以及转膜用滤纸放入托盘中，用适量的转膜缓冲液浸泡 2 ～ 3 min。

2．制备转膜的三明治结构，即滤纸 - 胶 - 膜 - 滤纸，避免气泡，用夹子夹好后放入转膜槽中。注意转膜方向，蛋白质从负极向正极移动，因此三明治结构中的凝胶更靠近负极，而膜更靠近正极。加入转膜缓冲液完全浸泡转膜体系，并将转膜槽浸泡在冰水中防止过热，设置恒压 100 V 运行 1 h。

3．转膜完成后，使用塑料夹子小心取出膜，可观察到蛋白标记物已经完全转印到膜上，而凝胶中已经没有蛋白标记物存在。

（五）抗体标记

1．将膜放入 TBST 溶液中在摇床上漂洗 5 min 后，加入 5% 脱脂奶粉进行封闭，以防止膜上蛋白质与抗体的非特异性结合。封闭 1 h 后，倒掉封闭溶液，然后使用 TBST 漂洗 3 次，每次 5 min。

2．加入使用抗体稀释液配制好的一抗工作溶液（通常以 1∶1000 比例稀释），在 4 ℃摇床中进行孵育过夜或在室温摇床上孵育 1 ～ 2 h。

3．一抗孵育结束后，使用移液枪回收一抗稀释液并冻存供下次使用。然后使用 TBST 溶液在摇床上漂洗 3 次，每次 5 min。

4．加入与二抗种属对应的抗鼠或抗兔的二抗稀释液（通常以 1∶5000 比例稀释），在室温放置的摇床上孵育 1 ～ 2 h。然后使用 TBST 溶液在摇床上漂洗 3 次，每次 5 min。

（六）显影与图像处理

1．按照 ELC 试剂盒的使用说明，准备鲁米诺显色底物溶液 1 ml 备用，足以覆盖蛋白转印后的膜即可。

2．将洗涤结束的膜转移到干净的容器中，使用移液枪将显色底物均匀地加到膜上，使其充分反应 30 s 左右。

3．将膜转移到化学发光显影仪，设置曝光强度后进行显影和捕捉图像，采集不同曝光时间的图像结果，并导出，保存好图片。

六、实验结果与分析

使用影像分析软件或浓度检测设备对目标蛋白和内参蛋白的表达水平进行定量分析，通过计算可以得到相对表达水平。使用 photoshop 软件可对蛋白质表达的图片结果进行灰度、对比度等的处理，需保证图片处理结果真实反映显影结果。

七、注意事项

1．在样品制备和裂解过程中，应尽量在低温条件下处理，以减少蛋白质的降解和损耗。

2．在蛋白定量和变性蛋白样品制备过程中，必须保证操作一致规范，以保证上样蛋白样品制备的统一性，减少人为操作引入误差对样本结果定量的干扰。

3．在 SDS-PAGE 电泳过程中，应根据目标蛋白质的分子量选择合适的凝胶浓度和电泳条件，以获得较好的分离效果。

4．在转膜过程中，需要注意发热是否严重，保证转膜体系充分处于冰浴中，防止蛋白因为过度发热而降解。

5．使用特异性较好的抗体进行孵育，保证膜完全被抗体稀释液所覆盖，以确保抗原蛋白质与抗体的充分结合。

实验二 免疫组织化学实验检测肝损伤组织中细胞凋亡标志物 c-Caspase3 水平变化

一、实验简介

肝损伤发生时伴随细胞程序性死亡如细胞凋亡的发生。发生细胞凋亡时，半胱天冬氨酸蛋白酶 3（Caspase3）会被剪切形成分子量较小的活化形式，即 cleaved-Caspase3（c-Caspase3）。免疫组织化学染色可以检测组织切片细胞特定蛋白的水平，用于反映组织中分子标志物水平。

二、实验目的

通过免疫组织化学（immunohistochemistry，IHC）检测组织样本中 cleaved-Caspase3 的水平即可指征肝损伤中发生的细胞凋亡。

三、实验原理

免疫组织化学是一种用于研究组织和细胞中特定蛋白质或抗原存在的技术。它结合了组织学和免疫学的原理，以便检测和定位特定抗原在组织或细胞中的表达。这种技术通常用于医学研究、病理学和生物医学研究，以了解疾病的病理生理学、诊断和治疗。免疫组化染色常用于检测组织或细胞中特定蛋白的表达和定位。该技术基于抗体与特定蛋白之间的特异性结合原理，使用抗体去标记组织细胞内的蛋白质，然后通过化学染色反应使抗体呈色来显示特定蛋白的位置和表达量（图11-6）。

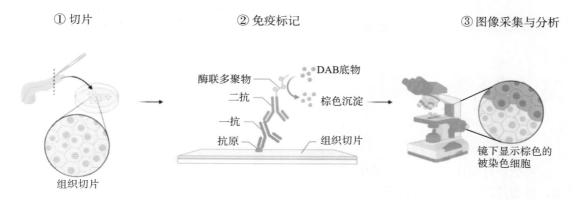

① 切片　　　　　　② 免疫标记　　　　　　③ 图像采集与分析

图11-6 免疫组织化学染色检测细胞凋亡分子表达水平的基本流程

四、实验准备

（一）实验试剂

1．二甲苯

2．无水乙醇（100％和95％）

3．去离子水（dH$_2$O）

4．苏木精

5．洗涤液（wash buffer）

（1）1×TBS/0.1% Tween-20（1×TBST）：将100 ml 10×TBS加入900 ml dH$_2$O中，再加入1 ml Tween-20混合均匀。

（2）10×Tris缓冲盐水（TBS）：将24.2 g Tris base（C$_4$H$_{11}$NO$_3$）和80 g氯化钠（NaCl）添加到1 L dH$_2$O中。用浓盐酸将pH调至7.6。

6．抗体稀释液

（1）TBST/5% 正常山羊血清：1×TBST中加入250 μl正常山羊血清至5 ml。

（2）PBST/5% 正常山羊血清：1×PBST中加入250 μl正常山羊血清至5 ml。

（3）10× 磷酸盐缓冲液PBS：1 L dH$_2$O中加入80 g氯化钠（NaCl）。

（4）1×PBS/0.1% Tween-20（1×PBST）：将100 ml 10×PBS加入900 ml dH$_2$O中制备1 L工作溶液，加入1ml Tween-20混合。

7．抗原修复缓冲液（antigen retrieval）

（1）10 mmol/L 柠檬酸钠缓冲液：向1 L dH$_2$O中加入2.94 g柠檬酸钠三钠盐二水合物（C$_6$H$_5$Na$_3$O$_7$·2H$_2$O）。pH调至6.0。

（2）1 mmol/L EDTA：向1 L dH$_2$O中添加0.372 g EDTA（C$_{10}$H$_{14}$N$_2$O$_8$Na$_2$·2H$_2$O）。pH调至8.0。

（3）TE（10 mmol/L Tris/1 mmol/L EDTA，pH 9.0）：向950 ml dH$_2$O中添加1.21 g Tris base（C$_4$H$_{11}$NO$_3$）和0.372 g EDTA（C$_{10}$H$_{14}$N$_2$O$_8$Na$_2$·2H$_2$O）。调整pH至9.0，然后用dH$_2$O调整最终容量至1 L。

8．3%过氧化氢　将10 ml 30％过氧化氢加入90 ml dH$_2$O中制备。

9. 封闭液 TBST/5% 正常山羊血清：取 5 ml 1×TBST 加入 250 μl 正常山羊血清。

10. DAB 显色试剂盒。

（二）实验设备

普通显微镜或电子显微镜，载玻片，盖玻片。

五、实验步骤

（一）脱蜡 / 复水

1. 将切片分别在二甲苯洗涤液中孵育 5 min，重复 3 次。

2. 将切片在 100 % 乙醇洗涤液中孵育 10 min，重复 2 次。

3. 将切片在 95 % 乙醇洗涤液中孵育 10 min，重复 2 次。

4. 在 dH$_2$O 中清洗切片 5 min，重复 2 次。

（二）抗原暴露

将玻片放入 pH 6.0 的 10 mmol/L 柠檬酸钠缓冲液中煮沸，然后在低于沸点的温度下保持 10 分钟。将切片放置于室温 30 min 冷却。

（三）染色

1. 在 dH$_2$O 中清洗切片 3 次，每次 5 min。

2. 将切片在 3% 过氧化氢中孵育 10 min。

3. 在 dH$_2$O 中清洗 2 次，每次 5 min。

4. 在洗涤缓冲液中洗涤 5 min。

5. 在室温下，用 100 ～ 400 μl 封闭液封闭切片 1 h。

6. 去除封闭液，在每个切片中加入 100 ～ 400 μl 推荐的抗体稀释液，在 4 ℃孵育过夜。

7. 去除抗体溶液（抗体可以回收再次利用），在洗涤缓冲液中洗涤切片 3 次，每次 5 min。

8. 在每个切片中加入 100 ～ 400 μl DAB 或合适的底物，并密切监测染色情况。

9. 待看到切片上的棕色着色开始显现并到合适水平时，立即将切片浸入 dH$_2$O 中，停止显色。

10. 如果需要，按照说明书用苏木精进行复染。

11. 用 dH$_2$O 冲洗切片 2 次，每次 5 min。

（四）切片脱水

1. 将切片在 95 % 乙醇中孵育 2 次，每次 10 s。

2. 在 100 % 乙醇中重复孵育 2 次，每次 10 s。

3. 在二甲苯中重复孵育 2 次，每次 10 s。

4. 在载玻片的组织上加一滴封片剂，盖上合适大小的盖玻片并在室温下放置待其凝固。

六、实验结果与分析

1. 使用光学显微镜在不同放大倍数下对染色完成的切片进行拍照，并标注标尺（scale bar）

的大小。

2．对比不同样本间染色区域的多少和染色强度的深浅。

七、注意事项

1．最常用的是石蜡切片和冰冻切片。尽量选用近期切片。

2．二甲苯使用久了需要更换，DAB 显色液现用现配，过期慎用。

3．免疫组化实验一定要设置阳性对照和阴性对照。前者是排除方法和实验系统问题；后者是排除一抗外的非特异性染色。

4．一抗有单克隆抗体和多克隆抗体。一般单克隆抗体特异性强，但亲和力相对小，灵敏度相对就低；而多克隆抗体特异性稍弱，但亲和力强，灵敏度高，而易出现非特异性染色（可以通过封闭等避免）。

5．抗体选择时，一抗须与待检测标本是不同种属。一抗和二抗是同一来源（必须是适合做 IHC 的）。封闭血清一般是和二抗同一来源。

实验三　TBARS 实验检测脂质过氧化物 MDA 水平变化

一、实验简介

氧自由基积累导致氧化压力是肝损伤进展中的重要因素之一。脂质过氧化是指脂质分子（如脂肪酸和磷脂）与氧气或氧自由基发生反应，导致脂质分子氧化和破坏。检测这些氧化产物的量即可反映细胞中氧化压力的大小。

二、实验目的

丙二醛（malondialdehyde，MDA）是细胞内脂质过氧化的代表性产物之一，通过硫代巴比妥酸反应物（thiobarbituric acid reactive substance，TBARS）实验检测 MDA 的水平可以指示组织损伤过程中脂质过氧化的程度。

三、实验原理

丙二醛（MDA）在高温和酸性环境下可与硫代巴比妥酸（TBA）反应生成有色的聚集产物，其在 532 nm 处的颜色强度可反映样品的脂质过氧化水平。使用和 MDA 具有相同特性的已知类似物作为标准品可以生成标准曲线，即可比较待测样品中 MDA 的水平和差异（图 11-7）。

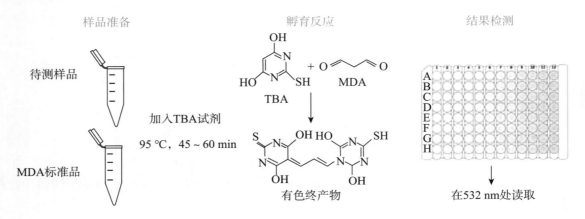

图 11-7　TBARS 法检测样本脂质过氧化物水平的基本流程

四、实验准备

（一）实验试剂

OxiSelect™ TBARS Assay Kit（Cell biolabs，Inc. STA-330），包含硫代巴比妥酸（TBA）试剂、MDA 标准品、SDS 细胞裂解液、2×TBA 稀释溶液等。注意：所有试剂在使用前恢复到室温。

（二）实验设备

酶标仪，45 ~ 50 ℃孵育箱，微型离心机，移液器，超声破碎仪。

五、实验步骤

（一）组织样品的制备

对于动物组织样本，取 50 mg，加入 1 ml 裂解液，制备成为组织混悬液。在低温条件下经过组织匀浆器破碎裂解后，在 10 000 g 的转速下 4 ℃离心 5 min，取上清用于后续测定。

（二）准备标准品

MDA 标准品：通过梯度稀释，制备 0 ~ 125 µmol/L 不同浓度的标准品溶液。

（三）酸处理

1．在 1.5 ml 离心管中加入 100 µl 转移后的待测样品上清或与 MDA 等同的标准品（所有待测样品和标准品都做 2 个以上重复）。

2．每管中加入 250 µl 的 TBA 试剂，在 95 ℃加热器中放置 45 ~ 60 min。

3．将 EP 管取出并放在冰盒中 3 min 降至室温。

4．转移 EP 管到离心机中，3000 rpm 离心 15 min，小心地移取上清到新的 EP 管中做进一步分析。

（四）测定流程

转移 200 µl 上步获得的不同上清样本到 96 孔板中，在 532 nm 处用酶标仪读取微孔板每孔的最终光密度（OD）值。

六、实验结果与分析

使用线性曲线拟合来创建标准曲线。根据不同标准品吸光度（y轴）和标准品浓度（x轴）绘制图上的点，绘制最佳拟合线来构建标准曲线，标准曲线中需包含浓度为0的值。

如果待测样品被稀释，则从标准曲线中读取的样品浓度必须乘以稀释倍数，才是实际的样品浓度。

七、注意事项

1．匀浆或裂解等样品制备步骤建议在冰浴或 4 ℃操作。

2．混合溶液时，一定要避免产生气泡。

3．为了避免交叉污染，在添加标准品、样品和其他试剂时，请注意更换移液器枪头。

4．反应温度应在 45 ~ 50 ℃ 的范围内。45 ℃以下的孵育温度需要超过 3 h 才能达到平衡，而 50 ℃以上的温度将在 2 h 内达到平衡。

T11-2a
护肝保健品及其机制

小　结

本实验基于腹腔联合注射 D- 半乳糖胺（D-galactosamine，D-GalN）和脂多糖（lipopolysaccharide，LPS）建立的急性肝损伤模型，提供一个学习消化系统重要器官形态学特征和重要生理功能的场景，通过检测血清肝功能（sGPT、CB、SCB）、肝等重要消化器官病理形态、炎性分子表达等，明确 D-GalN/LPS 对肝及其他重要消化器官的损伤作用。细胞信号通路改变、氧化压力升高等在介导肝组织细胞损伤的过程中发挥关键作用，通过检测诱导模型中关键信号通路分子变化和氧化压力改变，可为寻找肝损伤的生物标志物和干预靶点提供理论指导。细胞调控死亡如凋亡、坏死性凋亡、铁死亡等都在组织损伤中发挥作用。研究肝损伤过程中细胞死亡发生的途径和作用机制，有望通过靶向干预细胞死亡并缓解肝损伤。不同诱导因素导致肝损伤的发病机制有所差异。因此，针对特定的肝损伤类型，需要在分子、细胞、组织和个体水平充分解析，明确各种肝损伤的作用机制，了解不同肝损伤的分子调控机制，进而锁定干预靶点或途径，最终即可在不同动物模型上进行靶向干预并验证候选药物治疗肝损伤的作用。

整合思考题

1．哪类药物可能导致肝损伤？

2．长期肝损伤是否有可能诱发肝癌？为什么？

3．结合药物性肝损伤的分子机制，如何在生活中预防肝损伤的发生？

T11-3a
整合思考题参考答案

（张义磊）

Note

第十二章 泌尿系统核心实验

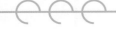

导学目标

通过本章内容的学习，学生应能够：

※ **基本目标**

1. 复述急性和慢性肾衰竭的病因及发病机制。
2. 列举肾衰竭时模型动物的主要症状及其发生机制。
3. 阐释急性和慢性肾衰竭的临床治疗方案的基本原理。
4. 分析肾衰竭各项指标在诊断、治疗及监测进展和预后中的意义。
5. 对实验结果做出准确判断，并运用现有知识进行合理解释。

※ **发展目标**

1. 根据肾衰竭的病因及发病机制构建急性和慢性肾衰竭模型。
2. 在肾衰竭模型的基础上探索疾病发生发展的分子机制及治疗策略。
3. 列举肾衰竭发病机制的前沿与进展、临床瓶颈问题。

案例 12-1

患者，男性，45 岁，车祸致左腿开放性撕裂伤，腹痛急诊入院。入院时患者面色苍白，四肢冰冷，出冷汗，烦躁不安，意识尚清。全身多处软组织挫伤。左腹股沟处简单包扎，并有大量渗血。B 超示脾破裂，腹腔积血约 600 ml。血压 105/85 mmHg，心率 96 次 / 分，24 h 尿量在 300 ml。尿外观混浊，色深。尿蛋白（++），镜下血尿（+）。尿比重增高，尿渗透浓度降低。尿尿素与血尿素之比降低，尿肌酐与血肌酐之比降低。肾衰竭指数（RFI）大于 2（为尿钠浓度与尿肌酐、血肌酐比值之比）。临床诊断为失血性休克伴急性肾衰竭。

问题：

1. 该患者失血后血压尚未下降但出现少尿的机制是什么？
2. 如果没有有效治疗失血，患者肾功能将可能如何改变？

案例 12-2

患者，男性，37 岁，2 年前无明显诱因出现血尿、泡沫尿、伴血压升高，血压（140～160）/（90～110）mmHg，当地医院诊断：慢性肾病 3 期，肾性高血压，慢性肾炎。门诊给予厄贝沙坦、氨氯地平、百令胶囊、尿毒清等治疗。患者未规律服药，未监测血压和定期随访。10 天前因受凉感冒出现咳嗽、咳痰、发热（体温最高 39 ℃）、气促、颜面和双下肢水肿，尿量减少，急诊入院。入院检查，血压 180 /120 mmHg，心率 118 次 / 分，体温 38.6 ℃。端坐呼吸，双肺闻及干湿啰音，双下肢中度凹陷性水肿。尿常规：尿蛋白（+++），尿红细胞 150/HP，尿肌酐 0.371 g/mmol；血常规：血红蛋白 60 g/L，血小板 134×10^9/L，白细胞 11.75×10^9/L，中性粒细胞百分比 94.5 %。血液生化检查：白蛋白 35.2 g/L，尿素 28.89 mmol/L，肌酐 849.0 μmol/L，血糖 5.28 mmol/L，尿酸 709.9 μmol/L，钠 134 mmol/L，钾 6.99 mmol/L，钙 1.63 mmol/L，磷 2.32 mmol/L。血气分析：pH 7.315，pO_2 88 mmHg，pCO_2 33.5 mmHg，K^+ 6.8 mmol/L，SO_2 95 %，HCO_3^- 14.8 mmol/L，BE 9.08 mmol/L。

案例 12-1、12-2 解析

问题：

1．该患者为什么会出现高血压？

2．该患者可能出现中度贫血的原因是什么？

3．该患者出现肾性骨病的发生机制是什么？

作为泌尿系统的重要组成部分，肾是机体重要的排泄与内分泌器官。肾小球滤过、肾小管的重吸收与分泌以及肾内各种细胞的内分泌与生物代谢活动，通过排泄代谢废物，调节水、电解质和酸碱平衡，以维持机体内环境的稳定。

肾功能障碍的病因十分复杂。原发性肾病是肾障碍的常见病因，包括：①以损害肾小球为主的疾病，如急慢性肾小球肾炎、肾病综合征等；②以损害肾小管为主的疾病，如肾毒物等引起的急性肾小管坏死；③以损害肾间质为主的疾病，如间质性肾炎等；④其他，如肾结核、肾结石、肾肿瘤、多囊肾等。继发性肾损害是肾功能障碍的重要病因，包括：①循环系统疾病，高血压、动脉硬化、伴有休克或充血性心力衰竭等病理过程的疾病可使肾血液灌注减少，如持续性肾缺血，可导致肾实质损害；②代谢性疾病，如糖尿病肾病、高尿酸血症肾病等；③免疫性疾病，如系统性红斑狼疮性肾炎、过敏性紫癜肾炎等；④感染性疾病，如流行性出血热、钩端螺旋体病等；⑤其他，如重金属中毒、药物中毒、白血病、妊娠期肾病等。

肾功能障碍的基本发病环节包括以下方面。

1. 肾小球滤过功能障碍　是肾功能障碍的主要发病环节。肾小球滤过率（glomerular filtration rate，GFR）下降和（或）肾小球滤过膜通透性的改变，均可导致肾小球滤过功能障碍。

在急、慢性肾小球肾炎时，由于病变破坏了有效滤过面积，使超滤系数下降，肾小球滤过率也下降。有效滤过压是决定肾小球滤过率的主要因素，有效滤过压 = 肾小球毛细血管血压 −（血浆胶体渗透压 + 肾小囊内压）。当动脉血压下降到 80 mmHg（10.7 kPa）以下时，肾小球毛细血管血压相应下降，有效滤过压降低，肾小球滤过率减小。正常情况下，肾小囊内压是比较稳定的。肾盂或输尿管结石、肿瘤压迫或者其他原因引起的输尿管阻塞，都可使肾盂内压显著升高。此时囊内压也将升高，致使有效滤过压降低，肾小球滤过率因此而减小。人体血浆胶体渗透压在正常情况下不会有很大变动，但若全身血浆蛋白的浓度明显降低，血浆胶体渗透压降低，导致有效滤过压将升高，肾小球滤过率也随之增加。

2. 肾小管功能障碍　缺血缺氧、毒素作用可引起肾小管上皮细胞变性坏死，醛固酮和抗利尿激素等体液调节因素也可导致其功能改变。

不同区段的肾小管功能特性各异，损伤后所表现的功能障碍也有所不同。近曲小管功能障碍，可引起肾性糖尿、氨基酸尿、肾小管性蛋白尿和近端肾小管性酸中毒。髓袢段功能障碍影响尿液的浓缩主要表现为多尿（polyuria）、低渗尿（hyposthenuria）和等渗尿（isosthenuria）。远曲小管功能障碍可引起酸碱平衡紊乱和钠、钾代谢障碍。集合管损害主要使尿液浓缩功能受损，引

239

起多尿。

3. 肾内分泌功能障碍　肾受损可以累及内分泌功能，并引起机体出现一系列功能代谢紊乱，如高血压、贫血和骨营养不良等。

肾衰竭（renal failure）是指肾泌尿功能严重障碍，体内代谢产物不能充分排出，并有水、电解质和酸碱平衡紊乱，以及肾内分泌功能障碍的临床综合征。根据病因与发病的急缓，肾衰竭又可分为急性和慢性两种。一般而言，急性肾衰竭发生时，机体来不及代偿适应代谢产物的堆积而导致内环境紊乱严重，患者预后差；但是急性肾衰竭多数是可以逆转的。慢性肾衰竭的病程呈进行性，不可逆，以内分泌障碍导致的临床表现为主。无论是急性还是慢性肾衰竭，发展到严重阶段时，均以尿毒症（uremia）而告终。因此，可将尿毒症视作肾衰竭的最终表现。

第一节　急性缺血性肾衰竭及泌尿功能检测

一、实验目的

1. 掌握通过降低全身循环血量复制急性肾损伤模型的基本方法和检测指标。
2. 掌握肾功能指标的检测及肾形态学改变的观察。
3. 了解急性缺血时肾泌尿功能改变的特征。
4. 了解功能性肾衰竭与器质性肾衰竭的区别。
5. 了解肾功能相关基本生化实验内容与实验操作。

二、实验原理

急性肾衰竭（ARF）是指各种原因在短期内引起肾泌尿功能急剧障碍，以致内环境出现严重失调的病理过程。主要表现为水中毒、氮质血症、高钾血症和代谢性酸中毒等。根据病因可将ARF分为肾前性、肾性和肾后性ARF三类。ARF发病机制的中心环节是GFR降低。肾血流减少（肾缺血）、肾小管阻塞、肾小管原尿回漏（反流）或肾细胞损伤等均可导致GFR降低。

失血性休克属于低血容量性休克，是由于大量失血引起的血容量急剧减少，使组织器官血液灌流不足，从而产生功能、代谢严重障碍的一种全身性病理生理过程。当快速失血量超过全血量20%时，机体静脉回流不足，心排血量下降，以致有效循环血量减少，微循环功能障碍，从而继发急性失血性休克。伴随实验动物家兔动脉血压、心率、微循环及呼吸功能发生一系列相应变化的同时，肾血液灌流量显著降低，出现以尿量减少、尿蛋白及氮质血症等为临床表现的肾前性急性肾衰竭（图 12-1）。

三、实验准备

（一）实验动物

健康家兔，体重 2 ～ 2.5 kg，雌雄皆可。

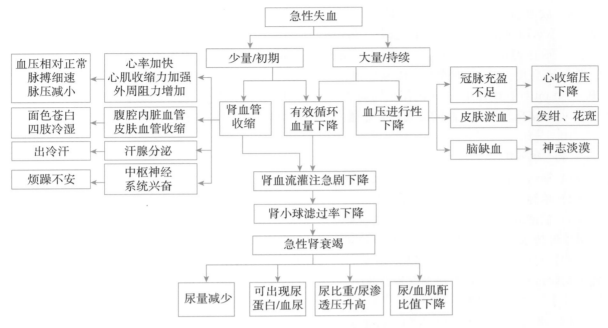

图 12-1 急性失血性休克的临床表现及机制

（二）实验器材与药品

生物信号采集与处理系统，微循环观察装置（灌流盒、体式显微镜），压力和呼吸传感器，兔手术台，兔手术器械 1 套，头皮针，动脉导管，"Y" 形气管插管，输尿管插管，离心机，光电比色计，水浴锅，微量移液器，5 ml 试管，试管架，试管夹，酒精灯，塑料插管，吸管，滴管，烧杯，培养皿，纱布，5 ml、50 ml 注射器，25% 乌拉坦；125 U/ml 肝素溶液，生理盐水。

急性肾功能障碍的动物模型

四、实验步骤

1．取家兔称重后，从耳缘静脉注射 25% 乌拉坦溶液（4 ml/kg）全身麻醉。

2．将已麻醉的家兔仰卧固定于兔手术台。颈部备皮，常规颈部手术，做长 6～8 cm 的颈部正中切口，分离出气管，在甲状软骨下 2～3 cm 处做一倒 "T" 形切口，插入 "Y" 形气管插管并固定。"Y" 形管一侧与呼吸传感器相连，通过生物信号采集与处理系统记录呼吸变化。

3．分离左侧股动脉，插入已连有三通管装置的动脉导管（插管前注意将三通管关闭，并将导管注满肝素溶液），插管成功后，打开连接压力传感器一侧的开关，通过生物信号采集与处理系统记录动脉血压及心率。

4．分离左侧颈总动脉，远心端结扎，插入连接三通的动脉插管，关闭三通，以备放血用。

5．从右侧颈外静脉插入静脉插管，缓慢输入少量生理盐水，保持静脉畅通，以备给药用。

6．在耻骨联合上做下腹部正中切口（切口长约 5 cm），找到膀胱，排空尿液后，将膀胱从腹腔拉出，在背面膀胱三角区找到双侧输尿管入口，分离双侧输尿管并插入输尿管插管（或直接做膀胱插管）。记录每分钟尿滴数。

7．在右侧腹直肌旁做约 6 cm 长切口，钝性分离肌层，打开腹腔后，轻轻拉出一段游离度较大的小肠袢，放置在微循环恒温灌流盒内，使肠系膜置于灌流盒载物台上，用显微镜观察肠系膜微循环。

8．放血前记录观察指标　一般指标，包括皮肤黏膜颜色、尿量及其他一般状况；观察记录血压、心率和呼吸数据及波形；记录肠系膜微循环各项指标。

9．放血模拟失血性休克　记录各项指标后，将与颈动脉插管相连的三通向储血瓶开放，降低储血瓶高度并松开动脉夹，快速放血，放血量达家兔总血量的 20%（总血量按每千克体重 70 ~ 80 ml 计）或在 15 min 内使平均动脉压降至 40 ~ 50 mmHg。调节储血瓶高度以长期维持血压在 40 mmHg。为防止血液凝固，储血瓶内应在颈动脉插管前加入肝素抗凝。

10．分组

（1）治疗组

1）输血输液：等失血量生理盐水 + 抗凝全血 100% 回输。

2）单纯输液：等失血量生理盐水。

3）输液联合抗休克的药物：等失血量生理盐水 +0.002% 去甲肾上腺素溶液 0.25 ml/kg；等失血量生理盐水 +0.1% 多巴胺溶液 0.5 ml/kg；等失血量生理盐水 +0.01% 异丙肾上腺素溶液 1 ml。

（2）对照组：根据实验时间决定维持 40 mmHg 血压时间的长短，维持时间不应少于 30 min。各组实验过程中均应观察记录好步骤 8 中各项指标的变化，其中尿量每达 2 ml 收集 1 次，依时间顺序放于不同干燥试管中。

11．颈总动脉放血 5 ml，离心（2 500 rpm，10 min），取血清测定尿素氮（BUN）、肌酐含量。

12．各项指标的测定　尿常规检查（尿蛋白定性、尿液沉渣镜检）、血清 BUN、血清肌酐含量、内生肌酐清除率（Ccr）。

13．取最后收集到的 2 ml 尿液做尿蛋白定性检查。

14．对照组操作完毕后，继续颈总动脉放血，同时观察记录好血流动力学指标、微循环指标和呼吸等的变化情况，直至动物死亡，同时处死其他各组动物，随后打开腹腔，取出肾，观察肾大体及其切面形态学改变。

五、实验结果与分析

1．放血前后检测家兔动脉血压、脉压、心率，不同治疗组治疗前后动脉血压、脉压、心率的变化。

2．放血前后观察家兔微循环变化，包括微血管内血流速度、微血管直径、固定视野内毛细血管数、白细胞附壁及嵌塞；观察不同治疗组治疗前后上述微循环各项指标变化。

3．检测放血前后，不同治疗组治疗前后家兔呼吸频率与幅度的变化。

4．检测放血前后，不同治疗组治疗前后家兔尿量变化（滴或 ml/min）。

5．收集放血前后，不同治疗组治疗前后家兔尿液，检测尿蛋白含量。

6．收集放血前后，不同治疗组治疗前后家兔静脉血和尿液，检测尿肌酐和血肌酐浓度，计算内生肌酐清除率，计算尿肌酐 / 血肌酐比值。

六、注意事项

1．麻醉深浅适当，以免造成神经源性休克。

2．尽量减少手术性出血，勿使用手术刀和剪刀分离血管和肌层。

3．牵拉肠袢要轻，以免损伤肠系膜而影响微循环观察或引起低血压。

4．压力传感器内应事先充肝素溶液并排尽气泡，安置高度应与心房水平一致。

表 12-1 失血导致急性肾损伤的实验记录

	放血前	放血（20%）	任选一项		任选一项				
			对照组 1 维持血压 40 mmHg	对照组 2 持续放血至死亡	治疗组 1 输血输液	治疗组 2 输液	治疗组 3 输液 +0.002% 去甲肾上腺素	治疗组 4 输液 +0.1% 多巴胺	治疗组 5 输液 +0.01% 异丙肾上腺素
血压									
心率									
呼吸									
微循环　血流速度									
血管直径									
固定视野内毛细血管数									
白细胞附壁及嵌塞									
尿量									
尿蛋白									
血清 BUN									
血清肌酐									
尿肌酐									
内生肌酐清除率									

5．观察微循环时，应始终固定视野，先选好标志血管，分清动脉、静脉和毛细血管，画出观察视野图并标明动脉、静脉和毛细血管。

第二节　急性中毒性肾衰竭及肾功能检测

一、实验目的

1．掌握氯化汞（$HgCl_2$）中毒性肾衰竭动物模型的制备。
2．掌握泌尿功能检测方法。
3．观察肾的形态改变并判断肾组织结构的损伤。
4．分析急性肾衰竭的发病机制及病理生理变化。

二、实验原理

Hg^{2+} 经肾小球滤过后，可被肾小管重吸收，并在细胞内累积，与肾小管上皮细胞内的巯基（—SH）和二硫基结合，影响细胞和细胞内的酶活性；受累细胞由于汞 - 硫反应而损害细胞及其膜的功能与结构，细胞呼吸功能丧失，导致细胞变性坏死，部分脱落于管腔堵塞肾小管，使原尿通过受阻，坏死的肾小管通透性增加，原尿渗出并返回肾血管，机体出现少尿、无尿等临床表现。同时原尿渗漏至肾间质，可形成间质水肿，进一步压迫肾小管，造成动物发生急性肾衰竭。$HgCl_2$ 中毒还可以引起动物机体肾血流重新分布，造成肾皮质缺血、髓质淤血，肾小管滤过减少，也是导致急性肾衰竭的原因。

三、实验准备

1．实验对象　家兔（体重 1.5 ～ 2.5 kg）。
2．实验器材和药品　婴儿秤，兔手术台，分光光度计，离心机，水浴锅，温度计，酒精灯，显微镜，兔手术器械一套，血气分析仪，试管架，中试管（5 支），50 ml 三角烧瓶（4 个），10 ml 及 1000 ml 量筒，1 ml 及 2 ml 吸管，5 ml 及 10 ml 吸管（各 2 支），双凹玻板，1 ml、5 ml、20 ml 注射器，6 号及 7 号针头（各 2 个），塑料输尿管插管（2 根），滤纸。0.2% $HgCl_2$ 溶液，25% 乌拉坦溶液，血液肌酐测定试剂（苦味酸溶液、酚酞指示剂、肌酐标准储存液、肌酐标准应用液），血液尿素氮测定试剂 [二乙酰 - 肟氨基硫脲（DAM-TSC）液、酸混合液、尿素氮标准储存液、尿素氮标准应用液 I、尿素氮标准应用液 II]，5% 葡萄糖溶液，20% 葡萄糖溶液，3% NaOH 溶液，10% NaOH 溶液，5% 醋酸溶液，0.1 mol/L HCl 溶液，生理盐水，蒸馏水。

四、实验步骤

1．急性中毒性肾衰竭动物造模　取健康家兔 2 只，1 只为实验兔，另 1 只为对照兔。实验前

48 h，在实验兔双后肢肌内注射 0.2% HgCl₂ 溶液（15 mg/kg），连续 2 天，造成急性中毒性肾模型；对照兔则在相同部位注射一次生理盐水（15 mg/kg）。

2. 麻醉及固定　实验开始，家兔称重后，于耳缘静脉注射 25% 乌拉坦溶液 4 ml/kg 麻醉后，仰卧位固定于兔手术台上。

3. 输尿管插管及尿液样本收集　下腹部剪毛，在耻骨联合上 1.5 cm 正中作一长约 4 cm 切口，分离皮下组织，沿腹白线切开腹膜，暴露膀胱，并将其向前下方翻向体外，在膀胱底部找到 2 条输尿管。在输尿管靠近膀胱处用线结扎。待输尿管略充盈后，用眼科剪剪一小口，向肾盂方向插入输尿管插管，结扎固定，测定尿量。收集尿液，测定尿蛋白、尿沉渣镜检及尿液肌酐浓度。

4. 颈动脉插管及血样本的采集　颈部剪毛，在甲状软骨水平下作长约 4 cm 颈部正中切口，逐层钝性分离，分离出一侧颈总动脉，做颈总动脉插管。经动脉插管取对照兔及实验兔血各 0.5 ml 通过血气分析仪作血气分析；再各取动脉血 5 ml，待凝固 15 ～ 20 min 后，离心 3000 rpm，5 ～ 10 min，分离血清，所制备的血清用来测定血清尿素氮（BUN）和肌酐含量。

5. 形态学观察　分别将对照兔及实验兔处死，取出两侧肾。称肾重，计算肾重与体重之比。观察肾中毒家兔肾的大体形态，如体积、色泽等；将肾正中纵向切开，观察皮质、髓质颜色及条纹，皮质和髓质分界是否清楚。以中毒肾与对照肾做比较。

6. 病理组织学观察　多聚甲醛固定肾后，常规脱水石蜡包埋，切片，HE 染色。

五、实验结果与分析

1. 实验组家兔和对照组家兔尿量。
2. 实验组家兔和对照组家兔尿液检测　尿蛋白、尿比重、尿沉渣镜检及尿液肌酐浓度。
3. 实验组家兔和对照组家兔血液检测　血气分析，血清尿素氮（BUN）和肌酐含量。
4. 肾大体病理检测　肾体积和重量，肾指数，皮质和髓质淤血程度。
5. 肾镜下病理组织学检测　近曲小管变性坏死。

实验记录见表 12-2。

表 12-2　氯化汞中毒性肾功能检测

		对照组家兔	实验组家兔
尿量			
尿比重			
尿蛋白			
尿沉渣			
尿肌酐			
血气分析	pH		
	PaCO₂		
	HCO₃⁻		
	K⁺		
	Na⁺		
	Cl⁻		

续表

		对照组家兔	实验组家兔
血清	肌酐		
	尿素氮		
大体病理	肾体积		
	肾重量		
	形态		
	色泽		
	剖面		
镜下病理	肾小球		
	肾小管		
	肾间质		

小测试12-1:
1. 对比不同治疗方案的变化，讨论肾前性急性肾衰竭的防治原则。
2. 比较缺血性和中毒性肾功能检测指标的异同，讨论功能性肾衰竭和器质性肾衰竭的发生机制。

六、注意事项

1．采血时避免溶血，影响血气分析结果。

2．氯化汞对人体有毒性，保存及使用时需要注意安全防范，意外接触后应立即清洗接触部位，并及时就医。

第三节　糖尿病性肾病模型及肾功能检测

一、实验目的

1．学习糖尿病酮症酸中毒大鼠模型的构建。

2．掌握糖尿病酮症酸中毒引起肾病的病理生理机制。

3．观察糖尿病酮症酸中毒对肾等多器官系统的损伤。

4．进一步理解糖尿病酮症酸中毒的临床治疗要点。

二、实验原理

糖尿病肾病是糖尿病的一个常见并发症，主要原因是长期的高血糖状态，导致肾组织受损，尤其是肾小球的损伤，从而影响肾的正常功能等疾病。临床表现为持续的蛋白尿、水肿、肾功能减退，最终可能导致尿毒症。

链脲佐菌素（streptozotocin，STZ）是一种由链霉菌染色体基因合成的 2- 脱氧 -2-（3- 甲基 -3- 亚硝基脲基）- 氨基葡萄糖，极易通过 GLUT-2 转运到胰腺 β 细胞中。作为 N- 乙酰葡糖胺类似物，STZ 可选择性地抑制 O- 连接的 N- 乙酰葡糖胺水解酶（O-GlcNAcase，OGA）的活性，导致细胞内蛋白不可逆的 O- 糖基化；STZ 在细胞内代谢时产生的 NO 和活性氧，以及其强烷基化特性，均可诱发 DNA 碎裂，使胰岛 β 细胞凋亡，最终导致胰岛素的绝对缺乏。

单次高剂量腹腔注射 STZ（55 ～ 75 mg/kg），利用 STZ 对胰岛细胞的破坏作用导致血糖水平升高，进而导致肾小球受损。慢性肾衰竭可能的机制：①高糖环境下肾的微血管，尤其是肾小球的毛细血管损伤；②高血糖导致肾小球过度滤过，加速肾小球的损伤；③高糖环境下的非酶糖化产物（AGEs）刺激细胞产生炎性因子和细胞基质的沉积，进而导致肾小球的结构和功能受损；④高血糖会导致细胞内的氧化应激增加，产生大量的自由基，损伤肾小球细胞结构和功能；⑤高血糖可以刺激炎性细胞和炎性因子的产生，导致肾小球的炎性反应；⑥高血糖可激活肾素 - 血管紧张素 - 醛固酮系统（RAAS），导致肾小球内的血流不稳定，进一步损伤肾小球；⑦高血糖导致肾小球基质蛋白沉积，进而影响其功能。长时间的损伤最终会导致肾功能的下降，最终发展为尿毒症。

糖尿病模型建立之后，每天测大鼠 24 h 尿蛋白定量，连续 3 次大于 5 mg/d 则可判定糖尿病肾病的模型建立成功。除了肾功能逐渐下降，包括血肌酐、尿素氮、尿酸升高外，同时可能出现血脂异常。肾组织会有明显的病理改变，如肾小球硬化、肾小球基底膜明显增厚、细小动脉硬化、肾小管萎缩和间质纤维化。

慢性肾功能障碍发病机制的最新进展

需要注意的是，在高剂量或全身给药时，STZ 对肾尤其是肾小管细胞具有非特异性细胞毒性作用，可导致动物的急性肾损伤，不利于解释动物肾病变的归因，因此，建议至少在使用 STZ 后 2 ～ 3 周才开始评估实验动物的肾形态和功能（图 12-2）。

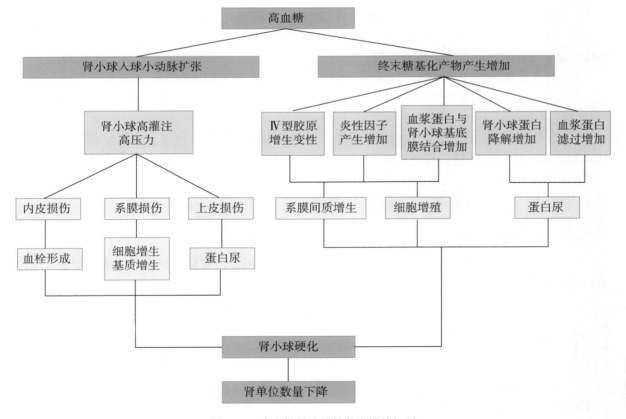

图 12-2 高血糖导致慢性肾衰竭的机制

三、实验准备

（一）实验动物

大鼠，年龄通常为 6 ~ 8 周，健康且未经任何手术处理。

（二）实验器材

1. 动物笼，含有无菌饲料和水。
2. 血糖、肌酐、尿素氮、总胆固醇、白蛋白生化检测试剂盒。
3. 尿微量白蛋白免疫比浊法试剂盒。
4. 1 ml 无菌注射器及针头。
5. 精确的电子天平，用于称量动物体重。
6. 集尿容器，用于收集 24 h 尿样。
7. 药品 链脲佐菌素（STZ）。0.1 mol/L 柠檬酸 - 柠檬酸钠缓冲液，pH 4.5。

四、实验步骤

1. 实验动物适应性饲养 购买健康大鼠，在标准环境下给予适应性饲养 1 周。
2. 造模前检测 随机抽取大鼠尾静脉血，测定其血糖，正常情况下血糖波动于 6.5 ~ 8.4 mmol/L。收集大鼠的 24 h 尿液，进行尿白蛋白定量测定，正常情况下其均值 < 2 mg/d。
3. STZ 溶液的制备 使用 pH 4.4 的柠檬酸缓冲液，配制 5% STZ 溶液，备用。
4. 大鼠造模 大鼠禁食 6 h 后，用戊巴比妥钠对大鼠进行腹腔注射麻醉。单次通过尾静脉注射 STZ（剂量为 45 ~ 65 mg/kg）。
5. 造模成功性验证 STZ 注射后的第 2 天，从大鼠尾静脉抽取血液，使用血糖监测仪和血糖检测试纸，测定其血糖。若血糖 ≥ 16.7 mmol/L，则判定糖尿病大鼠模型造模成功。每周收集大鼠的尿液，并用尿微量白蛋白免疫比浊法试剂盒测定 24 h 尿白蛋白量，当连续 3 次测定结果均 > 5 mg/d 时，确定为糖尿病肾病大鼠模型造模成功。
6. 评价标准
（1）主要标准：血糖 ≥ 16.7 mmol/L。
（2）次要标准：血糖升高后 3 ~ 4 周的尿蛋白、24 h 尿蛋白定量、24 h 尿白蛋白定量、尿白蛋白排泄率等。

大鼠血糖检测

五、实验结果与分析

1. 尿蛋白指标 免疫比浊法测尿微量白蛋白，双缩脲法测尿蛋白浓度，24 h 尿量与尿蛋白浓度的乘积为 24 h 尿蛋白定量。
2. 糖脂代谢相关指标 尾静脉取血采用血糖仪测血糖，收集的血清使用氧化酶法测胆固醇。
3. 肾功能相关指标 收集的血清使用二乙酰 - 肟法测定尿素氮，溴甲酚绿法测血清白蛋白。
4. 病理指标 模型组小鼠肾病变明显，HE 染色显示肾小管萎缩，纤维增生，肾小囊壁增厚，炎性细胞浸润。Masson 染色可见明显的肾小间质纤维增生。

尿蛋白、胆固醇和尿素氮等的检测方法

Note

5．**电镜指标**　系膜显著扩张；足细胞脱落与病变；毛细血管基底膜弥漫性增厚；节段性足突融合；电子致密物沉积；毛细血管内皮细胞损伤和内皮细胞孔隙增多。

6．**免疫组化指标**　糖尿病大鼠早期出现肾小球足细胞相关分子 nephrin、WT1 表达下调，desmin 表达上调，是糖尿病肾病早期损伤指标，足细胞及其相关分子 nephrin、WT1、desmin 蛋白参与了糖尿病肾病大鼠蛋白尿的发生及发展。

7．**蛋白质印迹法指标**　糖尿病肾病大鼠体内相关蛋白表达水平有所变化，如肾小球足细胞相关分子 nephrin、WT1 表达下调，desmin 表达上调等。

Masson 染色法

六、注意事项

1．确保在处理 STZ 时采取适当的生物安全措施，避免直接接触。
2．由于 STZ 在光照下容易分解，应在昏暗的环境中操作，并立即使用。避免 STZ 反复冻融。
3．在给药后，动物可能会暂时出现低血糖症状，如昏迷、震颤等，需要密切观察。
4．应经常检查动物的体重、食欲和饮水量，作为健康和糖尿病状况的指标。
5．确保尿样的无菌性和正确的收集方法，以得到准确的尿蛋白测量结果。

小测试12-2：
1．对于糖尿病肾病的研究，除了尿蛋白和血糖，还有哪些生化指标和组织学检查是关键的？
2．为什么尿蛋白是评估糖尿病肾病的一个关键指标？糖尿病时期的肾出现什么生理和病理变化？
3．如何确定STZ注射后动物确实已成为糖尿病模型？需要观察哪些生理指标？

小　结

　　肾功能障碍的发病与肾小球滤过、肾小管重吸收与分泌及肾内分泌功能障碍有关。根据病因与发病的急缓，肾衰竭可分为急性和慢性两种。在机体短期大量失血出现急性肾衰竭时，泌尿功能在短期内急剧障碍，出现氮质血症、高钾血症和代谢性酸中毒，机体内环境严重紊乱。慢性肾衰竭是由肾单位慢性、进行性、不可逆性破坏，导致水、电解质和酸碱平衡紊乱，代谢产物在体内积聚以及肾内分泌功能障碍等一系列临床综合征。机体持续高血糖水平将损伤肾血管，并通过炎症反应、氧化应激反应等损伤肾单位的结构和功能，导致有功能的肾单位逐渐减少，肾的泌尿和内分泌功能丧失。急慢性肾衰竭进展到晚期，大量代谢终产物以及毒素在体内积聚导致尿毒症。尿毒症患者需依靠透析治疗维持部分肾功能，而肾移植是最根本的治疗方法。

整合思考题

1．根据实验结果阐述肾前性急性肾衰竭的功能代谢变化及其机制。
2．链脲佐菌素主要诱导的是 1 型糖尿病模型。那么，它与 2 型糖尿病的生理机制有何不同？
3．在实验过程中，如何确保获得的数据是可靠和一致的？
4．如何评估治疗糖尿病肾病的药物或治疗方法在 STZ 诱导的模型上的有效性？

整合思考题参考答案

（李昌龙　王玉芳　王　祎）

第十三章　生殖系统核心实验

导学目标

通过本章内容的学习，学生应能够：

※ **基本目标**

1. 描述生殖系统性腺的形态特征和生理功能。
2. 阐述下丘脑 - 垂体 - 性腺轴对生殖细胞发生发育的调控。
3. 利用小鼠进行生育力评估、体外受精、胚胎体外培养及胚胎移植等实验。

※ **发展目标**

1. 分析判断小鼠生育力评估、体外受精、胚胎体外培养及胚胎移植等实验结果，对存在的问题做出合理解释。
2. 结合文献阅读结果，在老师的帮助下设计若干实验，研究不明原因性不孕不育症的可能分子机制。

案例 13-1

案例 13-1 解析

不孕（育）症与辅助
生殖技术

　　患者，男，36 岁，长期从事高温作业，与妻子未使用任何避孕方法，尝试怀孕 2 年未成功。夫妻体格检查正常。女方相关检查显示子宫、卵巢形态正常，双侧输卵管通畅，排卵正常，阴道分泌物正常。所有激素值在正常范围内。患者 2 次精液检查报告显示：精子浓度分别是 7 million/ml 和 5 million/ml（参考值：> 15 million/ml），精子活力分别是 15% 和 13%（参考值：> 40%），精子形态正常率分别是 4% 和 5%（参考值：> 4%）。患者因此被诊断为少弱精症。经相应治疗后，患者精液质量无明显改善。医生因此建议患者与妻子考虑体外受精 - 胚胎移植的方式拥有自己的孩子。

　　问题：

1. 请分析少弱精症导致患者不育的原因。
2. 根据案例中的描述，患者少弱精症可能的原因是什么？
3. 如果体外受精的方式无法成功，患者还可以使用什么技术拥有自己的孩子？

　　生殖系统是维持生物种群存续的核心组成部分，男女（雄雌）性生殖系统均由性腺和生殖管道构成。性腺是生殖系统中的核心器官，负责产生生殖细胞，分泌维持第二性征和性功能所需的性激素。从性腺产生的生殖细胞最终在女（雌）性生殖管道中完成生命延续的关键事件——受精。受精后的合子遂进入女（雌）性特有的生殖器官——子宫完成新生命的发育过程。近年来，不孕不育人数逐年增加，目前不孕不育的人群中仍有约 15% 的不明原因性不孕不育患者。在 20 世纪 70 年代以后发展起来的辅助生殖技术帮助了越来越多的不孕不育患者拥有自己的后代。本章利用小鼠模型，帮助学生学习临床与实验研究中男（雄）性生育力的评估的方法，以及体外受精 - 胚胎移植辅助生殖技术（图 13-1，图 13-2）。本章有助于深入理解生殖系统的相关知识，加深对辅助生殖技术的原理和操作过程的认识，同时也引导学生学习哺乳动物生殖机制的研究方法，培养学生的创新思维和创新能力。

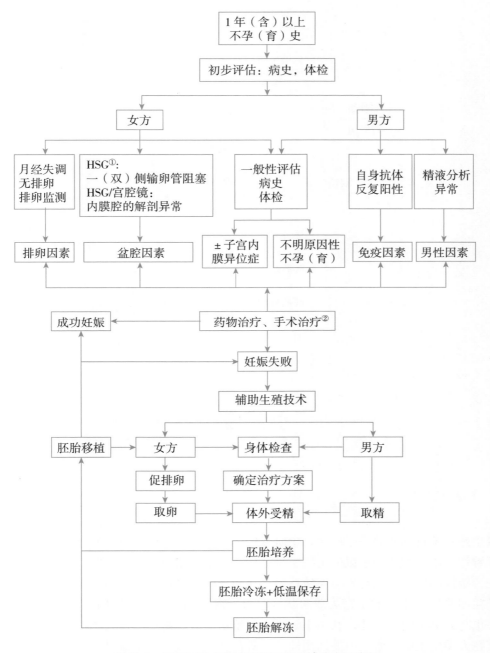

图 13-1　不孕不育症临床诊断流程及辅助生殖流程

① HSG：子宫输卵管造影检查；②部分患者可能直接进入辅助生殖流程，如不明原因性不孕（育）症

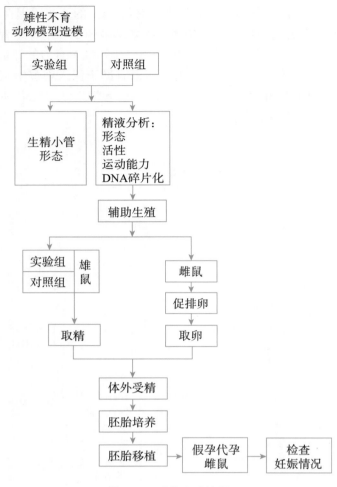

图 13-2 动物实验流程

第一节 小鼠生殖系统解剖

一、实验简介

小鼠生殖系统解剖实验是生殖生物学研究中的一个重要组成部分，通过此实验，能更深入地认识和理解作为模式动物的小鼠的生殖系统结构。小鼠生殖系统与人类生殖系统存在多方面的差异：首先，雄性小鼠生殖腺与人类生殖系统存在明显的差异；其次，小鼠的卵巢和输卵管结构有别于人类生殖系统；小鼠的子宫为双角状（双角子宫），不同于人类的单角子宫；此外，小鼠的胎盘形态也与人类不同。因此，利用小鼠研究生殖功能时，需要结合人体生殖结构和功能的差异来探讨其在人类生殖医学研究中的适用性。尽管存在上述差异，小鼠仍然是重要的模式生物，对于揭示生殖和个体发育的基本原理和机制起着重要的作用。

二、实验目的

1. 学习雄性和雌性小鼠生殖系统各器官的形态和位置。
2. 对比小鼠与人类生殖系统形态的差异。

三、实验原理

（一）雄性小鼠生殖系统

雄性小鼠的生殖系统由性腺（睾丸）、生殖管道（附睾、输精管、射精管、尿道）、附属腺（精囊腺、前列腺、尿道球腺、包皮腺）以及外生殖器（阴茎）构成（图 13-3）。

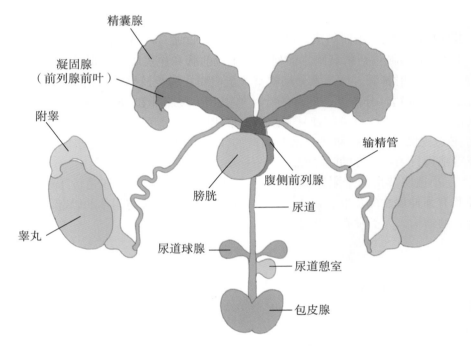

图 13-3　雄性小鼠生殖系统模式图

1. **睾丸**　是小鼠产生精子与雄激素的一对器官。胚胎时期睾丸在小鼠体内发育形成后，一般在小鼠出生后 21 ～ 25 天需从腹腔下降迁移至阴囊。睾丸表面由纤维型结缔组织的白膜覆盖，实质部分包含紧密排列的生精小管与睾丸间质。性成熟前，生精小管的生精上皮（spermatogenic epithelium）中只有支持细胞（Sertoli cell）和精原细胞。性成熟后，下丘脑 - 垂体 - 性腺轴（hypothalamic-pituitary-gonadal axis）开始发挥作用，睾丸间质细胞（Leydig cell）产生雄激素，生精小管中的精原细胞进入精子发生过程：精原细胞增殖，精母细胞进行两次减数分裂产生精子细胞，精子细胞通过精子形成过程分化为蝌蚪状的精子。睾丸生精上皮中，从基底部至管腔，依次分布精原细胞、精母细胞（初级与次级精母细胞）、精子细胞、精子。各级生精细胞之间有支持细胞。小鼠从精原细胞分化为精子的周期大约为 34 天（图 13-4）。

2. **生殖管道**　小鼠附睾与人的结构相似，由头、体、尾三部分组成。睾丸内产生的精子在附睾穿行过程中成熟（获得运动与获能的能力）。成熟后的精子储存于附睾尾部，因此成年雄性小鼠附睾尾部一般在睾丸下端膨出。进行体外受精时，通常从附睾尾部获取精子。输精管与附睾

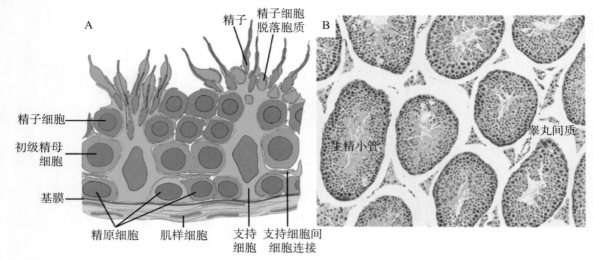

图 13-4　睾丸生精上皮模式图与小鼠睾丸 HE 染色图

尾部连接，其肌层由三层平滑肌组成，可在射精时强力收缩，将精子快速经射精管从尿道排出。

3．附属腺　附属腺包括精衰腺、前列腺、尿道前腺和包皮腺。小鼠的精囊腺发达，与输精管末端汇合，延长为射精管。精囊腺分泌物富含蛋白质、酶类及果糖，是精浆的主要组成。小鼠的前列腺比人类的发达，分四叶，即背侧叶、外侧叶、腹侧叶和前叶（也称为凝固腺），与精囊腺伴行。交配后，凝固腺的分泌物使精浆凝固，形成阴道栓。尿道球腺是一对位于阴茎基部的豆状腺体，分泌物较稀薄，具有冲洗尿道和润滑的作用。包皮腺是一对位于阴茎末端两侧的皮脂腺，是小鼠等啮齿目动物特有的附属腺。

4．阴茎　小鼠阴茎由两个阴茎海绵体和一个尿道海绵体包绕，尿道位于尿道海绵体内。阴茎表面覆盖具有强伸展性的皮肤，海绵体内富含血管和神经，参与阴茎的勃起。小鼠阴茎中有骨体（阴茎骨）的结构，人类没有阴茎骨。

（二）雌性小鼠生殖系统

雌性小鼠的生殖系统由性腺（卵巢）、生殖管道（输卵管、子宫、阴道）、附属腺（阴核腺和乳腺）构成（图 13-5）。

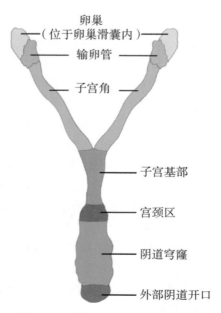

图 13-5　雌性小鼠生殖系统模式图

1. **卵巢** 负责产生卵子、雌激素和孕激素。小鼠的一对卵巢表面覆盖上皮与致密结缔组织构成的白膜，实质分为皮质和髓质。出生前，所有卵原细胞分化为停留在第一次减数分裂前期的初级卵母细胞，位于白膜下方皮质的原始卵泡内，数量一定。性成熟前，卵巢皮质内仅含原始卵泡。性成熟后，成年小鼠除妊娠期外，通常全年呈周期性排卵（ovulation），性周期为 4～5 天。每个性周期中有数十个原始卵泡发育为初级卵泡（卵子周围出现透明带），其中部分进一步发育为次级卵泡（复层的颗粒细胞间出现卵泡腔）以及成熟卵泡，成熟卵泡靠近皮质浅层。排卵前数小时，优势成熟卵泡中初级卵母细胞完成第一次减数分裂，分化为次级卵母细胞和第一极体，并停留于第二次减数分裂中期。排卵后，成熟卵泡残留的颗粒细胞和卵泡膜形成黄体，分泌雌激素、孕激素、松弛素。小鼠一般每次排卵 6～15 个（品系不同数量不同），卵子直径 75～88 μm。

2. **输卵管** 小鼠输卵管是一对长约 1.8 cm 的狭窄螺旋管道，盘曲并连接子宫角和卵巢周围空间。输卵管由肌内部分（也称子宫管）、峡部、壶腹部、漏斗部和纤毛状末端组成。

3. **子宫** 与人类的倒梨形单角子宫不同，小鼠具有由两个侧方角组成的双角子宫，在远端汇合成一个单一的体部。小鼠的子宫内膜不随性周期变化。子宫颈为子宫尾端突入阴道的结构，在发情期松弛，使精子容易进入。

4. **阴道** 小鼠阴道在性成熟期开口，阴道黏膜可随性周期变化，阴道涂片可作为判断发情周期的指标（发情前期，主要为形状不规则的有核上皮细胞；发情期，主要为片状的无核角质化细胞；发情后期，为少量无核角质化上皮细胞和大量白细胞；发情间期，上皮细胞少而皱缩，可见大量白细胞）。交配后，阴道口可见白色阴道栓。

四、实验准备

（一）实验对象

1. 8～12 周龄雄性小鼠。
2. 6～8 周龄雌性小鼠。

（二）实验器材和药品

哺乳动物手术器械，酒精棉球，小鼠解剖垫，手套。

五、实验步骤

1. 断颈处死小鼠，用酒精棉球润湿其腹部皮毛，用齿镊提起尿道上方 0.5 cm 处皮肤，用解剖剪横向剪开后，沿腹中线向上剪至肋骨下，再用镊子夹起腹壁肌肉，用剪刀沿腹中线剪至白色胸骨柄处，充分暴露腹腔。
2. 观察雄性小鼠生殖器官位置。
3. 观察雌性小鼠生殖器官位置。

六、实验结果与分析

（一）雄性小鼠生殖系统（图 13-6）

1. 睾丸 位于下腹部的阴囊中。它们可能需要轻轻地从阴囊中取出。

2. 附睾 附着在每侧的睾丸上，旁边附着有附睾脂肪垫。

3. 输精管 连接于附睾尾部，沿睾丸内侧弯曲上行，经腹股沟管的鞘孔自阴囊进入腹腔，汇合于膀胱上方后部的精囊腺尾端。

4. 精囊腺 位于腹腔小肠下方，膀胱背侧，呈乳白色或浅黄色，如公羊状向两边伸展。

5. 前列腺 背叶位于尿道的背侧，腹叶位于膀胱基部附近处尿道腹侧，凝固腺附着于精囊腺内侧，为一对半月弧形的半透明器官。

6. 尿道球腺 球状，位于骨盆腔内尿道球的背上方。

7. 包皮腺 位于阴茎近腹壁上皮间，瓜子形，开口于包皮内侧。

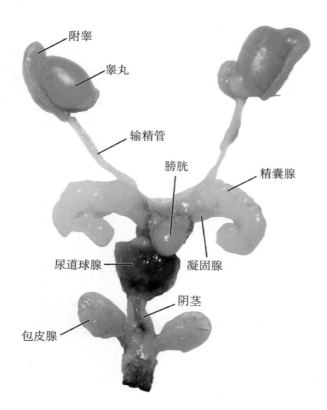

图 13-6 雄性小鼠生殖系统照片

（二）雌性小鼠生殖系统（图 13-7）

1. 卵巢 豆状，左右各一，位于肾下方的卵巢囊内。

2. 输卵管 左右各一条，位于卵巢与子宫角之间，前端开口于卵巢囊内，不与腹腔盆腔相通（因此不发生异位妊娠），后端与子宫角相连。小鼠输卵管通过输卵管系膜悬挂在背侧体壁上，其与卵巢系膜、卵巢囊和子宫系阔韧带相连。

3. 子宫 "Y"字形，小鼠子宫体分前后两部，前部分开，形成两个单独的子宫（双角子宫），后部合而为一并与宫颈相连。小鼠的子宫通过携带血管、淋巴管和含丰富神经的阔韧带 - 胎盘韧带悬挂在背侧体壁上。

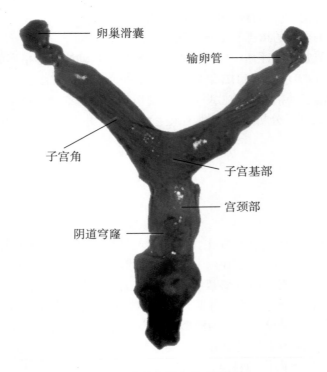

图 13-7　雌性小鼠生殖系统照片

七、注意事项

1. 进行小鼠解剖观察生殖系统时，应尽量将小鼠腹部皮肤与肌层向上剪至胸骨柄处，并将下方皮肤与肌层尽量拉向打开的大腿两侧，以充分暴露小鼠腹腔。

2. 观察小鼠生殖系统时，需将肠道移开，置于腹腔外一侧，方便观察。

3. 观察雌性小鼠生殖系统时，包裹卵巢的卵巢囊常有脂肪组织包裹，需小心剪除脂肪组织后，方能观察到卵巢囊。

第二节　男（雄）性生育力评估

一、实验简介

本节主要通过化学方法构建雄性小鼠不育模型，指导学生对正常与模型组雄性小鼠进行生育力评估，对比两组小鼠的睾丸形态、精子形态、数量、运动能力、精子 DNA 碎片化以及穿卵能力等指标，从而学习精子质量的评估方法。

二、实验目的

1. 掌握化学诱导构建雄性不育小鼠模型的方法。
2. 掌握评估雄性生育力的指标和基本方法。
3. 了解染色和精子分析仪评估小鼠精子形态、数量、运动能力等指标的方法。
4. 了解冷冻（或石蜡）切片和 HE 染色判断小鼠睾丸形态的方法。
5. 了解哺乳动物精子受精能力的检测方法及受精相关的基本操作技术。
6. 根据相关实验数据，分析判断雄性小鼠生育状态，并学习根据不孕症或不育症案例信息进行诊断的初步方法。

三、实验原理

临床上的不孕不育症是指夫妻双方在尝试怀孕 12 个月后仍未能成功怀孕。据估计，男性因素导致不孕不育约占病例的 30% ~ 50%。目前，全球约有 7% 的男性受不育的困扰。男性不育的病因包括遗传、生殖道梗阻、内分泌紊乱引起下丘脑 - 垂体 - 睾丸轴异常，导致产生的激素异常、精索静脉曲张、接触环境污染物和毒素，以及不良的生活方式（吸烟、酗酒和肥胖）等因素引起的精子数量、功能和质量异常。动物模型是研究男性不育症机制和开发临床治疗方法的常用工具。目前，精子发生功能障碍的建模方法主要分为基因改造（敲除、突变）、化学和物理方法，其中，化学方法由于其易于操作的特点，是最常用的。白消安（busulfan，1,4- 丁二醇二甲磺酸酯，$C_6H_{14}O_6S_2$）是一种双功能烷化抗肿瘤药物，具有明显的睾丸毒性，会导致男性少精子症、无精子症和睾丸萎缩。白消安导致男性不育症的主要机制是造成 DNA 烷基化，从而抑制细胞分裂，并杀死各级精子生成细胞，尤其是精原细胞。此外，白消安还可通过诱导氧化应激引起精原细胞损伤，并破坏支持细胞（Sertoli cell）的细胞间连接，进而破坏血睾屏障（blood-testis barrier）。因此，本实验基于以上机理选择白消安构建睾丸生精上皮损伤构建雄性小鼠不育的模型。

男性生育力是指育龄男性在单位时间（月）内能够使配偶自然妊娠的能力。男性生育力评估结果是男性不育诊疗的核心依据，其评估内容包括病史采集、体格检查、精液分析、内分泌激素检测、性功能评估等方面。其中，精液分析是生育力评估的初始方法，结果评判基于对精子浓度、活力和形态的描述性分析。精液分析通常使用人类精液或小鼠附睾精子样本。本实验在《WHO 人类精液检查与处理实验室手册》推荐的一系列精液基本检查中，选择精子存活率、精子形态学检查及精子 DNA 碎片化检测三个实验，评估正常和不育模型雄性小鼠精子的状态。精子存活率实验主要通过检测精子膜的完整性来评价，通过伊红 - 苯胺黑染料拒染法（死精子的质膜损伤，允许非透过膜性染料进入膜内染色）来鉴别细胞膜完整的精子，从而得出活精百分率。

精子形态学评估的结果对自然妊娠和辅助生殖过程的结局有一定预判作用，同时也可以对男（雄）性生殖器官（主要是睾丸和附睾）功能的状态提供更多判断信息。评估精子头、颈 / 中段和尾的特异形态，以及可能存在的异常残留胞质尤为重要。精子形态学检测主要通过对固定后的精子涂片进行染色，然后判断精子形态。此外，目前临床和实验室也常利用计算机辅助精液分析（computer aided sperm analysis，CASA）系统来对精液进行自动化分析。CASA 的原理是：利用与显微镜相连的摄像头捕捉精子图像并转换成数字图像，然后通过计算机图像识别软件和分析软件定量检测精子头部形态学数据以及精子的运动学参数。

男性不育病例中，60% ~ 75% 的患者通过现有的临床检测手段（精液分析、器官检查，以及内分泌检查等）无法确定不育原因，这类病例称为不明原因的男性不育。近年来的科学研究主要集中于寻找新的男性不育诊断指标和检测方法。精子 DNA 损伤可以定义为精子 DNA 正常结构的任何化学变化。其中，精子 DNA 碎片化是一种以 DNA 单链或双链断裂的形式影响遗传物质完整性的最常见的损伤。精子 DNA 碎片化可能在不同的阶段被触发，包括精子发生过程中 DNA 包装出现缺陷、细胞死亡，以及与病理或者环境因素相关的氧化应激。近年来研究发现，精子 DNA 碎片化虽然不影响精子的受精能力，但可影响正常妊娠和辅助生殖过程中的胚胎发育、植入乃至植入后发育。这种情况普遍存在于精液检查参数异常的男性中，甚至也出现在精液检查指标正常的男性不育患者中。因此，精子 DNA 碎片率（sperm DNA fragmentation index，DFI）可能是男性不育症检查中的一个重要指标，是目前基础和临床男科学中讨论最多和最有前途的生物学标志物之一。末端脱氧核苷酸转移酶缺口末端标记（terminal deoxynucleotidyl transferase dUTP nick end labeling，TUNEL）是评估精子 DNA 碎片化的一种最常用技术。原理是：基因组 DNA 链断裂时，暴露的 3'-OH 可以在末端脱氧核苷酸转移酶的催化下加上荧光素标记的 dUTP，从而可以通过荧光显微镜或流式细胞仪进行检测。该方法能够直接评估单链和双链断裂，因此 DNA 链断裂位点越多，细胞内掺入的标记就越多。

卵细胞外的透明带可识别同种的精子，同时也抑制多精受精的发生。精子穿透去透明带金黄地鼠卵实验（sperm penetration assay，SPA）利用去除透明带后的金黄地鼠卵允许人或其他哺乳动物精子穿入，形成稳定的异合卵的特点来实现异种体外受精。精子穿入卵后尾部脱落，精子染色质外被的鱼精蛋白被组蛋白取代，精子头部因染色质解聚而膨大近 10 倍，并停留在此阶段，因此可通过染色观察来预判精子受精能力。该实验广泛用于受精生物学的研究，可提供精子获能、顶体反应、精子与卵细胞膜结合及精子核解聚的能力等信息。

睾丸生成的精子仅具备成熟精子的外观形态，必须在通过附睾的过程中才能获得运动和受精的能力。人及多数哺乳动物附睾液和精浆中存在抑制精子功能的因子，自然状态下精子要在雌性生殖道停留一段时间才具备穿入卵内实现受精的能力，该过程称为精子获能（sperm capacitation）。在体外，精子去除精浆后在含高浓度白蛋白的获能液中可实现人工获能。不同物种体外获能条件略有不同，通常人精子须用含 3.5% 白蛋白的获能液作用 4 ~ 6 h，而小鼠用 2% 的白蛋白 1 h 左右即可实现人工获能。

构建雄性不育小鼠的常用方法及原理

四、实验准备

（一）实验对象

8 ~ 12 周龄雄性小鼠，6 ~ 8 周龄雌性金黄地鼠。

（二）实验器材与试剂

1. 实验器材　1 ml 注射器（部分针尖弯曲 45°），移液枪，巴氏吸管，镊子，15 ml 离心管，1.5 ml 离心管，小烧杯，四孔板，凹玻板，比色瓷板，黏附载玻片，盖玻片，直尺，哺乳动物手术器械，一次性冷冻切片包埋模具，酒精灯，酒精棉球，体视显微镜，光学显微镜，荧光显微镜，低温高速离心机，动物天平，分析天平，水平摇床。

2. 实验药品

（1）不育小鼠模型构建：生理盐水，白消安，二甲基亚砜（DMSO）。

（2）小鼠睾丸冷冻切片及 HE 染色：4% 多聚甲醛（PFA）固定液，20% 蔗糖 - 磷酸氢盐溶液（冷冻保护液），OCT 包埋剂，HE 染色试剂盒，自来水，75%（v/v）乙醇，85%（v/v）乙醇，95%（v/v）乙醇，100% 乙醇，二甲苯，中性树胶。

（3）精子存活率实验：精子活体染色试剂盒（伊红 - 苯胺黑法），PBS，中性树胶封片剂。

（4）精子形态学检测：巴氏染色试剂盒（EA50），95%（v/v）乙醇，80%（v/v）乙醇，50%（v/v）乙醇，100% 乙醇，纯水，酸性乙醇，中性树胶封片剂。

（5）TUNEL 染色：DPBS（pH 7.4），1% PFA-DPBS 固定液，70%（v/v）乙醇（pH 7.4），TUNEL 染色试剂盒，中性树胶封片剂。

（6）金黄地鼠穿卵实验：操作液（含 0.3% 牛血清白蛋白的 BWW 溶液）、获能液（含 2% 牛血清白蛋白的 BWW 溶液）、液状石蜡，使用前 37 ℃ 预热。2% 透明质酸酶，2% 胰酶，甲醇，冰醋酸，吉姆萨染液，蒸馏水。

3．溶液配制

（1）20% 蔗糖 - 磷酸氢盐溶液：20.0 g 蔗糖，0.056 g $NaH_2PO_4 \cdot 2H_2O$，0.587 g $Na_2HPO_4 \cdot 12H_2O$，双蒸水定容至 100 ml。

（2）酸性乙醇：1.0 ml 浓盐酸加至 200 ml 70%（v/v）乙醇中。

（3）BWW 溶液：5.544 g NaCl，0.356 g KCl，0.162 g KH_2PO_4，0.143 g $MgSO_4$，0.189 g $CaCl_2$，2.100 g $NaHCO_3$，1.000 g 葡萄糖，0.036 g 丙酮酸钠，3.700 ml 乳酸钠（60% 的糖浆），1.250 ml 庆大霉素，双蒸水加至 1 L。

（4）DPBS：① 750 ml 双蒸水中加入 0.2 g KCl、0.2 g KH_2PO_4、0.1 g $MgCl_2 \cdot 12H_2O$、8.0 g NaCl、2.89 g $Na_2HPO_4 \cdot 12H_2O$、1.0 g D- 葡萄糖；② 将 0.132 g $CaCl_2 \cdot 2H_2O$ 溶于 10 ml 双蒸水；③将②中溶液在搅拌下缓慢加入①；④ 以 1 mol/L NaOH 将溶液 pH 调至 7.4；⑤ 双蒸水定容至 1 L。

五、实验步骤

（一）构建雄性不育小鼠模型

1．白消安溶液配制　将 40 mg 白消安粉末溶解于 1 ml DMSO 中，再加入 1 ml 生理盐水，使溶液最终浓度为 20 mg/ml。

2．对照组注射液配制　1 ml DMSO 加入 1 ml 生理盐水混匀。

3．白消安实验组　雄性小鼠称重后，记录体重，每只以 20 mg/kg 体重剂量，用 1 ml 注射器腹腔注射 20 mg/ml 的白消安溶液。注射后饲养 35 天，造模完成。

4．对照组　雄性小鼠称重后，每只腹腔注射与步骤 2 中计算方法相同体积的对照组注射液。注射后饲养 35 天，用于后续实验的正常对照组。

（二）睾丸冷冻切片 HE 染色

1．断颈处死小鼠，用酒精棉球润湿其下腹部皮毛，距尿道上方 0.5 cm 处横向剪开。拉出腹股沟处的睾丸及附睾。

2．以解剖剪剪下睾丸，放入装有固定液的小烧杯中，漂洗。

3．将睾丸转入装有固定液的 15 ml 离心管，浸泡过夜。

4．将固定液中的睾丸样本转入冷冻保护液中，4 ~ 10 ℃ 浸泡，待组织沉底后，再浸泡过夜。

5．将冷冻保护液中的样本转入冷冻切片机中预冷的包埋模具中，以 OCT 进行包埋，并切片及铺片（切片厚度 10 μm），然后置于切片盒内自然晾干备用。

6．HE 染色　苏木精染液染色 2 min，双蒸水洗去浮色；加分化液分化 10 ~ 60 s，自来水浸洗 2 次，每次 3 ~ 5 min；滴加伊红染液 1 min，倾去多余染色液后以 75%、85%、95%、100% 的浓度顺序乙醇快速脱水，每个浓度 2 ~ 3 s；1 次 100% 乙醇和 2 次二甲苯透明（每次 1 min），中性树胶封片，置于光学显微镜下观察。

7．观察记录项目

（1）拍摄实验组与对照组雄性小鼠睾丸 HE 染色切片的显微图片（物镜倍数 10× 和 40×）。

（2）对比实验组与对照组雄性小鼠睾丸生精上皮生精细胞形态和数量的差异，以判断实验组造模是否成功。

（三）雄性小鼠生育力评估

1．精子采集、处理　断颈处死小鼠，用酒精棉球润湿其下腹部皮毛，距尿道上方 0.5 cm 处横向剪开。拉出腹股沟处的睾丸及附睾，修去多余的脂肪，取豆状的附睾尾，置于加有 0.5 ml BWW 溶液的凹玻板中（除 TUNEL 染色和金黄地鼠穿卵实验外），实验组与对照组样本置于不同孔中，剪 3 ~ 4 下，静置 3 分钟让精子流出，显微镜下观察各组精子活动状态，然后将精子移至标记好的 1.5 ml 离心管中 1000 rpm 离心 3 min，以移液器靠近液面缓缓吸取 200 μl 上清后重悬精子，以提高精子浓度。

2．精子存活率实验

（1）取 50 μl "步骤 1" 中小鼠的精子悬液，置于比色瓷板的不同孔中，与等体积的伊红 - 苯胺黑溶液混匀，等待 30 s。

（2）用悬液在黏附载玻片上制成涂片，空气中干燥。

（3）干燥后使用中性树胶封片剂封片，用亮视野显微镜在 1000 倍油镜下检查涂片。

（4）借助实验室计数器，计数染色精子（死精子）和非染色精子（活精子），每个样本评估至少 200 个精子。

（5）记录实验组与对照组死精子与活精子数量，每个组应记录 3 ~ 5 只小鼠的数据。

3．精子形态学检测

（1）用 10 μl "步骤 1" 中小鼠精子悬液在黏附载玻片上制成涂片，空气中干燥。

（2）按照以下流程对精子涂片进行固定与染色。

				固定
	乙醇	95%（v/v）	至少 15 min	固定细胞，细胞脱水
				染色
1	梯度乙醇	80%（v/v）[①]	30 s	使固定的样本逐渐复水，以便后续水溶性苏木精
2	梯度乙醇	50%（v/v）	30 s	染色
3	纯水		30 s	样本完全复水
4	苏木精		4 min	将细胞核染成蓝色
5	纯水		30 s	除去未结合的苏木精
6	酸性乙醇[②]		4 ~ 8 次[③④]	除去与细胞质非特异性结合的染料（脱色）
7	纯水		30 s	降低酸性，细胞核返蓝
8	冷自来水冲洗		5 min	
9	乙醇	50%（v/v）	30 s	样本脱水，以便溶于乙醇的橙黄 G/EA-50 染色
10	乙醇	80%（v/v）	30 s	
11	乙醇	95%（v/v）	至少 15 min	
12	橙黄 G-6 染液		1 min	细胞质染成粉红色

续表

13	乙醇	95%（v/v）	30 s	洗涤
14	乙醇	95%（v/v）	30 s	
15	乙醇	95%（v/v）	30 s	
16	EA-50 染液		1 min	细胞质与核仁染成粉红色
17	乙醇	95%（v/v）	30 s	洗涤
18	乙醇	95%（v/v）	30 s	
19	乙醇	100%	15 s	使已染色的样本脱水，便于封片
20	乙醇	100%	15 s	

注意事项：①乙醇固定作用导致了细胞脱水，因此，从 95% 乙醇固定步骤中直接取出的涂片，在 80% 乙醇中可能仅需浸 10 s，而固定后经空气干燥的涂片须在 50% 乙醇中浸更长时间（2 ～ 3 min）。
②酸性乙醇：将 1.0 ml 浓盐酸加至 200 ml 70%（v/v）乙醇中。
③浸 1 次对应于浸约 1 s。
④从第 4 浸开始，继续增加浸在酸性乙醇的秒数，直到出现满意的颜色。由于脱色持续时间会显著改变最终颜色强度，故这一步骤是关键的。如果省略这一步，精子和背景会变暗。增加浸在酸性乙醇的秒数也会使精子和背景变模糊。

（3）将成片置于光学显微镜下检查精子形态。

（4）拍摄不同形态的精子，对比实验组与对照组小鼠附睾精子在形态上的差异并记录。

4. 精子质量分析仪检测小鼠附睾精子质量

（1）在精子质量分析仪所带的样本分析玻片中加入 10 μl "步骤 1" 中的小鼠精子悬液，置于精子质量分析仪载物台上。

（2）按照精子质量分析仪使用流程对实验组与正常组精子进行活力浓度分析，并生成检测报告以记录数据。

（3）利用分析仪分析 "步骤 2" 中的小鼠精子存活率染色样本，对比手动记录的数据结果与自动分析的结果。

（4）利用分析仪分析 "步骤 3" 小鼠精子形态学染色样本，对比手动记录的数据结果与自动分析的结果。

5. TUNEL 染色

（1）按照 "步骤 1" 流程（将 BWW 溶液改为 DPBS 溶液）获得小鼠附睾精子悬液。

（2）按照图 13-8 所示流程对精子进行染色。

（3）计数方法：每个样本在 40× 物镜下计数至少 500 个精子，首先计数视野内精子总数（PI 阳性细胞），再计数同一视野下 TUNEL 阳性的细胞数，最后计算 TUNEL 阳性的细胞百分比，并对比实验组与对照组间平均值的差异。

（四）精子穿卵实验

1. 按照 "（三）" 流程（将 BWW 溶液改为操作液）获得小鼠附睾精子悬液。

2. 用获能液将各组精子浓度调至 5×10^6/ml，按每孔 150 μl 加到四孔板中，覆盖液状石蜡，37 ℃孵育 1.5 h 获能。

3. 卵收集与体外受精：断颈处死预先给予促排卵处理的雌性金黄地鼠。酒精棉球润湿腹部皮毛，剪开腹部正中，沿分角子宫找到其末端盘绕的输卵管。取出双侧输卵管置于加有操作液的凹玻板中。

4. 在酒精灯上将巴氏吸管尖端拉制为毛细管用于吸卵。体视显微镜下可见输卵管有 1 ～ 2 处明显膨大、变薄的部位，用注射器针尖挑开后卵块流出。用毛细管加入 3 滴透明质酸酶，约 5 min 后卵外颗粒细胞散开，用操作液洗涤卵 1 ～ 2 次。去颗粒细胞后，可以清晰地观察到卵、

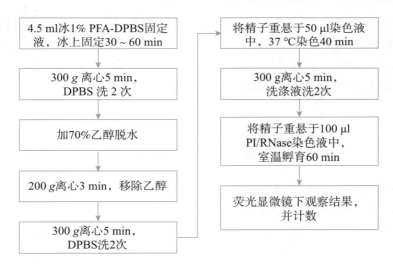

图 13-8 精子 TUNEL 染色流程

透明带及第一极体。同法用胰蛋白酶去透明带，透明带溶解完毕的卵要及时从胰酶中吸出。此过程中有部分卵会从球形短暂变成肾形，再恢复为球形，属正常现象。弃去形态异常的卵，最终得到大小均匀、圆球状的裸卵。

5．观察获能后各孔精子活动情况。分别将卵加到获能精子液滴中，每孔 14 ～ 20 个卵为宜。每次加卵后将毛细管轻轻抽吸 3 ～ 5 次，以洗去黏附的精子。37 ℃ 继续孵育 3 h。

6．受精结果观察：在体视显微镜下将卵吸在凹玻板中，用操作液洗去附着于卵表面未穿入的精子，换至低渗液（体积：甲醇：冰醋酸：水 = 5∶1∶4）中作用数分钟，待卵膨大后吸出滴于载玻片上，用固定液（体积：甲醇：冰醋酸 = 3∶1）固定、干燥，吉姆萨染色 1 min，蒸馏水冲洗、晾干。

7．显微镜下观察：卵内有染为深蓝色的椭圆形膨大精子头即为受精卵。计数总卵数、受精卵数、卵内膨大的精子头总数，计算出受精率（受精卵数 / 总卵数）及受精指数（膨大的精子头总数 / 总卵数）。比较不同实验组小鼠附睾精子穿入地鼠卵的差异。

六、实验结果与分析

（一）雄性不育小鼠模型评估

1．记录造模 35 天后动物的死亡数量和存活比例。
2．比较实验组与对照组睾丸大小变化，每周拍照一次，使用直尺作为参考尺寸，记录数据。
3．对比实验组与对照组雄性小鼠睾丸 HE 染色切片中生精上皮生精细胞形态和数量的差异。
4．模型评估 注射白消安后，随着时间的推移，由于白消安影响精子发生过程，实验组动物的睾丸直径应逐渐变小；与对照组相比，实验组动物睾丸 HE 切片中生精小管上皮中精原细胞数量应减少，其他阶段生精细胞明显减少甚至消失。满足以上特征，可判断不育小鼠模型造模成功。

（二）雄性小鼠生育力评估

获取实验组与对照组小鼠附睾精子后，对比以下指标：
1．死精子与活精子数量
2．形态学差异

3．CASA 数据

4．精子 DNA 碎片化情况

5．精子穿入地鼠卵数量差异

分析：对于生精过程受到损伤的实验组，以上指标均应明显下降。

七、注意事项

1．应先了解所有实验过程，合理安排实验流程，组员间相互分工合作，以充分利用实验小鼠。

2．整个实验过程中注意区分实验组与对照组的样本。

3．取金黄地鼠卵时，用毛细管吸卵时应避免产生气泡，否则会损伤无透明带的卵。

4．小鼠精子尾较长，回收受精卵后应充分洗去表面附着的精子，以免影响结果观察。

第三节　小鼠辅助生殖实验

一、实验简介

小鼠辅助生殖技术主要包括体外受精和胚胎移植。小鼠辅助生殖技术常被广泛地用于基础科学研究和临床医学研究，在这类研究中，小鼠作为模型生物，可以帮助了解人类的生理机制、生殖相关疾病的病理机制，以及开发和测试新的治疗策略。该技术也用于保存遗传资源，如稀有或濒临灭绝的特殊品种或者遗传性疾病模型的小鼠，可以通过冷冻保存卵子、精子或胚胎，然后利用辅助生殖技术恢复这些遗传资源。此外，借助小鼠辅助生殖技术，可以优化生产策略，例如通过选择性胚胎植入增加成功繁殖的机会。总的来说，小鼠辅助生殖技术在科学研究、遗传资源的保存以及生殖能力评估与优化等方面都有着重要的作用和价值。

二、实验目的

1．理解下丘脑 - 垂体 - 性腺轴对生殖细胞发生、发育的调控，掌握雌鼠促排卵、输卵管取卵的基本方法。

2．掌握小鼠体外受精的基本方法。

3．了解促排卵后，雌性小鼠卵巢中的变化。

4．了解小鼠受精卵培养的基本原理与基本方法。

5．了解小鼠异体胚胎移植的基本原理与基本方法。

6．分析小鼠生育力评估、体外受精、胚胎体外培养及胚胎移植等实验结果。

三、实验原理

（一）小鼠卵泡发育与排卵

小鼠的卵泡发育过程与人类基本相似。出生后，处于第一次减数分裂前期的双线期的初级卵母细胞位于卵巢皮质浅层中的原始卵泡中，由单层扁平的卵泡细胞包裹。卵泡的发育过程与人类相似，也经历原始卵泡—初级卵泡—次级卵泡—成熟卵泡的过程。但与人类不同的是，人类的卵泡发育周期约为 28 天，而雌鼠的动情周期为 4 ~ 5 天。在小鼠的动情周期中，只有少数卵泡会对垂体产生的卵泡刺激素（follicle-stimulating hormone，FSH）水平的增高做出反应。

一般情况下，雌性小鼠的排卵每 4 天自然发生一次。但是周期的长度可能会受到许多环境因素的影响，并且可以通过注射激素进行人工诱导。黄体生成素（luteinizing hormone，LH）水平的高峰导致排卵的发生。小鼠卵巢中有多个卵泡发育为成熟卵泡，且可以在排卵时排出多个卵，排卵前，卵母细胞完成第一次减数分裂，停滞在第二次减数分裂的中期。每个排出的卵母细胞都被透明带和一团卵泡细胞（即放射冠）以及它们相连的糖蛋白所包围。由于输卵管上皮表面的纤毛摆动作用，卵母细胞会被扫入输卵管。

诱导超数排卵技术常用于为需要大量着床前胚胎的实验而准备卵子的情况。在交配前给雌鼠注射促性腺激素可以增加排卵数，即诱导超数排卵。一般使用孕马血清促性腺激素（PMSG）来模拟内源性 FSH 的促卵泡成熟作用，使用人绒毛膜促性腺激素（human chorionic gonadotrophin，hCG）来模拟 LH 的诱导排卵作用。超数排卵的成功与否受多种因素影响，包括雌鼠的年龄和体重、激素的剂量和注射时间以及小鼠的品系。雌鼠的性成熟度是影响超排卵数的主要因素。最佳的超排年龄因品系而异，但一般在 3 ~ 6 周龄之间，也就是发育的初情期前阶段。在这个时期，卵泡成熟波已经出现，并且对 FSH 敏感的卵泡数量大大增加。此外，雌鼠的体重、营养状况、健康状况也会影响卵泡成熟。因此在选择接受促排卵实验的雌鼠时，应注意以上指标在正常范围内。促性腺激素的剂量对小鼠的超排效果也有影响。大多数品系的小鼠推荐使用腹腔注射 5 U 的 PMSG 剂量；而用于诱发成熟卵泡破裂对 hCG 一般也推荐使用 5 U 的剂量。在注射和储存激素时要注意无菌操作，因为激素容易被细菌降解。

框 13-1　人排卵的激素调控

在卵泡发展阶段，颗粒细胞在 FSH 的影响下，其芳香化酶活性提高，产生和释放大量雌激素，形成卵巢周期中的首个雌性激素高峰。这个激素高峰的功能主要体现在两个方面：一是提升颗粒细胞表面 FSH 受体的数量，以便在 FSH 的作用下进一步推动颗粒细胞和卵泡膜细胞合成更多的雌激素，这是局部的正反馈效应；二是对下丘脑分泌促性腺激素释放激素（GnRH）的神经元产生正反馈效应，引导 GnRH 分泌增加，进而刺激 LH 大量释放（提升 6 ~ 10 倍），在排卵前的 16 ~ 24 h 形成一个 LH 高峰。LH 高峰能够通过以下方式引导排卵的发生：①对抗阻止卵母细胞成熟的因素，从而使卵母细胞完成第一次减数分裂；②推动孕激素的产生，孕激素能够增强卵泡壁上的纤溶酶、胶原酶等溶解酶的活性，使得卵泡壁溶解，更便于排卵；③刺激卵泡分泌前列腺素，前列腺素能够使卵泡壁的肌样细胞收缩，随后导致卵泡壁破裂和排卵。

（二）受精

受精（fertilization）是精子和卵子结合成受精卵的过程，是新个体发育的开端。进入雌性生殖管道中的精子，必须经历"获能"过程才能具有受精能力。为了到达卵母细胞表面，精子必须首先穿透放射冠和透明带。小鼠透明带上的 ZP3 糖蛋白是透明带中的精子结合蛋白。在许多哺乳动物中，精卵结合在透明带蛋白的识别作用下具有高度的种属特异性（但不绝对）。异种精子一般无法穿透透明带。ZP3 也引发顶体反应，此过程中顶体外膜与精子头部质膜融合，释放出各种水解酶，切开放射冠卵泡细胞间细胞外基质与透明带。如果顶体反应不发生，精子就不能使卵受精。顶体反应后，精子头部后区与卵母细胞膜的融合会引发卵子细胞质内皮质颗粒溶解，溶解产物进入透明带，可灭活透明带表面的精子特异性受体，从而阻止其他精子继续穿越，这一过程称透明带反应。该反应保证了单精受精，防止多精受精的发生。精子的进入引发卵细胞的第二次减数分裂和第二极体的排放。然后核膜（包括核纤层蛋白）围绕母源和父源染色体形成，构成分离的单倍体雌雄原核，二者向卵母细胞中部移动。DNA 复制在迁移过程中发生。两原核并不融合，而是各自发生核膜解体，染色体组装在纺锤体中，随后发生第一次卵裂。由于排卵和受精的不同步性，第一次卵裂在自然受精的合子中可持续几个小时，而体外受精可以使发育更加同步。未受精的小鼠卵母细胞可以存活约 12 h，小鼠精子可以存活 6 h 左右。受精过程中，精子的头部、中段和尾部的一大部分都被整合到卵胞质中。精子中段为合子提供父源性中心体和线粒体，但是后者被卵母细胞的线粒体高度稀释。

人类辅助生殖技术（assisted reproductive technology，ART）是 20 世纪 70 年代兴起的一种治疗不孕不育症的新方法，是运用医学技术和方法对配子、合子、胚胎进行人工操作，以达到受孕目的的技术，也就是用人工方法辅助自然过程的某个或全部环节来完成生育的方法。该技术的主体为体外受精 - 胚胎移植（*in vitro* fertilization and embryo transfer，IVF-ET）及其衍生技术。体外受精是指哺乳动物的精子和卵子在体外人工控制的环境中完成受精过程的技术。小鼠体外受精的过程是在培养皿中使成熟卵母细胞与获能精子受精，这项技术可以产生大量的卵裂期胚胎，而无需使用大量的单笼雄性小鼠进行交配。此外，精子在与成熟卵母细胞孵化过程中是同步渗透的，从而导致同步发育，这与体内受精不同，体内受精通常会随着时间的推移自然排卵。因此，该技术在胚胎学和发育生物学的研究中也经常使用。

（三）小鼠早期卵裂与胚泡形成

受精后合子开始连续的细胞有丝分裂，但此过程区别于正常体细胞的有丝分裂，因此称为卵裂（cleavage），分裂后的子细胞称为卵裂球（blastomere）。受精后 27 h，合子分裂直到 2 细胞中期，胚胎主要依赖于卵子胞浆中的蛋白质和 RNA。到了 2 细胞中期，大量胚胎基因被启动的同时，许多母源性 mRNA 迅速降解，但是由母体基因编码的蛋白质可以保存到这一时期以后。随后，由于胚胎基因组开始转录，直到 8 细胞早期，小鼠胚胎的各个卵裂球都是具有相同发育潜力（也称为等能）的。研究已证明来自 2 细胞或 4 细胞期的单个卵裂球可以发育成小鼠。处于 8 细胞早期的卵裂球本身虽然不能发育成小鼠，但是当它们与经过遗传标记的桑葚胚重组后，可以在嵌合体后代中广泛地发育成不同组织。受精后 2.5 天左右，卵裂球达到 16 个左右时，称为桑葚胚，该时期细胞的发育潜能逐渐受到限制，位于中央的卵裂球分化为成胚细胞，最终成为内细胞群，周边的卵裂球分化为滋养层细胞。桑葚胚在向子宫迁移的过程中继续发生细胞分裂，至受精后 3.5 天进入子宫后，桑葚胚内出现较小的腔隙，后逐渐扩大，使整个胚呈泡状，称为胚泡（blastocyst）。胚泡中央的腔称为胚泡腔，围绕胚泡腔的一层扁平状的细胞称为滋养层细胞（trophoblast，也称滋养外胚层，trophectoderm），胚泡腔一端有一细胞团，称为内细胞群（inner cell mass，ICM）。ICM 的细胞将最终分化为胚胎的各组织器官。

（四）小鼠胚胎植入与胚胎移植

胚泡侵入子宫内膜的过程称为植入（implantation），该过程发生在人受精后第 5 天、小鼠受精后第 4.5 天左右。植入前，胚泡需要从透明带中孵化出来，使滋养层细胞能够直接接触子宫内膜上皮，为植入做好准备。滋养层细胞分泌的蛋白酶与子宫内蛋白酶消化透明带糖蛋白基质，使胚泡摆脱透明带。孵化也可不依赖子宫环境而在体外发生。在胚胎植入时，小鼠胚泡通过胚胎 ICM 远端的滋养层（也称对侧极）黏附到子宫系膜对侧的子宫壁上。在子宫中没有预先存在的植入位点。胚泡的黏附可诱导子宫腺窝的形成，并且刺激子宫内膜基质形成海绵状的细胞团，被称作蜕膜组织，这个过程被称作蜕膜反应，围绕每个胚胎的蜕膜细胞团被称为蜕膜。蜕膜反应依赖于雌鼠发情期高水平的雌激素和孕酮。但小鼠子宫也可被胚胎以外的刺激如机械创伤或者油滴诱发蜕膜反应。蜕膜反应过程中，内膜局部毛细血管通透性迅速增加，使子宫基质水肿、膨大。蜕膜组织中的基质细胞增殖，体积变大；同时，子宫上皮被侵蚀，使滋养层细胞吞噬临近死亡的上皮细胞，侵入蜕膜组织。在入侵过程中，滋养层细胞分裂增殖并分化内层的细胞滋养层和外层与蜕膜接触的合体滋养层。合体滋养层无细胞界限，呈融合细胞状，而细胞滋养层则细胞界限清楚，且能不断分裂增殖同时并入合体滋养层，使合体滋养层增厚。

人与小鼠胚胎植入过程的差异

由于在促排卵后提取卵子的过程中排卵雌鼠已被处死，所以需要准备另一只假孕雌鼠来作为异体胚胎移植的受体。用于诱导母鼠假孕的不育公鼠一般使用遗传不育或结扎输精管的公鼠。任何 2 月龄以上且具有良好配种记录的公鼠都可以进行输精管结扎手术。结扎手术待公鼠恢复后需要至少 1 周的配种实验，以确认公鼠确实不育。如果结扎成功，所有与其配对的母鼠都不会怀孕。用作假孕受体的母鼠是通过与不育公鼠交配自然发情的母鼠来准备的。进行胚胎移植时，使用见栓后 2.5 天的假孕母鼠。受精后 3.5 天的小鼠囊胚可移植进见栓后 2.5 天的假孕母鼠的子宫内完成植入。

四、实验材料

（一）实验对象

1. **供卵雌鼠**　3 ～ 6 周龄初情期前阶段雌鼠。
2. **受体雌鼠**　6 周龄以上，体重达 25 ～ 35 g 的雌鼠。
3. **供精雄鼠**　8 ～ 12 周龄雄性小鼠（对照组），白消安不育模型雄性小鼠（实验组）。
4. **结扎雄鼠**　8 ～ 12 周龄雄性小鼠。

（二）实验器材和试剂

1. **实验器材**　清洁的鼠笼，1 ml 注射器，25 号或 30 号 –27 cm 皮下注射针，26 号皮下注射针，5 号眼科镊，钟表镊，手术器械，10 号弯圆或三棱手术针，5-0# 缝合线，器官培养皿，组织培养皿（35 mm 或 60 mm 中间带孔的塑料器官培养皿），9 mm 塑料培养皿的盖子，巴氏吸管，拉好的毛细管，嘴吸管和胚胎移植管，宽径枪头，光学纤维照明灯，酒精灯，加热垫或 50 W 灯泡，37 ℃恒温板，称重动物天平，恒温水浴锅，离心机，培养箱（饱和湿度，37 ℃，5% CO_2·95% 空气），2 台体视显微镜，棉纸巾，小弹簧夹。

2. **实验试剂**　麻醉剂，纯水，液状石蜡。

M2 培养液（Sigma），孕马血清促性腺激素（PMSG），人绒毛膜促性腺激素（hCG），人输卵管培养液（HTF），KSOM-AA 培养液，预先经过气体平衡的胚胎培养用液状石蜡。

　　4% 多聚甲醛（PFA）固定液，20% 蔗糖 - 磷酸氢盐溶液（冷冻保护液），OCT 包埋剂，HE 染色试剂盒，自来水，75%（v/v）乙醇，85%（v/v）乙醇，95%（v/v）乙醇，100% 乙醇，二甲苯，中性树胶。

五、实验步骤

　　体外受精及胚胎移植的操作流程与时间安排见图 13-9。

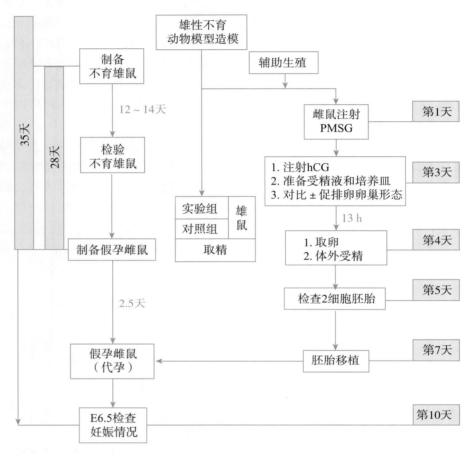

图 13-9　体外受精及胚胎移植的操作流程与时间安排简图

（一）制备不育雄鼠

　　1. 预定的体外受精实验开始前的 3 ~ 4 周左右开始准备不育雄鼠。

　　2. 小鼠称重并经腹腔注射麻醉剂使其麻醉。

　　3. 腹部向上将小鼠放在手术盘中，以 70% 乙醇喷洒消毒小鼠腹部，棉纸擦干。剃去腹部被毛。

　　4. 剪开皮肤，在下肢上端水平线位置做一个 1.5 cm 左右的横切口，在腹壁上做一同样大小的横切口，用弯圆针将腹壁缝在切口边缘，并留置较长的缝线，以便随后易于找到腹壁切口，从这一个切口可以接近两侧的睾丸。

　　5. 用小的钝镊子轻轻夹住并将一侧的睾丸脂肪垫，将睾丸从切口拉出，附睾和输精管也将被一同拉出。用钟表镊夹住输精管，以另一把酒精灯烧红的钟表镊将其烧烙掉一部分。然后用小的钝镊子夹住脂肪垫，并将睾丸小心地放回腹腔。

6. 重复"步骤 5"的操作，处理另一侧的睾丸和输精管。

7. 缝合腹壁，然后再缝合皮肤。

8. 术后将雄鼠放置于干净的鼠笼里，用加热垫或者 50 W 的灯泡保温（若使用灯泡，注意盖住眼睛），直到其苏醒为止。

9. 小鼠在术后 10 ~ 14 d 即可用于交配。应先与正常雌鼠进行 1 周的试交配，确认结扎雄鼠不育。

（二）正式实验流程

第 1 天

供卵鼠注射 PMSG，每只 5 IU，48 h 后注射 hCG，每只 5 IU。

第 3 天

1. 在 PMSG 注射 48 h 后给供卵鼠注射 hCG，每只 5IU。

2. 取 1 ~ 2 只注射过 PMSG 48 h 的雌鼠与 1 ~ 2 只正常雌鼠，断颈处死后，取出卵巢，按照"二"中处理小鼠睾丸的方式将卵巢固定、冷冻切片、HE 染色，对比并记录注射与未注射 PMSG 的小鼠卵巢在形态上的差异。

3. 在受精的前一天下午，用下列方法准备受精液和培养皿，并做好标记：用胚胎测试过的并经气体平衡的液状石蜡覆盖于培养液上，这一步最好使用 35 mm 培养皿或带有中孔的器官培养皿。

（1）新鲜精子皿：1 ml HTF。

（2）卵子采集皿：1 ml HTF，也可以用 HTF-HEPES。

（3）受精皿（每 3 只雌鼠准备 1 个）：250 μl 或 500 μl HTF。

（4）清洗用培养皿（与受精皿数量相同）：60 mm 培养皿中准备 5 个 250 μl 的 KSOM-AA 液滴。

（5）发育培养皿（与受精皿数量相同）：60 mm 培养皿中准备 5 个 250 μl 的 KSOM-AA 液滴，也可以在 35 mm 的皿中准备小一些的液滴。

第 4 天

1. 在雌鼠注射 hCG 12 ~ 13 h 后，开始提取雄鼠的附睾精子，具体过程如下。

（1）断颈处死雄鼠，迅速分离出附睾尾和输精管，尽可能去除器官周围的脂肪和血管。

（2）将组织放入新鲜精子皿中，用连有 30 号针头的注射器针头将附睾尾切 5 ~ 7 下并用镊子轻轻从输精管中挤出精子。

（3）轻轻晃动培养皿 30 s 使精子游离组织，然后将培养皿放入培养箱中静置 1 h 使精子获能。

（4）获能后将精子悬液整倍稀释，观察精子的活力并用血细胞计数板测定精子的浓度，调整悬液的精子浓度，使受精时精子的终浓度在 $(1 \sim 5) \times 10^6$/ml。

（5）记录实验组雄鼠与对照组雄鼠获得的精子量数据。

2. 体外受精

（1）用宽径枪头在每个受精皿中加入获能后的精子（通常为 10 μl，如果精子浓度较低，可增大加入量，以满足终浓度要求。）

（2）在 hCG 注射 13 h 后处死 3 只雌鼠，迅速剥离出输卵管并放入 HTF 培养液小滴中，将壶腹部撕破，使卵丘团流出。

（3）用宽径枪头将 3 只雌鼠的所有卵丘团放入同一个受精皿中，重复以上步骤，将供卵鼠所有的卵子都收集起来，然后将卵子分配到每个受精皿中。

（4）将受精培养皿放入 37 ℃、5% CO_2、95% 空气的培养箱中静置 4 ~ 6 h。

（5）将受精皿从培养箱中取出，在清洗培养皿中用 HTF 培养液清洗卵子数次，以去掉多余的精子和碎片。

（6）清洗完成后观察并记录不同组别的受精卵子中两个原核是否存在，以及第二极体是否排放。

3．制备假孕雌鼠

（1）从受体雌鼠群中筛选发情的雌鼠。

（2）将发情雌鼠以 2∶1 的比例与结扎雄鼠合笼交配。

（3）检查与结扎雄鼠合笼后的受体雌鼠，筛选出有阴栓的雌鼠，即为假孕状态 0.5 天的雌鼠。将这些雌鼠继续养至见栓后 2.5 天，用于胚胎的子宫移植。

第 5 天 检查受精胚胎发育情况

1．早晨检查 2 细胞胚胎数量。将 2 细胞胚胎移入发育培养皿中继续发育至囊胚阶段（受精后第 3.5 天）。

2．记录不同组别的 2 细胞胚胎数量。

第 7 天 异体胚胎移植

1．将受体小鼠称重并腹腔注射麻醉剂使其麻醉，然后将小鼠置于 9 mm 塑料培养皿的盖子或纸巾上，以便于在体视显微镜下操作。

2．将胚胎吸入移植管。

3．从受体雌鼠背部进入腹腔，暴露受体鼠子宫，在卵巢所在处避开大血管剪一小口。用镊子或剪刀牵拉切口处体壁以防止流血。用带有缝合线的弯圆针穿透体壁留置牵引线，以便最后易于找到切口。

4．移植胚胎

（1）用钝镊子夹住脂肪垫拉出附带的左侧卵巢、输卵管和子宫。用小弹簧夹子夹住脂肪垫，让其沿背中下垂，将卵巢、输卵管暴露于体腔外。

（2）小心地将小鼠连同塑料培养皿盖一起放到体视显微镜下。

（3）用钝镊子小心地夹住子宫角的尖端，在宫管结合部下几毫米处避开血管，用 26 号或 30 号缝合针在子宫壁上刺一个斜角向上的小洞。要确保针刺进子宫腔而又没有穿透另一侧子宫壁。

（4）将针拔出，插入盛有囊胚的移植管，深度大约 5 mm，然后将囊胚吹入子宫。

（5）松开小弹簧夹子，将小鼠从显微镜台上取下，用钝镊子夹住脂肪垫，将子宫、输卵管、卵巢等放回体腔。缝合体壁和创口。

（6）术后将小鼠放置于干净的鼠笼里，用加热垫或者 50 W 的灯泡保温（若使用灯泡，注意盖住眼睛），直到其苏醒为止。

第 10 天

1．断颈处死受体雌鼠，打开腹腔，取出子宫，检查胚胎着床情况。

2．小心分开每个胚胎及周围的蜕膜，制成冰冻切片 HE 染色后观察内部结构，对比不同组别的小鼠胚胎是否有差异，并记录结果。

六、实验结果与分析

使用实验组与对照组雄性小鼠进行体外受精 - 胚胎移植操作过程中，应记录实验组与对照组动物的以下数据并进行对比。

1．受精前，用于体外受精的精子总数。

2．受精后，受精卵子内雌雄原核是否存在，是否排出第二极体。

3．受精第二天，不同组别 2 细胞胚胎数量。

4．E6.5 天小鼠子宫内胚胎数量。

分析：来自实验组精子数量少，活力低，有可能无法完成体外受精，或者导致卵子受精数量较少。

七、注意事项

1．发情受体雌鼠与结扎雄鼠的合笼通常在第一天 16-18 时、第二天 7-9 时查栓。

2．注射时间无需考虑动物房的光周期，应根据采卵时间来安排时间，最好在注射 hCG 后 13 ～ 14 h 进行受精（如第二天上午 9 时进行受精操作，则应在第一天 20 时注射 hCG）。

3．准备受精皿和清洗用培养皿时，也可以使用同一个 60 mm 培养皿进行受精（使用中央孔）和清洗（使用边孔）。

4．提取精子用于体外受精时，处死一只、分离一只雄鼠的精子，不要全部动物先处死，再提取精子。后者的操作会影响精子的活性。

5．胚胎移植过程中，在子宫上刺洞时，为了检测针是否进入子宫腔，可稍微往回抽一下针，如果针容易回拉，就表明已经进入子宫腔。不要将针移动幅度太大，以免割裂子宫壁。注意刺入针的深度和角度并保持其与子宫角的相对位置。

6．将囊胚移植入受体子宫时，要保证最靠近囊胚的气泡已达到移植管的尖部且所有的胚胎被吹入。一边吹一边观察，当第一个气泡到达子宫开口时拔出移植管。不要吹入太多的气泡，因为气泡会影响着床。如果吹不动，不要强吹，可先将移植管拔出，再在显微镜下检查移植管是否被堵住。如果移植管已被堵住，就将胚胎排出，然后将其吸入一个新的移植管内。

小 结

本章的实验以科学实验中常用的小鼠为研究对象，结合临床不育症患者的病例与辅助生殖技术，在认识哺乳动物生殖系统的组成、结构和功能的基础上，进一步认识到临床对于不育症的诊疗思路。这样的实验训练可以帮助掌握与生殖系统相关的动物实验技能，包括解剖、显微操作、细胞培养、形态学技术等。通过对实验结果的分析和解释，可以学习如何设计实验、解读数据，以及如何根据实验结果进行科学推理。同时，由于持续数天的实验具有一定的难度和挑战性，也应明白科学研究中失败是常态，要有耐心和毅力面对困难。在未来的科研生涯中，无论选择哪个方向，这些经验都会变得非常宝贵。

整合思考题

1．小鼠的生殖系统与人类有哪些差异？

2．由于小鼠与人类生殖系统存在的差异，设计实验和解读实验结果时应注意什么？

3．结合本章案例，请设计一个利用小鼠模型研究高温对雄性生育力影响的实验。

整合思考题参考答案

（袁东智　冯　颖）

第十四章　内分泌系统核心实验

导学目标

通过本章内容的学习，学生应能够：

※ **基本目标**

1. 描述胰腺分泌的激素及各自的生理功能。
2. 阐述高血糖和糖尿病发生发展的主要影响因素。
3. 围绕糖尿病疾病模型进行动物实验、细胞生物学实验、分子生物学实验、病理实验等操作。
4. 对实验结果做出准确判断，并分析存在的问题，做出合理解释。

※ **发展目标**

1. 解释从细胞水平和动物水平研究糖尿病疾病的原理和技术。
2. 根据内分泌系统疾病发病特点，选取合适的研究模型并自行设计实验，探究疾病发生发展的分子机制。

（一）案例背景

糖尿病（diabetes mellitus）是一组以高血糖为特征的代谢性疾病。其发病率持续上升，已成为全世界发病率和死亡率最高的疾病之一。

目前尚无根治糖尿病的方法，但通过多种治疗手段可以控制血糖水平，延缓疾病进展。

（二）临床案例

患者，男，65岁。4年前诊断为2型糖尿病，确诊时糖化血红蛋白（HbA$_{1c}$）为8.2%，BMI为29 kg/m²，合并高血压和冠心病，接受雷米普利（抗高血压药）、氢氯噻嗪（利尿剂）、阿托伐他汀（降脂药）和小剂量阿司匹林治疗。自诊断后，患者在生活方式干预基础上，陆续接受二甲双胍单药加量和联用格列美脲治疗，血糖控制不理想，HbA$_{1c}$波动于7.5%～8.2%，同时患者出现头晕症状。此次就诊，患者HbA$_{1c}$为8.1%，BMI为31 kg/m²，肾功能下降 [估计肾小球滤过率48 ml/(min·1.73m²)]，血压155/90 mmHg。

问题：

1. 除此之外，还有什么生活干预方法可以降低血糖？
2. 是否考虑更换药物？
3. 本案例中药物的综合应用原理是什么？

案例解析

第一节　糖尿病小鼠模型的制备

实验一　实验性糖尿病小鼠模型的制备

一、实验简介

糖尿病（diabetes mellitus）是一组以高血糖为特征的代谢性疾病。高血糖是由于胰岛素分泌缺陷或其生物作用受损，或两者兼有引起。糖尿病患者长期存在的高血糖，可导致各种组织，特别是眼、肾、心脏、血管、神经的慢性损害、功能障碍。

糖尿病的发病率持续上升，已成为全世界发病率和死亡率最高的疾病之一。糖尿病可分为胰岛素依赖型糖尿病（insulin dependent diabetes mellitus，IDDM，1型）和非胰岛素依赖型糖尿病（non insulin dependent diabetes mellitus，NIDDM，2型）。在数量剧增的糖尿病患者中，NIDDM患者占患者总数的90%以上。

目前尚无根治糖尿病的方法，但通过多种治疗手段可以控制血糖水平，延缓疾病进展。主要包括5个方面：糖尿病患者的教育、自我监测血糖、饮食治疗、运动治疗和药物治疗。

实验性糖尿病动物模型采用各种方法损伤胰或胰岛β细胞而导致胰岛素缺乏，或用各种拮抗剂拮抗胰岛素的作用，结果均可引起实验性糖尿病或实验性高血糖。

二、实验目的

1. 掌握实验性糖尿病小鼠模型的制备方法；了解转基因和基因敲除小鼠糖尿病模型的制备。
2. 掌握抗糖尿病药物的降血糖作用机制。
3. 掌握血糖相关指标的检测方法。

三、实验原理

四氧嘧啶和链脲佐菌素均可选择性损伤胰岛β细胞，引起实验性糖尿病，是较常用的实验性糖尿病动物模型的制备药物。

四、实验材料

1. 动物　c57BL/6小鼠（雌雄各半）、GK小鼠（雌雄各半）。
2. 试剂　生理盐水、注射用水、四氧嘧啶、链脲佐菌素、柠檬酸、胰岛素、二甲双胍、阿卡波糖、葡萄糖。
3. 耗材　一次性注射器（1 ml、2 ml）、血糖试纸、毛细玻璃管、1.5 ml EP管、胰岛素试剂盒。
4. 仪器和器材　（罗氏）血糖仪、酶标仪、手术器械、小鼠灌胃针头。

五、实验步骤

（一）动物分组，每组 20 只

1. 生理盐水（NS）对照组　c57BL/6 小鼠。
2. 四氧嘧啶（ALX）造模组　c57BL/6 小鼠。
3. 链脲佐菌素（STZ）造模组　c57BL/6 小鼠。
4. 肝特异性敲除葡萄糖激酶基因小鼠（GK$^{w/-}$ 小鼠）

（二）动物造模

1. 小鼠禁食 24 h；固定后，剪尾尖采血，用血糖仪测定空腹血糖值。
2. 小鼠眼眶内眦取血 200 μl，常温放置 30 min，3000 rpm 离心 10 min，取上清，−20 ℃留存。
3. 根据分组，c57BL/6 小鼠尾静脉分别注射：①四氧嘧啶（ALX 组）70 mg/kg（0.1 ml/10 g）；②链脲佐菌素（STZ 组）200 mg/kg（0.1 ml/10 g）；③生理盐水（阴性对照组）0.1 ml/10 g。

（三）饲养 1 周后的实验

1. 小鼠禁食 24 h；固定后，剪尾尖采血，用血糖仪测定空腹血糖值。
2. 小鼠眼眶内眦取血 200 μl，常温放置 30 min，3000 rpm 离心 10 min，取上清；与上周留存血清共同以 ELISA 法测胰岛素含量（见说明书）。
3. 每个模型组小鼠均分为四组，分别给予：①胰岛素（0.5 U/ml，0.05 ml/10 g，皮下注射）；②二甲双胍（2 mg/10 g，0.1 ml/10 g，灌胃）；③阿卡波糖（0.5 mg/10 g，0.1 ml/10 g，灌胃）；④生理盐水（0.1 ml/10 g，灌胃）。
4. 半小时后剪尾尖采血，测血糖值，同时腹腔注射葡萄糖溶液 2 g/kg（0.1 ml/10 g），并于葡萄糖注射后 30 min、60 min、120 min 剪尾尖采血，测血糖值。
5. 小鼠脱颈椎处死，取材（胰腺、肝），供下一步研究。

六、实验结果与分析

1. 比较造模前后不同模型组之间小鼠的体重变化，并计算体重变化率。
2. 比较造模前后不同模型组之间小鼠的空腹血糖、血清胰岛素水平的变化，并计算变化率。
3. 比较不同给药动物之间的经腹腔葡萄糖耐量试验（IPGTT）值的差异，并分析出现差异的药理学机制。
4. 初步分析降糖药物的降糖作用机制。

七、注意事项

1. 动物操作过程注意规范，做好自我防护。
2. 化学造模药物（四氧嘧啶、链脲佐菌素）溶液常温下极易失活，若溶液放置时间过久，需重新配制。
3. 若造模成功，饲养过程中小鼠尿量会显著增加，需注意及时更换垫料。

实验二　四氧嘧啶糖尿病小鼠模型

一、基本原理

四氧嘧啶（alloxan，ALX）是一种 β 细胞毒剂，可选择性损伤多种动物的胰岛 β 细胞，引起实验性糖尿病。

二、操作步骤

1．四氧嘧啶水溶液的配制　四氧嘧啶易溶于水及弱酸，其水溶液不稳定，易分解成四氧嘧啶酸而失效。故应于临用前配制成 1% ～ 5% 水溶液使用。

2．给药途径和剂量　c57BL/6 小鼠禁食 24 h，测空腹血糖；于尾静脉注射四氧嘧啶 50 ～ 70 mg/kg。四氧嘧啶的安全范围较大，其半数致死量为致糖尿病剂量的 4 ～ 5 倍。

3．48 h 后，测空腹血糖和餐后血糖。

三、注意事项

1．注射四氧嘧啶后产生的低血糖相，可导致动物出现惊厥、死亡，为避免严重的低血糖反应，可给予葡萄糖进行预防。

2．四氧嘧啶的血浆半衰期仅 1 ～ 2 min，故静脉注射时，给药速度影响实验结果，注射越快越容易引起糖尿病，通常应在 30 s 内将四氧嘧啶溶液注入。

3．禁食动物较不禁食动物更容易形成四氧嘧啶糖尿病。

实验三　链脲佐菌素糖尿病小鼠模型

一、基本原理

链脲佐菌素（streptozotocin，STZ）能选择性损伤胰岛 β 细胞，引起实验性糖尿病。

二、实验准备

1．柠檬酸缓冲液的配制

（1）柠檬酸（FW：210.14）2.1 g 加入双蒸水 100 ml 中配成 A 液。

（2）柠檬酸钠（FW：294.10）2.94 g 加入双蒸水 100 ml 中配成 B 液。

2．链脲佐菌素液的配制

用时将 A、B 液按一定比例（1∶1.32 或 1∶1）混合，pH 计测定 pH，调节 pH 至 4.2 ～ 4.5，

即是所需配制 STZ 的柠檬酸缓冲液。

注射时用柠檬酸缓冲液以 1% 的浓度溶解 STZ，按空腹体重注射相应的 STZ，在 30 min 内注射完毕。

注意：STZ 容易失活，STZ 快速称取后仍要求干燥避光，推荐用干燥铝箔（或锡箔）纸。

三、操作步骤

1. 链脲佐菌素溶液的配制　链脲佐霉素易溶于水，其水溶液在室温下极不稳定，可在数分钟内分解成气体，故其水溶液应在低温和 pH 4.0 的条件配制并保存。亦可注射前用 0.05 mol/L 柠檬酸（pH 4.5）配制成溶液使用。

2. 给药途径和剂量　c57BL/6 小鼠禁食 24 h，测空腹血糖；于尾静脉注射链脲佐菌素 175 ~ 200 mg/kg。

3. 72 h 后，测空腹血糖和餐后血糖。

四、注意事项

1. 链脲佐菌素引起的低血糖反应较四氧嘧啶糖尿病更为严重，致命性惊厥发生率高。防治措施同四氧嘧啶。

2. 链脲佐菌素水溶液不稳定，生物半衰期较短，多主张快速静脉注射。

3. 禁食动物较不禁食动物更容易形成链脲佐菌素糖尿病。

实验四　肝葡萄糖激酶基因敲除小鼠（GK 小鼠）模型

该模型为肝单葡萄糖激酶基因敲除小鼠：该模型模拟人 MODY2（maturity onset diabetes of the young，type 2）型糖尿病，基于 Cre-loxP 条件性基因打靶技术，将 loxP 序列插入目的基因 GK 外显子的两侧，构建打靶载体。将整合有打靶载体且发生正确同源重组的 ES 细胞显微注射入小鼠囊胚，移植入假孕雌鼠，获得 F1 代嵌合体小鼠，嵌合体小鼠进一步杂交后得到条件打靶小鼠。将该打靶小鼠与肝特异性表达 Cre 重组酶（Alb-Cre）的转基因昆明小鼠杂交，得到肝特异性葡萄糖激酶基因敲除小鼠。

（毛一卿　谭焕然）

第二节　蛋白质印迹法检测葡萄糖激酶的表达

一、实验简介

葡萄糖稳态调控系统精密、复杂而有序，需要多个细胞、器官和系统的密切合作以维持机体血糖稳态的平衡。在血糖的稳态调控系统中，葡萄糖激酶（glucokinase，GK 或 GCK）作为重要的葡萄糖传感器，可敏锐地感受葡萄糖浓度的变化，精准调控靶器官分泌控糖激素，并将胰岛 -

肝轴、肠道 L 细胞 - 胰岛轴、神经细胞 - 肠道细胞 - 胰岛轴"三大轴"相互连接成一个高度网络化的系统，真正发挥维持葡萄糖稳态的核心作用。

哺乳动物组织含有 4 种不同的己糖激酶（hexokinase，HK），按负电荷由小到大顺序命名为Ⅰ~Ⅳ型，其中肝和胰腺胰岛细胞中的己糖激酶称为 GK，或己糖激酶 D，即 HK Ⅳ。GK 基因位于第 7 号染色体的短臂，GK 分子含 465 个氨基酸残基，分子量约 55 kDa。GK 主要在肝、胰腺 β细胞和 α 细胞，以及肠道中表达。GK 是糖酵解通路的第一个限速酶，催化葡萄糖磷酸化生成葡糖 -6- 磷酸，进一步合成果糖 -6- 磷酸参与后续的糖酵解反应，可生成乳酸，也可参加三羧酸循环反应，进入氧化磷酸化过程；或者转化成葡糖 -1- 磷酸，转化为肝糖原储存起来。GK 的调节具有组织特异性，在肝主要受胰岛素调节，当血糖浓度异常升高时，胰岛 β 细胞 GK 即被激活，启动胰岛素分泌，升高的胰岛素通过门静脉迅速作用于肝细胞，能够使肝细胞中 GK 活化，葡萄糖代谢速度加快。因此，可以说 GK 是体内胰岛素分泌最主要的"感受器"，胰岛素可诱导葡萄糖激酶基因转录，促进酶的合成。

当空腹血糖较低或进食后血糖升高时，健康人群的血糖调控机制运作正常，通过核心调糖靶器官的协作稳定血糖，GK 基因突变所致 GK 活性改变会引起机体不能对血糖变化产生自主应答，稳态系统自主调节失常，从而导致血糖失稳态。根据突变的性质，失活性突变导致高血糖，激活性突变导致低血糖。GK 基因突变与 1 型糖尿病、2 型糖尿病、青少年起病的成年型糖尿病 MODY2（maturity onset diabetes of the young，type 2）以及婴儿持续性高胰岛素低血糖症（persistent hyperinsulinemic hypoglycemia of infancy，PHHI）有关。

蛋白质印迹法（Western blotting）是对蛋白质进行定性定量分析的常用技术。本实验采用链脲佐菌素或四氧嘧啶尾静脉注射 1 周后，建立小鼠 1 型糖尿病动物模型（实验组），生理盐水注射作为对照（对照组）。随后用 Western blotting 方法检测两组动物肝中的葡萄糖激酶（GK）的蛋白水平变化，以观察糖尿病小鼠肝中糖代谢酶基因表达的改变情况。

二、实验目的

1. 理解糖尿病动物模型糖代谢相关基因的改变和糖代谢相关酶基因的常用检测技术。
2. 掌握蛋白质印迹法的基本原理和聚丙烯酰胺凝胶电泳分离蛋白质的基本原理。
3. 理解糖尿病鼠模型的构建原理和构建技术，自主设计实验证实该模型是否有效。

三、实验原理

蛋白质印迹法是以某种抗体作为探针，使之与附着在固相支持物上的靶蛋白所呈现的抗原部位发生特异性反应，从而对复杂混合物中的某些特定蛋白质进行鉴别和定量。该技术将蛋白质凝胶电泳分辨率高与固相免疫测定特异性强的特点结合起来，是检测蛋白质表达水平的常用技术。

Western blotting 的基本过程为：蛋白质样品先经 SDS-PAGE 分离，然后通过电转移将凝胶上的蛋白质条带转移至硝酸纤维素膜上，经封闭后再用抗待检蛋白的特异性抗体作为探针与之结合，经洗涤后，再将滤膜与辣根过氧化物酶（horse radish peroxidase，HRP）偶联的抗 IgG 二抗结合。辣根过氧化酶可催化鲁米诺（luminol）氧化并发光，而试剂中含有增强剂可使发光增强1000 倍。当加入免疫印迹化学发光试剂后，luminol 发生氧化降解，并发射波长为 428 nm 的光，此光可经 X 线胶片（放射自显影片）感光记录下来，由此可确定抗原 - 抗体 - 抗抗体复合物在滤膜上的位置及丰度。

　　硝酸纤维素膜以其对蛋白质的吸附作用强、对蛋白质活性影响小、不需预先活化等优点成为蛋白质印迹法中最常用的固相支持物。封闭剂则以脱脂奶粉最为物美价廉，可与通常使用的所有免疫学检测系统兼容，用来封闭膜上可能结合非相关蛋白质的位点，降低非特异性结合，加入适量的去污剂（如 Tween-20）有助于进一步降低非特异性结合。

　　本实验取 1 型糖尿病小鼠动物模型以及生理盐水对照组的小鼠肝，提取全细胞裂解液，经 SDS-PAGE 分离后，以鼠源葡萄糖激酶（GK）单克隆抗体作为一抗，HRP 偶联羊抗鼠 IgG 作为二抗，检测 GK 的表达水平，以此分析糖尿病小鼠肝中糖代谢酶基因表达的改变。

四、实验材料

1. 主要试剂

（1）30% 丙烯酰胺贮存液（Acr∶Bis=29∶1）

（2）10% SDS 溶液

（3）10% 过硫酸铵溶液

（4）TEMED（N,N,N',N'- 四甲基乙二胺）

（5）封闭液：TBS + 5% 脱脂奶粉 +0.1% Tween-20

（6）一抗：鼠源葡萄糖激酶（GK）单克隆抗体；鼠源 β 型肌动蛋白（β-actin）单克隆抗体。二抗：HRP 偶联的羊抗鼠 IgG

（7）细胞裂解液（RIPA）：50 mmol/L Tris-HCl（pH 7.5），150 mmol/L NaCl，1% NP-40，0.5% 脱氧胆酸钠，0.1% SDS，1 mmol/L EDTA，1 mmol/L PMSF，1× 蛋白酶抑制剂 Cocktail（最后两种试剂用前加入）

（8）1.5 mol/L Tris-Cl（pH 8.8）：

Tris	18.17 g
用浓 HCl 调 pH 至 8.8	
ddH$_2$O	定容至 100 ml

（9）0.5 mol/L Tris-Cl（pH 6.8）：

Tris	6.05 g
用浓 HCl 调 pH 至 6.8	
ddH$_2$O	定容至 100 ml

（10）电泳缓冲液（10×）（pH 8.3）：

Tris	30.2 g
甘氨酸	188 g
SDS	10.0 g
ddH$_2$O	定容至 1000 ml

（11）电转缓冲液（10×）：

Tris	30.3 g
甘氨酸	144.2 g
ddH$_2$O	定容至 1000 ml

（12）电转缓冲液（1×）：

10× 电转缓冲液	100 ml
甲醇（实验当天加入）	200 ml
ddH$_2$O	定容至 1000 ml

（13）TBS（5×）：

Tris	60.57 g
NaCl	87.66 g
调 pH 至 7.5	
ddH$_2$O	定容至 1000 ml

（14）TBST：0.1% Tween-20，TBS（1×）

（15）蛋白印记化学发光试剂盒

（16）蛋白上样缓冲液（5×）：250 mmol/L Tris-HCl（pH 6.8），10% SDS，0.5% 溴酚蓝，20% 甘油，500 mmol/L DTT

（17）蛋白分子量标准 marker

2．耗材　塑料吸头、1.5 ml EP 管、Whatman 滤纸、硝酸纤维素膜。

3．仪器和器材　电泳仪、垂直板电泳槽、恒温摇床、电转移装置、封口机、玻璃匀浆器、玻璃平皿、小烧杯、微量加样器、可调式移液器、Western blotting 图像采集分析系统（全自动化学发光图像分析仪）。

五、实验步骤

（一）样品的制备

提取小鼠肝组织总蛋白（4 人 / 组）

1．取生理盐水注射组、链脲佐菌素组、四氧嘧啶组糖尿病小鼠各 1 只，麻醉后，取肝组织分别标记为①、②、③组，液氮速冻，-80 ℃冰箱保存。

2．将肝组织从冰箱中取出，称取每组小鼠肝各 150 mg，放入含有预冷 PBS 的 1.5 ml EP 管中漂洗 2 次后，分别转移到匀浆器中，每组肝均加入 1 ml 冰预冷的 RIPA buffer 充分匀浆，直至肝组织完全捣碎为止；将匀浆液转入 5 ml 离心管中；再加入 1 ml 冰预冷的 RIPA buffer 润洗一次，合并入 5 ml 离心管中，最后再加入 1 ml RIPA buffer 混匀（共计 150 mg 溶于 3 ml RIPA）。

3．将每组 3 ml 匀浆液平均分到 6 个 1.5 ml EP 管中，每组学生一管，每管 0.4 ml；冰上放置 20 min，其间剧烈振荡混匀 4 次（间隔 5 min 一次），每组学生共有 3 管样品（分别标记为①、②、③）。

4．12 000 rpm，4 ℃离心 10 min。

5．各取 3 组上清 300 ~ 400 μl，分别放入一个新的 1.5 ml EP 管中，混匀，标记此蛋白样品（分别为①、②、③）。

6．利用 BCA 法测定蛋白质浓度。

7．分别取等量的①、②、③组上清放入一个新的 1.5 ml EP 管中，补足体积为 80 μl，每管各加入 20 μl 5×上样缓冲液，混匀，煮沸 5 min，室温冷却，短暂离心。

（二）样品的 SDS-PAGE 分离

1．垂直板电泳装置的安装（1.5 mm，10 孔）。用蒸馏水测试装置是否渗漏（4 人 / 组）。

2．聚丙烯酰胺凝胶的制备：

（1）10% 分离胶：

30% 丙烯酰胺贮存液	3.3 ml
ddH$_2$O	4.0 ml
1.5 mol/L Tris-Cl（pH 8.8）	2.5 ml

10% SDS	0.1 ml
10% 过硫酸铵	0.1 ml

混匀后加入 5 ~ 8 μl TEMED，立即混匀，灌入安装好的垂直夹层玻璃板中至距离顶部 2 cm 处，立即在胶液上面加盖一层双蒸水，静置，待分离胶聚合后（约 20 min），去除胶面的水分。

（2）5% 浓缩胶：

30% 丙烯酰胺贮存液	0.65 ml
ddH₂O	3.00 ml
0.5 mol/L Tris-Cl（pH 6.8）	1.25 ml
10%SDS	0.05 ml
10% 过硫酸铵	0.05 ml

混匀后加入 3 ~ 4 μl TEMED，立即混匀，灌入垂直夹层玻璃板中至玻璃板顶端，插入梳子，避免混入气泡，静置，待胶聚合后拔去梳子，用电极液冲洗加样孔。

3．上样（2 人 / 组）　两组学生共用同一块胶，按照下表顺序加样（每个泳道蛋白质上样量约为 20 μg）：

实验中各泳道样品及上样量

组别	一组					二组			
泳道	1	2	3	4	5	6	7	8	9
样品	marker	①	②	③		marker	①	②	③
体积（μl）	10	20	20	20		10	20	20	20

4．电泳　在电泳槽内加上 1× 电泳缓冲液后开始电泳。开始电泳时，电压为 8 V/cm 凝胶（约 80 V），待样品进入分离胶后，增加电压至 15 V/cm（约 120 V）。继续电泳至溴酚蓝抵达分离胶底部，断开电源。

5．取下胶板，小心去除一侧玻璃板，切去浓缩胶和分离胶无样品部分。

（三）蛋白质转膜

1．每组 1 份凝胶，切去浓缩胶和溴酚兰染色部分的分离胶。精准测量剩余胶的大小，按该尺寸剪取一张硝酸纤维素膜和 2 张滤纸。

2．硝酸纤维素膜在电转缓冲液中浸泡 3 min。

3．在电转移槽中由阳极到阴极按下列顺序依次安放：

（1）电转移缓冲液浸湿的滤纸 2 张

（2）硝酸纤维素膜

（3）凝胶

（4）电转移缓冲液浸湿的滤纸 1 张

4．接通电源，100 V 恒压，1 h。

（四）封闭

将转膜后的硝酸纤维素膜，按照检测蛋白质分子量大小进行适当裁剪（GK 分子量：55 kDa；β-actin 分子量：43 kDa），在 TBS 中漂洗一下，放入装有封闭液的平皿中，室温轻摇 0.5 h。

（五）一抗结合

1．将滤膜放入杂交盒中或杂交袋中。

2．加入 2 ml 封闭液和 2 μl 一抗（1∶1000 稀释比）；其中，一组学生的滤膜加入 GK 抗体，二组学生的滤膜加入 β-actin 抗体。

　　3．置于 4 ℃水平摇床摇动过夜。

（六）二抗结合

　　1．取出滤膜，用 TBST 漂洗 3 次，每次 5 min。

　　2．将滤膜再放入杂交盒中。

　　3．加入 2 ml 封闭液和 0.4 μl 二抗（1 : 5000 稀释比）。

　　4．置于室温水平摇床摇动 0.5 ~ 1 h。

（七）显色反应

　　1．取出滤膜，用 TBST 漂洗 3 次，每次各 5 min。

　　2．有蛋白条带的滤膜面朝上，用滤纸吸干水分，放在保鲜膜中。

　　3．将两种显色底物 A 液和 B 液按 1 : 1 等体积混合（一般 0.5 ml/membrane）。
将混合物覆盖在膜表面，勿使有气泡，反应 1 ~ 2 min 后用滤纸吸干水分。

　　4．用保鲜膜把蛋白膜包起来，采用 Western blotting 图像采集分析系统采集图像，保存。

　　注：学生在实验间隙，可以练习肝组织称重、匀浆等操作。

小测试14-1：
1. 聚丙烯酰胺凝胶电泳分离蛋白质的优点有哪些？
2. 在 Western blotting 实验中使用管家基因抗体检测管家基因的目的是什么？

六、实验结果与分析

　　为得到清晰、整齐、干净的蛋白质分离条带，需要保证实验体系缓冲液系统 pH 的准确性，以达到 SDS-PAGE 的"浓缩效应"和"分离效应"，包括制胶缓冲液使用的 Tris-Cl 缓冲系统，如浓缩胶 pH 6.8，分离胶 pH 8.8；电泳缓冲液使用 pH 8.3 的 Tris- 甘氨酸缓冲系统。另外，聚丙烯酰胺凝胶可以分离 10 ~ 250 kDa 范围的蛋白质，但丙烯酰胺在不同浓度时，分离胶有相应的分辨范围，因此需要根据目的蛋白的大小选择最佳分离胶浓度，如下表所示。

分离胶浓度对应蛋白质分子量分辨范围

分离胶浓度（%）	15	12.5	10	7.5	5
分辨范围（kDa）	10 ~ 45	15 ~ 60	18 ~ 75	30 ~ 120	60 ~ 212

　　在本实验中，为了检测 GK（55 kDa）以及内参照蛋白 β-actin（43 kDa）的含量，选用 10% 的分离胶。

　　实验中可能无法一次就得到理想结果，可以从以下方面分析和解决问题：当结果显示背景过高时，可能由于一抗特异性不强；一抗或二抗浓度过高或孵育时间过长；牛奶封闭不完全；TBST 中的 Tween-20 浓度过低或洗膜时间短及次数少而导致的漂洗不彻底；曝光时间过长；上样量太大等。当结果没有信号时，需要核实是否一抗或二抗浓度太低或孵育时间不足；一抗不能识别目的蛋白；二抗的属源错误；电转失败；上样量太少或目的蛋白丰度太低；发光试剂失效或荧光淬灭等。

　　在检测某个基因的表达变化时，通常可以采用基因转录水平的检测方法，如 RT-PCR、Northern blotting 和原位杂交；还可以采用在翻译水平的检测方法，如 Western blotting、免疫组织化学或免疫荧光技术。其中 RT-PCR、Northern blotting 和 Western blotting 的优势是可以对基因表达水平进行半定量 / 定量检测；原位杂交、免疫组织化学或免疫荧光技术则既可以检测基因在组织细胞的定位变化，也可以定性 / 半定量检测基因的表达水平改变。对于酶基因的表达检测，除了上述实验方法，通常也进行酶活性的检测。

七、注意事项

1．丙烯酰胺有神经毒性，可经皮肤、呼吸道等吸收，故操作时一定要注意防护。

2．制备聚丙烯酰胺凝胶时，小心防止凝胶渗漏。

3．蛋白加样量要合适。加样量太少，条带不清晰；加样量过多，则泳道超载，条带过宽而重叠，甚至覆盖至相邻泳道。

4．对多种蛋白质而言，电流大则电泳条带清晰，但电流过大，玻璃板会因受热而破裂，故适合的电流为玻璃板微热。

5．蛋白样品自凝胶转膜后，应在膜上标记好正反面及电泳方向。

6．电转移时应注意勿将滤膜和胶的位置放反。滤纸、滤膜和胶应等大，以免短路。对于转移分子量较大或较小的蛋白以及含碱性氨基酸较多的蛋白，如果转移效果不好，需要进一步优化电转液的配方及电流大小和电转时间。

7．如果蛋白样品非常宝贵或需要检测另一目的蛋白，可以使用 Western blotting 一抗、二抗去除液处理蛋白膜，以重复利用蛋白膜。

8．安全提示　因实验中涉及丙烯酰胺等对人体有一定副作用的化学试剂，请在老师指定的通风条件良好的区域内进行。

附：BCA 法测定蛋白质浓度

一、实验原理

蛋白质的定量分析是生物化学和其他生命学科常涉及的分析内容。BCA 法测定蛋白质浓度，因其灵敏度高、抗干扰能力强、试剂稳定性好、受螯合剂和还原剂的影响略小及操作简便等优点，近些年被科研工作者广泛选用。其原理是：BCA（bicinchoninic acid）钠盐等其他试剂（A液）与二价铜离子的硫酸铜（B 液）混合在一起即成为 BCA 工作试剂，颜色为苹果绿。在碱性环境下蛋白质与 Cu^{2+} 络合并将 Cu^{2+} 还原成 Cu^+（biuret reaction）。BCA 与 Cu^+ 结合形成稳定的紫蓝色复合物，在 562 nm 处有高的光吸收值并与蛋白质浓度成正比，据此可测定蛋白质浓度。

二、耗材及仪器设备

1.5 ml EP 管、Costar 96 孔板、可调式移液器、恒温箱、Infinite® F50 酶标仪。

三、实验准备

1．BCA 试剂盒，包含 A 液（1% BCA 二钠盐、2% 无水碳酸钠、0.16% 酒石酸钠、0.4% 氢氧化钠、0.95% 碳酸氢钠，混合后调 pH 至 11.25）及 B 液（4% 硫酸铜）。

2．蛋白质标准液　已配制好的 2 mg/ml 的 BSA（牛血清白蛋白）。

3．待测样品

四、实验步骤

（一）稀释 BSA 标准品

1．取 6 只 EP 管，分别标号 1 ~ 6。

2．向 2 ~ 6 号管内分别加入 40 µl 蒸馏水。

3．向 1 号管内加入 80 µl 的 BSA，取其中 40 µl 与 2 号管内水混匀，再取 2 号管内 40 µl 与 3 号管内水混匀，重复此操作直至稀释至 6 号管。

BSA 稀释管 1 ～ 6 号对应终浓度列表

编号	1	2	3	4	5	6
水（μl）	0	40	40	40	40	40
终浓度（μg/μl）	2	1	0.5	0.25	0.125	0.0625

（二）稀释待测样品

1．取 3 只 EP 管，分别标记为①、②、③。

2．分别向 EP 管中加入 90 μl 蒸馏水。

3．各取 10 μl 待测样品，加入管内，与 90 μl 蒸馏水混匀，将待测样品稀释 10 倍。

（三）测量样品

1．将 BSA 标准品及待测样品短暂离心，避免气泡残留。

2．配制 BCA 工作液：取 4 ml BCA 的 A 液至试管内，1∶50 加入 80 μl BCA 的 B 液，混匀制成 BCA 工作液。

3．将 1 ～ 6 号标准品及 3 个待测样品分别加入 96 孔板中，每孔加入 10 μl 样品。向 1 ～ 6 号标准品及待测样品中，每孔各加入 200 μl BCA 工作液，混匀，37 ℃温箱放置 30 min。

4．设定酶标仪，测定波长为 570 nm，测定吸光度。

五、实验结果与分析

1．绘制浓度 - 吸光度标准曲线。

2．根据待测样品吸光度值，求出待测样品蛋白质浓度（μg/μl）。

六、注意事项

1．稀释 BSA 标准品和样品时注意吸吹或指弹法混匀。

2．加入 BCA 工作液时，注意不要将移液器压至二档，避免产生气泡。

3．注意保持 96 孔板清洁，防止污染或者弄脏后影响测量结果。用过的 96 孔板不可丢弃，交回教师，继续使用。

4．使用 A 液和 B 液时注意避免试剂原液交叉污染。

（易　霞　倪菊华）

第三节　实验性糖尿病小鼠模型的病理形态学变化观察分析

一、实验简介

通过 HE 染色，在显微镜下观察实验性糖尿病小鼠模型的胰腺组织的形态学变化。

二、实验目的

1．熟悉 HE 染色方法。

2. 镜下观察胰腺组织的形态学变化。

三、实验原理

苏木精染液为碱性天然染料，主要使细胞核内的染色质与细胞质中的核酸呈现蓝色，因为细胞核内染色质的成分主要是DNA，在DNA的双螺旋结构中，两条核苷酸链上的磷酸基向外，使DNA双螺旋的外侧带负电荷而呈酸性，容易与带正电荷的苏木精以离子键或氢键结合而被染色。

伊红为一种化学合成的酸性染料，主要使细胞质和细胞外基质中的成分呈现红色。伊红在水中解离成带负电荷的阴离子，与胞质蛋白质带正电荷的阳离子结合，使细胞质着色而呈现红色。

四、实验准备

1. 试剂　4%多聚甲醛、70%乙醇、80%乙醇、95%乙醇、100%乙醇、二甲苯、1%盐酸乙醇、蒸馏水、液状石蜡、氨水、伊红、中性树胶。

2. 耗材　包埋盒、载玻片、盖玻片。

3. 仪器和器材　切片机、水浴锅、烤箱、解剖剪、解剖镊。

五、实验步骤

（一）标本制作

取出固定于4%多聚甲醛24 h的组织标本。脱水：流水冲洗标本，依次入70%乙醇1 h、80%乙醇1 h、95%乙醇1 h、100%乙醇1 h、新100%乙醇1 h。透明：标本入二甲苯15 ~ 30 min，换新二甲苯15 ~ 30 min。浸蜡：标本入58 ~ 60 ℃石蜡1 h，更换4次液状石蜡，每次1 h。包埋：将标本切面朝下放置于充满液状石蜡的包埋盒内，慢慢冷却液状石蜡，制作成蜡块。

（二）切片

将蜡块置于切片机上，调整切片厚度，一般为4 μm。手动或自动转动切片机。当刀刃处存有3 ~ 5张石蜡片（蜡带）时，手持毛笔轻轻托接蜡带并慢慢向外拉伸，同时匀速转动切片机。展片：取2 ~ 6张石蜡片，慢慢放入水温约42 ℃的水浴锅内，借助水温及水的张力使石蜡片慢慢舒展平整。用解剖剪或解剖镊将石蜡片一一分割，分别裱在载玻片上。烤片：切片放入烤箱（65 ~ 70 ℃）烘烤0.5 h。

（三）HE染色

1. 脱蜡　石蜡切片依次入二甲苯10 min、新二甲苯10 min、100%乙醇5 min、新100%乙醇5 min、95%乙醇3 ~ 5 min、80%乙醇3 ~ 5 min、70%乙醇3 ~ 5 min，自来水冲洗1 min。

2. HE染色　切片入蒸馏水3 ~ 5 s，浸入Harri's苏木精约5 min，自来水冲洗浮色，浸入1%盐酸乙醇（1 ml盐酸加入99 ml 70%乙醇中）分化至肉眼观为透亮的淡红色。自来水冲洗，切片入氨水（1 ml氨水加入99 ml蒸馏水中）1 ~ 2 s返蓝，自来水冲洗，入蒸馏水3 ~ 5 s，入0.5%伊红（醇溶性伊红0.5 g溶于95%乙醇10 ml，加蒸馏水至100 ml；或水溶性伊红0.5 g溶于 100 ml 蒸馏水中）3 min。脱水透明：切片依次入 80% 乙醇 3 ～ 5 min、95% 乙醇 3 ～ 5 min、100% 乙醇 3 ～ 5 min、新 100% 乙醇 3 ～ 5 min，自然风干，用中性树脂封片。

（四）病理形态学观察

在显微镜下观察胰腺组织的形态学改变。

六、实验结果与分析

1. 对实验组和对照组进行镜下的胰岛计数比较，分别计数 4 个 200× 视野下胰岛的数量。
2. 与对照组相比，观察实验组胰岛体积有无变化、胰岛周围和其中是否有单个核炎症细胞浸润、胰腺腺泡有无改变。

七、注意事项

1. 染色前，切片脱蜡应彻底。若脱蜡不彻底，则影响着色。
2. 染色时间与染液的新旧程度有关。新配制的染液着色力较强，染色时间可适当缩短；反之，则适当延长。伊红染色程度应以苏木精对核的着色程度为参照标准，掌握其染色时间，以达到对比鲜明为宜。
3. 掌握好分化程度，分化时要认真观察，当切片由深蓝色变成红色或粉红色时，立即将切片置入自来水中终止分化。

（贺慧颖）

小　结

糖尿病是一组以高血糖为特征的代谢性疾病。高血糖则是由胰岛素分泌缺陷或其生物作用受损引起。本实验采用多种方法损伤动物胰腺或胰岛 β 细胞制备实验性糖尿病和（或）实验性高血糖动物模型。采用药物处理上述实验动物模型阐明各类降糖药物的作用机制；采用蛋白质免疫印迹实验检测模型动物肝葡萄糖激酶的表达水平；采用 HE 染色法观察模型动物的胰腺组织的形态学变化。本实验有助于更好地理解糖尿病形成的机制，以及降糖药物的作用机制，对临床用药方案具有一定的理论和实际意义。

整合思考题

1. 降糖药多格列艾汀是首个获批用于治疗 T2DM 的葡萄糖激酶激活剂类药物，通过修复葡萄糖激酶对葡萄糖的感知，重塑血糖稳态。试利用高脂饮食诱导的肥胖糖尿病小鼠模型和所学的生物化学技术自主设计实验观察多格列艾汀对该动物模型肝中的葡萄糖激酶表达的影响，并评估胰岛对动态葡萄糖刺激的胰岛素分泌反应的变化。
2. 如果用抗胰岛细胞抗体对胰腺组织中 β 细胞的分布进行检测，会得到什么样的结果？

T14-2c

整合思考题参考答案

第十五章　神经系统核心实验

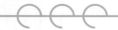

导学目标

通过本章内容的学习，学生应能够：

※ **基本目标**

1. 描述神经反射的结构基础和神经电活动产生的机制。
2. 利用蟾蜍开展反射弧分析，并阐述反射弧各组成部分的生理和病理意义。
3. 利用蟾蜍开展神经干复合动作电位测定并分析其原理。
4. 描述神经干动作电位与骨骼肌收缩的关系，阐述神经电活动调控骨骼肌收缩的原理。
5. 结合有机磷酸酯类中毒病例，开展中毒解救及胆碱酯酶活性测定。
6. 描述机体电活动研究的发展史，阐述科学技术创新对医学研究的推动作用。

※ **发展目标**

1. 举例说明离子通道结构改变所导致的疾病，并复述其发生的分子机制。
2. 根据TRPV1通道在疼痛传导中的作用，设计探究TRPV1通道在不同疼痛模型中表达和功能变化的方案。
3. 解释离子通道的结构改变如何导致神经系统疾病，离子通道机制研究如何有助于神经系统新药开发。

第一节　基于神经调节的基础核心实验

（一）案例背景

机体细胞在进行生命活动时伴有的电现象称为生物电。细胞生物电（cell bioelectricity）的产生是带电离子跨细胞膜流动后引起膜两侧电位差改变的结果，称跨膜电位或膜电位。神经、肌细胞和腺细胞受到有效刺激时还可产生向远方传播的动作电位。动作电位（action potential，AP）是可兴奋细胞发生兴奋的共同标志。在动作电位的触发下，神经末梢释放神经递质，引起肌肉收缩，腺体分泌。生物电的产生和传播依赖于细胞膜上的离子通道，如动作电位，其快速去极和复极主要起因于膜对钠离子和钾离子通透性的改变。因此，离子通道的结构改变会导致临床病变。

（二）临床案例 15-1

　　一位 6 岁男孩在参加足球比赛后很难移动他的胳膊和腿，他的父母为此带他去医院就诊。问诊时了解到该男孩平时吃香蕉后会感到无力，也会经常出现肌肉抽搐现象。发作持续时间较短，不足 1 h，每次发作后轻微无力可持续 1 ～ 2 日。经全面的检查，该男孩被确诊为高钾周期性麻痹（periodic paralysis，PP）。

　　问题：

　　1. 高钾（中重度）可降低神经、肌肉的兴奋性，请用电生理（electrophysiology）知识解释其机制。

　　2. 什么是生物电现象？生物电产生的先决条件是什么？神经纤维膜电位的两种主要表现形式主要与哪几种离子通道有关？

案例 15-1 解析

　　在中枢神经系统（central nervous system）的参与下，机体对体内、外刺激可产生具有适应意义的反应过程，称为反射。反射活动的结构基础是反射弧（reflex arc）。反射弧包括感受器、传入神经、反射中枢、传出神经和效应器五个部分。如体内骨骼肌是随意肌，可由意志支配，其细胞本身没有自律性，不能自主兴奋产生收缩舒张运动。在体内骨骼肌接受躯体神经的支配，大脑中枢发出指令编码在神经兴奋产生的电信号（动作电位）中，沿脊髓下行，到支配骨骼肌的躯体神经末梢，通过神经 - 骨骼肌接头处的兴奋传递，使肌细胞兴奋，再通过兴奋 - 收缩耦联（excitement-contraction coupling），产生收缩舒张运动。在此神经调节（反射）过程中任何环节发生病变都会导致神经调控失常，出现临床疾病。如有机磷酸酯类中毒引起呼吸肌痉挛性收缩等。

　　本综合实验以神经调节为引导，通过反射弧的分析、神经干复合动作电位的引导、传导速度的测定，以及神经干复合动作电位与骨骼肌收缩的关系分析，可帮助学生深入理解和掌握神经系统的调节原理。再通过后续（本章第二节）机体电活动产生的机制创新研究，了解膜片钳等前沿探究性技术，强化电生理等技术的发展和进步对医学的推动作用，激发学生开拓进取的创新精神。

实验一　反射弧的分析及反射弧不完整或亢进对肌肉运动的影响

一、实验目的

　　分析反射弧的组成部分并探讨各部分的作用。

二、实验原理

　　反射活动的结构基础是反射弧。反射弧包括感受器、传入神经、反射中枢、传出神经和效应器五个部分。要引起反射，首先必须有完整的反射弧。反射弧的任何一部分有缺损，都会使反射不能实现。

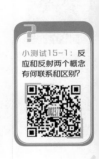

小测试15-1：反应和反射两个概念有何联系和区别？

Note

三、实验准备

1. 实验动物　蟾蜍或蛙。
2. 实验用品　生物信号采集和处理系统，蛙类手术器械，蛙板，探针，铁架台，骨夹，刺激电极，烧杯，培养皿，棉花，纱布，丝线。林格液（Ringer solution），1% 硫酸。

四、实验步骤

（一）制备蟾蜍坐骨神经－腓肠肌标本

1. 用探针从蟾蜍枕骨大孔刺入颅腔，捣毁脑组织，但不能破坏脊髓。
2. 用蛙足钉将蟾蜍俯卧位固定在蛙板上，背侧剪开右大腿皮肤，在股二头肌和半膜肌间分离坐骨神经，并穿两根丝线备用。

（二）连接装置

1. 用骨夹夹住蟾蜍的下颌，避免夹到舌根部位，悬挂在铁架台上。
2. 连接生物信号采集和处理系统，设置刺激输出。
3. 启动计算机，打开生物信号采集和处理系统，进行实验观察和记录。

（三）操作过程

1. 用培养皿盛 1% 硫酸溶液，将蟾蜍左后肢的中趾（最长的脚趾）趾端浸于硫酸溶液中，观察其反应。然后立即用清水洗净脚趾上的残余硫酸，并用纱布轻轻揩干。
2. 在左后肢踝关节上方，将皮肤作一环形切口，剥去切口以下皮肤（趾尖皮肤应除净），重复前项实验。

五、实验结果与分析

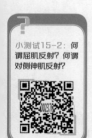

小测试15-2：何谓屈肌反射？何谓对侧伸肌反射？

1. 用上述方法以硫酸溶液刺激右后肢的中趾趾端，观察有无反应。然后，将该侧坐骨神经作双结扎，在两结扎线中间将神经剪断。再以硫酸溶液刺激右后肢的中趾趾端，观察其反应。
2. 以连续电刺激（刺激波宽为 0.1 ms，刺激强度为 1～5 V，刺激频率为 25 Hz）对右侧坐骨神经中枢端进行刺激，观察同侧和对侧后肢的反应。
3. 以上述的电刺激对右侧坐骨神经外周端进行刺激，观察同侧及对侧后肢的反应。
4. 直接电刺激右侧腓肠肌，观察反应。

六、注意事项

1. 每次硫酸刺激后，均应迅速用清水洗去蟾蜍趾端皮肤上的硫酸，洗后应擦干蟾蜍脚趾上的水渍，以免皮肤受伤。
2. 夹住蟾蜍下颌时应避免夹在舌根部位，以免蟾蜍四肢过度挣扎。

Note

3. 电刺激神经前应先对腿部肌肉进行刺激，以证明刺激输出有效。

实验二　神经干复合动作电位引导、传导速度测定与不应期测定

一、实验目的

利用蟾蜍的坐骨神经 - 腓肠肌，采用生物信号采集和处理系统，通过生物电放大器引导并记录神经干复合动作电位。

分析复合动作电位的幅值与刺激强度的关系，以及测量复合动作电位的潜伏期、时程和幅值。测量复合动作电位的传导速度，验证和测量动作电位不应期。

二、实验原理

可兴奋的组织受到适宜刺激后，在细胞膜表面产生生物电活动——动作电位。对单一的神经纤维而言，其动作电位呈"全或无"现象。在神经干中，由于纤维类型不同，其兴奋性会有差异。但是，随着刺激强度的增大，兴奋的纤维数目增多，神经干复合动作电位幅值也逐渐增强，直至最大。因此，神经干复合动作电位的幅值与刺激条件有关。在实验中，将两记录电极放置在神经干表面，可记录已兴奋区域与未兴奋区域间的电位差。由于动作电位传导到神经干两记录电极放置点的时间有先后差异，将在两记录电极间引出电位波动，出现类似于正弦波的电位变化，这就是神经干复合动作电位。

神经纤维受到适宜刺激后，产生动作电位。动作电位沿着细胞膜表面向四周传导。传导速度受到组织的兴奋性、传导性和组织结构等诸多因素影响。

神经纤维产生兴奋后，必须经过绝对不应期、相对不应期、超常期等变化后，兴奋性才能恢复。

三、实验准备

1. 实验动物　蟾蜍或蛙。
2. 实验用品　生物信号采集和处理系统，生物电放大器，蛙手术器械，蛙板、铁架台，标本盒。林格液。

四、实验步骤

（一）标本制备

1. 捣毁脑脊髓　取蟾蜍一只，用左手握住，用示指下压头部前端，拇指按压背部使头前俯。右手持探针由前端沿正中线向尾端触划，触到凹陷处即枕骨大孔。将探针由此处垂直刺入，到达椎管，将探针折向头方刺入颅腔，左右搅动数次，彻底捣毁脑组织；再将探针退出至刺入点皮

下，针尖倒向尾侧，刺入脊髓椎管内，捣毁脊髓。此时蟾蜍下颌呼吸运动消失，四肢肌肉张力消失，则表示脑和脊髓已完全破坏。

2．剪除躯干上部及内脏　用大剪刀在颅骨后方剪断脊柱。左手握住蟾蜍脊柱，右手将大剪刀沿两侧（避开坐骨神经）剪开腹壁，此时躯干上部及内脏即全部下垂。剪除全部躯干上部及内脏组织，弃于大杯中。

3．剥皮　先剪去肛周一圈皮肤，然后用左手捏住脊柱断端，右手剥离断端边缘皮肤，逐步向下剥离全部后肢皮肤。将标本置于盛有林格液的小杯中，洗净双手和用过的器械。

4．游离坐骨神经　将下半身腹侧向上用蛙足钉固定于蛙板上。沿脊柱两侧用玻璃分针分离坐骨神经，并于靠近脊柱处穿线、结扎并剪断。轻轻提起扎线，逐一剪去神经分支。游离坐骨神经后将下半身背侧向上固定于蛙板上，用玻璃分针从股二头肌与半膜肌之间的裂缝处划开，循坐骨神经沟找出大腿部分的坐骨神经，用玻璃分针将腹部的坐骨神经小心勾出来。游离神经过程中不要使用镊子，以免损伤神经和肌肉。手执结扎神经的线，剪断坐骨神经的所有分支，一直游离至膝关节。

5．完成坐骨神经腓神经标本的制备　游离坐骨神经至膝关节后，继续沿腓肠肌一侧分离腓神经至蛙足趾。在腓神经末端用线结扎，并在结扎线远端剪断该神经，即得到完整的坐骨神经-腓神经标本，放置在装有林格液的平皿内备用。将标本放入林格液中 5～10 min，待其兴奋性稳定后再进行实验。

（二）连接装置

1．把坐骨神经干标本放入标本盒中，标本盒中每根金属丝与盒外的接线端口一一对应。神经干的中枢端放在刺激电极处，而外周端放在两对记录电极上。

2．生物信号采集和处理系统的刺激输出端口连接于标本盒刺激电极处，两对记录电极连接生物电放大器与生物信号采集和处理系统第一、第二通道。

3．启动计算机，打开生物信号采集和处理系统，进行实验观察和记录。

五、实验结果与分析

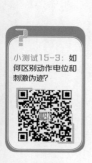

小测试15-3：如何区别动作电位和刺激伪迹？

1．记录神经干复合动作电位。刺激标本，记录复合动作电位，分辨刺激伪迹和动作电位。逐渐增大刺激强度，记录动作电位随着刺激强度而变化。实验记录波宽 0.1 ms 时的阈刺激（刚产生复合动作电位的最小刺激强度）和最大刺激数值（使复合动作电位幅值达到最大的最小刺激强度）。

2．测量最大刺激时的复合动作电位的潜伏期、时程和幅值。

3．交换记录电极与刺激电极的位置，在相同刺激条件下，比较两者的曲线。

4．在两记录电极间，用金属镊子夹毁神经，记录单相复合动作电位。

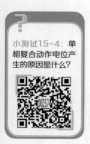

小测试15-4：单相复合动作电位产生的原因是什么？

5．单次刺激标本，记录复合动作电位。逐渐增大刺激强度，直到复合动作电位不随刺激强度而变化，测量复合动作电位的潜伏期1。

6．把记录电极后移一格，再次记录复合动作电位。测量复合动作电位的潜伏期2。

7．计算传导速度　$V = 1/(潜伏期2 - 潜伏期1)$ (cm/s)。

8．用镊子钳夹两个记录电极之间（R1 和 R2 之间）的神经干标本，单次刺激标本，引导单向复合动作电位，逐渐增大刺激强度，直到复合动作电位的幅值不随刺激强度的增大而增大。

9．保持最大刺激强度不变，双次刺激标本，记录两个连续的动作电位。增加刺激频率，使第二个动作电位在向第一个动作电位靠拢的过程中，第二个动作电位的幅值逐渐减小，直至消失。

10．测量神经纤维的相对不应期和绝对不应期　①相对不应期：是指产生第一个动作电位的刺激标记到第二个动作电位刚开始减小时的刺激标记间的时间差。②绝对不应期：是指产生第一个动作电位的刺激标记到第二个动作电位刚消失时的刺激标记间的时间差。

六、注意事项

1．分离坐骨神经时，避免过度牵拉神经，绝对不允许用手或镊子夹神经。
2．防止神经干燥，一段时间后，取下神经标本，用任氏液湿润，并盖上盒盖。
3．为了精确测量神经动作电位的时程和幅值，可放大所需测量的区域。
4．实验的采样速度较快，为避免过度消耗硬盘和内存，不要长时间记录。

实验三　神经干复合动作电位与骨骼肌收缩的关系

一、实验目的

利用蟾蜍的坐骨神经 - 腓肠肌或坐骨神经 - 缝匠肌标本，采用 PowerLab 多通道同时记录的优点，通过生物电放大器引导并记录神经干复合动作电位；使用机械 - 电换能器来获得骨骼肌的收缩曲线，两者对照，分析其产生的机制和特点。

二、实验原理

骨骼肌纤维受运动神经纤维的控制，神经纤维受到刺激后，其兴奋沿神经纤维以动作电位的形式传导到相应的肌纤维，通过兴奋 - 收缩耦联，引起肌纤维收缩或舒张。神经纤维的兴奋表现为细胞膜上的生物电 - 动作电位的产生和传导，随后，肌细胞产生收缩，反映在张力和长度的变化上，两者产生的机制和表现形式均不相同。

三、实验准备

1．实验动物　蟾蜍或蛙。
2．实验用品　生物信号采集和处理系统，张力换能器，生物电放大器，桥式放大器，蛙手术器械，蛙板，铁架台，肌槽。林格液（Ringer solution）。

四、实验步骤

（一）标本制备

1．捣毁脑脊髓　取蟾蜍一只，用左手握住，用示指下压头部前端，拇指按压背部使头前俯。

右手持探针由前端沿正中线向尾端触划，触到凹陷处即枕骨大孔。将探针由此处垂直刺入，到达椎管，将探针折向头方刺入颅腔，左右搅动数次，彻底捣毁脑组织；再将探针退出至刺入点皮下，针尖倒向尾侧，刺入脊髓椎管内，捣毁脊髓。此时蟾蜍下颌呼吸运动消失，四肢肌肉张力消失，则表示脑和脊髓已完全破坏。

2. 剪除躯干上部及内脏　用大剪刀在颅骨后方剪断脊柱。左手握住蟾蜍脊柱，右手将大剪刀沿两侧（避开坐骨神经）剪开腹壁。此时躯干上部及内脏即全部下垂。剪除全部躯干上部及内脏组织，弃于大杯中。

3. 剥皮　先剪去肛周一圈皮肤，然后用左手捏住脊柱断端，右手剥离断端边缘皮肤，逐步向下剥离全部后肢皮肤。将标本置于盛有林格液的小杯中，洗净双手和用过的器械。

4. 游离坐骨神经　将下半身腹侧向上用蛙足钉固定于蛙板上。沿脊柱两侧用玻璃分针分离坐骨神经，于靠近脊柱处穿线、结扎并剪断。轻轻提起扎线，逐一剪去神经分支。游离坐骨神经后将下半身背侧向上固定于蛙板上，用玻璃分针从股二头肌与半膜肌之间的裂缝处划开，循坐骨神经沟找出大腿部分的坐骨神经，用玻璃分针将腹部的坐骨神经小心勾出来。游离神经过程中不要使用镊子，以免损伤神经和肌肉。手执结扎神经的线，剪断坐骨神经的所有分支，一直游离至膝关节。

5. 坐骨神经腓肠肌标本的制备　分离出坐骨神经后，用剪刀剪去大腿和膝关节周围的肌肉，并用大剪刀将股骨刮干净。再在跟腱处用线结扎、剪断并游离腓肠肌至膝关节，在膝关节以下将小腿其余部分全部剪断，并在股骨的上部剪断（留 1 cm 长的股骨以便固定标本）。将标本放入林格液中 5 ~ 10 min，待其兴奋性稳定后再进行实验。

（二）连接装置

1. 把坐骨神经 - 腓肠肌标本固定在肌槽上，用丝线将腓肠肌与换能器相连。神经干的中枢端放在刺激电极处。

2. 生物信号采集和处理系统的刺激输出端口连接于标本盒刺激电极处，换能器连接桥式放大器与生物信号采集和处理系统第一通道。

3. 启动计算机，打开生物信号采集和处理系统，进行实验观察和记录。

五、实验结果与分析

1. 神经干复合动作电位和骨骼肌单收缩与刺激强度的关系　单次刺激，逐渐增大刺激强度，记录神经干复合动作电位（分辨刺激伪迹和复合动作电位）和腓肠肌的收缩曲线随刺激强度的增大而变化，并记下波宽 0.1 ms 时的阈刺激和最大刺激强度数值。

2. 以最大刺激强度单次刺激标本　测量神经干复合动作电位以及腓肠肌单收缩的潜伏期、时程和幅度。比较神经干复合动作电位和腓肠肌单收缩的潜伏期、时程和幅度的差异。

3. 记录骨骼肌的收缩期复合和舒张期复合的曲线　双次刺激标本，逐渐增大刺激频率，使第二次刺激分别落在第一个收缩波的舒张期和收缩期。注意观察收缩产生复合的同时神经干复合动作电位有何变化。

4. 记录骨骼肌的不完全强直收缩和完全强直收缩的曲线　多次刺激标本，逐渐增大刺激频率，使骨骼肌的收缩表现为不完全强直收缩和完全强直收缩。

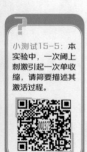

小测试15-5：本实验中，一次阈上刺激引起一次单收缩，请简要描述其激活过程。

六、注意事项

1. 分离坐骨神经时，避免过度牵拉神经，绝对不允许用手或镊子夹持神经。
2. 股骨要牢固地固定在肌槽的小孔中。
3. 坐骨神经要与刺激电极和记录电极紧密接触，但不要损伤神经。
4. 防止神经、肌肉标本干燥，需经常在神经和肌肉上滴加任氏液，防止标本干燥。
5. 长时间刺激标本可能使骨骼肌的收缩能力下降，因此每个步骤后应让肌肉休息片刻。
6. 把腓肠肌悬挂在换能器的丝线上，应松紧适中，不要过长，并与换能器平面保持垂直。
7. 为了精确测量神经干复合动作电位与骨骼肌单收缩的时程和幅度，可扩大所需测量的区域。

实验四　有机磷酸酯类中毒、解救及胆碱酯酶活性测定

一、实验目的

通过对有机磷酸酯类中毒的症状以及阿托品和解磷定的解救作用的观察，从整体水平和分子水平了解内源性神经递质——乙酰胆碱对 M 胆碱受体的作用。

二、实验原理

有机磷酸酯类通过难逆性抑制胆碱酯酶活性，使内源性递质乙酰胆碱在体内堆积，产生中毒症状。由于乙酰胆碱作用的广泛性，其症状表现多样化，轻者以 M 样症状为主，中度者可同时有 M、N 样症状，重度者还可出现中枢症状。M 受体阻滞药阿托品能解除有机磷酸酯类中毒的 M 样症状，而胆碱酯酶复活药解磷定可复活胆碱酯酶，恢复其水解乙酰胆碱的能力，对 M 及 N 样症状均有效。两者合用可提高解毒效果。

有机磷酸酯类中毒程度及胆碱酯酶复活药解救疗效亦可通过测定胆碱酯酶活性的变化来反映。血及组织中胆碱酯酶使乙酰胆碱水解成胆碱和乙酸，未被分解的剩余乙酰胆碱与羟胺作用生成乙酰羟胺，再与铁离子在酸性溶液中形成棕色复合物，根据颜色深浅推算出酶的活性。

三、实验准备

1. 实验动物　家兔，体重 2.5 ~ 3.0 kg。
2. 实验用品　兔盒，注射器（1 ml×4、2 ml×3、10 ml×1），干棉球，砂轮，小烧杯，250 µl 移液器，移液器吸头，记号笔。0.5% 硫酸阿托品溶液，2.5% 碘解磷定溶液，1% 敌敌畏溶液，抗凝试管 ×3，非抗凝试管 ×5，胆碱酯酶测定药盒，酒精棉球。

四、实验步骤

（一）称重与观察

家兔称重，观察并记录活动情况、呼吸（频率，有无呼吸困难）、瞳孔大小、唾液分泌、二便、肌张力及有无肌震颤等。

（二）正常血样采集

用酒精棉球擦拭兔耳外缘静脉，当其充血明显时，用剪刀横断耳缘静脉使血液（0.5 ~ 1.0 ml）自然流入试管（试管内预先滴入 2 滴肝素，自然干燥后备用）中，并轻轻地振荡试管，防止凝血。供测正常胆碱酯酶活性。

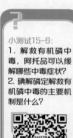

小测试15-6：
1. 解救有机磷中毒，阿托品可以缓解哪些中毒症状？
2. 碘解磷定解救有机磷中毒的主要机制是什么？

（三）动物中毒模型复制与血样采集

给兔肌内注射 1% 敌敌畏 0.6 ml/kg，观察并记录中毒症状。待中毒症状明显时，依上法采血供测中毒后胆碱酯酶活性。然后，立即静脉注射阿托品 0.3 ml/kg 和碘解磷定 2.7 ml/kg，观察并记录中毒症状有何变化，在症状改善明显时，再次采血，供测给解救药后的胆碱酯酶活性。

（四）胆碱酯酶活性测定

1. 将以上试管内的血样离心（3500 r/min）10 min，取血浆 50 μl，测定胆碱酯酶活性。
2. 取 5 支试管，按下列步骤加样（表 15-1）。

表 15-1　胆碱酯酶活性测定加样顺序

	测定管 ×3	对照管	空白管
血浆样品（ml）	0.05	—	—
蒸馏水（ml）	—	0.05	0.3
8 μmol/ml 乙酰胆碱应用液（ml）	0.25	0.25	—
试剂一（ml）	0.5	0.5	0.5
混匀，37 ℃水浴 20 min			
试剂三（ml）	1.0	1.0	1.0
试剂四（ml）	0.5	0.5	0.5
试剂五（ml）	0.25	0.25	0.25
试剂六（ml）	0.5	0.5	0.5

混匀，离心（3000 ~ 3500 r/min）10 min，取上清，于 520 nm 处比色，测定吸收度（A）。

（1）单位定义：1 ml 血浆在 37 ℃和底物作用 20 min，分解 1 μmol 乙酰胆碱为 1 U。

（2）计算公式

$$\text{CHE 活力（U/ml）} = \frac{A_{对照} - A_{测定}}{A_{对照}} \times 8^{*} \times \frac{1}{0.05^{**}}$$

（* 标准品浓度为 8 μmol/ml；** 取样量为 0.05 ml）

（五）统计与处理

以全班结果（CHE 活性，U/ml）作配对 t 检验，检验敌敌畏中毒后与中毒前、用解救药物后与中毒时有无显著性差异。

LI5-2a

虚拟仿真实验：急性有机磷酸酯类中毒、解救及胆碱酯酶活性测定

第二节　TRPV1 受体的离体与在体拓展性实验

（一）案例背景

带状疱疹是一种由水痘 - 带状疱疹病毒（VZV）引发的常见临床疾病，高达 90% 的成人体内潜伏着这种病毒，大约 1/3 的人在一生中会罹患带状疱疹。当人体的免疫功能下降时，潜伏的水痘 - 带状疱疹病毒会激活复制，感染神经并扩散到皮肤表面，出现成片的红疹与水疱，即带状疱疹。由于感觉神经根被病毒破坏，带状疱疹常常伴随剧烈的皮肤疼痛，包括烧灼痛、刺痛、刀割痛等。这种慢性神经性痛很难治愈，并常常伴随生活质量的急剧下降，部分患者甚至因此而抑郁。英国的 Qutenza® 公司开发的一种真皮贴剂，已被批准治疗带状疱疹后神经痛。该贴剂的有效成分为 TRPV1 受体激动剂辣椒素（8%），它可明显缓解带状疱疹后遗痛患者的疼痛并改善睡眠质量。目前，局部辣椒素可作为单一疗法或与其他镇痛药联合使用，为使用其他方案无法控制疼痛的患者提供了低风险选择并显著改善其生活质量。

（二）临床案例 15-2

半个月前，50 岁的安妮女士注意到她的腰部出现了一些水疱。由于安妮女士日常家务繁忙，而且水疱部位并没有明显的不适感，因此她没有过多在意。不久后，一些水疱开始自行愈合，但出乎意料的是，之前有水疱的皮肤区域出现了一种剧烈的电击、灼烧和刀割般的疼痛，伴随着极度的瘙痒感。安妮女士的夜晚变得难以入眠，度过的白天也异常漫长。

在医院的诊断下，安妮女士被确诊患有带状疱疹，目前正在经历疱疹后遗症引发的三叉神经痛。医生建议安妮女士接受静脉注射阿昔洛韦以及镇痛药治疗。此外，医生还建议她使用一种含有 8% 辣椒素（TRPV1 受体激动剂）的真皮贴剂，将其贴在水疱疱疹痊愈后的位置上，只需要单次贴敷 1 小时即可，用于协助镇痛治疗。

在安妮女士使用该真皮贴剂后，她明显感觉到疼痛减轻，晚上也终于能够享受到良好的睡眠。在经过一段时间的医院治疗后，安妮女士最终出院。

T15-3a

案例 15-2 解析

问题：

1. 为什么吃辣椒时，舌头会感觉到灼热的痛感？

2. 已知对于 TRPV1 受体而言，真皮贴剂的 8% 辣椒素含量属于高浓度，该浓度的辣椒素真皮贴剂对于减轻患者的疼痛是怎样的生物学机制？请提供可能的解释和理由。

框 15-1　神经系统疾病机制研究方法

（一）离体研究

在细胞系中表达离子通道，并使用单细胞膜片钳进行电生理记录；对大脑 / 脊髓冷冻切片，使用脑片膜片钳研究神经回路等，例如使用小鼠海马体外切片来研究长时程增强

（LTP）；分子生物学技术，包括 PCR、免疫印迹和原位杂交等，用于研究基因表达和蛋白质水平的变化，例如研究特定基因在神经系统疾病中的表达。

（二）在体研究

1. 构建动物模型　使用小鼠或大鼠构建基因敲除、转基因或诱导神经系统疾病的模型，以研究病理机制。例如，使用阿尔茨海默病小鼠模型来研究该疾病的发病机制。

2. 脑成像　使用功能性磁共振成像（fMRI）、正电子发射断层扫描（PET）等技术，研究脑区域活动。例如，使用 fMRI 来分析精神分裂症患者的脑功能异常。

3. 行为学测试　进行各种行为测试来评估动物模型或患者的认知、情感和运动功能。例如，使用旋转杆测试来评估帕金森病小鼠的运动缺陷。

4. 药物筛选和治疗试验　使用化合物或药物进行治疗试验，以评估其对疾病症状的影响。例如，测试新型药物对癫痫发作的抑制效果。

5. 在体电生理记录　在活体动物大脑或脊髓中记录神经元活动，以研究神经回路功能和突触传递。例如，使用多通道电极记录海马神经元活动。

在神经科学领域中，离子通道毫无疑问扮演着重要的角色。从感觉、知觉到行为反应，从思维过程到情感体验，离子通道无处不在。这些如同微观世界中的门卫般的结构，掌管着离子的进出，影响神经细胞的电位变化，并决定神经细胞如何响应各种信号。这些变化是神经信号传递和神经系统正常运作的基础。而在众多离子通道中，TRPV1 受体以其独特性和在神经系统中的重要作用，成为了神经科学的一个研究热点。

TRPV1 受体作为一种特殊的瞬时受体电位通道，不仅对辣椒素等化学物质敏感，还能感应热度和酸度的变化。这种多重感应能力使 TRPV1 成为了连接外界环境与内在感知的重要桥梁。通过深入研究 TRPV1 受体，不仅能更好地理解痛觉感受和传导的机制，还能探索新的疼痛治疗方法。在接下来的实验内容中，将关注 TRPV1 受体，探讨其在神经系统中的作用，以及学习如何通过实验方法深入研究这一重要离子通道。

实验一　用于电生理实验的细胞培养和细胞转染

一、实验目的

1. 培养 HEK293 细胞并传代，获取 60% ~ 70% 的融合程度的细胞。
2. 用脂质体转染法获得 TRPV1-GFP 质粒在 HEK293 细胞中的瞬时表达。

二、实验原理

1. HEK293（human embryonic kidney 293）细胞　是一种常用的哺乳动物细胞系，常用于电生理研究，用于表达外源性离子通道后的膜片钳实验。本实验中，需使用适宜其生长的培养基，并在适合的温度、湿度、CO_2 环境下培养 HEK293 细胞并传代，以获得足够数量和适当密度的细胞，用于后续的实验。

2. 脂质体转染法　是一种将外源 DNA 引入哺乳动物细胞的常见方法。它基于脂质体复合物，通过将外源 DNA 包裹在脂质体中，使其能够穿过细胞膜并在细胞内进行表达。

3. **TRPV1-GFP 基因的瞬时表达**　TRPV1-GFP 基因是指带有绿色荧光蛋白（green fluorescent protein，GFP）标签的 TRPV1 质粒，以便通过 GFP 荧光来标记成功转染并表达 TRPV1 通道的细胞。本实验中用脂质体转染法进行 TRPV1-GFP 基因的瞬时表达。

三、实验准备

1. **仪器**　超净台、倒置显微镜、细胞培养箱、水浴锅、移液器、细胞培养皿、EP 管、小玻片。

2. **试剂**　37 ℃水浴锅中温育的 DMEM 全营养培养液（含有 10% 胎牛血清，GIBCO）和无菌 PBS 溶液、胰酶（0.25%，GIBCO）、Opti-MEM 溶液（GIBCO）、HilyMax liposome 转染试剂（Dojindo Laboratories）。

3. **细胞**　HEK293 细胞系。

四、实验步骤

1. **传代**　在长满 HEK293 细胞的培养皿中，用移液器小心地吸去上清培养液，并用 PBS 漂洗 3 次皿底细胞。在培养皿中加入 1 ～ 2 ml 胰酶，消化至 HEK293 细胞变圆时（倒置显微镜观察，30 ～ 40 s）将胰酶弃去，加入全营养培养液使细胞终止反应，并用移液器吹打均匀。将吹打好的悬浮细胞以 1:10 的比例传代至铺好玻片的小培养皿之中。放置于含 5% CO_2 和 95% O_2 环境、37 ℃的湿润培养箱中培养，隔天进行转染操作。

2. **脂质体法将 TRPV1 质粒转染入细胞**　当 HEK293 细胞密度生长至 80% 时，即可用于转染。以 35 mm 的小培养皿为例：取 EP 管 1 个，加入 Opti-MEM 无血清培养液 200 μl，吸取 3 ～ 4 μg TRPV1-GFP 质粒溶液加入管中混匀，再吸取 5 μl 脂质体于管中混匀（不可剧烈振荡）。EP 管静置 15 min 后，将其中含有质粒和脂质体的溶液均匀滴加到已传代培养 24 h 以上的培养皿中，轻微振荡使其均匀。电生理检测在转染后 24 ～ 48 h 进行。

五、实验结果与分析

1. 对于传代过程中的 HEK293 细胞，使用显微镜观察和计数细胞数量，分析细胞密度和形态是否符合预期。可计算细胞的增殖率和细胞存活率。如果细胞数量不够，可能需要优化传代和培养条件。

2. **荧光显微镜下观察并分析**　在转染后 24 ～ 48 h，观察 TRPV1-GFP 是否成功表达在 HEK293 细胞中。可粗略计算转染效率，即表达 TRPV1-GFP 的细胞数量占总细胞数量的比例。若转染效率较低，可进行多组转染实验，即调整不同浓度的脂质体和质粒，并评估转染效率，找出最适合的脂质体和质粒浓度组合，以提高转染效率。

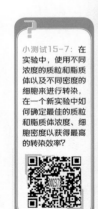

小测试15-7：在实验中，使用不同浓度的质粒和脂质体以及不同密度的细胞来进行转染，在一个新实验中如何确定最佳的质粒和脂质体浓度、细胞密度以获得最高的转染效率？

六、注意事项

1. 脂质体加入管中后，切勿剧烈振荡，静置过程中勿挪动 EP 管。

2. 传代细胞不可过密或过稀，尽量维持密度在 50% ~ 80%，以保证后续转染效率。

实验二　电生理膜片钳记录

一、实验目的

通过全细胞电生理膜片钳（patch clamp）实验，给予表达在细胞系表面的 TRPV1 通道不同的刺激，观察辣椒素（capsaicin）、酸、拮抗剂辣椒西平（capsazepine）对于 TRPV1 的激动、拮抗作用，认识 TRPV1 通道在生物体中的作用，掌握全细胞电压钳电生理记录的基本方法，并学习通道激动剂半数有效浓度和希尔系数的测定方法。

二、实验原理

TRPV1 广泛分布于哺乳动物的中枢神经系统、外周感觉神经元中，是一类重要的非选择性阳离子通道，可被热、质子以及内源性和外源性化合物激活开放，由此参与哺乳动物的体温调节、疼痛感知、味觉等重要的生理和病理过程。

三、实验准备

（一）仪器准备

膜片钳记录使用 Axon 200B 膜片钳放大器、Digidata 1550B 数模转换器（molecular devices）采集并转换电信号；pClamp10 软件进行数据分析。倒置显微镜装于防震台上，膜片钳微操作器固定于其上，用于观察和调整钳制电极和细胞。设置数据采样频率为 10 kHz，低通滤波频率为 1 kHz。药液通过 "Y" 形管重力滴加给予。

（二）溶液配制

1. **Cs^+ 细胞内液（Cs^+ intracellular solution）**　140 mmol/L CsCl，5 mmol/L EGTA，10 mmol/L HEPES；使用 Tris-base 调 pH 至 7.4。

2. **无钙无镁细胞外液（Ca^{2+},Mg^{2+} free extracellular solution，ES）**　140 mmol/L NaCl，5 mmol/L KCl，3 mmol/L EGTA，10 mmol/L HEPES，溶液使用 NaOH 调节 pH 至 7.4。

3. **使用外液配制不同浓度的溶液**　①辣椒素：0.01 μmol/L、0.03 μmol/L、0.05 μmol/L、0.1 μmol/L、0.3 μmol/L、1 μmol/L；②辣椒西平：10 μmol/L。

4. **使用 HCl 调节细胞外液至如下 pH**　pH 7.0，pH 6.5，pH 6.0，pH 5.5，pH 5.2。

（三）玻璃电极拉制

使用 PC-10 电极拉制仪拉制玻璃电极。使电极在注入过滤后的电极内液后，入水电阻为 2 ~ 5 MΩ。

四、实验步骤

1．将种有待检测细胞的玻片置于盛有细胞外液的培养皿中，置于膜片钳显微镜操作台上，并将接地电极放于外液液面以下。将 Y 管与微操作仪固定好后，调节微操作仪，使得 Y 管口位于 10× 物镜视野最左端，并略高于玻片。

2．在拉制好的玻璃电极中充灌 1/3 ～ 1/2 的电极内液后，将其固定在电极夹持器上，使用微操作仪调节玻璃电极的位置（粗调），直至电极尖端在视野中移至待测细胞旁。在放大器上调节液接电位（liquid junction potential）直至脉冲基线处于示波器范围之内。

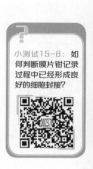

小测试15-8：如何判断膜片钳记录过程中已经形成良好的细胞封接？

3．荧光显微镜下寻找形态健康、大小适中、带有 GFP 荧光的细胞，微调微操作仪，使电极尖端与细胞膜相接触，通过给予电极夹持器以负压，完成高阻封接。此时调节快电容，用以补偿电极电容。

4．快电容补偿之后，瞬间给予负压吸破细胞膜，形成全细胞记录模式。这时需要进行慢电容（全细胞膜电容）和串联电阻补偿。

5．将细胞钳制于 –60 mV，进行全细胞记录。

6．给药过程

（1）通过 Y 管由低浓度到高浓度依次加入不同浓度的激动剂辣椒素：0.01 μmol/L、0.03 μmol/L、0.05 μmol/L、0.1 μmol/L、0.3 μmol/L、1 μmol/L。单次给药后待内向电流不再增大，立刻换用外液洗脱，通道关闭后间隔 1 ～ 2 min，再加下一个浓度，观察记录电流的变化。

（2）通过 Y 形管依次给予激动剂、拮抗剂 + 激动剂、激动剂：① 0.3 μmol/L 辣椒素；②使用 10 μmol/L 辣椒西平给药预处理 30 s 后，立即加药 10 μmol/L 辣椒西平 + 0.3 μmol/L 辣椒素；③ 0.3 μmol/L 辣椒素。不同次加药之间用外液洗脱，通道关闭后间隔 1 ～ 2 min 后，再做下一个加药操作，观察记录电流的变化。

（3）通过 Y 形管依次加入不同酸性的细胞外液：pH 7.0，pH 6.5，pH 6.0，pH 5.5，pH 5.2。单次给药后待内向电流不再增大，立刻换用外液洗脱，通道关闭后间隔 1 ～ 2 分钟，再加下一个酸度，观察记录电流的变化。也可共加 10 μmol/L 辣椒西平，观察与单独给酸性外液的电流的区别。

五、实验结果与分析

1．根据实验步骤"6（1）"得到的电流变化结果，绘制辣椒素引起的 TRPV1 电流大小的对数剂量 - 效应曲线：以辣椒素对数浓度值为横坐标，以单次电流最大值（nA）为纵坐标作图，采用 Hill 方程拟合浓度反应曲线，获得辣椒素的半数有效浓度和 Hill 系数。

2．根据实验步骤"6（3）"得到的电流变化结果，记录并分析不同 pH 对 TRPV1 通道的影响。根据看到的加入 10 μmol/L 的辣椒西平的实验结果，试着分析其拮抗 pH 及辣椒素的作用机制。

六、注意事项

1．全细胞记录过程中，需一直监控细胞状态，维持高阻封接在 GΩ 级别。

2．每次洗脱后要等基线完全回到之前状态（1 ～ 2 min），方可再做下一次给药。

3．若细胞不再对给药有反应，可重新选细胞做新的记录。

实验三　角叉菜胶诱导炎症模型小鼠的热痛觉过敏测试

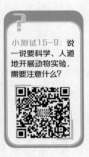

小测试15-9：说一说要科学、人道地开展动物实验，需要注意什么？

一、实验目的

通过给小鼠后爪注射致炎物质角叉菜胶诱导炎症模型，并用热刺激实验检测小鼠的热痛觉过敏程度，来研究 TRPV1 受体在热痛觉和炎症痛中的作用。

二、实验原理

角叉菜胶（carrageenan）是一种天然多糖，其与组织细胞的接触会激活免疫细胞和引发局部炎症反应，因此在生物医学研究中常用于模拟急性炎症反应；炎症或神经疾病等病理条件会致使动物的热痛觉敏感性增加，该现象称为热痛觉过敏。热光源刺激小鼠后爪并测量小鼠的"抬爪潜伏期"，可用于量化动物对热刺激的敏感性（Hargreaves 试验）。以上两种实验方法相结合，可用来检测野生型小鼠和 TRPV1 敲除小鼠的急性炎症模型在热痛敏感性测试中的表现，从而评估TRPV1 在热痛觉和炎症痛中的作用，以更深入地理解该受体的生理功能。

三、实验准备

（一）实验动物

TRPV1 受体敲除小鼠及野生型小鼠。

（二）药品与器材

1．角叉菜胶（carrageenan）、辣椒西平（capsazepine）。
2．足底测痛仪，注射器。

四、实验步骤

（一）TRPV1 受体拮抗剂辣椒西平预处理的小鼠急性炎症痛敏检测

1．使用足底测痛仪筛选痛阈相似的野生型小鼠，将其随机分为辣椒西平预处理组和生理盐水预处理组（每组 $n \geqslant 3$）。

2．在辣椒西平组和生理盐水组小鼠右后爪跖内分别注射辣椒西平 30 μg（溶于 50 μl 生理盐水中）和同体积溶剂（生理盐水）。

3．30 min 后，在小鼠的右后爪跖内注射 20 μl 2% 角叉菜胶诱导外周炎症。

4．在炎症诱导后 10、20、30、60、120 min 用足底测痛仪刺激注射足，分别记录两组小鼠的抬爪潜伏期，即观察刺激开始到抬起或舔舐注射爪所花费的总时间。

（二）野生小鼠和 TRPV1 受体敲除小鼠的急性炎症痛敏检测

1．使用足底测痛仪分别筛选野生型小鼠和 TRPV1 基因敲除小鼠，筛选出痛阈相似的小鼠（每组 $n \geqslant 3$）。

2．在小鼠的右后爪跖内注射 20 μl 2% 角叉菜胶诱导外周炎症。

3．在炎症诱导后 10、20、30、60、120 min 用足底测痛仪刺激注射足，分别记录两组小鼠的抬爪潜伏期。

五、实验结果与分析

1．根据实验结果，绘制时间 - 抬爪潜伏期折线图。

2．选取适当的统计方法，在不同的时间点检验组别之间的抬爪潜伏期是否存在显著性差异。

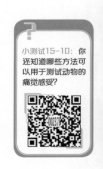

小测试15-10：你还知道哪些方法可以用于测试动物的痛觉感受？

六、注意事项

1．选取体重相近、痛阈相似的动物。

2．用苦味酸标记不同组的小鼠，并注意标记区分注射足和非注射足，防止混淆。

3．使用足底测痛仪时，刺激参数应保持前后一致。

4．最大刺激持续时间可设置为 20 s，以防止刺激时间过长导致组织损伤。

第三节　膜片钳技术探究动作电位产生机制虚拟仿真实验

一、实验简介

细胞是构成生物体的基本单位。从生物电的角度而言，细胞水平的电活动是任何物种生物电现象的基础，且和诸多生理系统的基本功能有着密切的联系。离子通道是生物膜尤其是细胞膜上的一类重要蛋白质，它们可以使离子发生跨膜转运，产生和传导电信号，继而引起细胞内的信号转导过程及其他生理活动的变化，如肌细胞的收缩、神经递质的释放、某些细胞的分化与增殖等。无论是动物还是植物，无论是单细胞生物还是多细胞生物，都拥有各种各样的离子通道。离子通道是细胞电生理学最重要的研究对象。

20 世纪 70 年代中期，德国马普生物物理化学研究所的 Erwin Neher 和 Bert Sakmann 创建了膜片钳技术，它给细胞电生理学和神经科学的发展带来了一场技术革命，让人们对离子通道的认识有了质的飞跃。膜片钳技术是通过玻璃微电极与细胞膜之间形成高阻封接，采用电压钳或电流钳技术对生物膜上的离子通道（尤其是可对单个离子通道）进行观察，为从细胞和分子水平了解离子通道"开启"和"关闭"的门控动力学及各种不同离子通道的通透性和选择性等膜生物信息提供了最直接的研究手段。

本虚拟实验首先介绍了膜片钳技术的基本原理，然后介绍应用膜片钳技术记录细胞动作电位及检测兴奋性的方法，最后介绍动作电位产生的离子机制，三个部分从现象到机制，由浅入深，使学生能够逐步深入地理解膜片钳技术的基本原理和掌握膜片钳全细胞记录技术。

Note

┃ 二、实验目的

1．了解膜片钳技术的基本原理、记录模式及应用。
2．熟悉膜片钳技术所需要的仪器及器械。
3．了解膜片钳全细胞记录技术及注意事项。
4．初步掌握神经元动作电位及兴奋性的检测方法。
5．了解电压依赖性钠通道的种类、分布及特点。
6．初步掌握电压依赖性钠通道激活的记录方法及注意事项。
7．初步掌握电压依赖性钠通道失活的记录方法及注意事项。

┃ 三、实验原理

　　膜片钳是一种通过记录离子通道的离子电流，反映细胞膜上单一（或多个）的离子通道分子活动的技术。该技术通过加热抛光后的玻璃微电极尖端接触细胞膜表面，再在电极尖端施以负压，使得玻璃微电极尖端与细胞膜之间形成高阻封接，达到 GΩ 级。在这种高阻封接的环境下，离子不能从玻璃尖端与细胞膜之间通过，只能从膜上的离子通道进出，因此通过膜电极引导记录的电流就是通过该膜的离子通道电流（图 15-1）。

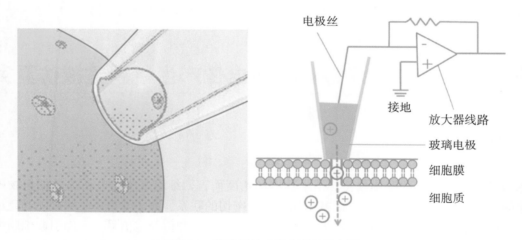

图 15-1　膜片钳技术基本原理示意图

　　经典膜片钳记录的细胞模式一般而言有 4 种，包括细胞贴附式记录、全细胞式、内面向外式、外面向外式。除了全细胞记录，其余 3 种都属于单通道记录（图 15-2）。全细胞记录可以获得细胞膜上所有离子通道的综合特性，揭示细胞的电生理状态，进而为研究单细胞功能变化或细胞之间信号传递提供有力的参考信息。单通道记录根据记录到的单个离子通道的电流变化情况获知离子通道的开放概率、开关时间，或通过分析施加给离子通道的电压与离子通道电流之间的关系获得细胞离子通道的电导（G，$G = 1/Rm$），进而研究细胞膜上特定离子通道的表型、功能及门控机制等对细胞生物学功能的影响。

　　电压依赖性钠通道广泛存在于神经元细胞膜上，其数量和功能决定神经元动作电位的阈值和动作电位上升支的速度，对神经元细胞的兴奋性及信号转导过程具有重要的影响，参与痛觉过敏、癫痫等多种疾病发生。钠通道由一个 α 亚单位和两个 β 亚单位组成。根据 α 亚单位的不同，

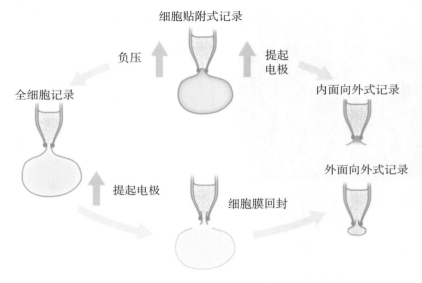

图 15-2　膜片钳的 4 种记录模式

可将电压依赖性钠通道分为不同的类型，根据其对河豚毒素（tetrodotoxin，TTX）的敏感性可分为河豚毒素敏感（TTX-sensitive，TTX-S）和河豚毒素不敏感（TTX-resistant，TTX-R）两大类。

四、虚拟实验步骤

（一）实验前准备

学生登录实验空间 iLAB 网页：https：//www.ilab-x.com/，输入学号、姓名进行注册、登录。输入关键词"膜片钳技术探究动作电位产生机制虚拟仿真实验"，登录该虚拟仿真实验教学项目首页，点击"我要做实验"。

（二）实验模块

选择"实验模块"，进入该界面学习实验目的，使学生在课前对整个虚拟实验内容和要求有系统的了解。该模块包含三个实验内容：膜片钳基本实验操作、神经元动作电位及兴奋性的检测与分析、电压依赖性钠通道的记录与分析。学生先通过膜片钳基本实验操作过程，对膜片钳的基本操作有直观的认识，然后完成神经元兴奋性的检测与分析和电压依赖性钠通道的记录与分析（图 15-3）。

上述每个实验内容至少 10 步互动操作，有实验原理、实验操作视频、思考题、虚拟仿真操作 4 个板块。通过观看实验原理和实验操作视频，学生可以熟悉背景知识、基本实验流程和注意事项；结合思考题进一步理解动作电位的产生机制、电压敏感钠离子通道激活曲线和失活曲线异同点；最后按照提示完成虚拟仿真操作（图 15-4）。

五、实验项目与观察指标

（一）膜片钳基本实验操作

1. 实验前细胞和电极准备　配制膜片钳记录所需的细胞内、外液，拉制电极，灌入电极内

Note

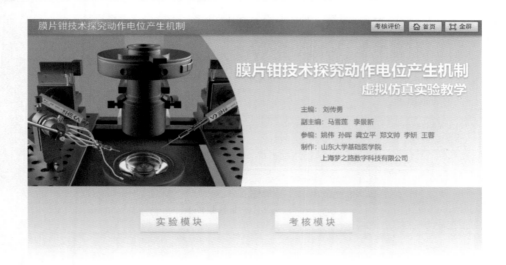

图 15-3　膜片钳技术探究动作电位产生机制虚拟仿真实验

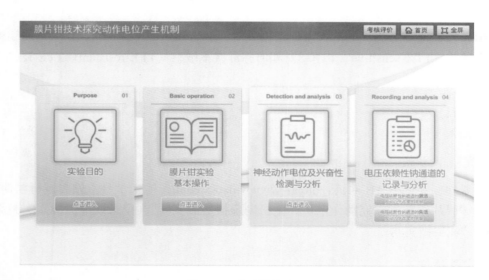

图 15-4　实验模块界面

液；准备培养过夜的神经元细胞，更换培养基为细胞外液；充灌电极内液（图 15-5）。

2. **电极入水**　将玻璃微电极安装到微电极夹持器上，小心操纵微操，使电极尖端入水，观察电脑屏幕上的电信号的改变。

3. **吸附细胞，施加负压**　小心操纵微操，使电极尖端靠近细胞膜，注意不要损伤细胞，当与细胞接触后，给予负压，并观察电脑屏幕上的电信号的改变。

4. **全细胞记录，电容补偿**　当玻璃微电极尖端与细胞膜间的电阻增长为"GΩ"时，吸破细胞，形成全细胞记录，完成电容补偿，并观察电脑屏幕上的电信号改变。

（二）神经元动作电位及兴奋性的检测与分析

1. **给予细胞电流刺激诱发动作电位**　形成全细胞模式之后，将记录模式由电压钳状态转换为电流钳状态。采用连续的、时程为 500 ms、步阶为 10 pA（50～100 pA）的内向电流刺激细胞，诱发动作电位（action potential，AP），记录 AP 产生所需的基强度（图 15-6）。

2. **2 倍、3 倍基强度电刺激产生的动作电位的数量**　分别采用连续的、时程为 500 ms、强度为 2 倍和 3 倍基强度的内向电流刺激细胞，记录产生动作电位的数量。

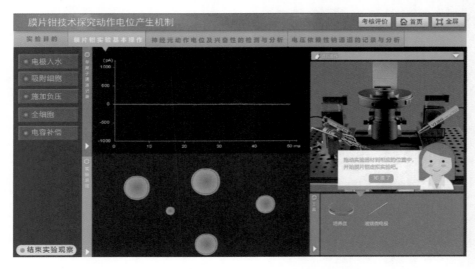

图 15-5　膜片钳实验基本原理虚拟实验操作

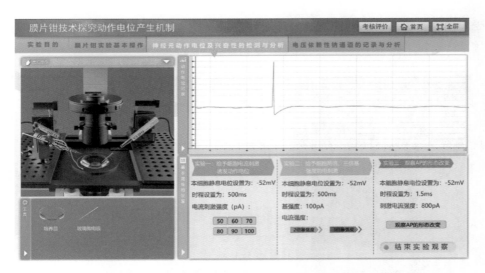

图 15-6　神经元动作电位及兴奋性的检测与分析虚拟实验操作

3. 动作电位形态的记录　采用时程为 1.5 ms、刺激电流强度为 800 pA 的内向电流刺激细胞，诱发产生动作电位，观察动作电位的形态。

（三）电压依赖性钠通道的记录与分析

1. 电压依赖性钠通道的激活及动力学改变的观察　将细胞膜电位钳制在 −50 mV，使 Nav1.9 通道失活，然后由 −80 mV 开始，以 10 mV 的步阶去极化至 +50 mV 以激活钠通道，这时可以同时激活 TTX-S 和 TTX-R 慢钠通道，记录到的电流也是二者的总和（图 15-7）。

2. 电压依赖性钠通道的失活及动力学改变的观察　将细胞钳制在 −60 mV，然后给予 400 ms 条件脉冲，从 −50 mV 开始，以 5 mV 步阶逐渐去极化至 15 mV，紧接着给予细胞 200 ms、−10 mV 的测试脉冲，这时可以同时记录 TTX-S 和 TTX-R 慢钠通道的电流，不同电压的条件脉冲导致细胞上钠通道失活的数量不同，而测试脉冲检测的是未失活的钠通道的电流。

细胞外液中加入 300 nmol/L 的 TTX 5 min 后阻滞 TTX-S 钠电流，采用与上述同样的方案，记录得到 TTX-R 慢钠电流，用总钠电流除去 TTX-R 的钠电流就得到 TTX-S 的钠电流。

记录完成后点击"结束实验观察"，系统采用选择题考查学生对激活曲线和失活曲线的掌握

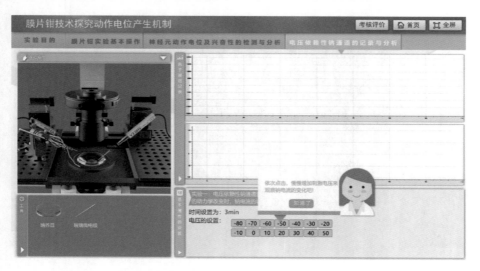

图 15-7　电压依赖性钠通道的记录与分析虚拟实验操作（实验一）

程度，对学生回答正确与否会给予明确的提示（图 15-8）。

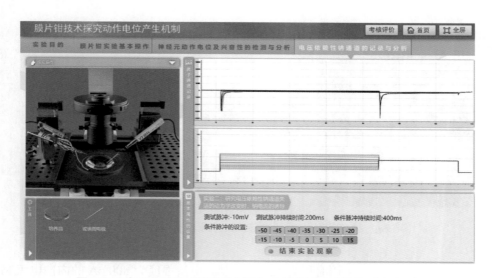

图 15-8　电压依赖性钠通道的记录与分析虚拟实验操作（实验二）

六、实验考核

学生考核除了过程性考核学生的实验操作外，还设置了独立的考核模块，考核学生对知识的综合掌握能力，点击"考核模块"，会有两方面的考核，即"基本知识考核"与"应用与创新考核"（图 15-9）。

"基本知识考核"中系统会自动从后台题库中随机抽取 10 道选择题，根据答题正确与否，给予相应的解析。"应用与创新考核"中，系统以动画的形式给出三个临床或科研案例，学生从中选取一个，设计一个与膜片钳相关的实验课题，学生在一定时间内递交考核作业。

学生答题情况被后台自动记录，最终给予学生详细的考核结果（图 15-10），学生可以根据考核情况，反复操作学习，进一步巩固基础知识和基本操作。

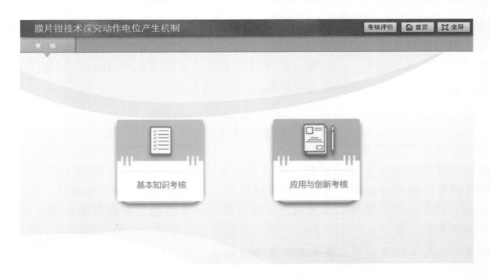

图 15-9　考核界面

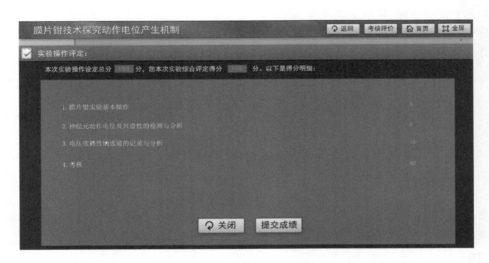

图 15-10　考核评价界面

七、总结与思考

离子和离子通道是细胞兴奋性的基础，亦即产生生物电现象的基础。细胞电生理学实验是医学功能学实验中的重要内容。传统的课堂实验，如神经干复合动作电位的记录，属于组织水平的初级电生理实验，无法反映离子通道的功能活动。膜片钳技术被广泛应用于离子通道分子水平的功能研究，可以对离子通道、信号转导及神经传导系统的机制进行深入的研究，是医学研究领域必备的技术手段之一，有必要在医学生本科实验课程中学习膜片钳技术。

膜片钳技术的实验对象主要是细胞，可以是急性分离的原代细胞，也可以是传代细胞，不受实验对象限制，符合动物伦理要求，方便学生课堂实验取材。但是对于医学生来说，膜片钳技术理论比较抽象晦涩；实验环境要求高，大部分实验操作均需在显微镜下完成，视野狭小，不利于学生观摩老师示教；实验仪器精密、复杂，使其成为一门技术性较强、难度较大的实验课程，难以在本科生实验教学中推广。膜片钳技术虚拟仿真实验通过现代信息技术将抽象、复杂的膜片钳技术操作和基础理论逼真、形象地演示出来，使学生身临其境地观摩和参与所有实验步骤，让学生从宏观到具体、从简单到深入，有层次、有步骤地学习膜片钳技术的基本技能和仪器操作方法；同时结合具体的离子通道功能方面的科研案例，进一步理解膜片钳技术在离子通道门控、离子选择性和动力学方面的应用，不仅弥补了本科生实验只能从器官和组织水平上观察神经干动作电位的不足，而且有助于学生创新能力的培养。

小　结

　　神经系统对机体生命活动的调控主要通过反射来完成。反射活动的结构基础是反射弧。在神经反射调节过程中，生物电（如动作电位）起了非常重要的作用，在动作电位的触发下，神经末梢释放神经递质，引起肌肉收缩、腺体分泌。神经反射调节过程中任何环节发生病变都会导致神经调控失常，出现临床疾病。而生物电的产生和传播依赖于细胞膜上的离子通道，故离子通道的结构等改变会导致临床病变表现（离子通道病）。本章以临床案例为引导，通过神经调节系列基础核心实践，帮助学生深入理解和掌握神经系统的调节原理。再通过拓展创新研究，了解机体电活动产生的机制和膜片钳等前沿探究性技术，同时结合具体的离子通道功能方面的科研案例，帮助学生理解离子通道的结构等改变会导致神经系统疾病，离子通道机制研究有助于神经系统新药开发。强化电生理等技术的创新和发展对医学的推动作用，激发学生开拓进取和创新精神。

整合思考题参考答案

整 合 思 考 题

　　1．理解和描述电压门控钠通道和钾通道在神经纤维动作电位的形成和传导中的作用。

　　2．查阅文献了解机体电活动研究的发展史，理解科学技术创新对机体电活动研究的推动作用。

　　3．电生理实验通常在细胞水平进行，而动物实验是在动物整体上实现的。这些实验方法之间有哪些互补性？它们如何共同揭示 TRPV1 通道的功能和机制？

　　4．TRPV1 受体参与哪些生理病理功能？除了辣椒素，还有哪些物质能激活 TRPV1 受体？

（胡优敏　杨　扬　刘　燕）

科研思维模拟

第四篇

第十六章　先天免疫细胞及其祖细胞对冠状病毒感染的表观遗传记忆

导学目标

通过本章内容的学习，学生应能够：

※ **基本目标**

1. 复述 RNA-seq 的原理，绘制细胞差异基因表达的火山图（volcano plot）。

2. 分析疾病组与健康组之间染色质可及性区域差异，描述 ATAC-seq 的原理与应用；以学习小组为单位，完成疾病组与健康组之间染色质差异可及性区域分析。

3. 阐述单细胞核转录组测序（snRNA-seq）的原理，绘制造血干细胞和祖细胞（HSPC）基因表达热图（heat map）。

4. 阐述单细胞核染色质可及性测序（snATAC-seq）的原理，并主成分分析（PCA）不同样本组染色质可及性的系统差异。

5. 培养阅读文献、对实验结果分析和批判性思考的能力。

※ **发展目标**

1. 阐释科学研究的基本过程，培养发现问题、分析问题和解决问题的创新实践能力，并在这个过程中锻炼团队合作能力。

2. 在课堂中自主学习相关理论知识，利用系统生物学策略解决问题，发掘系统生物学在免疫学领域的潜力。

COVID-19 是由严重急性呼吸综合征冠状病毒 2（SARS-CoV-2）感染所引起的。重症 COVID-19 可能会导致先天性免疫系统发生长期改变，而先天性免疫系统是抵御病原体的第一道防线。先天免疫系统的持久变化可能会影响机体后续对病原和疫苗的免疫应答。然而，人们对 COVID-19 对免疫系统的长期影响以及持续分子和细胞变化的机制知之甚少。

最近的研究表明，先天免疫细胞及其祖细胞可以持久地维持先前感染或炎症的表观遗传记忆，从而改变先天免疫平衡和对后续刺激的响应。先天免疫记忆主要和持久的染色质改变有关。对小鼠的研究表明，在暴露于炎症时，造血干细胞和祖细胞（hematopoietic stem and progenitor cell，HSPC）可以被表观遗传重编程，从而导致子代细胞发生持久的表型变化。但是人类感染和相关炎症是否在造血干细胞和祖细胞（HSPC）中形成先天免疫记忆，以及这种表观遗传程序是否能遗传给子代细胞尚不清楚。

由于高通量测序的发展，组学数据库的不断丰富，促进了多组学技术的快速发展，可实现从系统生物学角度去解析生物体的功能和机制。本章以发表于《细胞》（*Cell*）杂志的研究论文为蓝本，通过系统生物学手段对重症 COVID-19 感染后的造血干细胞和祖细胞（HSPC）以及外周血单个核细胞（PBMC）生成了高分辨率转录组和染色质可及性图谱。该研究发现重症 COVID-19 可以重编程造血功能，并在 HSPC 以及子代髓系细胞中建立表观遗传记忆，这种记忆的持续时间长达 1 年。这些持久的改变可能会影响感染后的免疫反应和平衡，而且这种持久改变和急性疾病期间 IL-6 的活性有关。

本实验重点强化医学系统生物学中以转录组学、表观基因组学和单细胞测序技术为核心的理论知识模块。实例化引导学生从整体宏观的角度去理解染色质动态重构与基因表达的关系，以及它们在不同免疫细胞亚群中的特殊性，并将这些分子层面的特殊性关联到细胞的独特功能。本单元分析 COVID-19 感染后造血干细胞和祖细胞（HSPC）中染色质可及性和持久表观遗传记忆的改变，以及这种表观遗传程序是否能遗传给子代细胞。学生在教师的指导下，进行健康组与重症 COVID-19 感染后疾病组之间的造血干细胞和祖细胞（HSPC）以及外周血单核细胞差异的染色质可及性区域分析，绘制造血干细胞和祖细胞（HSPC）以及单核细胞差异基因表达火山图，并进行单细胞多组学分析。

第一节　核心科学概念

一、RNA-seq

RNA 高通量测序（RNA-seq）自诞生起就应用于分子生物学，帮助理解各个层面的基因功能。RNA-seq 最常用于分析差异基因表达（differential gene expression，DGE）。

RNA-seq 始于湿实验，提取 RNA，富集 mRNA 或去除 rRNA，合成 cDNA 以及构建测序文库。之后在高通量平台（通常是 Illumina）上进行测序，每个样本测序读长（reads）深度为 1000 万 ~ 3000 万条序列。最后是进行计算：比对测序 reads 到转录物，计数与转录物比对上的 reads 数，样本间过滤和标准化，样本组间基因 / 转录物统计差异分析。

RNA-seq 的广泛应用促进了对许多生物层面的理解，比如揭示了 mRNA 剪接的复杂性、非编码 RNA 和增强子 RNA 调控基因表达的机制。RNA-seq 的发展和进步一直离不开技术发展的支持，且与先前的基于基因芯片的技术比起来，获得的信息更多、偏好性更小。

二、ATAC-seq

整合高通量测序的转座酶可及性染色质鉴定实验（assay for transposase-accessible chromatin with high throughput sequencing，ATAC-seq）是在 2013 年由斯坦福大学 William J. Greenleaf 和 Howard Y. Chang 实验室开发的用来研究染色质可及性的方法。

在真核生物体中，核小体是染色质的基本结构单位。DNA 与组蛋白结合后形成核小体，核小体再进一步折叠压缩，最终形成染色质。高度折叠的染色质结构在复制和转录时需要暴露出 DNA 序列，这段暴露的区域即为染色质开放区域，这个区域可以供转录因子和其他调控因子结合，因而它与转录调控是密切相关的。当致密的核小体结构被破坏后，启动子、增强子、绝缘子、沉默子等顺式调控元件和转录因子等反式作用因子可以接近的特性，称为染色质可及性 / 开放性（chromatin accessibility）。

ATAC-seq 利用 DNA 转座酶技术实现染色质可及性分析。DNA 转座酶可以将自身结合的一段序列随机插入基因组中。在 ATAC-seq 试验中，细胞或组织样本在核质分离后，将细胞核单独收集在一起，并通过转座酶打断核内的染色质。紧密包裹的染色质 DNA 不会受到转座酶的打断，而开放区域的染色质 DNA 会被转座酶随机插入并打断。将这些打断后的 DNA 收集在一起进行后续的建库、测序、分析，即可得到开放染色质的信息（图 16-1）。

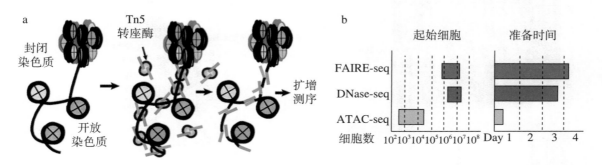

图 16-1　ATAC-seq 原理示意图
来源：Buenrostro J D. *Nature methods*，2013，10（12）：1213-1218.

三、单细胞转录组及表观基因组测序

人体细胞中大约包含 2 万个基因，每个细胞存在自身特异的基因表达模式，导致了细胞特异性的蛋白质成分和生物功能。近来单细胞测序技术的兴起，使得能够在单个细胞水平上研究基因的表达模式，从而能够对细胞间的异质性问题进行更精准的研究。

高通量单细胞 RNA 测序现已广泛地应用到各个领域当中，包括了解不同组织类型、疾病状态和不同时期样本中包含的多种细胞亚群以及它们的转录状态等。但并不是所有组织都适用于单细胞 RNA 测序，单细胞 RNA 测序不能准确地捕获组织中所有的细胞类型，或得到的样本为冷冻样本而不能使用常规的单细胞测序方法等。基于这些局限，现在多种平台也开展了单细胞核 RNA 测序（single-nucleus RNA-seq，snRNA-seq）。由于不受解离条件的限制，单细胞核测序方法能更好地反映原始组织中的细胞组成和基因表达情况，且可用于冻存的样本（图 16-2）。

与之类似的是，snATAC-seq 可实现对单细胞核的染色质可及性的高通量分析。

四、系统生物学

系统生物学的概念最早在 20 世纪 40 年代被提出，主要研究一个生物系统中各组成成分（基因、蛋白质、代谢物等）在特定条件下的相互关系。

21 世纪的生物学研究正在从分子生物学走向系统生物学，由精细的分解研究转向系统的整体研究。系统生物学是以整体性研究为特征的一种大科学，它整合了各层面的生物信息数据，建立各种数学模型进行仿真实验，进而定量阐明和预测生物体的功能、表型以及行为，目前已成为生命科学的重大前沿领域之一。

系统生物学在医学研究方面，通过使用系统理论方法来解决复杂的生物系统问题，使医学具有预测性和个性化。本章选取的这篇发表在《细胞》（*Cell*）杂志的研究论文（Cheong J G, et al, 2023）采用系统生物学策略，绘制了重症 COVID-19 感染后的造血干细胞和祖细胞（HSPC）以

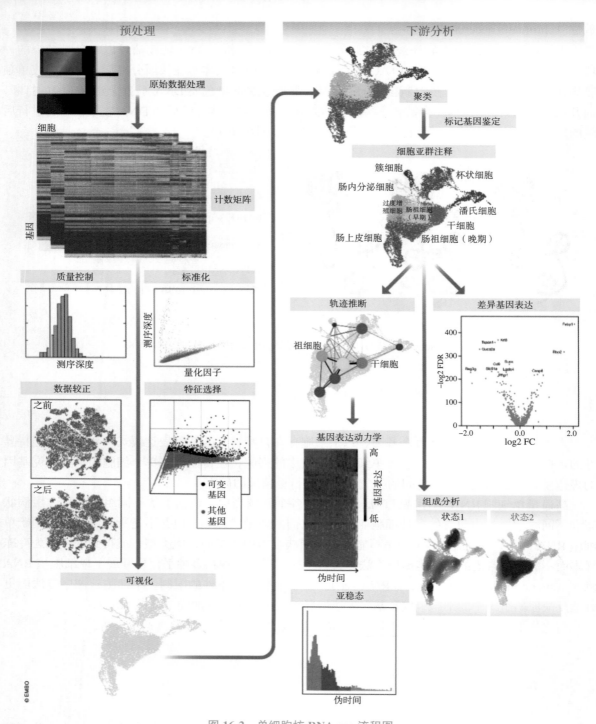

图 16-2　单细胞核 RNA-seq 流程图

来源：Luecken M D，Theis F J. *Mol Syst Biol*，2019，15（6）：e8746.

及外周血单个核细胞（PBMC）生成了高分辨率转录组和染色质可及性图谱。该研究成果发现了急性病毒感染期间炎性细胞因子信号转导（如 IL-6）诱导 HSPC 和后代先天免疫细胞持久表观遗传变化的潜力，可能影响人类的各种感染后现象，包括组织修复、慢性炎症和长期后遗症。

第二节　综合实验

驯化免疫（trained immunity，TI）是指机体初次感染或疫苗接种后，先天免疫细胞发生表观遗传改变和代谢重编程，再次感染病原体后产生更强的免疫应答。驯化免疫又称为先天免疫记忆（innate immunity memory），其产生不依赖于适应性免疫，可遗传给下一代，并能更有效地激活适应性免疫应答。已有的研究表明先天免疫记忆在小鼠模型中得到了很好的研究，但这种表型在人类中的相关性和分子特征却更加难以捉摸。最近的研究揭示了人类在接种卡介苗（BCG）后的先天免疫记忆。Branko Cirovic 等发现 BCG 诱导的先天免疫记忆可引起人源性 HSPCs 以及外周 CD14+ 单核细胞的表观遗传、转录和功能变化。重要的是，某些骨髓（BM）HSPC 表型在 BCG 疫苗接种后持续至少 3 个月。尽管对照疫苗研究已在人体中建立了先天免疫记忆或驯化免疫表型，但对人 HSPC 的实验研究有限，阻碍了对疾病中动态 HSPC 表型的理解，特别是在自然感染的背景下。在这篇文章中，研究人员建立了一种新技术，用于收集、浓缩和鉴定在血液中循环的非常罕见的造血干细胞，从而无需从骨髓中提取此类细胞。他们分析了单核细胞及其祖细胞 HSPC 在单细胞水平的染色质和转录。针对重症 COVID-19 后的不同 HSPC 亚型和外周血单核细胞（PBMC）生成了高分辨率转录组和染色质可及性图谱。

本节将首先采用 bulk ATAC-seq 以及 snATAC-seq 对 COVID-19 感染后的染色质可及性和持久表观遗传记忆进行研究，以探究 COVID-19 感染后是否在造血干细胞和祖细胞（HSPC）中形成先天免疫记忆，以及这种表观遗传程序是否能遗传给子代细胞。表观基因组改变会影响转录因子与之结合，进而影响基因表达，并最终导致功能差异。考虑到 COVID-19 的表观遗传特征可能会影响基因表达，接下来通过 bulk RNA-seq 以及 snRNA-seq 进一步研究了 COVID-19 感染后疾病组与健康组之间 HSPC 和 CD14+ 单核细胞的差异基因表达。该研究发现重症 COVID-19 可以在 HSPC 以及子代细胞中建立表观遗传记忆，这种记忆的持续时间长达 1 年。这些持久的改变可能会影响感染后的免疫反应和平衡，而且这种持久改变和急性疾病期间 IL-6 的活性有关。

实验一　COVID-19 后单核细胞中染色质可及性和持久表观遗传记忆的改变（bulk ATAC-seq）

▌ 一、实验简介

表观遗传记忆的基础是染色质状态在细胞代际之间的传递。转录因子、组蛋白翻译后修饰、非编码 RNA 以及 DNA 甲基化修饰等过程的改变可影响染色质可及性的变化，进而导致免疫代谢发生改变，最终促进炎性因子基因集的表达。为了研究 COVID-19 感染后单核细胞中持久表观遗传记忆的改变，采用 ATAC-seq 技术进行单核细胞染色质可及性分析。

▌ 二、实验目的

1．理解表观基因组测序的原理和操作方法。
2．自主进行单核细胞中疾病组与健康组之间的差异可及性区域分析。

3．培养学生的自主学习能力、科研探究思维。

三、实验原理

（一）序列比对软件包 BWA

随着以 Illumina 为主的高通量测序技术的流行，短序列比对成为二代测序分析中的核心，短序列比对是将测序得到的短片段回贴到基因组上，这个过程也被称为 mapping。可以说，如果想分析二代测序数据，就必须进行短序列比对。而在众多的短序列比对软件中，BWA 几乎已经成为默认的行业标准。

（二）call peaks 工具 MACS2

peaks calling 有不同的方法，MACS2 是最常用的 call peaks 工具。 MACS 全称 Model-based Analysis of ChIP-Seq，其通过整合序列标签位置信息和方向信息提高结合位点的空间分辨率。

四、实验准备

NCBI GEO 数据库中的 bulk ATAC-seq 原始数据和处理数据（GEO：GSE196990），工作站，MACS2 2.1.2（https：//github.com/macs3-project/MACS/wiki/Install-macs2），BWA（https：//github.com/lh3/bwa），DiffBind（https：//hbctraining.github.io/Intro-to-ChIPseq/lessons/08_diffbind_differential_peaks.html），人类参考基因组 GRCh38（https：//www.ncbi.nlm.nih.gov/assembly/GCF_工作 000001405.26/）。

五、实验步骤

进行单核细胞中疾病组与健康组之间差异可及性区域分析。

实验小组需在第一次实验课开课前 1 天完成预习报告，授课教师或助教需提前从官网下载原始测序数据 fastq 文件，并在实验课开课前将其发送给学生。

1．对疾病组与健康组的单核细胞测序数据进行可视化

（1）首先对拿到的原始测序数据（fastq 格式）用 fastqc 软件进行质控检测。

（2）用 Trimmomatic 去除接头，过滤低质量数据。

（3）从 NCBI 官网下载人类参考基因组 GRCh38（https：//www.ncbi.nlm.nih.gov/datasets/taxonomy/9606/）。

（4）使用 BWA 将 trimmed reads 与参考基因组 GRCh38 进行比对。

（5）去除 PCR 重复。PCR 扩增和一些重复序列（如微卫星、着丝粒）会产生重复，干扰真实的富集信号，所以在 call peaks 前需要先去除重复，这里先用 Picard（http：//broadinstitute.github.io/picard/）去除 PCR 重复。Picard 去除 PCR 重复时要加上参数 REMOVE_DUPLICATES=true，否则只是标记了重复，并没有去除。

（6）使用 MACS2 对每个样本进行 peak calling。

（7）对合并后的样本进行 peak calling。

（8）对于质量控制，使用 Subread 软件包中的 featurecount 程序计算所有样品的 FRiP 评分。从下游分析中去除具有低 FRiP 评分（＜ 0.15）的 103 个样品。接下来使用 IGV 进行可视化检测以确保去除样品的可靠性。

2．PCA 分析单核细胞中不同组染色质可及性差异 使用主成分分析（PCA）对数据进行降维，以便将高维度的数据转换为较低维度的表示。

3．进行差异可及性（DA）分析

（1）下载安装 DiffBind（https：//bioconductor.org/biocLite.R）。DiffBind 是鉴定两个样本间差异结合位点的一个 R 包。主要用于 peak 数据集，包括对 peaks 的重叠和合并的处理，计算 peaks 重复间隔的测序 reads 数，并基于结合亲和力鉴定具有统计显著性的差异结合位点。适用的统计模型有 DESeq、DESeq2、edgeR。详细内容可参考 DiffBind（http：//bioconductor.org/packages/release/bioc/vignettes/DiffBind/inst/doc/DiffBind.pdf）的文档。

（2）高质量的 bulk ATAC-seq 样本 [CD14$^+$ 单核细胞（$n = 70$）和 HSPC（$n = 49$）] 通过保留至少在 2 个样本中检测到的峰，使用 DiffBind 生成 consensus peak sets，得到单核细胞的 123477 个 consensus peaks 和 HSPC 的 126672 个 consensus peaks。

（3）使用 ChipSeeker 注释 consensus peaks，并且根据与 TSS 阈值（＜ 50 kb）的距离对 peaks 进行过滤。过滤后，得到单核细胞的 96241 个 consensus peaks 和 HSPC 的 102784 个 consensus peaks。

（4）然后使用 cinaR 包，将这些 peaks 用于鉴定临床组之间的差异可及区域。

（5）对于差异可及性分析，使用 EdgeR 1 中的 GLM 模型在临床组之间进行成对比较。由于临床组间年龄的变异性，故使用年龄作为协变量。

（6）最后，为了解释已知和未知批次，使用所有显著 SV 进行替代变量分析。保留 FDR 10% 处的差异 peaks 用于下游分析。

六、实验结果与分析

在本实验中，学生通过对 COVID-19 早期恢复者（发病后第 2 ～ 4 个月）、晚期恢复者（发病后第 4 ～ 12 个月）、健康对照以及非 COVID-19 危重疾病恢复对照的血液样本进行 ATAC-seq 分析，探究 COVID-19 恢复期个体的成熟循环 CD14$^+$ 单核细胞是否具有独特且持久的表观遗传特征。通过将临床组的 CD14$^+$ 单核细胞中的 DAR 进行分层聚类并基于其可及性进行分析，发现与健康组相比，C2DAR 在非 COVID-19 危重疾病恢复对照、早期恢复者以及晚期恢复者中可及性更高，这说明循环单核细胞的表观遗传特征将维持很长一段时间。

实验二 重症 COVID-19 患者单核细胞基因表达的持久变化

一、实验简介

染色质的可及性反映的是反式作用因子与开放染色质结合的状态，与转录调控密切相关。考虑到 COVID-19 感染后单核细胞染色质可及性的改变会影响转录因子与之结合，进而影响基因表达，接下来通过 bulk RNA-seq 进一步研究 COVID-19 感染后单核细胞的差异基因表达，并通过火山图的形式呈现。

二、实验目的

1. 掌握转录组测序的原理和操作方法。
2. 进行转录组数据分析并绘制疾病组与健康组之间 CD14⁺ 单核细胞的差异基因表达火山图。
3. 培养学生的自主学习能力、探索创新精神。

三、实验原理

（一）序列比对软件包 STAR

STAR（Spliced Transcripts Alignment to a Reference）是一种用于将测序 reads 比对到参考基因组的软件，常用于 RNAseq。其具有较高的准确率，映射速度较其他比对软件高 50 多倍。STAR 的安装方法见 https：//github.com/alexdobin/STAR。

（二）用 DESeq2 进行差异表达分析

DESeq2 是一个为高维计量数据的归一化、可视化和差异表达分析而设计的 R 语言包。它通过经验贝叶斯方法（empirical Bayes techniques）来估计对数倍数变化（log2FoldChange）和离差的先验值，并计算这些统计量的后验值。

四、实验准备

bulk RNA-seq 原始数据和处理数据（GEO：GSE196990），STAR 2.7.10b（https：//github.com/alexdobin/STAR），DESeq2（https：//git.bioconductor.org/packages/DESeq2），人类参考基因组 GRCh38（https：//www.ncbi.nlm.nih.gov/assembly/GCF_000001405.26/），工作站。

五、实验步骤

绘制疾病组与健康组之间 CD14⁺ 单核细胞的差异基因表达火山图。

1. RNA-seq 数据处理

（1）原始测序数据（fastq 或 fastq.gz 格式）用 fastqc 进行质控。

（2）使用 STAR 将 reads 比对到参考基因组 GRCh38 上，并对 reads 进行定量。

（3）合并表达矩阵并进行注释。

2. 使用 DESeq2 进行差异基因表达分析

（1）安装 DESeq2。DESeq2 包目前需要依赖 BiocManager 包，该包用于管理 bioconductor 项目中的所有包，因此首先安装 BiocManager 包。

（2）读入上一步得到的表达量矩阵 gene_count_matrix.csv。

（3）构建 dds 对象。想要进行差异分析，首先需要生成 DESeq2 必需的数据类型，即 dds 类型数据，DESeq2 包使用 DESeqDataSet（dds）作为存放 count 数据及分析结果的对象，每个 DESeqDataSet（dds）对象都必须包括以下三者：countData、colData 以及 design 公式。

（4）对数据进行标准化。

（5）使用 DESeq2 进行差异基因表达分析。通过绝对 log2FoldChange 大于 1.1 和调整的 P 值小于 0.05 鉴定差异表达基因。

3．绘制火山图

（1）加载 DESeq2 中生成的 resdata 文件。

（2）DESeq2 分析中得到的 resdata 运用 ggplot2 R 包绘制火山图。横坐标为 fold change（倍数），越偏离中心，差异倍数越大；纵坐标为 P value（P 值），值越大，差异越显著。

六、实验结果与分析

为了探究 COVID-19 感染后单核细胞中的表观遗传和转录特征是否与功能差异相关，将采用 RNA-seq 对 PBMC 样本进行分析。与健康对照和早期恢复者相比，部分炎症分子（如 S100A8 和 S100A9）、与抗原呈递相关的基因（如 *B2M*）在晚期恢复者上调，这表明 COVID-19 感染后的单核细胞存在持续的表观遗传改变，而且恢复晚期单核细胞表现出独特的特征，包括表观基因组特征、特定亚群富集，以及富集与抗原呈递、激活、分化和抗病毒反应相关的基因。

实验三　重症 COVID-19 后 HSPC 中持久的染色质可及性特征

一、实验简介

由于单核细胞寿命较短，并且不断从 HSPC 补充，因而研究人员推测 COVID-19 后单核细胞的特征可能源于 HSPC 中表观遗传特征的改变。当染色质开放时，转录因子等反式作用因子可以接近调控序列，从而实现转录过程。snATAC-seq 能够提供染色质可及性的信息，并揭示单个细胞核中基因转录活跃的区域。下面将采用 snATAC-seq 对重症 COVID-19 感染后 HSPC 中持久的染色质可及性特征进行分析。

二、实验目的

1．理解单细胞核表观基因组测序的原理和操作方法。

2．自主进行转录组数据分析并绘制疾病组与健康组之间 CD14⁺ 单核细胞的差异基因表达火山图。

3．培养自主学习能力、科研探究思维以及团队合作能力。

三、实验原理

Cell Ranger ATAC 软件是用于处理 10× Genomics 平台 Chromium Single Cell ATAC-seq 测序数据的分析流程。该软件主要包括以下四个分析流程。

1．cellranger-atac mkfastq　该子程序主要将 Illumina 测序仪产生的原始 BCL 测序文件转换

为 FASTQ 文件，该命令中封装着 bcl2 fastq 程序。

2．cellranger-atac count 该子程序是 cellranger-atac 软件的主要分析流程。

3．cellranger-atac aggr 该子程序可以将多个 cellranger-atac count 的分析结果进行整合处理。

4．cellranger-atac reanalyze 该子程序可以将 cellranger-atac count 或 cellranger-atac aggr 的分析结果进行二次分析，可以微调一些参数进行重新分析。

四、实验准备

从 GEO 数据库下载的 snATAC-seq 原始数据和处理数据（GEO：GSE196990），Cell Ranger ATAC 1.2.0（https：//support.10xgenomics.com/developers/software/downloads/latest），Amulet（https：//github.com/UcarLab/AMULET），人类参考基因组 GRCh38（https：//www.ncbi.nlm.nih.gov/assembly/GCF_000001405.26/），工作站。

五、实验步骤

PCA 分析 HSPC 中不同组染色质可及性差异。

1．snATAC-seq 数据处理

（1）使用 Cell Ranger ATAC 1.2.0 pipeline 对原始测序数据进行处理。Cell Ranger ATAC 提供了序列比对功能，可将原始测序数据（fastq 格式）比对到人类参考基因组 GRCh38 上并生成 Peak/Cell matrix。

（2）质控。在处理完测序 read 数据后，必须过滤掉低质量细胞或双细胞。这里使用 Amulet 去除双细胞。与单细胞转录组数据双细胞过滤分析类似，如果一个 barcode 包含的 fragments 太多，则此 barcode 可能包含了两个或多个细胞，因而需要设定 fragments 数目阈值进行简单过滤。snATAC 数据过滤的其他参数有：TSS enrichment score、blacklist regions ratio 等。需要注意的是，没有适合所有样品的绝对 QC 标准。因此，必须根据样本的特征（如数据的总体结构、异质性、可能存在的细胞类型、批次或测序平台）仔细选择 QC 标准的组合。

（3）安装 Signac 并加载流程中所有的安装包。

（4）导入数据，创建 Signac 对象。Signac 需要两个输入文件，这两个输入文件都可以由 CellRanger 获得。① Peak/Cell matrix：横坐标为每个 peak 区域，纵坐标为每个细胞。类似于单细胞的 gene expression count matrix，每个 peak 区域代表预测的每一个染色质开放区域，矩阵内的数值代表该细胞在这个 peak 位置中 Tn5 酶结合的个数。② Fragment file：该文件为一个列表，其中包含了所有单细胞中所有的 unique—fragement，这个文件很大，通常储存在磁盘（disk）上，而不需要导入内存（memory）中。这个文件的作用就是展示一个细胞中所有的片段（fragment），而不是仅包含在 peak 里面的片段。

（5）使用 MACS 2（2.1.2 版本）对每个细胞类型进行 call peak，参数设置如下："callpeak-nomodel -nolambda -keep-dup all -call-summits"。将来自所有细胞类型的 peak 合并，在两侧延伸 150 bp。根据 MACS 2 的 q 值去除冗余 peak。

（6）使用 sctransform 对数据进行归一化（normalization）处理。Signac 是基于词频 - 逆文档频次（term frequency-inverse document frequency，TF-IDF）方法进行的归一化。它进行两步（两个维度：横向 & 纵向）归一化操作，即跨细胞归一化以校正细胞测序深度的差异，纵向即跨峰（peaks）归一化为更罕见的峰（rare peak）提供更高的值。

（7）特征选择（feature selection）。由于 snATAC-seq 直接测量的是 DNA 可及性，而不是 RNA 表达水平，因此每个细胞在每个 peak（可及性区域）能测到的数目要么是 0（表示该区域在细胞中不可及），要么是 1（表示该区域开放，可以与转录因子等结合）。在复制的细胞中，某些 peak 的数目可能会增加到 2 或 4，但这种情况相对较少。这种低变化性使得在 snATAC-seq 数据中筛选高可变特征变得更有挑战性。相比之下，snRNA-seq 测量的是 RNA 表达水平，由于 RNA 表达在不同细胞之间具有较大的差异性和变化性，因此更容易筛选出高可变特征。作为替代方案，仅选择前 *n*% 的 peaks 以进行降维。或者去除仅在少于 *n* 个细胞中检测到的 peaks（使用 FindTopFeatures（）函数）。在这里一般选择降维的方法来加快运行速度（将 min.cutoff 设置为"q75"以使用前 25% 的 peaks）（由于发现使用降维后的子集与全部的 peaks 得到的结果是相似的）。

2．PCA 分析 HSPC 中不同组染色质可及性差异　使用主成分分析（PCA）对数据进行降维，以便将高维度的数据转换为较低维度的表示。

六、实验结果与分析

通过对造血干细胞和祖细胞（HSPC）进行 snATAC-seq 分析来探究 COVID-19 感染后 HSPC 的表观遗传程序。PCA 分析显示各组之间的 PC 评分分布是显著的，在早期恢复者和非 COVID-19 危重疾病恢复对照之间观察到相似性，在晚期恢复者中观察到区别特征。这表明 HSPC 的染色质可及性在不同组中存在差异。

实验四　重症 COVID-19 后 HSPC 中基因表达的持久变化

一、实验简介

单细胞核 RNA 测序（snRNA-seq）可以用于在单个细胞核级别上研究细胞表型。这里将采用 snRNA-seq 技术来探究 COVID-19 感染后 HSPC 中的表观基因组特征是否对应于转录程序的改变。

二、实验目的

1．掌握单细胞核转录组测序的原理和操作方法。
2．自主进行单细胞核转录组数据分析并绘制 HSPC 的差异基因表达热图。
3．培养自主学习能力、科研探究思维。

三、实验原理

（一）Cell Ranger

Cell Ranger 是一款由 10× Genomics 开发的生物信息学工具，用于处理和分析单细胞 RNA 测序（scRNA-seq）数据。它通过将每个细胞的 mRNA 转录物转换为 DNA 文库，并使用高通量

Note

测序技术进行测序，从而实现对大量单个细胞的转录组信息的获取。

（二）Seurat 软件包

Seurat 最初是由纽约大学的 Rafael A. Irizarry 和 Satija 等于 2015 年开发的。该工具基于 R 语言编写，使用了许多先进的统计学和机器学习算法，可以对 scRNA-seq 数据进行细胞聚类、细胞亚群鉴定、基因差异表达分析等。

四、实验准备

NCBI 的 GEO 数据库下载的原始数据和处理数据（GEO：GSE196990），Scrublet（https：//github.com/swolock/scrublet），Seurat（https：//github.com/satijalab/seurat），人类参考基因组GRCh38（https：//www.ncbi.nlm.nih.gov/assembly/GCF_000001405.26/），Cell Ranger 7.1.0（https：//support.10xgenomics.com/single-cell-gene-expression/software/pipelines/latest/installation），工作站。

五、实验步骤

绘制 HSPC 的差异基因表达热图。

1. snRNA-seq 数据处理

（1）使用 Cell Ranger 7.1.0 将原始测序数据（fastq 格式）比对到人类参考基因组 GRCh38 上并生成表达矩阵。输出结果说明：filtered_feature_bc_matrix 是重要的一个目录，下面包含了 barcodes.tsv.gz、features.tsv.gz、matrix.mtx.gz，是下游 Seurat 分析的输入文件。web_summary.html 是质控比对报告（一般认为外显子的比对率要在 60% 以上）。用 barcode 来标记细胞，UMI 来标记转录本；另外，barcodes 数量要大于细胞数量（以保证每个细胞都会有 barcode 来进行区分）。

（2）对数据进行质控。首先过滤掉低质量细胞样本，去除包含线粒体基因和表达基因过多的细胞。若检测出高比例线粒体基因，则表明细胞质量差。表达基因过多可能是由于一个油滴包裹多个细胞，从而检测出比正常检测要多的基因数，因此要过滤这些细胞。使用 Scrublet 去除双细胞。

（3）使用 Seurat 包中的参考 PBMC CITE-seq 数据进行细胞的初始注释。

（4）应用 sctransform 进行归一化处理。分析的第一步是将表达矩阵标准化，以解决每个样品每个细胞的测序深度差异。Seurat 推出了一种称为 sctransform 的新方法，可用于对 snRNA-seq 数据进行归一化。

2. 用 Seurat 进行 PCA 分析　PCA 是最常用的降维方法，通过某种线性投影，将高维的数据映射到低维的空间中表示，并期望在所投影的维度上数据的方差最大，以此使用较少的数据维度，同时保留较多的原数据点的特性。

3. 聚类分析　用 UMAP 聚类。在单细胞的 R 包 Seurat 中自带 UMAP 这个函数，UMAP 是一种非线性降维的算法，相对于 t-SNE，UMAP 算法更加快速。

4. 对数据进行可视化　绘制热图。分析完每群的 marker 基因之后，可以挑选差异显著的基因用 Seurat 自带函数 DoHeatmap 可视化。当然也可以任意选自己想展示的基因进行可视化。

六、结果与分析

绘制 HSPC 的差异基因表达热图。非 COVID-19 危重疾病恢复对照、早期恢复者和晚期恢复者中，粒细胞 - 单核细胞祖细胞（GMP）相关基因以及抗病毒应答相关基因 AP-1 表达增加，这些发现揭示了 COVID-19 感染后 HSPC 转录组的显著改变，有利于髓系细胞生成以及抗病毒反应。

实验五　HSPC 和单核细胞之间共享 COVID-19 后表观遗传特征和 TF 程序

一、实验简介

HSPC 中持久的 COVID-19 后表观遗传特征可能被成熟的子代细胞遗传，从而赋予改变的表型。而表观遗传特征改变转录因子调控网络的生物学行为，直接影响基因的转录水平。理论上，可遗传的表观基因组特征必然伴随特定的转录调控法则。以下内容将通过对单细胞多组学数据进行分析，以探究 COVID-19 感染后 HSPC 和单核细胞之间是否共享表观遗传特征和 TF 程序。

二、实验目的

1．掌握单细胞核转录组测序的原理和操作方法。

2．对单细胞多组学数据进行自主分析，探究 COVID-19 感染后 HSPC 和单核细胞之间是否共享表观遗传特征和 TF 程序。

3．培养自主学习能力、探索创新精神、团队合作能力。

三、实验原理

单细胞多组学分析：细胞是生物体结构和功能的基本单位，单细胞测序技术的迅猛发展为在单细胞层面研究细胞功能及其背后的基因调控机制提供了重要的技术手段。单细胞测序可用于检测多种不同的组学种类，包括转录组、表观基因组等，对不同组学技术产生的数据进行整合分析有助于更全面地刻画细胞内的基因调控状态、揭示调控机制。

四、实验准备

NCBI 的 GEO 数据库下载所需数据（GEO：GSE196990），Signac（https：//stuartlab.org/signac/），Cell Ranger ARC 1.0.0（https://support.10xgenomics.com/single-cell-multiome-atac-gex/software/downloads/latest），人类参考基因组 GRCh38（https://www.ncbi.nlm.nih.gov/assembly/GCF_000001405.26/），工作站。

Note

五、实验步骤

HSPC 和单核细胞中，健康组以及早期 / 晚期组之间的转录因子的差异活性。

1．snATAC-seq 数据处理（详见本节实验三）

2．snATAC-seq 基序分析

（1）对 snATAC-seq 数据集进行基序富集。在进行富集分析之前，使用 Signac 中的 AddMotifs 功能将基序信息添加到 snATAC-seq 对象中。将 GRCh38 的基序信息添加到来自 JASPAR2020 数据库的对象中。

（2）使用 Seurat 的 FindMarkers 功能，进行差异可及性（DA）分析。

（3）使用逻辑回归将归一化的 ATAC counts 矩阵用于差异可及性分析，其中最小倍数变化值（fold change value）为 0.25，用于特征检测的细胞的最小百分比为 10%。保留调整后 $P < 0.05$ 的差异 peaks。

（4）使用 FindMotifs 函数找到 overrepresented 的基序。

（5）取每个细胞的每个转录因子 chromVAR 评分的平均值。然后取每组的中位数，进行 Z-score 标准化。

（6）将 chromVAR 评分可视化为火山图。

六、实验结果与分析

差异转录因子（TF）基序可及性分析揭示了与健康组相比，在 COVID-19 感染早期和晚期，响应炎症反应的 TF 基序富集。例如，早期 HSPC 和单核细胞中 AP-1 和干扰素调节因子（IRF）基序富集。晚期，在 HSPC 和单核细胞中富集了 CEBP 家族和 JUN 基序。这一分析揭示了 HSPC 中持久的 COVID-19 后表观遗传程序可遗传给子代细胞，从而改变子代细胞的表型。

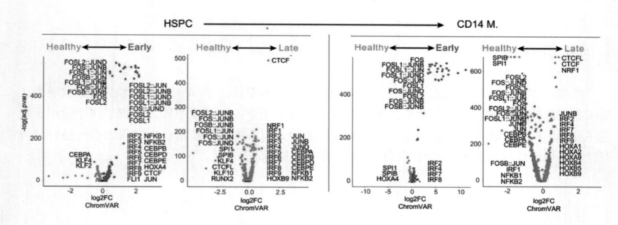

图 16-3　HSPC 和 CD14+ 单核细胞在不同组中的差异转录因子活性
来源：Cheong J G. *Cell*，2023，186（18）：3882-3902.

小　结

在本章实验中，以了解转录组、表观基因组数据分析为基础，逐步深入至单细胞多组学分析的原理与应用。从中可以清晰地理解重症COVID-19感染后HSPC和单核细胞中表观基因组和转录组变化的分子机制，发掘系统生物学在免疫学领域的潜力，激励学生在课堂学习中主动学习相关理论知识，并鼓励学生可从系统生物学角度去分析人类感染和相关炎症先天免疫记忆的形成，自主探索。

整合思考题

1．重症COVID-19感染对免疫系统的长期影响以及持续分子和细胞变化的机制是什么？

2．本实验有何不足之处？

3．重症COVID-19感染在HSPC以及子代细胞中建立表观遗传记忆这种机制是否适用于其他类型的感染？

4．这篇文献对你有什么启发？

Cheong J G. Epigenetic memory of coronavirus infection in innate immune cells and their progenitors. *Cell*, 2023，186（18）：3882-3902.

整合思考题参考答案

（钟　怡）

第十七章 操控细菌信号捕杀肿瘤细胞

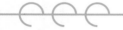 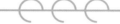
　　细菌作为地球上最早的生命形态，遍布于地球的每一个角落。每个人的身体都被数以百亿、千亿的细菌包围着，形成了人与细菌的超级共生系统。随着对人体共生菌群的深入研究，科学家们发现某些细菌与恶性肿瘤的消减相关。由于肿瘤细胞增殖过快、耗氧量高，且肿瘤脉管系统结构和功能异常、血供不足，因此实体瘤组织中易形成低氧区域，导致继发性细菌感染的发生。此外，恶性肿瘤可通过特定机制逃避机体免疫监视和攻击，适宜部分厌氧细菌或兼性厌氧细菌自发且特异性地在恶性肿瘤组织定植和生长，而其中部分细菌显示出溶瘤效应。因此，是否能够利用细菌来对抗癌细胞呢？这是现代生物学完全可以实现的理念，并非仅仅局限于科学幻想的范畴之中。早在 1891 年，肿瘤"免疫疗法之父"威廉姆·科利（William Bradley Coley）把由灭活的化脓链球菌和黏质沙雷菌构成的科利毒素注入肿瘤患者体内，就已迈出了恶性肿瘤的细菌靶向疗法的第一步。21 世纪的新兴科学——合成生物学的兴起，以及工程化的理性设计和模块组装理念使得构建一个兼具靶向性、安全性和有效性的抗肿瘤菌株成为可能，推动了细菌靶向疗法的进一步发展。

2016 年，美国加州大学圣地亚哥分校与麻省理工学院的科学家提出了一种将合成生物学用于癌症治疗的新策略。他们以细菌为药物载体，合成具有抗癌活性的效应蛋白，并通过"劫持"细菌群体感应信号分子控制细菌自发裂解，在限制细菌菌群密度的同时完成了效应蛋白的周期性释放，从而实现药物递送与疾病治疗的功能（图 17-1）。该项研究结果发表于 2016 年 7 月 20 日的《自然》杂志上（Din M O. *Nature*，536：81-85）。

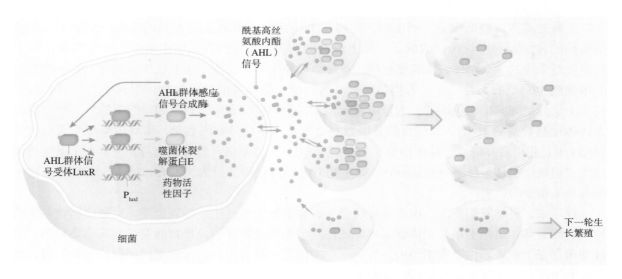

图 17-1　工程菌株周期性裂解并同步释放效应蛋白的工作示意图
来原：Zhou S. *Nature*，536：33-34.

学生通过本章节学习，在深入理解该论文的核心科学理念的基础上，运用合成生物学手段设计并构建群体感应信号依赖的细胞浓度控制回路，自主建立群体感应信号微生物检测体系，操控 AHL 信号驱动细菌同步合成并释放抗肿瘤药物，观察并记录药物递送细菌的荧光表达周期及肿瘤细胞捕杀效果，引导学生深入学习细菌与宿主相互作用的机制，探讨如何优化"周期性药物递送"体系（图 17-2）。

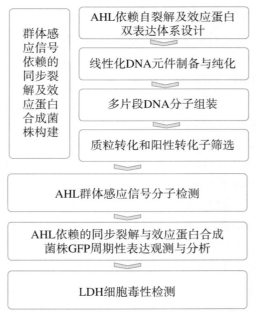

图 17-2　本章主要教学和实验内容

第一节 核心科学概念

一、超级生物体

生命的诞生奇妙而艰难。据推测，大约在 38 亿年前，地球表面温热的水圈中诞生了一些极端嗜热的古细菌和甲烷菌，构成了地球上最古老的生命。这些古老的生命形态非常简单，单个细胞就是单独的一个个体，没有细胞核，被称为原核生物。虽然历经上亿年的演化，但这些古老的单细胞生物依旧无处不在。人类虽然被誉为地球上最高等的智慧生物，但每个人都被数以百亿、千亿的单细胞生物包围着。大量细菌定植于人们的皮肤表面、肠道和口腔等器官，数量接近人体体细胞数量的 10 倍，其包含的基因数量也远超人体自身基因数量。诺贝尔生理学或医学奖（1958 年）获得者乔舒亚·莱德伯格在 2000 年提出，人体是由人自身细胞与其所有共生微生物构成的"超级生物体"（superorganism），微生物对人体的代谢、行为、发育、适应、疾病甚至进化都有至关重要的影响。

近年来，科学家们发现，由于癌症病患的肿瘤细胞增殖过快、耗氧量高，且肿瘤脉管系统结构和功能异常、血供不足，实体瘤组织中往往易产生低氧微环境，导致继发性细菌感染发生，因此细菌存在于很多恶性肿瘤细胞内，且不同肿瘤细胞中具有各自独特的细菌菌群；与此同时，恶性肿瘤所特有的机体免疫逃逸特性为部分厌氧细菌或兼性厌氧细菌提供了在其内部特异性定植生长的有利条件，因此这部分细菌具备溶瘤作用，与恶性肿瘤的消减相关。

二、细菌群体感应机制

细菌是一类结构简单的单细胞生物。在早期研究中，细菌一直被认为是以个体的形式存在于环境中。然而近年来的研究结果显示，绝大多数细菌具备交流沟通的能力，并且方式多样，群体感应（quorum sensing，QS）是细菌用于发送和接收信号的重要机制。群体感应指在特定环境中，细菌合成并释放一种或多种可扩散的自诱导物（autoinducer，AI）到胞外，这些胞外信号小分子的浓度随着细菌群体密度增加而升高，当浓度达到某一特定阈值时，可以被细菌表面或胞质中的信号受体感应，进而调控基因表达。通过感应群体信号分子的浓度，细菌可以感知自身群体的密度，进而调节特定的生物学功能，以应对群体密度的变化（图 17-3）。

细菌种类繁多，细菌的群体感应信号及信号转导通路也多种多样。每套群体感应系统都以群体感应信号分子、具有群体密度依赖性的信号合成酶以及信号分子受体为核心，调控自身基因表达，是一种非常保守的机制。金黄色葡萄球菌（*Staphyloccocus aureus*）、粪肠球菌（*Enterococcus faecalis*）和肺炎链球菌（*Streptococcus pneumoniae*）等革兰氏阳性细菌首先产生和分泌一类寡肽类小分子自诱导肽（autoinducing peptide，AIP）到胞外，随后通过双组分系统（信号受体）感应胞外 AIP 浓度，进而调节致病相关因子表达、生物膜形成等生物学功能；革兰氏阳性链霉菌产生和利用 γ- 丁酸内酯（gamma-butyrolactone）类群体感应信号，参与调节次级代谢产物的合成。合成酶为 Lux S 的自诱导物 2（auto inducer-2，AI-2），是一种既在革兰氏阴性细菌哈维弧菌（*Vibrio harveyi*）和鼠伤寒沙门菌（*Salmonella typhimurium*）等，又在革兰氏阳性细菌化脓链球菌（*Streptococcus pyogenes*）中发现的群体感应信号，它是一种呋喃硼酸二聚酯类化合物，调控多种致病相关基因表达。酰基高丝氨酸内酯（acyl homoserine lactone，AHL）群体感应信号则被众多革兰氏阴性细菌利用，参与调控生物发光、肿瘤诱导质粒（Ti 质粒）、生物膜形成和致病因子表

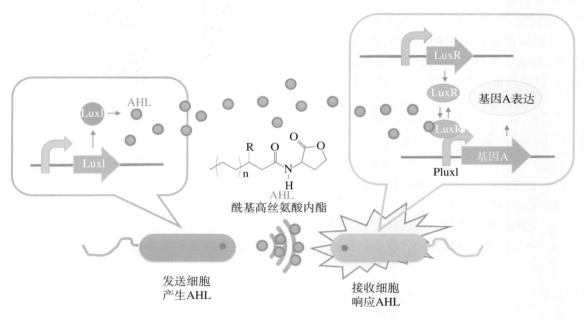

图 17-3　AHL 信号依赖的群体感应系统

达等多种生物学功能。黄单胞菌属细菌（*Xanthomonas*）、嗜麦芽寡养单胞菌（*Stenotrophomonas maltophilia*）、苛养木杆菌（*Xylella fastidiosa*）、伯克氏菌（*Burkholderia*）等众多革兰氏阴性细菌产生一类中长链不饱和脂肪酸类分子可扩散信号因子（diffusible signal factor，DSF）作为 QS 信号分子，参与调控细菌生长、生物膜形成和致病因子产生等重要生物学功能。

三、合成生物学

合成生物学（synthetic biology）是综合了科学与工程的一个新兴交叉学科，以传统生物学知识和材料为基础，利用系统生物学手段对其加以定量解析，在工程学与计算机的指导下设计新的生物系统或对原有生物系统进行深度改造，其核心思想是基于标准化的生物元件设计新的生物功能。这种正向工程化生命功能的合成依赖于生命密码 DNA。科学家们创造各式"DNA 积木"，将其进行理性组装，赋予生物产生新功能的能力，甚至组装成为一个全新生命。合成生物学在医疗保健、能源、环境保护、食品安全等领域发挥着重要作用。

第二节　操控细菌信号捕杀肿瘤细胞综合实验

实验一　AHL 群体感应信号依赖的同步裂解与效应蛋白合成菌株构建

一、实验简介

本实验要求学生在理解群体感应信号调控机制的基础上，参考 2016 年发表于《自然》杂志上的研究论文（Din M O. *Nature*，536：81-85），运用教师提供的 DNA 材料，设计 AHL 依赖的细胞浓度控制回路的设计原理，以学习小组为单位，自主设计、构建、纯化、验证以质粒 pACYCDuet-1 为载体的同步裂解及效应蛋白合成质粒，并将该质粒转化至已经包含了 AHL 合成酶及绿色荧光蛋白双表达质粒 pTD103LuxI_sfGFP 的大肠埃希菌 BL21（AI）。

二、实验目的

1. 理解群体感应信号调控机制。
2. 熟练运用分子克隆、多片段组装技术等分子生物学相关技术。
3. 完成从查阅文献、实验设计到工程菌株构建的科研训练过程。
4. 训练批判性思维能力、探索创新能力、团队合作能力和自主学习能力。

三、实验原理

（一）多片段 DNA 分子组装技术（Gibson assembly）

多片段 DNA 分子组装技术是一种简便的无缝克隆方法，通过在线性 DNA 片段末端添加与拟拼接 DNA 片段的重叠片段，在核酸外切酶、DNA 聚合酶和 DNA 连接酶的催化下，实现多个 DNA 片段的定向拼接（图 17-4）。

（二）双质粒系统

质粒的复制原点 *Ori* 是位于质粒上的特定 DNA 序列，能够指导复制酶的结合，启动复制，与质粒在胞内的稳定维持密切相关。若不同质粒的复制原点来源相同，它们使用同一套复制系统，在同一细胞内复制时和后续的分配过程中存在竞争关系，易导致同一套复制系统的不同质粒在两个后代细胞中的随机分配。这样的偏差将随着细菌细胞分裂的次数增加而进一步积累，最终导致一部分质粒丢失。因此，为了在一个细菌细胞中维持两种不同的质粒，应选择不同复制原点来源的质粒，减少相互间的竞争。在本实验中，pTD103LuxI_sfGFP 的复制原点 *Ori* 为 pBR322 不相容群 A（incompatibility group A），pACYCDuet-1 的复制原点 *Ori* 为 p15A 不相容群 B（incompatibility group B）。

四、实验准备

1. **菌株**　DH5α 感受态细胞（碧云天，D1031S）、BL21（AI）(pTD103_luxI_sfGFP) 感受态细胞。
2. **试剂**　限制性内切酶（快切酶）及对应的缓冲液（由学生小组自主选择、助教确认）、质粒 pACYCDuet-1、质粒 ePop、质粒 pTD103LuxI_sfGFP、铜绿假单胞菌（*Pseudomonas aeruginosa*）PA14 gDNA、大肠埃希菌（*Escherichia coli*）MG1655 gDNA、KOD-Plus-Neo DNA（TOYOBO）聚合酶及对应的缓冲液、dNTPs（10 mmol/L）、引物（10 μmol/L）（由学生小组自主设计、助教确认）、MgSO₄（25 mmol/L）、Axygen DNA 凝胶回收试剂盒（AP-GX-250）、琼脂糖、1×TAE 核酸电泳缓冲液、上样缓冲液、100 bp DNA ladder（TaKaRa，3422A）、1 kb DNA ladder

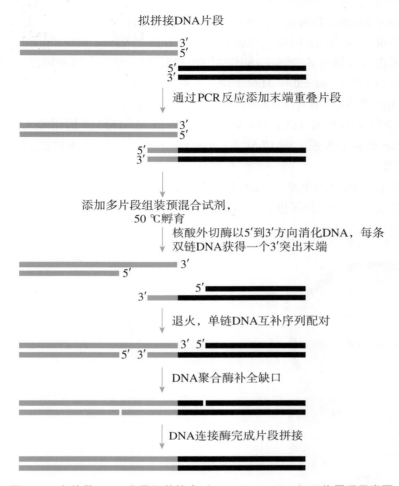

拟拼接DNA片段

通过PCR反应添加末端重叠片段

添加多片段组装预混合试剂，
50 ℃孵育

核酸外切酶以5'到3'方向消化DNA，每条
双链DNA获得一个3'突出末端

退火，单链DNA互补序列配对

DNA聚合酶补全缺口

DNA连接酶完成片段拼接

图 17-4　多片段 DNA 分子组装技术（Gibson assembly）工作原理示意图

来自：Tobias Vornholt - Own work，CC BY-SA 4.0，https：//commons.wikimedia.org/w/index.php?curid=39652308

（TaKaRa，3426A）、TS-GelRed 核酸凝胶染料（擎科生物，TSJ003）、NEBuilder HiFi DNA Assembly Master Mix（NEB #E2621）、氯霉素溶液（25 mg/ml）、卡那霉素溶液（100 mg/ml）、LB 培养液、Green Tag Mix（诺唯赞，P131）、质粒小抽试剂盒（Axygen，AP-MN-P-250）、Qubit 1×dsDNA HS 检测试剂盒（Invitrogen，Q33230）、无菌去离子水。

3．材料　PCR 管、EP 管（1.5 ml）、移液器枪头、LB 琼脂培养基、培养皿、一次性无菌接种环、锥形瓶、50 ml 无菌离心管（Corning，430829）、一次性乳胶手套、刀片、制胶板、琼脂糖凝胶梳子。

4．仪器　PCR 仪、移液器、制冰机、恒温水浴锅、电泳仪、水平电泳槽、凝胶成像仪、Qubit 4 核酸蛋白荧光定量仪、Nanodrop 超微量分光光度计、离心机、微波炉、分析天平、超净工作台、酒精灯、恒温培养箱（含摇床）、超净台。

五、实验步骤

（一）AHL 依赖自裂解及效应蛋白双表达体系设计

每 3 ～ 4 名学生组成一个学生小组，通过各类生物信息相关网络资源，例如假单胞菌基因组数据库（*Pseudomonas* Genome Database，https：//www.pseudomonas.com/）、美国国家生物技术信息中心（National Center for Biotechnology Information，https：//www.ncbi.nlm.nih.gov/），在铜绿假单胞菌 PA14 基因组或大肠埃希菌 MG1655 基因组选择效应蛋白编码基因（如 HlyE 编码基因），根据 NEBuilder HiFi DNA Assembly Master Mix（NEB #E2621）操作手册，参考 pZA35 X714E（+LuxR）ptac∷HlyE 质粒图谱（图 17-5A），以表达质粒 pACYCDuet-1 为载体（图 17-5B），设计用于扩增效应蛋白编码基因（以 PA14 基因组 DNA 或 MG1655 基因组 DNA 为模板）、裂解酶编码基因（以 ePop 质粒为模板，图 17-5C）、*luxR-PluxI* 序列（以 pTD103LuxI_sfGFP 为模板，图17-5D）的引物（图 17-6）。

学生小组将所设计的引物序列、拟使用的限制性内切酶名称提前发送给授课教师或助教确认后，引物序列发送至引物合成公司进行引物合成。

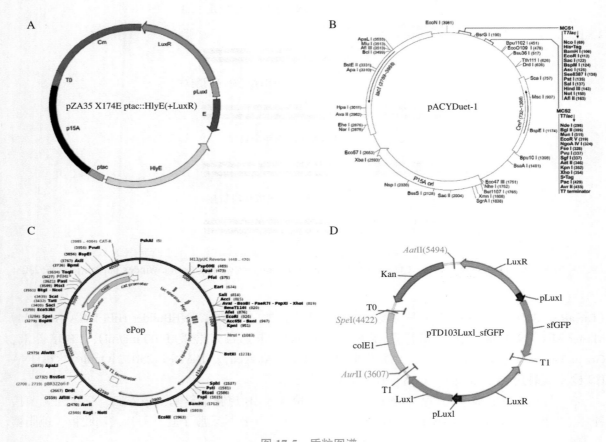

图 17-5 质粒图谱

A．pZA35 X714E（+LuxR）ptac∷HlyE（Din M.O.，et al.，2016）；B．pACYCDuet-1；
C．ePop（Marguet P. et al.，2010）；D．pTD103LuxI_sfGFP（Din M O，et al.，2016）

（二）线性化 DNA 元件制备

1. pACYCDuet-1 质粒单酶切 根据小组前期设计，使用选定限制性内切酶酶切质粒 pACYCDuet-1，50 µl 反应体系见表 17-1，37 ℃孵育 15 ～ 30 min。

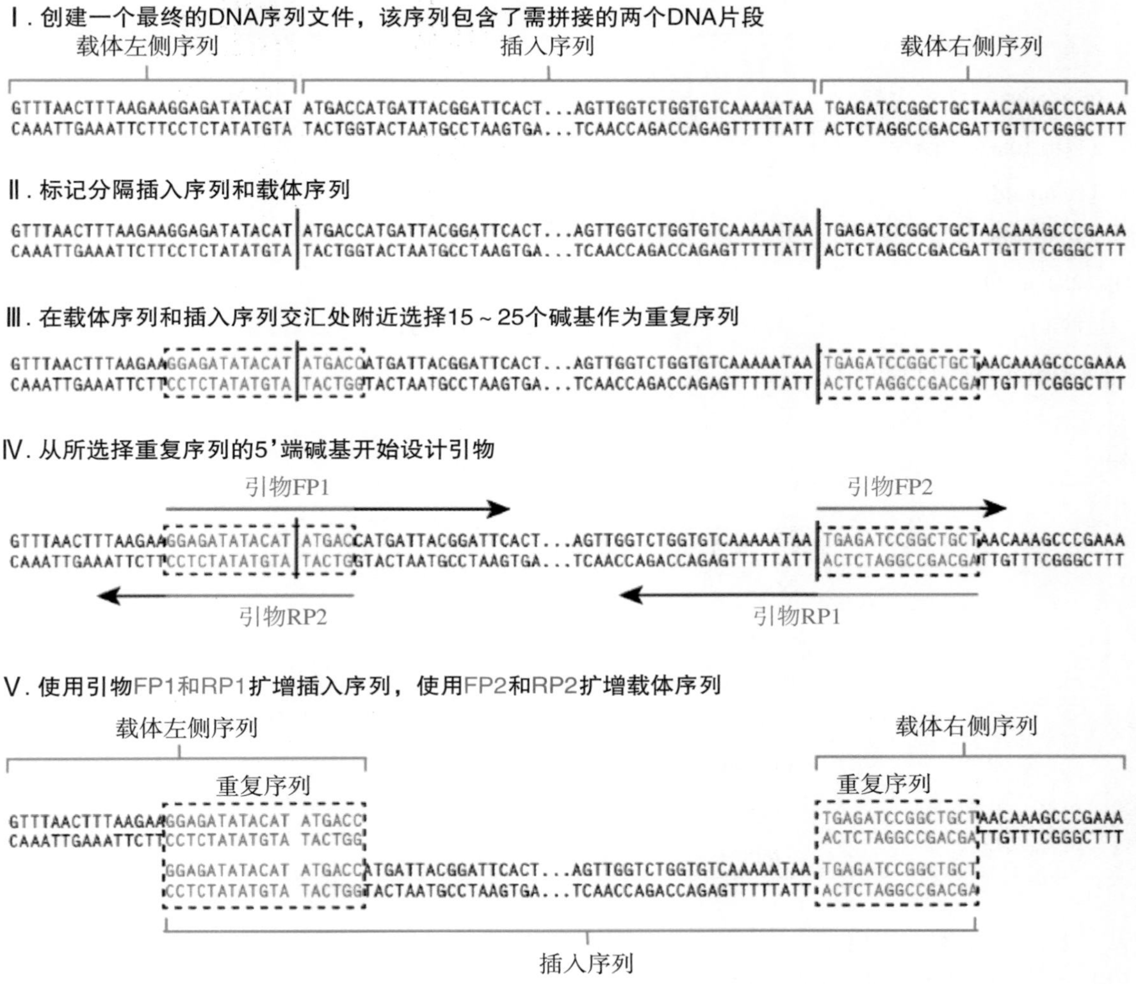

Ⅰ. 创建一个最终的DNA序列文件，该序列包含了需拼接的两个DNA片段

载体左侧序列　　　　　　　　　　插入序列　　　　　　　　　　　载体右侧序列

GTTTAACTTTAAGAAGGAGATATACAT ATGACCATGATTACGGATTCACT...AGTTGGTCTGGTGTCAAAAATAA TGAGATCCGGCTGCTAACAAAGCCCGAAA
CAAATTGAAATTCTTCCTCTATATGTA TACTGGTACTAATGCCTAAGTGA...TCAACCAGACCAGAGTTTTTATT ACTCTAGGCCGACGATTGTTTCGGGCTTT

Ⅱ. 标记分隔插入序列和载体序列

GTTTAACTTTAAGAAGGAGATATACAT ATGACCATGATTACGGATTCACT...AGTTGGTCTGGTGTCAAAAATAA TGAGATCCGGCTGCTAACAAAGCCCGAAA
CAAATTGAAATTCTTCCTCTATATGTA TACTGGTACTAATGCCTAAGTGA...TCAACCAGACCAGAGTTTTTATT ACTCTAGGCCGACGATTGTTTCGGGCTTT

Ⅲ. 在载体序列和插入序列交汇处附近选择15~25个碱基作为重复序列

GTTTAACTTTAAGAA GGAGATATACAT ATGACC ATGATTACGGATTCACT...AGTTGGTCTGGTGTCAAAAATAA TGAGATCCGGCTGCT AACAAAGCCCGAAA
CAAATTGAAATTCTT CCTCTATATGTA TACTGG TACTAATGCCTAAGTGA...TCAACCAGACCAGAGTTTTTATT ACTCTAGGCCGACGA TTGTTTCGGGCTTT

Ⅳ. 从所选择重复序列的5'端碱基开始设计引物

引物FP1　　　　　　　　　　　　　　引物FP2

GTTTAACTTTAAGAA GGAGATATACAT ATGACC ATGATTACGGATTCACT...AGTTGGTCTGGTGTCAAAAATAA TGAGATCCGGCTGCT AACAAAGCCCGAAA
CAAATTGAAATTCTT CCTCTATATGTA TACTGG TACTAATGCCTAAGTGA...TCAACCAGACCAGAGTTTTTATT ACTCTAGGCCGACGA TTGTTTCGGGCTTT

引物RP2　　　　　　　　　　　　　　引物RP1

Ⅴ. 使用引物FP1和RP1扩增插入序列，使用FP2和RP2扩增载体序列

载体左侧序列　　　　　　　　　　　　　　　　载体右侧序列

重复序列　　　　　　　　　　　　　　　重复序列

GTTTAACTTTAAGAA GGAGATATACAT ATGACC　　　　　　　　　TGAGATCCGGCTGCT AACAAAGCCCGAAA
CAAATTGAAATTCTT CCTCTATATGTA TACTGG　　　　　　　　　ACTCTAGGCCGACGA TTGTTTCGGGCTTT

GGAGATATACAT ATGACC ATGATTACGGATTCACT...AGTTGGTCTGGTGTCAAAAATAA TGAGATCCGGCTGCT
CCTCTATATGTA TACTGG TACTAATGCCTAAGTGA...TCAACCAGACCAGAGTTTTTATT ACTCTAGGCCGACGA

插入序列

图 17-6　多片段 DNA 分子组装 PCR 引物设计流程

NEBuilder HiFi DNA Assembly Master Mix 手册（NEB #E2621）https：//www.neb.com/en-sg/-/media/nebus/files/manuals/manuale2621_e5520.pdf?rev=120c86ac1f4f48ed95f1eb46990d9d0e&hash=F623D16C2A9281F7A1DD018DDFCE1384

表 17-1　单酶切反应体系

组分	体积（μl）
质粒 pACYCDuet-1（约 100 ng/μl）	10
限制性内切酶（快切酶）	1
10× 缓冲液	5
双蒸水	34
总体积	50

2. 高保真聚合酶扩增 DNA 片段（效应蛋白编码基因、裂解酶编码基因、*luxR-PluxI* 序列）

根据小组前期设计，使用 KOD-Plus-Neo DNA（TOYOBO）聚合酶和对应的引物扩增 DNA 片段，反应体系和反应程序见表 17-2 和表 17-3。

表 17-2　KOD PCR 反应体系

组分	体积（μl）
10×KOD 缓冲液	5
dNTPs（每种 10 mmol/L）	5
引物 F（10 μmol/L）	1.5
引物 R（10 μmol/L）	1.5
$MgSO_4$（25 mmol/L）	3
模板（gDNA）	X（总量 200 ng）
KOD-Plus-Neo 聚合酶（1 U/μl）	1
双蒸水	$33-X$
总体积	50

表 17-3　KOD PCR 反应程序

温度	时间	
94 ℃	2 min	
98 ℃	10 s	
60 ℃	30 s	30 个循环
68 ℃	30 ~ 60 s	
68 ℃	5 min	
16 ℃	5 min	

3. 线性化 DNA 元件纯化

（1）琼脂糖凝胶电泳：称 1 g 琼脂糖于盛有 100 ml 1×TAE 核酸电泳缓冲液的锥形瓶中，轻晃混匀后放入微波炉加热至沸腾且溶液澄清透明；待琼脂糖溶液稍冷却（但尚未凝固）后，加入 10 μl TS-GelRed 核酸凝胶染料，轻晃、倒模、冷却，配制 1% 琼脂糖凝胶。将凝胶板放置在含有 1×TAE 核酸电泳缓冲液的电泳槽中，在胶孔中加入所制备线性化 DNA 样品及合适的 DNA ladder，盖好电泳槽盖子，选择适当的电泳电压，开始电泳（DNA 从黑色负极向红色正极移动），20 ~ 30 min 后停止电泳。

（2）DNA 纯化：打开电泳槽盖子，取出琼脂糖凝胶，置于凝胶成像仪紫外灯箱上方，观察并拍摄照片，再用刀片割下大小正确的凝胶块于 EP 管中，参照 DNA 凝胶回收试剂盒说明书纯化线性化 DNA 片段。最后，利用 Qubit 4 核酸蛋白荧光定量仪和 Nanodrop 超微量分光光度计分别测定纯化所得 DNA 的浓度和纯度。

（三）多片段 DNA 分子组装

参照 NEBuilder HiFi DNA Assembly Master Mix 试剂盒说明书，选择 4 ~ 6 个片段，组装推荐 DNA 分子摩尔配比（载体片段∶插入片段 = 1∶1），配制反应体系。使用 PCR 仪，50 ℃ 孵育反应液 60 min。随后，取 2 ~ 5 μl 冷却至 4 ℃ 的反应液于 DH5α 感受态细胞悬液中，开展热激转化实验。最后，取适量转化细胞涂布于含终浓度为 50 μg/ml 氯霉素的 LB 平板上，在 37 ℃ 恒温培养箱中培养 24 ~ 30 h。

（四）阳性转化子筛选

1. 转化子筛选引物设计　学生小组利用 SeqBuilder 软件完成群体感应信号依赖裂解酶及效应蛋白双表达质粒全长序列文件构建。根据该序列，设计 1～2 对筛选引物，其中至少有且仅有一条引物源自 pACYCDuet-1 序列（可以是常见通用引物），至少有一对引物能覆盖插入片段全长，以保证筛选结果能反映在载体上插入的组合片段的全长以及插入方向。

学生小组将所设计的引物序列、拟使用的限制性内切酶名称提前发送给授课教师或助教确认后，引物序列发送至引物合成公司进行引物合成。

2. 菌落 PCR 初筛阳性克隆　从多片段 DNA 分子组装实验所获得的平板上取白色单克隆菌落至另一含终浓度为 50 μg/ml 氯霉素的 LB 平板上，37 ℃培养过夜。学生小组以自主设计的引物开展菌落 PCR 实验，以未酶切的 pACYCDuet-1 质粒为负对照模板，PCR 反应体系及反应程序参照 Taq 酶使用说明。取 5 μl PCR 产物利用琼脂糖凝胶电泳筛选正确的转化子。

3. AHL 依赖裂解酶及效应蛋白双表达质粒纯化与验证　挑取 PCR 初筛阳性克隆 2～3 个独立接种于 10 ml 含终浓度为 50 μg/ml 氯霉素的 LB 培养液中过夜培养。随后，转移 1.5 ml 由助教提前准备的菌液至 EP 管内，8000 rpm 离心后，弃上清收集菌体，重复 2 次，共收集 3 ml 菌液菌体。依照质粒小抽试剂盒说明书提取质粒。

利用 Qubit 4 核酸蛋白荧光定量仪和 Nanodrop 超微量分光光度计分别测定所提取质粒的浓度和纯度。参用"线性化 DNA 元件制备"小节提及的限制性内切酶酶切实验方法，对所提取的质粒以及无插入片段的质粒 pACYCDuet-1（对照）进行酶切，同时配制 1% 琼脂糖。酶切实验完成后，通过琼脂糖凝胶电泳实验验证酶切片段长度，酶切验证正确后，将该克隆剩余菌液及测序引物送测序公司测序。

4. 阳性克隆插入序列比对　学生小组利用 SeqMan 软件测序所得序列与目标质粒全长序列进行比对。根据比对结果，选择组装序列符合预期（完全正确）的克隆作为下一步实验材料。

（五）裂解酶及效应蛋白双表达质粒转化

1. 提前制备含卡那霉素和氯霉素（终浓度分别为 50 μg/ml 和 25 μg /ml）的 LB 琼脂平板，置于超净工作台上备用。

2. 从 −80 ℃冰箱中取出 BL21（AI）（pTD103luxI_sfGFP）感受态细胞（每管约 100 μl）置于冰上平衡 10 min。

3. 在无菌条件下，向感受态细胞内加入前序步骤中 PCR、酶切、测序三重验证正确的裂解酶及效应蛋白双表达质粒 50 ng（所加质粒体积通常不超过感受态细胞体积的 10%），轻轻混匀后，在冰浴中静置 30 min。

4. 在 42 ℃水浴条件中热激 90 s，随后迅速将管转移至冰浴中，冰浴条件下静置 2 min。

5. 在管中加入 900 μl 的 LB 液体培养基，混匀后在 37 ℃培养箱中振荡温育 60 min（150 rpm），使细菌复苏。

6. 从培养箱中取出装有复苏后细菌的离心管，5000 rpm 离心 1 min，吸弃 800 μl 上清液，用移液枪轻轻吹打混匀后均匀涂布于含卡那霉素、氯霉素的 LB 琼脂平板上，待菌液被培养基吸收后，37 ℃倒置培养 24 h。

7. 待菌落生长良好且尚未互相重叠时，取出平板，观察菌落颜色、形态。

六、实验结果与分析

在本实验中，学生小组参考 2016 年发表于《自然》杂志上的研究论文设计并构建 AHL 依赖裂解酶及效应蛋白双表达质粒，并将所构建质粒转化至已经包含了 AHL 合成酶及绿色荧光蛋白双表达质粒的大肠埃希菌菌株内，完成双质粒表达菌株构建。因此，本实验通过菌落 PCR 初筛、质粒酶切验证和质粒测序与质粒插入序列比对三重实验验证构建的质粒是否与小组设计的一致，体现了科学研究的严谨性和科学性。

七、注意事项

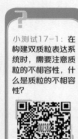

小测试17-1：在构建双质粒表达系统时，需要注意质粒的不相容性，什么是质粒的不相容性？

　　AHL 依赖裂解酶及效应蛋白双表达质粒设计为本实验的难点。在设计时，学生小组首先需要仔细阅读本实验核心参考文献 Synchronized cycles of bacterial lysis for *in vivo* delivery（Din M O. *Nature*，536：81-85），充分理解该论文的实验设计理念，在此基础上，通过文献检索，调研大肠埃希菌或铜绿假单胞菌具有癌细胞杀伤潜力的效应蛋白，最后根据多片段 DNA 分子组装技术原理，进行实验设计。在设计的过程中，小组成员应与授课教师或助教保持充分沟通，最终决定设计方案，合成相关引物并开展实验。

实验二　AHL 群体感应信号分子检测

一、实验简介

　　本实验要求学生充分理解 AHL 信号转导机制，利用课程提供 AHL 报告菌株和其他相关实验材料，独立设计 AHL 定性检测实验方案，根据该方案完成对实验一所构建菌株的 AHL 信号分子检测。

二、实验目的

1. 理解 AHL 信号转导机制。
2. 熟练运用微生物学相关实验技术。
3. 自主设计 AHL 检测实验方案，完成实验并分析实验结果。
4. 训练批判性思维能力、探索创新能力、自主学习能力。

三、实验原理

　　群体感应报告菌株通常为突变菌株或工程菌。本实验所用报告菌株为青紫色素杆菌（*Chromobacterium violaceum*）转座子 Tn5 插入突变体 CV026，该菌株无法合成 AHL 信号分子，但仍可表达 AHL 受体蛋白，当外源 AHL 信号分子（功能侧链为 $C_4 \sim C_8$）与该受体蛋白的结合后，可启动下游报告（色素合成）基因簇的表达。

四、实验准备

1. **菌株** 青紫色素杆菌（*Chromobacterium violaceum*）CV026（报告菌株）、本节实验一中自主构建的大肠埃希菌 BL21（AI）（pTD103LuxI_sfGFP，学生小组构建质粒）（测试菌株）、大肠埃希菌 BL21（AI）（对照菌株）。
2. **试剂** LB 琼脂培养基、酰基高丝氨酸内酯（标准品）。
3. **材料** 培养皿等。
4. **仪器** 培养箱，酒精灯，超净工作台等。

五、实验步骤

在理解报告菌株 CV026 工作原理的基础上（可参考文献 McClean，1997）利用报告菌株及试剂材料，独立设计用于定性或半定量检测 AHL 信号分子的实验方案。为提升实验结果的可靠性，实验方案中应设置正负对照组。学生应提前将实验方案发送给授课教师或助教，经师生充分讨论沟通后，确定最终实验方案。

提前一天接种培养测试菌液、报告菌株、对照菌株，依照自主设计的 AHL 信号定性检测方案，在授课教师和助教的指导下开展实验。根据设计方案，按时返回实验室观察检测结果并拍照记录。

六、实验结果与分析

在本实验中，学生小组基于对 AHL 群体感应系统工作原理的理解，使用报告菌株、培养平板等常用微生物实验材料，检测其构建的菌株是否能产生并分泌 AHL 信号。报告菌株 CV026 自身无法合成 AHL 信号分子，但感受和转导 AHL 信号的受体蛋白及其下游色素合成基因簇完好无损，当 CV026 菌落周围培养基内无 AHL 信号分子或 AHL 浓度很低时，该菌株菌落呈现白色；当 CV026 菌落周围培养基中的 AHL 信号分子浓度超过阈值时，其色素合成基因簇表达被诱导激活，该菌株菌落呈现紫色。因此通过 CV026 菌落颜色的变化指示其周围菌落是否合成并分泌 AHL 信号分子。

七、注意事项

在科研中，每一个实验结果的可靠性和可重复性都至关重要，合理的对照实验组设置是保障实验结果可靠性的有力手段。空白对照（blank control）通常指不给予任何处理、不加任何对照药物的对照，用于观察实验是否处于正常状态；阳性对照（positive control）通常指已知能达到预期实验结果的药物或材料，用以证明实验组与阳性对照组所获得的实验结果；阴性对照（negative control）通常有溶剂对照、假处理对照等，是一个已知能得到阴性实验结果的样品，用于排除未知变量对实验结果的影响（包括假阳性）。因此，由学生自主设计的实验方案中，检测样品不仅有实验一所构建的菌株，还需要设计正负对照和空白对照样品。

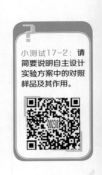

小测试17-2： 请简要说明自主设计实验方案中的对照样品及其作用。

实验三　AHL 依赖的同步裂解与效应蛋白合成菌株 GFP 周期性表达观测与分析

一、实验简介

AHL 信号依赖的同步裂解与效应蛋白合成菌株通过 pTD103LuxI_sfGFP 异源 AHL 合成酶 LuxI 及其受体蛋白 LuxR 和由 *luxI* 启动子驱动的绿色荧光蛋白（superfold GFP，sfGFP），通过学生小组所构建的同步裂解与效应蛋白合成质粒表达由 *luxI* 启动子驱动的裂解酶 E。因此，该菌株获得产生和感应 AHL 信号分子的能力。当 AHL 分子浓度达到一定阈值时，诱导绿色荧光蛋白和裂解酶 E 的表达，实现荧光产生和菌株裂解同步化，周期性释放效应蛋白（如溶血素蛋白 HlyE）。本实验要求学生熟练使用荧光显微镜观察，记录不同培养时期的细菌 sfGFP 表达情况并做统计分析。

二、实验目的

1．理解荧光显微镜的基本操作原理和方法。
2．自主操作荧光显微镜观察和记录所构建菌株的自裂解过程。
3．运用 ImageJ 软件完成计数分析。
4．训练批判性思维能力、探索创新能力、自主学习能力。

三、实验原理

绿色荧光蛋白（green fluorescent protein，GFP）由美籍日裔科学家下村修于 1962 年在水母中发现，该蛋白受到蓝光激发后发出绿色荧光，在众多生物科学研究中得到应用，包括转录水平报告、蛋白和细胞荧光示踪、蛋白质相互作用和构象变化检测等。

DAPI 即 4′,6- 二脒基 -2- 苯基吲哚（4′,6-diamidino-2-phenylindole），是一种能够与 DNA 强力结合的荧光染料，当 DAPI 与双链 DNA 结合时，最大激发波长为 358 nm，最大发射波长为 461 nm。DAPI 可透过完整的细胞膜，常用于细胞内 DNA 染色，在荧光显微镜下观察。

荧光显微镜由光源、滤波系统和光学系统等主要部件组成，利用一定波长的光激发标本，使之发射荧光，通过物镜和目镜系统放大以观察标本的荧光图像，因此，本实验使用荧光显微镜镜观察处于不同生长时期的细菌 sfGFP 表达情况（如强度、比例）的周期性变化，用于表征与 sfGFP 同样受到 *luxI* 启动子驱动的裂解酶 E 的表达周期。

四、实验准备

1．菌株　BL21（AI）（pTD103LuxI_sfGFP，学生小组构建的质粒）。
2．试剂　LB 培养基、卡那霉素（100 mg/ml）、氯霉素（25 mg/ml）、20% 葡萄糖溶液、DAPI

（4′,6- 二脒基 -2- 苯基吲哚）溶液（10 μg /ml），1 × PBS 缓冲液、无水乙醇。

3. **材料**　50 ml 无菌培养管、一次性无菌接种环、一次性比色皿、EP 离心管（1.5 ml）、移液器枪头、载玻片、盖玻片、镜油。

4. **仪器**　恒温振荡培养箱、分光光度计、正置荧光显微镜、移液器。

五、实验步骤

1. **菌株活化**　通过平板分区划线分离培养法，活化待测试菌株，获得单菌落 [培养温度：30 ℃；培养时间：36 h 左右；培养基：含卡那霉素和氯霉素（终浓度分别为 100 μg/ml 和 25 μg/ml）的 LB 琼脂平板]。

2. **菌株培养**　在 50 ml 离心管内加入 LB 液体培养基 10 ml，再分别加入卡那霉素（100 mg/ml）10 μl、氯霉素（25 mg/mL）10 μl、20% 葡萄糖溶液 100 μl，得到终浓度分别为 100 μg/ml 和 25 μg /ml 的卡那霉素和氯霉素、含 0.2% 葡萄糖的 LB 细菌培养液。从平板上挑取一个单菌落，接种于细菌培养液中，30 ℃振荡（200 rpm）培养。

3. **样品收集**　在指定时间（培养 12 h、24 h、36 h、48 h、60 h）分别取 1 ml 样品于一次性比色皿中，通过分光光度计测定菌液浓度（OD_{600}），用于记录待测菌株生长曲线。取 50 μl 菌液于 EP 离心管中，放置于 4 ℃冰箱冷藏备用。

4. **DAPI 染色**　取 DAPI 溶液（10 μg /ml）10 μl 于 1 × PBS 缓冲液 290 μl 中，配制 DAPI 工作溶液；在样品中加入 1 × PBS 缓冲液 900 μl 后，7000 rpm 离心 3 min，弃上清液（清洗样品），获得菌体；取 DAPI 工作溶液 50 μl，重悬菌体，放置于 30 ℃培养箱中孵育 15 ～ 30 min，染色。

5. **样品制备**　在载玻片上滴加 2.5 μl 菌液，覆上盖玻片，荧光显微镜下观察细菌形态及荧光强度。

6. **显微成像**　开启显微镜前首先检查物镜位置，须将载物台降到最低位置，确保物镜在操作中不会触碰载物台，开启荧光光源。在样品盖玻片表面滴加一滴镜油，正置于载物台上，选择 100 × 物镜（油镜），旋转粗准焦螺旋，让油镜恰好与镜油接触。微调聚焦并观察样品，保存样品荧光图像；随机取至少 3 个视野观察样品并拍摄荧光图像。

7. **关闭系统**　在成像实验完成后，须将显微镜载物台降到最低，关闭显微镜及荧光光源。

六、实验结果与分析

1. ImageJ 是一个基于 JAVA 的公共的图像处理软件（免费）。安装 ImageJ 软件，通过如下步骤对"AHL 信号依赖的同步裂解与效应蛋白合成菌株 GFP 荧光周期性表达观测"实验中采集的图像进行计数。

（1）图像模式改变：Image > Type > 8-bit，将图片从 RGB 变成 8-bit 格式，即将图片的色彩模式改为 8 位的灰度图，即从黑到白有 256（0 ～ 255，28）种灰色的黑白图片。

（2）图像剪裁：Image > Crop，用矩形框选中需分析的区域（去除标尺）。

（3）图像反转：Edit > Invert，黑白反转。

（4）阈值设定：用阈值算法将图片颜色合并为两种。

1）Image > Adjust > Threshold，打开阈值窗口，进行阈值设定。

2）调节 Threshold 窗口两个滑块，可改变左侧红色线框的位置大小。而红色线框的大小范围，决定着图中"粒子"的大小范围，对应的这些像素要转变为黑色。这里只需调节到粒子能与背景很好区分即可。

3）点击 Apply，亮度超过阈值的细胞将被统计到。

（5）计数

1）Analyze > Analyze Particles，打开粒子分析窗口，在粒子大小"Size"输入框中设置最小值，勾选 Pixel units 选项，去除图中像素小于设定值的噪点。

2）在粒子分析窗口中，在显示"Show"选择框中选择 Outlines，用粒子外部轮廓的形式显示"粒子"并为粒子编号；勾选 Summarize，点击 OK，即完成计数过程。

2．计算同一视野下表达 GFP 的细胞数量占 DAPI 染色细胞数的百分比，并计算各个时间点 GFP 表达率的平均值与标准差，比较不同时期 GFP 表达率差规律。

七、注意事项

1．使用荧光显微镜观察样品时，严禁直视光源，防止强光伤害眼睛。升降载物台时，须缓慢调节，密切注意载物台与物镜的距离，防止压破载玻片或盖玻片，造成扎伤。完成样品观察后，应将含有生物样品的载玻片浸泡于"84"等高效消毒剂液中，至少消毒 1 h，再废弃于利器盒中，以避免造成误伤。

2．DAPI 为核酸染料，具有一定毒性。一旦沾到皮肤，立即用清水冲洗。

3．实验中须保持显微镜的清洁，光学和照明部分只能用擦镜纸擦拭，严禁口吹手抹或用布擦，机械部分用布擦拭。除油镜（100 ×）外，其他物镜镜头和镜台不得接触水滴、乙醇或其他药品。

4．为了延长荧光光源的使用寿命，每次使用至少开机 30 min，两次连续使用的时间至少间隔 30 min。

5．使用油镜（100×）前，须在样品盖玻片表面滴加专用镜油；使用完毕后，须在擦镜纸上滴加 2 滴无水乙醇，顺着一个方向擦拭油镜镜头，将镜油彻底清除。

6．荧光色素于光照下易淬灭，故未观察之标本宜存放于不透光盒内，并储存于冰箱中（4 ~ 5 ℃）。在样品观察结束后，要及时使用光栅切断荧光，以降低样品荧光衰减程度。

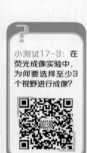

小测试17-3：在荧光成像实验中，为何要选择至少3个视野进行成像？

实验四　LDH 细胞毒性测试

一、实验简介

建立 AHL 依赖的同步裂解和效应蛋白合成菌株与宫颈癌细胞系 HeLa 细胞的共培养实验，利用 LDH 细胞毒性检测试剂盒检测该菌株捕杀癌细胞的效果。

二、实验目的

1．理解 LDH（乳酸脱氢酶）细胞毒性检测原理。

2．掌握细胞生物学相关基础实验技术。

3．运用酶标仪完成细胞毒性测试，计算并绘制图表比较各样品的细胞毒性。

4．训练批判性思维能力、探索创新能力、自主学习能力。

三、实验原理

细胞毒性（cytotoxicity）是由某种物质或过程（如细菌、化学药物、放射线等）损伤细胞引起的单纯性细胞杀伤作用，通常会导致细胞死亡。细胞毒性的检测主要根据细胞膜通透性变化展开，常用的检测方法包括 MTT 法、LDH 法、荧光素发光法（ATP 发光法）等，本实验采用 LDH 法进行细胞毒性测试。

乳酸脱氢酶（lactate dehydrogenase，LDH）是一种稳定的蛋白质，存在正常细胞的胞质中，当细胞膜受到损伤时，LDH 即被快速释放到细胞外，因此细胞膜的受损程度和细胞毒性与细胞培养上清液中 LDH 的生物活性成正比。LDH 细胞毒性检测主要包括 2 步反应：①细胞培养上清液中的 LDH 催化乳酸转化为丙酮酸，与此同时将 NAD$^+$（辅酶Ⅰ）还原为 NADH/H$^+$；②在二氢硫辛酰胺脱氢酶（心肌黄酶）的催化下，反应体系中的 NADH/H$^+$ 将 H/H$^+$ 转移到四唑盐（INT，浅黄色溶液），生成甲臜（formazan，深红色结晶），甲臜在 490 nm 波长下产生吸收峰，从而可通过比色来定量乳酸脱氢酶 LDH 的活性（图 17-7）。

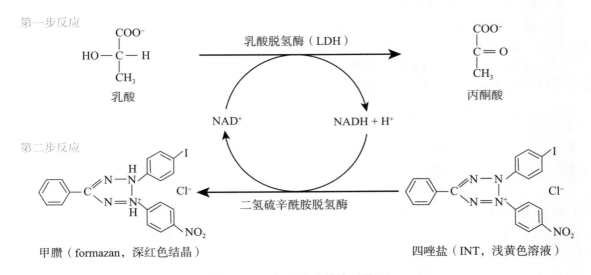

图 17-7　LDH 细胞毒性检测原理

四、实验准备

1．菌株　BL21（AI）（pTD103LuxI_sfGFP，学生小组构建的质粒）、BL21（AI）（pACYC_E，pTD103luxI_sfGFP）。

2．细胞系　HeLa 细胞。

3．试剂　DMEM 培养基（高糖，含 L-谷氨酰胺、丙酮酸钠）（Corning，10-013-CV）、DMEM 培养基（低糖，含 L-谷氨酰胺、丙酮酸钠）（Corning，10-014-CV）、0.25% 胰酶（Corning，25-053-CI）、青霉素-链霉素溶液（5000 U/ml）（Gibco，15070063）、胎牛血清（FBS）（Procell，164210）、LDH 细胞毒性检测试剂盒（Roche，#04 744 926 001）、20% L-阿拉伯糖溶液、卡那霉素（100 mg/ml）、氯霉素（25 mg/ml）、IPTG（异丙基-β-D-硫代半乳糖苷）溶液（1 mol/L）、1×PBS 缓冲液。

4．材料　96孔细胞培养板、移液器枪头、EP管（1.5 ml）。

5．仪器　超净工作台、生物安全柜、恒温二氧化碳培养箱、倒置光学显微镜、8通道移液器、移液器、酶标仪。

五、实验步骤

1．细胞毒性测试前2天，使用含10% FBS的高糖DMEM培养液，将HeLa细胞传代到96孔细胞培养板［（1∶（6 ～ 8）］中培养（每孔加入100 μl细胞悬液，预留至少3个无细胞孔），在二氧化碳培养箱中恒温培养36 ～ 40 h（预计细胞铺满60% ～ 70%皿底）。

2．细胞毒性测试前1天，挑取测试菌株单菌落接种于10 ml细菌培养液中，30 ℃恒温振荡（200 rpm）培养15 h。

3．实验当日上午，配制15 ml含终浓度为0.2% L-阿拉伯糖、1 mmol/L IPTG和1% FBS的低糖DMEM共培养溶液。

4．取50 μl待试菌株菌液（OD_{600} = 0.5 ～ 0.7），离心后，弃上清，将获得的菌体重悬于1 ml低糖DMEM共培养溶液，备用。

5．建立HeLa细胞-细菌共培养体系。

（1）吸弃预留空孔边上的12个孔内培养液（4孔/行，共3行）后，添加用1×PBS缓冲液润洗细胞，随后吸弃。

（2）分别向每行空孔内添加含低糖DMEM共培养溶液50 μl，随后根据下表向该15个孔中添加预制溶液50 μl，完成共培养体系配制。

背景空白	样品对照	样品1	样品2	细胞最大酶活性对照
背景空白	样品对照	样品1	样品2	细胞最大酶活性对照
背景空白	样品对照	样品1	样品2	细胞最大酶活性对照

1）背景空白（孔内无Hela细胞，无细菌）：在空孔内加入低糖DMEM共培养溶液。

2）样品对照和细胞最大酶活性对照（孔内仅Hela细胞）：在含有HeLa细胞的孔内加入低糖DMEM共培养溶液。

3）样品1［含BL21（AI）（pTD103LuxI_sfGFP，学生小组构建的质粒）］：在含有HeLa细胞的孔内加入已配制的BL21（AI）（pTD103LuxI_sfGFP，学生小组构建的质粒）重悬菌液。

4）样品2［含BL21（AI）（pACYCE，pTD103luxI_sfGFP）］：在含有HeLa细胞的孔内加入已配制的BL21（AI）（pACYC_E，pTD103luxI_sfGFP）重悬菌液。

（3）盖上培养板盖，轻晃平板，混匀样品后，将培养瓶放置于二氧化碳培养箱内培养（培养箱设置：5% CO_2，37 ℃）6 h。

6．细胞毒性检测

（1）在细胞最大酶活性对照孔中加入5 μl试剂盒提供的裂解缓冲液，37 ℃孵育10 min。

（2）根据试剂盒使用说明配制细胞毒性检测工作试剂：取19 μl溶液A和850 μl溶液B于1.5 ml离心管内，混匀。（注意：本步骤必须现配现用！）。

（3）取一个新的96孔板，在与原96孔板样品位置对应的孔中加入50 μl工作试剂，随后用8通道移液器——对应地吸取50 μl共培养上清液至含工作试剂的孔中，避光孵育15 min。

（4）设置酶标仪检测波长和参比波长分别为490 nm和690 nm，检测所有反应样品的吸光值，并记录。

5. 根据如下公式，计算细胞毒性。计算 3 个平行样品的细胞毒性平均值和标准差，分析比较样品 1 与样品 2 细胞毒性差异。

细胞毒性（%）=（样品孔吸光度 – 样品对照孔吸光度）/（细胞最大酶活性对照孔吸光度 – 样品对照孔吸光度）×100%。

六、实验结果与分析

本实验中，样品 1 和样品 2 为两个不同的 BL21（AI）样品，它们的胞内都包含了 2 种不同的质粒，其中一个质粒相同，为 AHL 合成酶及绿色荧光蛋白表达质粒 pTD103luxI_sfGFP；但第二个质粒不同。样品 1 所包含的第二个质粒为学生小组以质粒 pACYCDuet-1 为载体自主设计并构建的 AHL 依赖裂解酶及效应蛋白双表达质粒，而样品 2 包含的质粒是以 pACYCDuet-1 为载体的裂解酶表达质粒。因此，样品 2 不表达捕杀癌细胞的效应蛋白，样品 2 的理论细胞毒性应低于样品 1。

七、注意事项

学生小组以大肠埃希菌 BL21（AI）为原始菌株开展菌株构建。BL21（AI）来源于 BL21，是大肠埃希菌 B/r 型菌株，为 Lon 蛋白酶和膜外蛋白酶 OMPT 的缺陷型菌株，这两种酶的缺失有效防止异源蛋白在大肠埃希菌体内的降解。该菌株在 *araBAD* 操纵子的 *araB* 位点含有 T7 RNA 聚合酶基因，T7 RNA 聚合酶基因的表达可以通过阿拉伯糖或者葡萄糖来调节，即 L- 阿拉伯糖诱导 T7 RNA 聚合酶基因表达，而葡萄糖可以抑制 T7 RNA 聚合酶基因的表达。

学生小组所构建质粒的载体为大肠埃希菌双表达质粒 pACYCDuet-1。该质粒携带有 p15A 复制因子、*lacI* 基因和氯霉素抗性基因、两个多克隆位点和 T7/lac 启动子，若蛋白表达依赖于质粒 pACYCDuet-1 自身携带的 T7/lac 启动子，则需要在培养体系中添加 IPTG 进行诱导。

因此，在本实验中 HeLa 细胞 - 细菌共培养体系所选用的培养基为低糖 DMEM 培养基，并需要在培养基中添加适量的 L- 阿拉伯糖诱导 T7 RNA 聚合酶基因表达，添加适量 IPTG 诱导效应蛋白表达。

小测试17-4：回顾本综合实验过程，请描述你对科学研究基本过程的理解。

小 结

在本综合实验中，以理解细菌群体感应机制、探测群体感应信号为基础，逐步深入至群体感应信号依赖的细胞浓度控制回路的设计与应用，并直接观察同步裂解及效应蛋白合成菌株 GFP 表达周期，检验该菌株裂解癌细胞的功效，通过模拟研究论文 Synchronized cycles of bacterial lysis for *in vivo* delivery，可比较完整地体验学术课题研究的基本过程。在此过程中，通过文献阅读和理论学习，可以清晰地理解基因调控原理，认识到科学猜想的大胆提出依赖于扎实的理论功底和实验基础，并在此基础上制订出具有创新性的研究目标、设计具有可实施性的严谨的实验方案、获取可靠的实验结果并选择合适的图表分析数据、撰写比较完整的科学探究报告。

本综合实验可系统培养学生的科研思维能力，有助于学生理解发现合成生物学在生物医药学领域的潜力，激励学生在课堂学习中主动学习相关理论知识，并鼓励学生将所学知识应用到这样的药物输送细菌体系中，开展自由探索。

整合思考题

1. 本实验中，细菌裂解周期中的"火种"细菌是如何维持的？
2. 本实验有何不足之处？
3. 如何实现肿瘤细菌疗法的靶向性？
4. 肿瘤细菌治疗方法如何影响抗肿瘤免疫？

（周　莲）

创新研究

第五篇

第十八章 基础医学创新研究

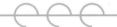 导学目标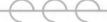

通过本章内容的学习，学生应能够：

※ **基本目标**

1. 描述医学科学研究的概念、分类和基本要求。
2. 阐释单分子测序、基因编辑、质谱技术、组织工程、纳米技术的概念。
3. 举例说明生物信息学和人工智能的发展及在基础医学创新研究中的应用。

※ **发展目标**

1. 综合应用创新技术研究肿瘤的发生与发展机制。
2. 分析在基础医学研究中应用人工智能带来的挑战与对策。

科技是第一生产力，创新是第一动力。实施"健康中国"行动，构建人类卫生健康共同体，其核心要义就是不断创新。基础医学实验的最终目的，也是为了在未来的医学实践中承袭基础，大胆创新。本章主要介绍基础医学创新研究的概念和内容、创新技术在基础医学研究中的应用以及未来挑战。

第一节 基础医学创新研究概述

医学科学研究是医学和生命科学进步的根本条件，在新理念、新技术层出不穷的背景下，基础医学创新研究也呈现出新的特点。

一、医学科学研究

（一）什么是医学科学研究

科学研究是通过系统地收集、解释和评估数据，并有计划地开展以促进科学为目的的研究。医学科学研究常以小样本群体为研究对象，取得可信的结果，并在诊断、治疗以及实际应用领域中发掘新的信息，提高人类的健康水平。医学科学研究具有自身独特的研究规律。在提出研究问题、分析研究问题以及回答研究问题的各个环节都可能会有所差异，但研究的设计和架构都具有共性特征。

（二）医学科学研究的分类

医学科学研究可以从几个方面进行分类，如可以根据数据收集方式、因果关系、时间关系以及应用对象进行分类。

依据数据收集方式，可将医学研究分为观察性研究（observational study）与干预性研究（interventional study）。观察性研究即研究者根据特定的研究目的、研究大纲或观察表格，运用自己的感官和辅助工具对研究对象进行直接观察，以获取资料的方法。观察性研究在医学研究中主要包括以下几种：现场观察、问卷调查、访谈以及统计分析等。观察性研究揭示了医疗过程、事件以及人类行为的独有信息。在医学研究中，观察性研究通常由多学科团队共同完成，并与其他工作同步开展。干预性研究是通过研究一个或多个变量对其他变量的影响，进而确定和验证变量间的因果关系的研究方法。干预性研究在医学研究中主要包括随机对照研究和非随机对照的"类实验"。

观察性研究可分为描述性研究（descriptive study）与分析性研究（analytical study）。描述性研究主要包括病例报告、监测研究等。描述性研究是流行病学研究方法中最基本的一种，其主要目的是描述人群中疾病或健康状况以及暴露因素的分布情况，以便提出病因假设，为进一步调查研究提供线索，同时，也能为确定高危人群以及评价公共卫生措施的效果等提供重要信息。分析性研究与描述性研究最大的区别在于研究对象的分组，分析性研究通常会根据研究计划或方案，将参与者分为不同的组别进行评估。分析性研究的优势在于能获得必要的临床数据，可以快速得出结论，成本相对较低。

干预性研究（实验研究）则是有一个旨在进行测试的对照组。在本研究中，研究人员决定受试者将受到何种影响。干预后，研究人员会等待观察并收集数据。干预研究主要包括准实验研究和临床研究两种类型。

根据时间关系，可以将医学科学研究分为回顾性分析、前瞻性分析、横断面分析。回顾性分析是对历史数据进行系统化的收集、整理和分析的方法，旨在深入了解特定人群、疾病或健康问题。回顾性研究通常需要处理大量的历史数据，其中包括患者的病历记录、医疗影像资料、实验室检测结果等。通过对这些数据进行深入分析，可以获得有关疾病发生率、风险因素、治疗效果等关键信息。与回顾性研究不同，前瞻性分析从参与者的初始状态开始追踪，记录他们的暴露情况，并持续追踪他们的健康结果，以此来探究暴露因素与未来健康结果之间的关系。前瞻性研究的优势在于，它可以更有效地控制混杂因素，从而更准确地评估暴露因素对健康结果的影响。横断面研究关注在特定时间点收集的数据。横断面研究通常用于描述某个时间点的疾病或健康状况的分布情况，以便了解疾病的流行趋势和风险因素。横断面研究的一大优点在于操作简便、成本较低，但其局限性在于只能提供某一时间点的疾病或健康状况信息，难以揭示疾病的发展过程和危险因素。

依据应用对象可以将医学科学研究分为临床研究（clinical study）、基础（实验室）研究、流行病学（社会）研究。临床研究是指针对人类受试者进行的研究，主要目的在于评估诊断、预防、治疗和监测疾病及卫生问题的新方法、新技术以及新药物的安全性和有效性。临床研究可以分为观察性研究、实验性研究、随机对照试验、病例对照研究、队列研究等多种类型。在随机对照试验中，研究对象会被随机分配到两个或多个治疗组（例如，接受新药物或安慰剂治疗）。通过比较两组的结果，研究人员可以确定某种治疗方法是否比其他方法更有效。在病例对照研究中，研究人员首先选择一组已经患有某种疾病的患者（病例组），然后从同一人群中选择与病例组具有相似特征的其他人群（对照组）。通过比较病例组和对照组之间的暴露情况，研究人员可以确定某种因素是否与疾病发生有关。在队列研究中，研究人员追踪观察一个已知的人群，随着时间的推移收集关于该人群的健康和疾病信息。队列研究可以帮助研究人员确定某个因素与特定健康结果之间的关系。需要强调的是，临床研究的设计和实施需要遵循严格的伦理准则和科学原则，以确保患者的权益得到保护，研究结果具有可靠性和有效性。

实验室研究是在实验室环境中进行的医学研究方法，主要用于分析组织细胞代谢的机制，评估药物、化学物质、生物制品等的安全性和有效性。实验室研究包括药理学研究、毒理学研究、分子生物学研究、细胞培养研究等。实验室研究为药物和其他治疗方法的研发提供了关键信息，有助于确保它们在人体内的安全性和有效性。然而，这些研究也存在一定的局限性，因为它们往往不能完全模拟人体的实际情况。因此，临床前研究和临床试验之间的关联性分析对于确保药物和治疗方法的安全有效至关重要。

流行病学研究（epidemiological study）旨在研究人群中特定健康问题的发生、发展和传播规律。流行病学研究通常涉及收集和分析关于人口、环境、生活方式等因素的数据，以确定这些因素对健康问题的影响。流行病学研究的主要目的是识别风险因素，评估疾病预防和控制措施的效果，以及制定公共卫生政策。流行病学研究可以分为病例对照研究、队列研究、系统评价等。流行病学研究对于预防和控制传染病、慢性病和其他健康问题具有重要意义。通过流行病学研究，可以更好地了解疾病的发生机制、传播途径和影响因素，从而采取有效的预防和控制措施，提高公众的健康水平。

（三）医学科学研究的基本要求

医学科学研究的基本要求包括以下几点。

1. 以发展医学科学，服务人民健康为宗旨　医学科学研究是保障人民健康的重要工具。因此，医学科学要直面人民健康面临的重要挑战，如生活方式改变引起的慢性病的增加、精神健康问题、抗生素耐药性、人口老龄化、贫困地区的营养不良、复现和新发感染病的威胁、医疗资源分配不均、遗传性疾病、环境污染与健康问题等。

2. 科学创新，学术诚信　医学科研诚信是指在医学研究中科研人员应该遵循的职业道德和行为规范，以及对科研过程中的不当行为进行惩罚和纠正的措施。国家卫生健康委员会、科技部等部门结合相关法律法规修订了《医学科研诚信和相关行为规范》等文件，以加强生物医学科研诚信体制建设，规范医学科研诚信行为，强化医学科研机构科研诚信监管责任。

3. 遵循科学规范和伦理准则　在开始科学研究之前，研究人员应确定研究对象、制订计划并明确研究方法。《赫尔辛基宣言》指出，"对志愿者进行医学研究的主要目的是了解疾病的原因、发展和影响，并开发保护、诊断和治疗干预措施（方法、操作和疗法）"。即使是经过验证的最佳干预措施，也应通过调查对其可靠性、有效性、效率、可及性和质量进行持续评估。

4. 协同合作，加强跨学科、跨领域的合作交流　跨学科的医学研究是指将不同学科领域的知识和技术应用于医学研究中，以提高研究的深度和广度。与医学研究密切相关的跨学科研究包括生物医学工程学、计算机科学、环境科学、心理学、社会学等。跨学科的医学研究不仅有助于推动医学科学的发展，还能为解决全球性的健康问题提供新的思路和方法。跨领域的医学研究运用诸如基因编辑、人工智能、纳米技术、生物信息学、环境科学等相关领域的理论和技术。

5. 开放共享，基础与临床相结合，推动医学科技成果的转化和应用　医学研究的开放共享是指将医学研究的数据、成果、技术和方法等对外开放，以便其他研究者和机构可以使用和重复这些数据、成果、技术和方法。开放共享，促进医学研究的进展，提高研究成果的质量和可靠性，同时也有助于避免重复劳动和浪费资源。例如，许多国家和地区建立了公共数据库和平台，以便于开放共享医学研究数据。基础研究的最终目标是服务于临床，基础与临床相结合的医学研究是指将基础科学研究的成果应用于临床医学，以提高疾病的诊断、治疗和预防水平。将基础医学研究成果应用于临床医学的过程称为转化医学研究，包括通过临床试验来验证基础研究成果，以及基础研究成果的临床实践和应用。

二、基础医学创新研究的概念和特点

（一）基础医学创新研究的概念

基础研究是科技创新的源头。基础医学研究是临床疾病诊断、治疗、预防手段发展的基石，也是研发创新药物和疫苗等治疗手段的基础和方向。我国把医学基础研究分为理论基础研究和应用基础研究。理论基础研究关注对医学与健康科学的规律的总结和理解，往往与实际应用距离较远，但一旦取得突破，就是解决"从无到有"的过程，能极大地推动医学和临床应用。应用基础研究解决从理论到实际的过程，或者是"从少到多"的过程，是将理论基础研究的成果转化到临床的必由之路。

基础研究多为控制性实验，以了解物质和能量代谢、细胞、分子之间的相互作用、生物制剂的性质和功能等。在这类研究中，会对特定假设进行测试，测试结果可用于开发医疗方法，甚至是诊断疾病的新方法。由于研究是在实验室内进行的，研究人员对变量的控制程度远高于实验室外。基础研究可以是"应用性"的，也可以是"理论性"的。应用研究的目标是解决问题，如治疗疾病。理论研究有助于开发更好的检测和诊断技术。

（二）基础医学创新研究的特点

在过去的 30 年里，医学研究取得了前所未有的进步——从对基本疾病过程的病理生理学的更好理解，解开原子分解的细胞机制，到发展改变所有医学领域疾病进程和结果的治疗方法。此外，基因组学、免疫学、蛋白质组学、代谢组学、表观遗传学、大数据科学、计算生物学和人工智能（AI）的指数级增长推动了这些进步。尽管取得了这些进展，但在大多数医学领域，它们从实验室到床旁的快速转化仍然滞后，特别是还面临着一系列急切需要解决的问题。

近几十年来，人们对基因信息如何转化为生物学意义的理解仍存在很大的差距。人们对细胞调控、疾病发生发展相关的遗传和非遗传风险因素的理解尚不充分。因此，医学创新研究的挑战在于识别基因的表达调控、蛋白质的功能和相互作用，以理解蛋白质产生及实施其功能的机制。

医学创新研究正在凸显生物计算的重要性。生物信息学和临床信息学的人类基因组计划（HGP）相关项目、成像研究中，生物学家和临床研究人员面临更多的机会和数据，更加需要以有意义、连贯、公开的方式处理数据。例如，自动化允许更少的人在更短的时间内完成更多的测序。这类项目所产生的大量信息正在刺激临床医学、生物学、化学、物理学以及生物信息学、计算机科学和数学领域之间的新的合作。如在癌症研究中，美国国家癌症研究所（NCI）的癌症基因组剖析项目（CGAP）的目标是开发正常细胞、癌前细胞和癌细胞的基因表达谱，这可以被许多研究者用于寻找癌症检测、诊断和治疗的新方法。除了 CGAP 之外，涉及多个研究所的基因组学大规模项目的数量也在增加。包括建立小分子库和筛选工具；纵向队列研究，连接基因型、表型和环境风险；基因和蛋白质结构和功能的高度注释数据库；开发细胞计算模型；以及在成像和基于人群研究方面的大量努力。

医学创新研究凸显了新的资源需求。患者数据库和样本库生物医学科学的其他趋势正在影响某些类型数据的重要性。例如，收集存档的患者信息——包括临床数据、家族史和风险因素——以及组织、血液、尿液和 DNA 样本等人类生物材料，对于研究疾病的生物学、病因学和流行病学至关重要。这些数据也可用于检查医疗干预措施的长期影响。

医学创新研究更具跨学科的特点。许多项目都是跨学科的，生物和生物医学科学方面的小规模研究也需要各学科之间更有组织的合作。例如，数据评估、技术发展和对科学的更深入的理解越来越需要非生物学家的参与。事实上，医学史表明，许多重要的进步都来自跨学科的方法。基因的发现需要流行病学家、神经学家、心理学家、社会学家和遗传学家的投入。精神病学研究人员很久以前就帮助流行病学家和遗传学家识别风险因素。

医学创新研究需要越来越多的国际合作。随着经济社会的发展和互联网的出现，通过互联网促进的创新，如虚拟研究实验室，以及全球各地的研究人员同时使用分布式虚拟数据库，促进了科学交流、联系和合作。

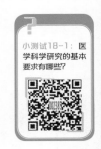
小测试18-1：医学科学研究的基本要求有哪些？

第二节　基于生物大分子的基础医学创新研究

生物大分子是指生物细胞内的蛋白质、核酸、多糖等分子。生物大分子在生物体的生长代谢中承担重要的生命功能。单分子测序、基因编辑、质谱技术、组织工程、纳米技术等极大地推进了基础医学创新进程。

一、单分子测序

（一）DNA 测序及其迭代

1953 年，沃森（James Watson）和克里克（Francis Crick）破解了 DNA 的三维结构，打开了通往基因组学研究的大门。1965 年，弗雷德 - 桑格（Fred Sanger）及其同事开发了 DNA 测序技术，即"双脱氧链终止"技术。他们应用这一技术测序了第一个 DNA 基因组，即噬菌体 φX174。链终止技术利用 DNA 链单体脱氧核苷酸（dNTPs）的化学类似物 ddNTPs，后者缺少 DNA 链延伸所需的 3′- 羟基，因此不能与下一个 dNTP 的 5′- 磷酸成键。将放射性标记的 ddNTP 混合到 DNA 延伸反应中，会产生每种可能长度的 DNA 链，因为双脱氧核苷酸会随着链的延伸而随机结合，从而阻止进一步的延伸。通过 4 个包含每个 ddNTP 碱基的平行反应，并将结果在聚丙烯酰胺凝胶的 4 个泳道上运行，就能利用自动射线照相术推断出原始模板中的核苷酸序列。第一代 DNA 测序机产生的读数长度略小于 1000 碱基（kb）。为了分析更长的片段，研究人员使用了"霰弹枪测序"技术，对重叠的 DNA 片段分别进行克隆和测序，然后组装成长的连续序列（contig）。聚合酶链反应（PCR）和 DNA 重组等技术的发展进一步推动了基因组学革命，提供了产生测序所需的高浓度纯 DNA 的方法。

在大规模双脱氧测序工作发展的同时，出现了二代测序，即下一代测序（next generation sequencing，NGS）技术。二代测序和一代测序同属于"边合成边测序"，但一代测序是通过使用放射性或荧光标记的 dNTP 或寡核苷酸来推断核苷酸的特性，然后再进行电泳显像。二代测序技术在"边合成边测序"下各具不同特点。最早得到广泛应用的二代测序技术是罗氏（454）测序技术，该技术的原理是将 PCR 扩增的单链与引物杂交，加以 DNA 聚合酶、ATP 硫酸化酶、荧光素酶等和 5′- 磷酸硫腺苷，dNTP 在聚合酶的作用下依次连接，同时释放出等摩尔数的焦磷酸，焦磷酸在 ATP 硫酸化酶的催化下形成 ATP，ATP 与荧光素酶驱动荧光素向氧化荧光素转化，并同时发出与 ATP 的量成正比的可见光信号。

同属二代测序的还有 Illumina（Solexa）测序技术、SOLiD 测序技术。Solexa 测序将 DNA 模板分成许多小片段，然后在芯片上进行扩增和测序。每个小片段都与引物和荧光标记的核苷酸混合，然后进行 PCR 扩增。扩增后的 DNA 片段被固定在芯片上的特定位置，并通过荧光信号进行测序。SOLiD 测序将 DNA 样本分成短片段而形成文库，使用特定引物将这些片段连接在一起。然后引入特殊的荧光标记和核苷酸，逐个测序每个片段的碱基序列。最后通过分析荧光信号的模式来确定 DNA 序列。

目前，DNA 测序技术已经发展到第三代，即以单分子测序（single-molecule sequencing，SMS）、实时测序、不依赖 DNA 扩增为特征。单分子测序是一种高通量测序技术，它直接测序单个 DNA 或 RNA 分子，不需要进行 PCR 扩增或文库构建。单分子测序技术的主要优势是可以提供更长的读长，可以读取基因组中的重复序列和结构变异。

（二）单分子测序原理与方法

目前常见的单分子测序技术有单分子实时测序（single-molecule real-time，SMRT）和纳米孔测序（nanopore sequencing）。SMRT 技术是目前使用最为广泛的第三代测序技术之一，测序原理主要是使用 SMRT Cell（芯片的载体）和制备好的 SMRT-bell 测定单分子序列结构。其中，SMRT-bell 主要通过将待测 DNA 片段化后，从而形成紧闭的环状单链模板。在测序反应过程中，待测模板 DNA 在以 4 种荧光标记的 dNTP 作为原料进行合成时，所连接的 dNTP 会因为反应而在零模式波导（zero-mode waveguide，ZMW）底部短暂停留，荧光收集设备则可以收集到配对 dNTP 的荧光信号，从而实现高通量的精确测序。SMRT 还能在单碱基分辨率下直接检测 DNA 碱基修饰，包括某些类型的甲基化修饰展现序列的表观遗传学特征。通过 SMRT 技术，可以对 AT 或 GC 富集区域以及大的结构变异，包括插入、缺失、倒位、易位、重复和串联重复等难以测序的区域进行测序。

在纳米孔测序中，蛋白纳米孔是测序核心。在 2 个电解液室中形成 1 个镶嵌纳米孔的分子膜，浸泡在电生理溶液中；4 种不同的碱基 A、C、G 和 T 通过纳米孔时会产生不同强度的电流，识别 DNA 链上的碱基，从而完成测序。纳米孔测序技术与第二代测序技术相比读长更长，能直接测定 1 Mb 以上，通过 16S rRNA 测序，可以准确识别致病微生物。纳米孔测序可以对单个 DNA 进行测序，而无需对样品进行 PCR 扩增或化学标记。不过，纳米孔测序的错误率相对较高，主要由插入和删除碱基引起。

（三）单分子测序的应用

单分子测序以其更长的读长，实现了优于一、二代测序的医学应用。

1. 疾病位点研究 单分子测序可对重复和复杂的疾病位点进行测序。人类基因组包含许多与个体健康相关的复杂性不等的区域，例如串联重复序列、假基因、高度可变的基因复合物。长读长的单分子测序可以明确这些基因类型，这是短读长的二代测序做不到的。同时，长读长提供了理解单倍型结构的机会，在检测临床相关的基因组结构变异方面亦具备实用性。

2. 基因组组装 单分子测序将基因组的从头组装带到了一个全新的水平。单分子测序也被用于为真核病原体提供新的参考。PacBio 单分子测序通常是生成高质量参考基因组的首选方法，它使用环状 DNA 分子作为模板，为单个分子创建非常准确的一致序列，更低的错误率、更高的准确性使得识别发生在少量分子总数中的遗传变异成为可能。在感染性疾病中，类似的方法可用于筛查在使用抗病毒药物治疗后病毒出现的耐药性突变。

3. 现场检测 第三代测序仪的实时特性可以最大限度地利用现场检测。利用纳米孔测序仪的便携性、样本准备的便利性和数据分析要求有限，使得现场测序成为可能，包括偏远地区如在极地等。

4. 表观遗传标记 单分子测序可以直接鉴定 DNA 和 RNA 分子中的表观遗传标记，例如甲基化等不同类型的碱基修饰。在文库制备过程中使用 PCR 扩增的其他测序技术无法检测到这些信号。

单分子测序正在彻底改变 DNA 测序的医学应用。它们提供了直接评估基因组中许多困难的甚至是以前无法测序的区域的能力，如重复元件、碱基对分辨率上的非靶向结构变异断点、假基因识别和表观遗传学。这涵盖了一系列临床重要领域，如致病性微生物、药物基因组学和癌症。未来的单分子测序有望打开真正个性化的基因组学，其中，全基因组测序分析可以用来从头组装一个包含组织样本的表观遗传状态的分阶段基因组。当然，在广泛应用于常规临床之前，还需要在样品制备方案、测序准确性、检测通量、计算工具和成本方面有更多的发展。

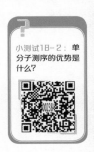

小测试18-2：单分子测序的优势是什么?

二、基因编辑

（一）基因编辑的概念和发展

基因编辑即对生物体 DNA 序列进行高度特异性改变，本质上是定制其基因构成。基因编辑利用针对特定 DNA 序列设计的核酸酶对 DNA 进行切割，去除 DNA 并插入替代 DNA。

在基因编辑技术中，最重要的是詹妮弗 - 杜德娜（Jennifer-Doudna）、埃马纽埃尔 - 夏彭蒂耶（Emmanuelle-Charpentier）等于 2012 年发现的簇状规则间隔回文重复序列 CRISPR 相关核酸酶 9（clustered regularly interspaced palindromic repeats-CRISPR associated nuclease 9，CRISPR-Cas9）。CRISPR-Cas9 的功能非常精确，研究人员可以在所需位置移除和插入 DNA。

在 CRISPR-Cas9 问世之前，有两种方法可用于在 DNA 中制造位点特异性双链断裂：一种基于锌指核酸酶（ZFNs），另一种基于转录激活剂样效应核酸酶（TALENs）。与 ZFN 和 TALEN 不同，CRISPR-Cas9 利用 RNA-DNA 结合而不是蛋白质 -DNA 结合来引导核酸酶的活性，从而简化了设计，并能应用于广泛的目标序列。CRISPR-Cas9 源自细菌的适应性免疫系统。如图 18-1 所示，CRISPR 区域的转录会产生小的"向导 RNA"，与来自间隔物的序列相连的回文重复序列形成发夹，发夹附着到相应靶标上。RNA-DNA 异源二重体与 Cas9 核酸酶结合，引导它在目标特异性序列与向导 RNA 中的回旋重复序列交界处附近的位置催化双链 DNA 的裂解。2015 年，Zhang 等报告了 Cpf-1（而非 Cas9）作为与 CRISPR 配对的核酸酶实现基因编辑的应用，实现了技术上的又一进步。

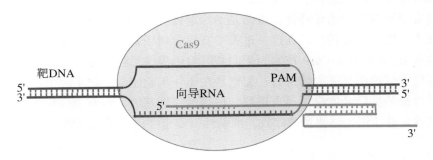

图 18-1　CRISPR-Cas9 基因编辑的基本原理

CRISPR/Cas9 介导的基因组编辑依赖于双链 DNA 的断裂和 DNA 修复。设计向导 RNA（gRNA），其 5′ 端与目的片段互补，3′ 段为反式激活 crRNA（tracrRNA）。CRISPR/Cas9 介导的序列特异性切割要求一段短的原隔序列相邻基序（protospacer adjacent motif，PAM）。CRISPR/Cas9 能够识别 20 或 24 nt 的 gRNA 和位于靶点位置的 PAM 序列。因此，gRNA 与靶位点结合后，与

crRNA 的互补链和非互补链分别被 Cas9 切割，最后触发细胞 DNA 修复过程。

（二）基因编辑技术在医学中的应用

1. 抗肿瘤免疫治疗　肿瘤发生是由多种基因改变所驱动的，与复杂的免疫反应有关，涉及肿瘤细胞免疫逃避和免疫抑制性肿瘤微环境的产生。随着细胞毒性 T 淋巴细胞相关蛋白 4（cytotoxic T-lymphocyte-associated protein 4，CTLA-4）和程序性细胞死亡蛋白 1（programmed cell death protein 1，PD-1）等免疫检查点的确定，抗肿瘤免疫治疗已成为备受瞩目的防治癌症的策略之一。

研究表明，CRISPR/Cas9 介导的 PD-1、PDL-1 或 CTLA-4 基因敲除是打破肿瘤治疗中基于 T 细胞的过继疗法耐受性的有效策略。CRISPR/Cas9 介导的基因组编辑在基因治疗中最具前景的应用之一是 CAR-T 细胞的产生。作为一种新型的基因治疗方法，CD19 特异性 CAR-T 细胞疗法在治疗 B 细胞急性淋巴细胞白血病和非霍奇金淋巴瘤中显示出显著的抗肿瘤活性。CAR-T 细胞临床试验主要是通过收集患者的 T 细胞进行基因修饰，再将它们送回患者体内，这种方式对医疗设备和技术人员的技术要求极高。新的研究方向之一是通过基因编辑的方法从供体的 T 细胞制造出 CAR-T 细胞施用给患者。基因编辑和肿瘤免疫治疗方面的巨大进步使其成为人类疾病基因治疗的有希望的方法。在提高该方法的安全性并降低脱靶率后，该系统可以迅速应用于临床肿瘤治疗。

2. 病毒性疾病治疗　近年来，基因治疗成了治疗病毒性疾病的新宠。CRISPR-Cas9 系统本来就起源于古细菌和细菌的免疫系统，赋予其对外源遗传元件如质粒和噬菌体的抗性，并为宿主提供获得性免疫。

目前常用的抗病毒药物的作用机制主要是阻断病毒复制周期，这一治疗的缺陷是只能在病毒进入复制周期时起作用。CRISPR-Cas9 系统对病毒基因组进行编辑可望实现对非复制期病毒的抑制。这一策略在应对 HSV-1、EBV、HCMV、HIV-1 等病毒上已经取得进展。CRISPR/Cas9 技术的发展为治疗潜伏性疱疹病毒感染提供了一种新颖而有前景的策略。尽管这一方案的有效性和安全性仍然需要更多的临床前研究数据来证明，但不可否认的是，CRISPR/Cas9 仍然有潜力成为针对病毒感染的有效疗法。

3. 遗传性疾病治疗　CRISPR-Cas9 已被用于修改作物植物、农场动物和实验室模式生物（包括小鼠、大鼠和非人灵长类动物）的基因组。通过利用 CRISPR-Cas9 技术修改噬菌体基因组，科学家们开发出了新颖的应对抗生素耐药细菌的方法。CRISPR-Cas9 系统还能创建人类疾病的动物模型，并从受感染的细胞中清除艾滋病病毒。在人类疾病的小鼠模型中，CRISPR-Cas9 被用来成功纠正基因错误，从而使患病小鼠得到临床救治。

相关的点突变同时保留遗传功能的策略是治疗遗传疾病的理想方法。CRISPR-Cas9 技术诱导基因突变、插入、删除、反转等，在这一过程中有机会纠正基因组中相应的缺陷，从而达到治疗遗传性疾病的效果。CRISPR-Cas9 技术为靶向基因编辑提供了强有力的工具，并且已经在遗传性疾病的治疗发展中展现出其强大的潜力。无论是在体外实验还是动物实验中，使用 CRISPR-Cas9 技术来校正基因缺陷都已经取得了显著进展，使得治疗性基因编辑有望应用于临床。同时，在临床应用中，该技术的使用也需要考虑疗效、准确性、安全性以及伦理问题。

三、质谱技术

（一）质谱技术原理和发展

质谱分析技术通过在电场和磁场中根据气态离子的质量 - 电荷比对其进行分选来识别化学物

质。质谱仪的工作原理是移动的离子被电场和磁场偏转。质谱仪由五个基本部分组成：一个高真空系统；一个样品处理系统，通过该系统可引入要研究的样品；一个离子源，通过该离子源可产生具有样品特征的带电粒子束；一个分析器，通过该分析器可将离子束分离成不同的成分；以及一个检测器或接收器，通过该检测器或接收器可观察或收集分离的离子束。

许多研究都是在质谱仪的帮助下进行的，包括化学元素同位素的鉴定及其精确质量和相对丰度的测定、地质样本的年代测定、无机和有机化学品的分析、复杂有机物质结构式的测定、化学键的强度和产生特定离子所需的能量、离子分解产物的鉴定，以及未知材料（如月球样本）的化学和同位素成分分析。

1898 年，威廉·维恩（Wilhelm Wien）发现带电粒子束可以被磁场偏转，从而奠定了质谱技术的基础。1912 年，约瑟夫·汤姆逊（Joseph Thomson）发现了电子并观察到电子在电场作用下发生偏转，这是现代质谱仪的雏形。1946 年，威廉·斯蒂芬斯（William Stephens）发明了飞行时间（time of flight，TOF）装置。1953—1958 年，沃尔夫冈·保罗（Wolfgang Paul）发明了四极杆质谱分析仪。20 世纪 80 年代以后又出现了一些新的质谱技术，如快原子轰击电离子源、基质辅助激光解吸电离源、电喷雾电离源、大气压化学电离源等。

基质辅助激光解吸电离飞行时间质谱（matrix-assisted laser desorption/ionization time-of-flight mass spectrometry，MALDI-TOF）可以在一次运行中对多个样品进行成像和分析。该技术可以用于蛋白质、核酸和脂质等生物分子的分析和研究。MALDI-TOF 将样品分析物分散在小分子基质中并形成共结晶晶体。当用脉冲激光照射晶体时，基质强烈吸收激光能量并转化为晶格的激发能，脉冲激光使样品表面升温至或接近基质发生解吸反应，使得样品分析物从基质中脱附出来，形成带电离子。然后，这些带电离子被飞行时间质量分析器检测，最终得到样品的分析结果。

质谱仪的分辨能力或分辨率是衡量其分离探测器上显示为峰值的相邻质量的能力。如果质量为 m 和 $(m + \Delta m)$ 的两个峰值刚好可以分开，则分辨力为 $m/\Delta m$。早期机器的分辨力只有几百。随后发明的带有串联排列的电场和磁场的仪器，使从源狭缝中以不同方向和不同速度射出的离子束重新聚焦，这种聚焦被称为双聚焦。因此，分辨力可以达到约 60 000。

（二）质谱技术在医学研究中的应用

1. 原子质量检测　质谱仪发现的同位素明确了原子质量并非整数值，并清楚地表明需要更精确的质量测定。20 世纪 30 年代初，通过质量 - 能量关系解释了当时观测到的核反应能量，而质量 - 能量关系是 20 年前由狭义相对论给出的。从那时起，质谱和核物理相结合，确定同位素质量的精确度达到了很高的水平。质谱仪作为同位素分离器能够产生可称量的选定稳定同位素，具有重要的分析应用价值。它们用于标记化合物，这样就可以通过各种化学、物理和环境过程对其进行追踪，而不会出现放射性同位素追踪器造成的问题。

2. 微量元素分析　通过同位素稀释技术，质谱仪可用于高灵敏度地测量微量元素。在原始材料中加入少量经过测量的同位素富集样本（称为"尖峰"），与之充分混合，然后提取该元素。这种混合物的质谱将是该元素的自然光谱加上尖峰元素的非自然光谱的组合。通过了解添加的尖峰元素的量，就可以计算出未知元素的量。必须采取严格的措施，确保所用试剂和容器本身不提供元素，但这一点很容易控制，只需对已知量的尖峰元素进行化学处理，并确定所拾取元素的量即可。

3. 药物动力学研究　质谱技术可以对样品中的化合物进行准确的定量分析，包括药物及其代谢产物。这有助于确定药物在体内的浓度和代谢速率，从而评估药物的疗效和安全性。

质谱技术可以通过鉴定化合物的质量来确定其化学结构，这对于药物的研发和质量控制非常重要。质谱技术可以分析药物在体内的代谢途径，了解其作用机制和影响代谢的因素，这有助于开发更有效的药物治疗方法，并预测潜在的不良反应。质谱技术还可用于检测药物在体内的毒性效应，包括药物代谢产物的积累和毒性反应的发生，这有助于评估药物的安全性和剂量选择。

4. 蛋白质分析　质谱技术可以用于鉴定蛋白质、定量蛋白质、确定蛋白质的三维结构、确定蛋白质的二级结构和修饰位点等。基于质谱技术可为蛋白高通量的定量和修饰分析提供参考信息。基于高精度液质联用技术进行蛋白质全谱分析，可以对复杂样本进行蛋白种类分析，并进行相应的生物信息分析，包括蛋白质的鉴定、GO 分类和代谢通路的分析等，为蛋白质组学提供有力的工具。

5. 微生物鉴定　质谱技术可以用于不同样本中的细菌、真菌等微生物鉴定。通过常规分离培养得到微生物的纯菌落之后，直接进行质谱分析，根据微生物大分子不同质荷比的指纹图谱，与数据库中已知菌种的图谱比较，即可以得到鉴定结果。一般来说，MALDI-TOF 技术可以将细菌鉴定到属的水平，有时可以鉴定到种的水平，甚至菌株水平。

四、组织工程

（一）组织工程的概念和发展

1987 年，美国国家科学基金会会议首次提出组织工程（tissue engineering）这一术语，并在 1988 年初召开了第一次组织工程会议。组织工程作为一个医学领域的真正兴起始于 20 世纪 90 年代初，当时组织工程被定义为一个跨学科领域，它将工程学和生命科学的原理应用于生物替代品的开发，以恢复、维持或改善组织功能。自此，该领域在全球范围内迅速发展，市场规模不断扩大。2011 年以来，有近百项涉及组织工程产品的不同阶段的介入性临床试验正在进行中。

组织工程旨在通过采用生物和工程策略来解决临床问题，恢复组织和器官的功能。组织和器官的功能衰竭是一个严重和昂贵的医疗保健问题，因为它们的替代受到许多限制。人工假体和机械设备在器官衰竭中的应用并不理想，机械设备还可触发宿主的免疫反应，这可能会损害植入物周围的健康组织。此外，器官和组织的手术重建包括从患者自身组织中替换受损组织，然而这种策略往往不能取代原有组织的所有功能，并可能导致诸如恶性肿瘤的发展、手术并发症和供体部位的发病等问题。因此，组织工程已成为组织或器官移植的替代品，其主要目标是通过整合工程、生物学、材料科学、化学和医学来提供临床相关的替代品。通过概括正常的组织发育过程，组织工程代表了一种恢复、维持和改善组织功能的策略，最终目的是实现组织或器官的完全再生。

（二）组织工程的方法

组织工程学主要包括两种方法，一是移植在体外生长的组织，这种组织由人工基质与细胞和生长因子组成；二是利用人工基质和生长因子的组合进行原位组织再生。

细胞疗法的主要策略是获取所需的细胞群，并将其大量扩增以进行体内移植。这包括通过全身注射到血液中或直接移植到局部组织中输送细胞。细胞疗法的几个例子包括骨髓、外周血或脐带细胞移植。已被用于治疗多种与血液有关的疾病，包括白血病、多发性骨髓瘤和免疫缺陷症。细胞移植面临的主要挑战是培育大量细胞、避免污染以及防止基因突变的积累。

组织工程策略通常涉及多个组分，包括细胞、物理模板（支架）和生物分子，促进再生和整合的组织。细胞是组织的组成部分，在促进组织愈合和再生中起着关键作用。在组织工程中，细胞可能是体外构建的一个组成部分，也可能在体内通过固定或可溶性信号的帮助被招募。用于组织工程的细胞类型从多种来源中选择，其中包括来自患者的自体细胞、来自另一个人体的异体细胞和来自不同物种的异种细胞。然而，异体细胞和异种细胞经常遭受免疫排斥。特定细胞在体内所处的环境，也称为其微环境，在决定细胞功能方面起着重要作用。这种环境由其他类型的细胞、ECM 蛋白质和大量生物分子组成，所有这些成分之间存在高度串联和相互影响。

生物材料被用于开发支架，为细胞组织和恢复受损或功能失调的组织的结构和功能提供了一个模板。支架作为天然 ECM 的合成模拟物，作用是通过允许细胞形成自己的微环境来再现正常的组织发育过程。支架为细胞附着、增殖、维持其分化功能和随后的新组织再生提供了必要的支持。

生物分子是组织工程结构的重要组成部分，是分子信号机制和细胞与其直接微环境之间的介质，一个生物分子通常具有多种功能。在体外，成功整合适当的细胞、支架、可溶性线索和机械化学因子是调节细胞功能的关键。因此，能再现微环境关键成分的组合方法在组织工程中极为重要。

（三）组织工程的应用

组织工程的临床应用主要是替代目标组织或器官。研究人员已尝试对几乎所有哺乳动物组织进行替代并取得了不同程度的成功。

1. 皮肤　组织工程皮肤旨在恢复严重创伤患者的屏障功能，如烧伤、慢性伤口、溃疡、急性溃疡等。

2. 肝　肝移植是许多肝病的终末治疗。多种因素，包括吸毒、酗酒和肝炎等可导致肝衰竭。组织工程学提供了工程肝的潜力，有助于解决器官短缺问题。

3. 心脏　心血管疾病是人类死亡的主要原因。组织工程学正在积极寻求治疗心肌梗死、先天性心脏缺陷和狭窄瓣膜的方法。

4. 肾　目前治疗终末期肾病患者的方法是肾移植。虽然这是一种成熟的治疗方法，但患者的等待时间中位数可达 3.6 年。而且随着时间的推移，移植肾仍有可能出现宿主排斥反应并丧失功能。肾组织工程旨在恢复肾功能，可通过细胞方法使受损肾原位再生，或通过植入生物工程移植物恢复肾功能。

5. 骨骼组织　骨、软骨和肌腱等肌肉骨骼组织是组织工程学研究的热点。骨组织工程的一个主要挑战是其独特的结构，包括矿化的坚硬皮质骨、较软的高血管化骨髓以及不同的微环境。

6. 药物输送　再生医学的一项重要技术是控制治疗药物的输送，以实现定向和持续的长期效果。众所周知，生长因子和小分子的局部给药对组织再生和愈合有重大影响。例如，骨再生过程包括炎症、血管形成、瘢痕形成和矿化等多个阶段，每个阶段都由不同的生长因子和细胞因子控制。

（四）组织工程面临的挑战

1. 血管生成　血管生成是组织工程需要克服的一个主要工程障碍。血管生成对任何细胞的存活都至关重要。细胞要在距离氧气源 250 μm 范围内才能成长并发挥作用。组织工程构建物中缺乏血管是大多数成功的工程器官仅限于组织的主要原因。要有效地开发大规模组织，研究人员必须了解血管的形成，并开发出相应的方法，增加对三维支架材料的知识以及对血管生成因子的研究。目前已在血管化方面取得了进展。

2. 生物材料寿命及其与细胞的相互作用　材料选择和支架工程至关重要，因为选择的生物材料应显示出与细胞环境和重塑速度相匹配的特性。体内整合组织工程构建物在体外发育并完全成熟后，将被植入宿主体内，与周围自然环境的成功融合至关重要。

在组织工程领域，基因编辑，特别是 CRISPR 基因编辑技术已被广泛应用于疾病模型的生成以及先进药物筛选和相关疗法的平台。尽管基因编辑及其在组织工程和疾病建模中的相关应用不断取得进展，但其中大部分进展仍处于研究阶段。

3. 细胞来源和免疫排斥 组织工程中使用的细胞主要是人类胚胎干细胞和诱导多能干细胞。但是，这些细胞的来源受到限制，因为它们只能从少数患者中获取。同样，由于使用的是异体或异种材料，因此还要考虑如何避免免疫排斥反应。

五、纳米技术

（一）纳米技术的概念

纳米技术是一种研究和应用物质在纳米尺度（通常为 1 ~ 100 nm）上的科学，是指在近原子尺度上操纵物质，以设计出新结构、新材料和新设备的科学领域。这项技术对于医学、制造、能源、材料科学与工程等多个科学学科的进步和发展至关重要。

20 世纪，全球研究人员的一项发现从根本上改变了人们对纳米级材料的认识。根据科学家们的研究，至少有一个刻面（长度、宽度或高度）在 1 ~ 100 nm 范围内的材料往往会显示出不同的物理和化学特性，这与宏观尺度上的相同材料相比是非常明显的。

17 世纪光学显微镜的出现，让人类看到了生物世界。然而，由于可见光的波长在 400 ~ 750 nm 之间，远远超过任何纳米级材料的波长，因此在放大倍率方面存在严重的瓶颈。随着 1931 年电子显微镜的问世，可见光光谱的这一限制得以解决。1981 年，第一台扫描电子显微镜（SEM）问世，它不仅让专业人员能够观察微小物体，还能根据物体的大小、形状和成分，表征物体的独特性质。如今，电子显微镜已成为纳米技术实验室的重要设备，将更小尺寸的纳米级粒子世界展现在人们面前。这些先进的仪器对于捕捉纳米材料所显示的动态特性并利用它们来解决诸如提高燃料效率、制造先进计算机、设计复杂的医疗诊断设备或推广使用可再生能源等现代问题至关重要。

（二）纳米技术在医学相关领域的应用

纳米技术已渗透到各行各业，在医学领域的应用也大幅增长。

1. 医学诊疗 纳米医学是纳米技术在医学中的应用，它利用生物现象的自然尺度，为疾病的预防、诊断和治疗提供精确的解决方案。

金纳米粒子被广泛用作检测核酸目标序列的探针，而金纳米粒子也正作为癌症和其他疾病的潜在治疗手段而进行临床研究。纳米技术带来的更好的成像和诊断工具，为更早诊断、更个性化的治疗方案和更高的治疗成功率铺平了道路。

纳米技术正被研究用于动脉粥样硬化或动脉斑块的诊断和治疗。研究人员创造了一种纳米粒子，它能模拟人体的"好胆固醇"，即高密度脂蛋白胆固醇，有助于缩小斑块。先进的固态纳米孔材料的设计和工程化可使新型基因测序技术的开发成为可能，这种技术只需最少的样品制备和仪器，就能实现低成本、高速度的单分子检测。

2. 药物开发和输送 在医疗保健领域，纳米技术被广泛应用于治疗技术、诊断设计和高效给药系统的开发。纳米技术还被用于开发抗病毒药物。纳米技术研究人员正在研究许多不同的治疗方法，其中纳米粒子可以封装或以其他方式帮助将药物直接输送到癌细胞，并最大限度地降低对健康组织造成损害的风险。这有可能改变治疗癌症的方式，并大大减少化疗的毒副作用。

将纳米技术用于再生医学的研究涉及多个应用领域，包括骨骼和神经组织工程。例如，新型材料可以模仿人体骨骼的晶体矿物结构，或用作口腔科的修复树脂。研究人员正在寻找培育复杂组织的方法，目标是有朝一日培育出用于移植的人体器官。研究人员还在研究如何利用石墨烯纳米来帮助修复脊髓损伤；初步研究表明，神经元在导电石墨烯的表面生长良好。

纳米医学研究人员正在研究纳米技术改进疫苗的方法，包括不用针头注射疫苗。研究人员还在努力为每年的流感疫苗创造通用疫苗支架，这种疫苗支架可以覆盖更多的病毒株，每年所需的研发资源也更少。

3. 食品与环境　在食品工业中，纳米技术可在食品加工步骤中增强食品的风味和色泽。基于纳米技术的食品包装解决方案被用来保持食品的安全和质量。此外，在农业种植过程中，纳米材料可以控制农作物的杀虫剂使用量，同时还能为农作物提供必要的营养物质。纳米技术在开发环境应用方面举足轻重。例如，纳米复合膜可以吸收和释放磷酸盐等水污染物。纳米技术还可用于空气质量处理。

4. 纳米材料　纳米技术的进步促进了纳米材料的发展，这些材料被广泛应用于从织物、化妆品、运动服到相机显示屏等日常领域。在纳米技术的帮助下，材料的性能可以得到调整，使其更耐用、更坚固、导电性和导热性更好。纳米材料也是锂离子电池的重要组成部分。这种电池可应用于电动汽车、消费电子产品，甚至能源储存领域。

第三节　基于组学和大数据的基础医学创新研究

组学的发展引领了 20 世纪末以来的生命科学大发现，基因组、转录组、蛋白质组、代谢组、交互组学等不断揭示出新的生命机制。医学和生命科学大量数据的发掘、积累、管理、共享需要生物信息学和人工智能的分析和支撑。组学和大数据是基础医学创新研究的最新助推器。

一、组学研究

（一）组学研究的概念和内涵

在生物学中，"组"的含义之一是细胞内各种成分的总和。组学是研究生物体内特定类型生物分子的全部补体或分子过程的全部，总体目标是识别、描述和量化促成细胞和组织形态与功能的生物大分子和分子过程。随着 2001 年人类基因组计划的初步完成，需要对大型生物分子进行广泛的分析和详细的研究。人类基因组计划揭示了生物过程的调控并不完全取决于 DNA 序列，还涉及其他各种过程，由此形成了新的研究分支——组学。

组学以中心法则为基础，对细胞、组织和生物体进行整体解密，以检测样本（特定生物成分）中的基因（基因组学，genomics）、mRNA（转录组学，transcriptomics）、蛋白质（蛋白质组学，proteomics）和代谢物（代谢组学，metabolomics）。

基因组学研究生物体基因组（整套基因）的整体结构和功能，而蛋白质组学侧重于蛋白质组——生物体细胞中的全部蛋白质。代谢组学关注新陈代谢，更具体地说，是代谢分解产物或代谢物的功能和相互作用。交互组学将生物学和生物信息学结合起来，研究蛋白质和其他分子之间的关系和相互作用，以及这些相互作用的意义。

1. 基因组学　基因组学是以评估基因组的结构、功能和图谱为基础的跨学科研究。简言之，这是对遗传物质的研究。基因组学一词在 1986 年被首先提出。基因组学下可能的和研究较多的领域包括功能基因组学、元基因组学和表观基因组学。

2. 转录组学　转录组是一个细胞、组织或生物体内所有 mRNA 分子的集合。除分子特征外，它还包括每个 mRNA 分子的数量或浓度。样本中 mRNA 的存在反映了相应基因的丰度水平。

基因表达涉及特定样本中 mRNA 混合物的检测和分类。基因表达谱分析的目的是区分来自不同样本的 mRNA 混合物。与基因分型不同，基因表达对基因表达水平进行分类。转录组的变化可随时间的推移在不同类型的细胞间显现，并随环境条件的变化而变化。

3．蛋白质组学　蛋白质组是指细胞、组织或生物体表达的全部蛋白质。蛋白质组随时间变化很大，表现出物种差异，并随环境条件而变化。蛋白质组学被定义为深入了解生物系统中蛋白质功能的研究。由于生物样本中蛋白质的多变性和丰度，需要开发能检测不同来源样本中各种蛋白质的技术。目前使用的蛋白质组学技术有质谱法和使用抗体等捕获剂的蛋白质微阵列。然而，蛋白质的高动态范围（丰度和浓度）使这类蛋白质组分析变得复杂。

4．代谢组学　被称为代谢物的小分子（如脂质或维生素）构成了代谢组。遗传、环境、生活方式和其他因素之间的相互作用导致了代谢表型。代谢组与细胞中的其他生物大分子相互作用，形成代谢途径。生物样本的代谢图谱代表了代谢组学，它是可变化的，与时间有关，并具有多种化学结构。

5．宏基因组学、宏转录组学和宏蛋白质组学　目前的宏基因组学以及对应的宏转录组学、宏蛋白质组学目前是指从样本中提取全部微生物的 DNA、mRNA、蛋白质，构建文库，来研究样本中包含的全部微生物的遗传组成和群落功能。宏基因组学等的提出，首先是人们意识到，微生物和人体组织细胞都不是单独执行生理功能的，它们在生长代谢的时候，与相邻的细胞和环境分子存在密切的相互作用，这种作用的组合最终决定了其表型。目前，宏基因组学等主要用于人体微生物群样本如肠道微生物群、皮肤微生物群等的整体研究。

总体而言，组学的目标是识别、描述和量化所有参与细胞、组织或生物体的结构、功能和动态的生物分子。

（二）组学研究的现状及挑战

在基因组学中，DNA 测序技术在识别基因和确定基因特征方面发挥着至关重要的作用。微阵列分析和 RNA 测序同样在转录组学中发挥着关键作用，而微阵列、液相色谱法和质谱法则是用于鉴定和描述蛋白质的技术。此类高通量检测会产生大量数据，这些数据可用于建模和其他形式的分析，但也给数据存储带来了挑战。目前已经建立了多个数据库，用于存储组学研究的数据，并向公众提供这些数据。这方面的例子包括癌症基因组图谱、国际癌症基因组联盟、蛋白质组交换联盟、蛋白质组鉴定数据库和人类代谢组数据库。

人类基因组测序推动了个性化医疗的发展，在个性化医疗中，有关疾病预防、诊断和治疗的决定都是根据基因和基因组研究得出的信息为患者量身定制的。特别是，基因组数据在开发疾病预测模型和为治疗决策（如癌症治疗）提供信息方面发挥了关键作用。随着新的疾病生物标志物的发现，代谢组学中也出现了组学与个性化医疗之间的类似联系。其中一个例子是对影响脂肪酸和胆汁酸等物质水平的代谢途径紊乱的研究，这项工作已导致生物标志物的确定，并有可能改善肝细胞癌的早期诊断。

组学研究的优势在于它们揭示了促进理解的具体结果。由于组学技术潜力巨大，医学和健康科学的各个分支都对其进行了探索。这项技术可通过筛查、诊断和预后过程帮助了解疾病的病因。由于涉及多个分子的同时研究，也使生物标志物的发现变得多元化。此外，组学在药物发现和毒性评估方面也大有用武之地。药物基因组学涉及基因组学和药理学之间的联系，以研究遗传在药物反应个体差异中的作用，用于个体化和优化药物治疗。它们有助于在肿瘤学领域评估严格的全身毒性和不可预测的疗效，而这正是癌症疗法的特点。这些技术有助于选择治疗癌症、心血管疾病和肥胖症等疾病的新靶点。未来有望开发出具有预测性、预防性和个性化的新方法，这些方法将推动精准医学的研究和临床应用。

组学研究仍面临着巨大挑战，尤其是在数据复杂性、数据管理以及将组学研究数据与其他来源的数据（如常规医生就诊时收集的临床数据）整合方面。其他挑战则更为根本，如检测方法的开发和改进。例如，在大规模蛋白质组分析中，设计用于与特定蛋白质结合的试剂往往缺乏灵敏度和特异性，降低了对相关蛋白质的亲和力，导致蛋白质捕获效果不理想。

二、生物信息学

（一）生物信息学的概念和发展

随着以基因组测序为代表的组学技术的发展，利用大数据挖掘疾病相关的基因、蛋白质和代谢物，为疾病诊断和治疗提供依据已经成为重要的研究热点。针对几何级数增长的数据，需要创新的科学处理方案。

生物信息学能够对这一巨大数据量进行全面评估，大大促进科学研究的发展。生物信息学的增长带来了大量的产品、服务和信息。生物信息学作为一个科学领域，汇集了来自以下学科的技术和工具：分子生物学，待分析信息的来源；信息学或计算机科学，提供分析的硬件和分享结果的网络。

（二）DNA 序列的初级分析

在生物技术实验室的日常生活中，DNA 序列的初级分析是必不可少的。DNA 序列分析可以探究突变和建立系统发育关系、绘制限制性图谱以进行克隆并检测基因突变、建立系统发育关系、制作沉默基因盒基因，以便了解它们在细胞新陈代谢中的作用。

在基因组分析软件中，有几种程序包从接收测序仪图形到在在线数据库中发布数据的整个过程都有这些软件的支持。这些程序提供的许多服务的缺点是每次查询都需要网络连接，但优点是这些在线资源会定期更新。

Staden 软件包（http：//staden.sourceforge.net/）是用于核苷酸序列分析的非常完整的程序包。Staden 功能强大，可自动处理数据。Staden 软件包涵盖了大多数标准的序列分析任务，如限制位点搜索、翻译、模式搜索、比较、基因组分析和二级结构预测等大多数标准序列分析任务。该软件包内含以下程序：

GenBeans（http：//www.genbeans.org/）是一个用于生物信息学的集成独立平台，是在 NetBeans 开源软件的基础上开发的。它侧重于分子生物学，并在一个丰富、易用的图形界面中提供完全集成的工具箱，用于分析和可视化序列。

DNASTAR ™（https：//www.dnastar.com/）是另一个使用率很高的计算机软件包。可以用它编辑比较序列、推断理化特性、进行基因构建、绘制限制性图谱等。

Serial Cloner（http：//serialbasics.free.fr/Serial_Cloner.html）旨在为 Mac 和 Windows 用户提供分子生物学软件。它可读写 DNA Strider 兼容文件，并以通用 FASTA 格式导入和导出文件。使用 Serial Cloner 可以连接通过 PCR 获得的 DNA 片段、操作 shRNA，或简单地组装不同链的片段。

Sequencher（https：//www.genecodes.com/）是一个简单而实用的程序，它在其一长串 DNA 序列分析功能中增加了 RNASeq 分析功能，改进了 DNA 序列分析架构。

FastPCR（https：//primerdigital.com/fastpcr.html）是用于 PCR 引物或探针设计、寡核苷酸组装和分析的集成工具。FastPCR 可设计任何类型的 PCR 引物、分子信标、多重 PCR、Xtreme 链式反应（XCR）、组特异性引物（用于基因相关 DNA 序列的通用引物）或独特性引物（用于基因相关 DNA 序列的特异性引物）、重叠延伸 PCR（OE-PCR）、多片段组装克隆和环介导等温扩增（LAMP）、单引物 PCR（从位置相近的倒位重复序列中设计 PCR 引物）、自动检测 SSR 位点、直接 PCR 引物位点、聚合酶链组装（PCA）、设计重叠和非重叠 DNA 扩增子的复用设计等。

（三）生物序列特征描述

注释是描述 DNA 序列中基因及其生物产物特征的过程。序列分析是指研究核酸或蛋白质等分子的不同特征，这些特征保证了它们的特定功能。首先，将分子序列存入公共生物数据库。其次，可以使用多种工具来预测其与功能、结构、进化史相关的特征，或高精度地识别对应物。

推断遗传信息的程序包括通过机械切片或限制性内切酶切获得基因组 DNA 片段，或用限制性内切酶或 cDNA 将这些片段克隆到克隆载体中，借助 pDRAW32 等程序进行测序。

预测蛋白质位置的部分在线工具

Sequencher 等程序（https：//www.genecodes.com/）对基因组进行组装。这些序列信息可以用于 ORF 查找器（https：//www.ncbi.nlm.nih.gov/orffinder/）。从 ORF 中推导出的蛋白质与数据库中保存的蛋白质序列的同源性 BLAST、FASTA 或 CLUSTAL 等程序进行搜索。然后预测蛋白质的亚细胞位置、蛋白质的物理化学特征、三维结构以及在细胞中的功能。

目前有几种可公开获得的软件，使用不同的方法预测蛋白质的位置（氨基酸组成、信号肽组成、物理化学组成）。这是生物信息学预测蛋白质功能和基因组注释的重要组成部分。

解码基因的开放读码框后，一系列的生物信息学工具可用于表征推导出的蛋白质序列的特征。在 Expasy Proteomics 服务器网站（http：//expasy.org/tools）上进行搜索，再加上核苷酸序列，就能识别蛋白质并确定其特征——稳定性、细胞位置或功能；预测蛋白质的功能、细胞位置或功能；预测蛋白质的二级和三级结构；寻找相似的蛋白质；分析蛋白质的结构和功能。

（四）系统发育分析

构建系统发育树的部分在线工具

系统发育分析是用于重建一个分子组与相关分子组之间的进化关系的程序，以预测分子的某些特征。系统发生学的基本原理是根据相似程度对生物进行分组。系统发育比较分析通常用于控制物种间缺乏统计独立性的情况。系统发生学工具通常用于检验各种进化假说，也是功能测试中不可或缺的工具。

（五）生物信息学的未来

生物信息学从分子克隆方法的开发和建立，到 DNA 测序方法的自动化，已经有了长足的发展。随着新一代测序平台的开发和应用，基因组和转录组开始大规模测序，这促进了生物信息学方法和工具的发展。生物信息学的应用包括医学生物技术、基因治疗、农业生物技术、动物生物技术、环境生物技术和法医生物技术。

生物信息学的未来将涉及不同领域的专业化。已经开发了许多分析工具，如基因组学、蛋白质组学、结构推断、药物设计和分子动力学模拟的工具等。不断更新的生物信息学工具提供的结果更加准确，可以做出可靠的解释。生物信息学领域的前景包括为了解人类基因组做出贡献，发现新药和特殊疗法等。生物信息学与其他学科并驾齐驱对于理解生物系统和人类福祉的发展是至关重要的。

三、人工智能在基础研究创新中的应用

（一）人工智能的概念

人工智能（artificial intelligence，AI）是计算机或计算机控制的机器人完成通常由人类完成的任务的能力，因为这些任务需要人类的智慧和辨别力。虽然目前还没有人工智能能够完成普通人能够完成的各种任务，但人工智能在特定任务上可以与人类相媲美。

少数人工智能工具已转化为医疗实践。自首次具有里程碑意义的医疗人工智能演示以来，算法能够从医学影像中检测出疾病，并达到专家水平。医疗人工智能系统为常规临床护理中的应用提供了一个重要但在很大程度上尚未实现的机遇，同时正在应对复杂的伦理、技术和以人为本的挑战。批评者认为，人工智能系统的帮助可能不如回顾性数据所显示的那样大。系统可能过于缓慢或复杂，无法在实际医疗环境中发挥作用，或者由于人类与人工智能的交互方式产生不可预见的复杂情况。

在医学研究中，回顾性数据集需要经过大量过滤和清理，这可能会降低它们在真实世界医疗实践中的代表性。随机对照试验（RCT）和前瞻性研究可以弥合理论与实践之间的差距，更严格地证明人工智能模型在实际医疗应用中可以产生可量化的积极影响。

（二）人工智能深度学习的医学应用

要建立人们对医疗人工智能系统的信任，就必须制订更严格的报告透明度和验证标准，包括展示人工智能在临床中的应用。一些人工智能工具已通过测试进入部署阶段，赢得了行政支持并扫清了监管障碍。医疗保险和医疗补助服务中心负责批准公共保险的报销费用，它促进了人工智能在临床环境中的应用。美国食品和药品管理局（FDA）正在加速批准人工智能，尤其是机器学习产品。

深度学习用于解读医学图像。近年来，深度学习是神经网络直接从原始数据中学习模式的一种方法。医学人工智能研究在非常依赖图像解读的专业领域如放射学、病理学、肠胃病学和眼科学可发挥重要的作用。人工智能系统已经大大提高了放射学诊断的准确性，不仅解决了诊断问题，还解决了风险预测和治疗问题。例如，人工智能系统可以从放射科医生的计算机图像中估算出 3 年的肺癌风险。这些预测结果可用来安排癌症患者的后续 CT 扫描，从而加强当前的筛查指南。此外，人工智能已被证明能对多种癌症类型做出更准确的生存预测。

深度学习在胃肠病学领域也取得了进展，特别是在改进结肠镜检查方面。深度学习已被用于自动预测结肠病变是否为恶性，其性能可与熟练的内镜检查相媲美。

深度学习模型已被广泛应用于眼科领域，并取得了重要进展。如从眼睛的图像中识别与疾病相关的特征，对眼底影像和 OTC 影像进行图像归一化设置，得到归一化眼底影像和归一化 OTC 影像；分别进行热力图可视化，得到眼底热力影像和 OTC 热力影像。

（三）人工智能在基础医学中的研究方向

1. 组学研究 人工智能在基因组学领域取得了长足进步。在应用于循环无细胞 DNA 数据时，人工智能实现了非侵入性的癌症检测、预后和肿瘤来源鉴定。

基于人工智能的微生物基因组和转录组数据分析已被用于快速检测病原体的抗生素耐药性。这有利于合理使用抗生素，也使研究者获知病原体耐药性的发展趋势。蛋白质结构预测的改进可以让人们从机制上深入了解一系列现象，如药物与蛋白质的相互作用或突变效应。

2. 机制分析 深度学习增强了基于 CRISPR 的基因编辑工作，帮助预测 gRNA 的活性并识别抗 CRISPR 蛋白家族。通过识别和分析组织切片的病理特征，可以帮助研究者分析不同类型疾病的病理机制。根据大量的临床数据，人工智能也可以帮助设计更好的临床试验程序。

3. 药物发现 人工智能正开始加速药物发现的进程。用于分子分析的深度学习模型已被证明可减少对更慢、更昂贵的实验的需求，从而加速新型药物的发现。人工智能对药物发现的促进贯穿药物的分子筛选、药效预测、组合优化、剂量优化、个体化药物筛选等方面。

4. 应用基础研究 人工智能将脑电波直接转化为语音或文本的能力对失语症患者具有显著的潜在价值。医疗信号数据也可以在现实世界的临床环境之外，使用可穿戴传感器（如智能手机），也可以被动地收集医疗信号数据。

深度学习模型可以选择与现有药物在临床意义上不同的有效分子，从而开辟新的治疗途径，为对抗耐药性病原体提供新的工具。

（四）人工智能在基础医学的未来挑战

医学人工智能研究首先被用于解决图像分类问题，在标注数据上训练人工智能系统，然后通过与人类专家进行比较来评估该系统。未来，医学人工智能在基础医学方面仍有不少值得关注的研究方向。针对非图像数据源，如文本、化学和基因组序列，这些文本或者序列可以提供丰富的医学见解。

人工智能的目的是与人类合作，而不是与人类竞争。人工智能与人类之间的协作设置通常以人类接受人工智能的协助为特征，有时人工智能和人类会分开工作，并在事后对预测结果进行平均或合并。对各种任务进行的多项研究表明，人类与人工智能合作的实用性可能取决于任务的具体情况和临床环境。

尽管取得了显著进步，但医疗人工智能领域仍面临重大技术挑战，尤其是在建立用户对人工智能系统的信任感和组成训练数据集方面。同时，人工智能还需要超越监督学习，探究无监督学习等方式，从无标记或不完善的数据中获得辨析能力。此外，有关人工智能在医疗领域的监管问题，以及人工智能如何会在整个医疗系统中产生和转移责任，从而影响研究人员、医生和患者，仍需要得到解决。最后，医疗人工智能中的数据使用和公平性存在着重要的伦理问题。

需要关注患者群体的变化，因为这可能会带来覆盖先前学习的模式或造成新错误的风险。由于患者群体、数据收集工具和护理管理的变化，数据也在不断演变，因此有必要更新模型。人工智能有可能限制个人自主权并产生新的义务的风险，可以使医疗服务不足的群体更容易获得医疗服务，但也有可能加剧现有的不平等，因为人工智能模型可能使潜伏在数据中的偏见长期存在。

医疗人工智能领域期待更多创造性的、打破常规的方法。人工智能与人类合作进行更多的研究，有助于反映真实的医疗实践，最终显著改善未来的医学。

小测试18-3：在未来的基础医学研究中如何利用人工智能？

小 结

基础医学创新研究是医学研究的基石。21世纪以来，基因测序、基因编辑、质谱技术、组织工程、纳米技术、组学研究、生物信息学和人工智能的蓬勃发展，为基础医学研究提供了重要的工具，也开辟了全新的研究内容。在基础医学研究中，应以人民健康为导向，恪守学术诚信，遵循科学伦理，开展协同合作，推进转化应用。在生物大分子研究的基础上，组学研究使人们有望全景式地了解细胞代谢、免疫反应、疾病机制、药物机制等课题。当代应以生物信息学和人工智能为抓手，开展对感染病控制、慢性病管理、精神健康、老龄化等最重要、最核心问题的探究，并将成果转化为临床实践。

整合思考题

1. 如何看待新时代背景下的基础医学创新研究？
2. 简述基于生物大分子的肿瘤学研究。
3. 生物信息学如何助力基础医学创新研究？

整合思考题参考答案

第十九章　创新研究导引

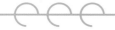

导学目标

通过本章内容的学习，学生应能够：

※ **基本目标**

1. 描述创新研究全过程：从文献查阅、选题和方案设计、实验和结果采集到论文发表。
2. 理解创新研究应聚焦医学热点、深入探究机制、直面科学问题和技术瓶颈。

※ **发展目标**

1. 根据实际情况，完成指定创新研究目标的文献综述。
2. 分析基础或临床医学顶刊论文的创新特点和不足之处。

在医学实验课中加强创新训练，有助于提升实践能力，有助于培养创新意识，有助于提高团队协作能力。这些能力对于学生未来从事医学和生命科学研究是极为重要的，也是国家层面上创新人才培养的需要。

第一节　创新研究概述

创新研究要求学生在牢固掌握基础医学的基础理论、基本知识和基本技能的基础上，在老师指导下，完成从项目选题、实验设计与操作、统计处理与结果分析、论文撰写到论文答辩的基本科研训练过程。创新研究的基本过程是发现、分析并解决问题的过程，包括文献查阅、撰写综述、明确选题、方案设计、预实验、正式实验、结果采集和分析、撰写论文、论文发表和答辩等过程。

一、文献查阅与综述撰写

创新的第一步是发现问题，绝大多数基础医学研究问题都不是凭空想象出来的，都需要在自己感兴趣的领域掌握相当坚实的理论知识的基础上，辅以大量阅读和总结文献，才能提出科学问题。

文献检索的过程包括：①确定检索目标即检索关键词（key word），根据检索目标选择合适的医学数据库。常用的数据库包括 PubMed、EMBASE、Cochrane Library、Web of Science、Scopus

等；②检索和筛选结果，使用一些过滤器来缩小目的范围，对于重要的文献应获取全文进行阅读，越来越多的出版商采用开放获取方式，使得绝大多数文献的全文很容易获取；③使用文献管理工具（如 EndNote、Mendeley、Zotero 等）来组织和管理检索到的文献，方便后续引用和回顾。

在获取到相关领域的足量文献之后，可以进行综述的撰写。综述撰写既是发现科学问题、科学研究选题的常用方法，也能提高自己的文献总结和书写能力。综述撰写的过程包括：①确定选题和综述框架，选题一般根据自己的研究兴趣和已经获得的主要文献展开，综述框架要体现全文的完整性、先进性，体现出对于相关领域最新、最重要文献的理解运用和深化；②精读文献，理解文章主旨，用自己的语言概述文献内容，注意表述科学、流畅，逻辑严密、完整；③综述成文后要反复修改，必要时可请合作者和老师协助修改。只有确认综述具备必要的科学性、创新性、可读性，对相关领域有所建树，才可以投稿和发表。

小测试19-1：如何撰写文献综述？

二、选题、方案设计和预实验

（一）选题

在进行充分的文献准备，包括综述撰写之后，就可以为自己的创新研究做选题了。选题需要科学性和创新性，老师和学生一起对课题的目的性、科学性、先进性、创新性和可行性进行初审，必要时可通过预实验进行实验方案论证。选题应该尽可能与指导老师的研究课题有一定的相关性，这样既能保证选题正确、有意义，也能在研究全过程中得到老师更好的指导。

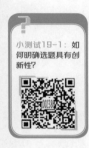

小测试19-1：如何明确选题具有创新性？

（二）方案设计

研究的方案设计可包括以下内容。

1. 选择研究设计　包括实验性研究（如随机对照试验）、观察性研究（如队列研究、病例对照研究）等。对照组（control group）在所有科学创新研究中都非常重要，决定了研究结论的说服力。

2. 确定研究对象　明确研究对象、入选和排除标准。考虑样本大小和招募策略，以确保研究的代表性和统计学功效。此时，要确保研究遵守伦理原则和法律法规。研究需要获得机构审查委员会（Institutional Review Committee）或伦理委员会（Ethics Committee）的批准，确保知情同意，保护参与者的权益等。

L19-3a
机构审查委员会或伦理委员会

3. 确定测量方法和指标变量　明确研究中的主要和次要变量，以及如何测量这些变量。选择合适的工具和方法来收集数据，确保它们是有效的、可靠的。

4. 确定数据收集和处理方案　设计数据收集的工具（如问卷、表格）流程。确保数据的质量和完整性，以及参与者的隐私和安全。制订数据分析计划，包括选择合适的统计方法、处理缺失数据的策略、亚组分析等。

5. 确定研究预算和时间安排　考虑所有可能的成本和时间条件限制，包括人员、设备、材料、数据分析等。

最后，将上述考虑整合成详细的研究方案，通常包括背景、研究目的、方法、伦理考虑、预算和时间安排等部分。在开始研究之前，请老师和合作者评审研究方案，提供反馈并进行必要的修改。

（三）预实验

预实验（pre-experiment）是在正式研究之前进行的一种小规模的初步研究，旨在测试研究设计的可行性、估计关键参数、优化方法、评估风险，以及提供必要的数据来支持正式研究。要明确预实验的目的和规模，设计好相应的预实验研究方案，往往要以正式实验相同或相近的样本、方法、数据采集分析来进行预实验。因此，预实验的发现将有效帮助修订正式实验的研究方案。

对预实验的结果亦应该仔细分析和形成报告，并请老师和同学点评，以改进正式实验的运行。有时，预实验的结果已能完全反映问题，也可能不再需要进行正式实验。

三、正式实验和结果采集分析

按照预实验报告的修订建议进行正式实验，做好实验的原始记录，并进行数据采集、处理和分析。

数据采集是创新研究的关键环节，它涉及收集、记录实验结果和参与者信息的过程。为了确保数据的准确性、完整性和可靠性，在数据采集过程中需要做到：①按照计划的时间、地点、形式（如电子和纸质采集表格和系统）来采集数据；②按照计划的频次采集数据，必须保证数据的客观性和科学性，杜绝人为选择数据；③注意数据的质量和完整性，满足定性数据和定量数据在假设检验方面的基本要求，在整个研究过程中，应该定期复盘；④数据采集必须符合伦理要求，并以安全、保密的方式存储和备份。

数据分析是形成科学结论的关键步骤，涉及对收集到的数据进行处理和解释，以回答研究问题或形成研究结论。数据分析时应该做到：①数据预处理，包括检查数据的完整性，处理缺失值、异常值；②将原始数据处理和转换为可进行统计学分析的格式；③以适当的方式展示数据，如均值、标准差、中位数、频率分布等，形成所需的直方图、散点图、箱线图等；④进行合理的假设检验，包括参数检验（如 ANOVA、回归分析等）和非参数检验（如 Mann-Whitney U 检验、Kruskal-Wallis 检验等）；⑤如果研究设计涉及多个变量和潜在的相互作用，可能需要构建统计模型（如多元回归模型、生存分析模型等）来解释数据；⑥对于与预期不一致的结果，不可以轻易放弃，要具体分析其原因，明确是否和实验设计有关（技术问题），还是发现了新的科学问题。

四、论文撰写、论文发表和答辩

（一）论文撰写

医学论文在科学研究和临床实践中扮演着至关重要的角色。它们不仅是传播新知识、新发现和新方法的主要途径，对于推动医学领域的进步和发展也具有深远影响。医学论文撰写需要遵循一定的结构和风格要求，以确保内容的准确性、科学性和可读性。

医学论文一般包括标题、摘要、引言、材料和方法、结果、讨论和结论、参考文献等部分。①标题应简洁明了，准确反映论文的内容；②摘要简要总结研究的目的、方法、主要结果和结论；③引言介绍研究背景、现有研究的不足、研究目的和假设；④材料和方法详细描述研究材料、研究设计、数据收集和分析方法；⑤结果呈现研究发现，通常包括统计数据、图片和表格，图片要保持好的清晰度，表格使用三线表；⑥讨论解释结果的意义，与现有研究进行比较，并提出研究的局限性和未来研究方向；⑦结论总结研究的主要发现和意义；⑧参考文献列出文中引用的所有文献，格式需符合所需引用风格。

医学论文语言上要保持客观性、准确性、简洁性、科学性，符合伦理要求。

（二）论文发表

医学论文的发表和答辩既是推动医学科学进步的要求，也是体现研究者个人成就的舞台。一般而言，在论文撰写时，就应该确定将要投稿的目的期刊，按照相应期刊的格式要求进行写作，如标题格式、图表插图、引用格式等。投稿之前要仔细研读目标刊物的作者指南。

投稿是一个复杂、竞争激烈的过程。论文投稿时应该注意：①选择合适的期刊并研读作者指南；②准备好专业的自荐信（cover letter），简要介绍研究的重要性以及为什么此项研究适合该期刊；③确保伦理合规，数据准确、完整、可用，避免利益冲突，无版权问题；④按照期刊要求，提出几位与研究领域相关但不直接竞争的专家作为潜在审稿人；⑤投稿完成之后，耐心等待评审意见，如果周转时间过长，可以从在线投稿系统中向编辑部发信询问；⑥直接接受的稿件是极少的，更多见的是修改和拒稿意见。严格按照审稿人和编辑的要求，逐一、规范、仔细地回答问题，并对稿件正文做出必要的修改。如果与审稿人意见不一，或没有条件完成审稿人的要求，应该礼貌说明。拒稿是投稿的一部分，如果遇到拒稿，不要气馁，仍应该理解拒稿理由，对文章进行修改、重投或者改投其他杂志。

（三）论文答辩

答辩是创新实验的最后环节之一，包括学位论文答辩以及各类竞赛和竞争性答辩。答辩的目的是验证研究的原创性、重要性和科学性。论文答辩可以包括答辩前准备、答辩过程、答辩后总结。

1. 答辩前准备　答辩前应该准备的材料包括：①论文正文，并且预送给答辩委员会成员审核；②答辩PPT：制作清晰、简洁的PPT，概述研究的关键要点，包括背景、目的、方法、结果和结论；③准备答辩可能遇到的问题，准备最终的答辩报告；④练习答辩演讲，确保流畅性和时间控制。

2. 答辩过程　答辩过程一般包括：①简短介绍自己和研究项目；②按照PPT进行演讲，重点突出研究的创新性和重要性；③展示研究数据和分析结果，使用表格和图像来辅助说明；④总结主要发现和意义；⑤与答辩委员会成员互动，回答答辩委员会提出的问题；⑥答辩结束，向指导老师、合作同学、学校或相关机构、答辩委员会成员表达谢意。

答辩时，应保持冷静和专业，保持自信，确保语言清晰、准确，对于研究的局限性要保持坦诚，努力展现自己对研究的热情、对研究不足的把握和对反馈的重视。对于批评性的问题，也要积极回应。答辩全程要保持专注，不要因为对问题不熟悉而解释离题。

3. 答辩后总结　答辩完成并不是研究的结束。答辩之后，应该根据答辩委员会的建议对论文进行必要的修订，将最终版本的论文提交给学院或指导教师。同时，总结答辩的得失，根据答辩委员会的要求，对未来的研究进行修正。

第二节　创新研究导引范例

如何进行创新研究？如何进行好的创新研究？本节通过对一篇 *Cell* 期刊上的文章的解析，来分析高水平创新研究的进行过程和亮点、要点。这篇文章是"Therapeutic application of human type 2 innate lymphoid cells via induction of granzyme B-mediated tumor cell death"，即"人2型固有淋巴样细胞通过诱导颗粒酶B介导肿瘤细胞死亡的治疗应用"，作者单位是美国希望之城医学中心。

一、研究背景与研究选题

创新研究的选题是第一步。选题必须建立在对相关背景全面了解的基础上，需要阅读大量文献，理解和提炼出最重要的科学问题。就这篇文章的选题来说，癌症免疫疗法是备受关注的、快速发展中的癌症治疗方式，基于细胞的免疫疗法一般围绕"嵌合抗原受体"（chimeric antigen receptor，CAR）进行，如众所周知的 CAR-T 细胞、CAR-NK 细胞和 CAR- 巨噬细胞。但是，免疫细胞疗法还面临一些问题。例如可能引发较高的炎症反应并导致严重后果，在治疗部分血液系统恶性肿瘤和实体肿瘤的疗效方面还不明确。

另一个研究背景是人 2 型固有淋巴样细胞（type 2 innate lymphoid cell，ILC2s）。这是淋巴细胞中功能最为多样化的一大类细胞，在肿瘤的发生发展中兼具促进和抑制抗肿瘤免疫能力。

二、主要方法

先进的研究方法也是高水平创新研究所不可缺少的。该研究运用了极为丰富的经典和新颖的研究方法。这些研究方法的基本目的总结如下（表 19-1）。

表 19-1　本节介绍文章所用的研究方法和目的

研究方法	研究目的
ILC2s 的分离和扩增	从外周血中获取和诱导扩增 ILC2s
流式细胞术	标记和分离人 ILC2s、鼠 ILC2s、肿瘤细胞（靶细胞）
单细胞 RNA 测序	全面分析 ILC2s 的基因表达
谱系追踪检测	小鼠注射 ILC2s 并诱导扩增，供单细胞 RNA 测序
ILC2s 和肿瘤细胞体外共培养	ILC2s 与急性髓细胞性白血病（acute myeloid leukemia，AML）细胞、实体肿瘤细胞；小鼠 ILC2s 与小鼠肿瘤细胞共培养检测体外杀伤能力
人和小鼠肿瘤细胞动物体内移植	人 AML 细胞、肺癌细胞、胰腺癌细胞、脑癌细胞、小鼠 AML 细胞植入
半胱天冬蛋白酶 3/7 活性检测	检测 ILC2s 和 AML 细胞体系的凋亡酶活性
单细胞细胞毒检测，基于发光的体外细胞死亡测定	显微镜观察 ILC2s 和 AML 细胞死亡
基因表达检测	qPCR 检测特定基因表达
共聚焦显微镜	观察 ILC2s 颗粒酶 B 等蛋白的定位
ELISA	检测颗粒酶 B（granzyme B，GZMB）
免疫印迹	检测特定蛋白如焦亡蛋白 E（gasdermin-E，GSDME）、Caspase3、叉头框 O1（forkhead box O1，FoxO1）、Akt（丝氨酸 / 苏氨酸激酶）等抗原
电穿孔 CRISPR/Cas9 敲除 ILC2	敲除 GZMB 基因
慢病毒敲除 CRISPR/Cas9 的 AML 细胞系或原代 AML 母细胞	慢病毒感染上一步的敲除细胞
基于代表性实时细胞分析（RTCA）的体外杀伤试验	ILC2s 杀伤肿瘤细胞的过程分析

在这项研究中，选用的方法既有经典的细胞分离、细胞培养、动物模型、流式细胞术、qPCR、ELISA、免疫印迹等，也有先进技术如单细胞 RNA 测序、共聚焦显微镜、CRISPR 基因敲除等，还有一些新颖的技术，如对细胞相互作用以及肿瘤形成的实时观察等。只有围绕机制目的，穷尽研究方法，才能做出高质量的创新研究。

▌三、重要结果和结论

（一）ILC2s 的分离和诱导扩增

这一部分获取的 ILC2s 细胞是全文的基础材料。①首先按照标准程序，从 PBMCs 中分离出总 ILCs，随后诱导培养，并由 FACS 分选出 ILC2s，再进一步分选培养和鉴定出纯化的 ILC2s；②通过流式分析，进一步鉴定和表达出 ILC2s 的表面分子和表达的细胞因子；③计数诱导扩增的效果，即 ILC2s 的扩增倍数，为后续实验以及未来可能的临床应用打好基础；④ UMAP 降维分析，给 ILC2s 分簇；⑤ RNA 测序结果点图，显示细胞表面标志、细胞因子和基因表达；⑥针对 GATA3 等抗原的扩增 ILC2s 的流式分析。

（二）ILC2s 体外诱导 AML 细胞死亡，体内抑制肿瘤生长

本部分结果展示了 ILC2s 细胞的直接功能。①首先选择 AML 细胞系 MOLM13、U937、THP1（单核细胞型）作为靶细胞，发现 ILC2s 以各自不同的效靶比对它们分别显示出裂解作用；②小鼠体内试验，分别用 MOLM13 和 U937 细胞植入，然后植入 ILC2s，通过生物发光技术和小鼠存活时间记录，发现 ILC2s 在体内能够抑制肿瘤生长。

（三）ILC2s 分泌颗粒酶 B 诱导 AML 细胞的焦亡或凋亡

本部分是全文的核心机制方面的结果。①首先，用延时显微镜影像，直接观察 ILC2s 细胞和 AML 细胞共培养所致的后者死亡；②用免疫印迹法，观察 ILC2s 和 AML 细胞株共培养后，AML 细胞株内全长 GSDME（焦亡酶）和半胱天冬蛋白酶 3 的剪切；③流式细胞分析展示 ILC2s 的颗粒酶 B 和穿孔素占比，以及流式细胞分析和 ELISA 展示在与 AML 细胞共培养之后颗粒酶 B 的增加；④激光共聚焦展示 ILC2s 内颗粒酶 B 和穿孔素的定位；⑤最后展示了颗粒酶 B 敲除的 ILC2s，即 AML 细胞系分别与野生和敲除颗粒酶 B 的 ILC2s 共培养，肿瘤细胞的死亡情况以及全长 GSDME 和半胱天冬蛋白酶 3 的剪切。

L19-3u
细胞死亡

通过本部分的实验设计和结果展示，可以看出作者证实了 ILC2s 通过颗粒酶 B 诱导 AML 细胞焦亡或凋亡的结论。

随后，作者进一步探究 ILC2s 对 AML 细胞的作用机制，证实 ILC2s 需要与 AML 发生细胞间的接触，通过 DNAM-1 与其配体 CD112 和 CD155 的相互作用来诱导颗粒酶 B。同时，激活型受体 DNAM-1（CD226）介导的 FOXO1 失活也是 ILC2s 产生颗粒酶 B 的前提条件。在这一步的研究中，作者用了 Hallmark 信号通路分析筛选出可能的信号通路 FOXO1 和 Akt 通路，随后设计共培养实验，通过信号通路关键分子的敲除、抑制剂的使用和免疫印迹试验，鉴定出了 FOXO1 通路。

在揭示 DNAM-1 的作用之后，作者还研判了 AML 通过抑制 ILC2s 表面的 DNAM-1 表达可以实现免疫逃逸，证实在这一过程中起显著作用的是配体 CD155 而非 CD112。作者提出了可能影响未来研究和应用的新的课题——这一问题对于肿瘤的免疫细胞治疗都是需要考虑的现实困难，但未来解决这个问题就意味着更大的研究意义。同时，作者还证实了小鼠 ILC2s 几乎不产生

Note

颗粒酶 B，缺乏对 AML 细胞的细胞毒性。

（四）人 ILC2s 对实体肿瘤的抗瘤活性

本部分可以作为研究的另一个亮点。免疫细胞疗法最早提出、最多应用的都是在血液系统肿瘤，因为免疫细胞可以和血液细胞呈现最有效的接触和可能的相互作用。用于实体肿瘤的免疫细胞疗法研究（尤其是体内研究）是相对滞后的。

本研究分别选择了胰腺癌细胞 Capan-1、MIAPaCa-2、胶质母细胞瘤细胞 Gli36、LN229、U251、GBM30、肺癌细胞 A549。首先分析与 ILC2s 相互作用后的细胞死亡，发现 ILC2s 可以导致这些细胞的裂解。具体来说，Capan-1、GBM30、A549 呈现出焦亡的特征。体内实验也发现，Capan-1、GBM30、A549 的生长被 ILC2s 抑制。ILC2s 还延长了 Capan-1、GBM30 动物的生存期。综合来说，ILC2s 具备作为实体肿瘤候选治疗的条件。

四、研究亮点和借鉴

本研究发现人类 2 型固有淋巴细胞（ILC2s）是具有广泛抗肿瘤活性的溶细胞性免疫效应细胞家族的一员，通过分泌颗粒酶 B 诱导肿瘤的细胞焦亡和（或）细胞凋亡而溶解各种肿瘤。对 AML 患者来说，ILC2s 不能产生颗粒酶及下游作用的原因是肿瘤存在免疫逃逸机制，如抑制 ILC2s 的 DNAM-1 表达。作者开发了 ILC2s 的快速扩增方案，这对于远期应用具有实际价值。最后，作者在小鼠模型上验证了扩增的 ILC2s 对白血病和实体肿瘤的治疗效果。

本研究带来的借鉴之处至少有：①聚焦临床热点，肿瘤的免疫治疗是当前临床最为关注的焦点问题之一，多项临床试验正在进行中，FDA 已经批准一些免疫治疗方案用于临床。因此这个方向的研究极具价值和吸引力。②深入探究机制，在发现 ILC2s 细胞对 AML 细胞有杀伤作用的基础上，思考分析可能的机制。目前基于各类组学和生物信息学的研究平台，对于思考机制通路提供了珍贵的数据支持。③直面困难挑战，本文将 ILC2s 的作用延伸到实体肿瘤，这是一个巨大的挑战。此外，AML 患者的 ILC2s 为何失去抑制作用？仅仅是因为细胞本身的数量和功能缺陷吗？本文分析了肿瘤细胞的逃逸机制，这也是当前的研究热点和难点之一。

同时，也要考虑到自己和实验室的具体情况，包括自己的研究兴趣、实验室的长期研究背景、指导老师正在研究中的课题和专业特长。需要把这些因素共同考虑在内，才可能选择最适合自己的创新课题，并且在课题进行遇到困难和瓶颈的时候，从老师和实验室同事处得到有力的支持。

小 结

医学科学的发展进步是研究者通过无数创新实践而不断积累、反复验证实现的。一次科学创新的过程包括文献查阅、选题、方案设计、预实验、正式实验、结果分析、论文撰写、发表或答辩。通过对基础医学顶刊文章的分析，可见高质量的基础医学创新研究需要聚焦临床热点，深入探究机制，直面困难挑战，在样本来源、通路探究、技术方法、结果剖析等各个方面展现创新性。

Note

整合思考题参考答案

整合思考题

1．如何进行投稿文章的返修？

2．如何将新技术运用到创新研究当中？

（黄洁雯　李擎天）

Note

主要参考文献

[1] 郭晓奎，董为人．基础医学实验示范教程．北京：人民卫生出版社，2020．

[2] 陈苏红，王莉．医学形态学实验教程．2版．北京：人民卫生出版社，2018．

[3] 胡优敏．医学功能学实验教程．3版．北京：人民卫生出版社，2018．

[4] 孙岳平，许伟榕．细胞与分子生物学实验教程．2版．北京：人民卫生出版社，2018．

[5] 赵蔚，吴健桦．病原生物学实验教程．2版．北京：人民卫生出版社，2019．

[6] 伯吉斯．蛋白质纯化指南：第2版．陈薇，译．北京：科学出版社，2013．

[7] 利亚斯．结构生物学：从原子到生命：第2版．苏晓东，译．北京：科学出版社，2023．

[8] 郭晓奎，潘卫．病原生物学．3版．北京：科学出版社，2021．

[9] 李和，周莉．组织化学与细胞化学技术．3版．北京：人民卫生出版社，2021．

[10] 韩骅．医学分子生物学实验技术．4版．北京：人民卫生出版社，2020．

[11] 魏伟，吴希美，李元建．药理实验方法学．4版．北京：人民卫生出版社，2010．

[12] 萨姆布鲁克．分子克隆实验指南：第4版．贺福初，译．北京：科学出版社，2017．

[13] 王德田，丁伟．实用现代病理学技术．2版．北京：中国协和医科大学出版社，2022．

[14] 关兵才，张海林，李之望．细胞电生理学基本原理与膜片钳技术．北京：科学出版社，2013．

[15] 乔杰，人类辅助生殖技术的新进展．中国实用妇科与产科杂志，2008（1）：33-34．

[16] Temin H M，Mizutani S. RNA-dependent DNA polymerase in virions of Rous sarcoma virus．Nature，1970，226（5252）：1211-1213．

[17] Crick F．Central dogma of molecular biology．Nature，1970，227（5258）：561-563．

[18] O'Leary Z．The essential guide to doing your research project．4th ed．London：SAGE，2021：Ⅷ，438．

[19] Lv H，Yang H，Wang Z，et al．Nrf2 signaling and autophagy are complementary in protecting lipopolysaccharide/d-galactosamine-induced acute liver injury by licochalcone A．Cell Death Dis，2019，10（4）：313．

[20] Nakama T．Etoposide prevents apoptosis in mouse liver with D-galactosamine/lipopolysaccharide-induced fulminant hepatic failure resulting in reduction of lethality．Hepatology，2001（33）：1441-1450．

[21] Carson S A，Kallen A N．Diagnosis and management of infertility：a review．JAMA，2023，26（1）：65-76．

[22] Tang L Y，Wu X L，Wang Z G，et al．A point mutation in Fgf9 impedes joint interzone formation leading to multiple synostoses syndrome．Human Molecular Genetics，2017，26（7）：1280-1293．

[23] Fredricks D N，Relman D A．Sequence-based identification of microbial pathogens：a reconsideration of Koch's postulates．Clinical Microbiology Reviews，1996，9（1）：18-33．

[24] Boyack K W，Smith C，Klavans R．A detailed open access model of the PubMed literature．Scientific Data，2020，7（1）：408.

[25] Verschuren P．Designing a research project．2nd ed．Hague：Eleven International Pub，2010：312.

[26] Zhou S．Bacteria synchronized for drug delivery．Nature，2016（536）：33-34.

[27] Din M O．Synchronized cycles of bacterial lysis for in vivo delivery．Nature，2016，536（7614）：81-85.

[28] The World Medical Association．Declaration of Helsinki：ethical principles for medical research involving human subjects．JAMA，2013，310（20）：2191-2194.

[29] Yu S，Jiang P，Peng W，et al．Single-molecule sequencing reveals a large population of long cell-free DNA molecules in maternal plasma．Proc Natl Acad Sci USA，2021，118（50）：e2114937118.

中英文专业词汇索引